Distal Radius Fractures and Carpal Instabilities

FESSH IFSSH 2019 Instructional Book

桡骨远端骨折和腕关节不稳

2019欧洲手外科学会联盟、国际手外科学会联合会指导教程

（西）弗朗西斯科·德尔·皮纳尔　主　编

Francisco del Piñal, MD, PhD

Former Secretary General and Former President of EWAS

Hand and Microvascular Surgeon

Madrid and Santander, Spain

王　欣　竺　枫　滕晓峰　陈　宏　主　译

沈云东　徐吉海　邱彦群　于　灏　副主译

北方联合出版传媒（集团）股份有限公司

辽宁科学技术出版社

·沈　阳·

© 2023 辽宁科学技术出版社。
著作权合同登记号：第06-2020-47号。

图书在版编目（CIP）数据

桡骨远端骨折和腕关节不稳 /（西）弗朗西斯科·德尔·皮纳尔主编；王欣等主译. — 沈阳：辽宁科学技术出版社，2023.9
ISBN 978-7-5591-3114-0

Ⅰ. ①桡… Ⅱ. ①弗… ②王… Ⅲ. ①桡骨—骨折—诊疗②腕关节—关节损伤—诊疗Ⅳ.①R683.41②R684.7

中国国家版本馆 CIP 数据核字（2023）第 142181 号

出版发行：辽宁科学技术出版社
　　　　　（地址：沈阳市和平区十一纬路 25 号　邮编：110003）
印 刷 者：辽宁新华印务有限公司
经 销 者：各地新华书店
幅面尺寸：210mm × 285mm
印　　张：19
字　　数：400 千字
出版时间：2023 年 9 月第 1 版
印刷时间：2023 年 9 月第 1 次印刷
责任编辑：卢山秀
封面设计：袁　舒
版式设计：袁　舒
责任校对：闻　洋

书　　号：ISBN 978-7-5591-3114-0
定　　价：248.00 元

投稿热线：024-23284363
邮购热线：024-23284502
E-mail:lkbjlsx@163.com

序　言

非常感谢欧洲手外科学会联盟（FESSH）、国际手外科学会联合会（IFSSH）让我担任本书的主编，本书是关于当前热点话题——桡骨远端骨折和腕部韧带损伤的图书。

桡骨远端骨折和腕部韧带损伤的处理在过去几十年里，发生了翻天覆地的变化。那些走在科研前沿的学者们，已经积累了诸多激动人心的经验。从石膏、外固定架、髓内固定、掌侧或背侧板开始，到后来的关节镜检查，所有这些都有助于为患者提供满意的治疗效果。正如我们所熟知的：没有任何一种方法适用于所有的损伤；因为每种骨折或韧带损伤都有其特异性，均需个性化处理。正因如此，在治疗的武器库中每一种治疗方法都有其自己的生存空间。

充分考虑到这一点，我们汇集了当前最新的可用的技术来应对所有类型的损伤。我们精心挑选了一些主题，以涵盖最受关注或影响更大的主题。在这些努力中，我们有幸得到了世界知名的外科医生的指导和帮助，他们致力于对当前常用的治疗方式做出改进和创新。一些章节对一些反复出现的问题提供了新的答案或改进。

本书有望提高患者的疗效，此外，还能激发未来几代外科医生的创造力。

最后，我想感谢联合编辑和所有投入宝贵时间与我们分享知识的作者们。

皮纳尔

译者名单

主　译：王　欣　竺　枫　滕晓峰　陈　宏

副主译：沈云东　徐吉海　邱彦群　于　灏

译　者：祝　斌　李俊杰　陆成林　肖栋超　何信坤　殷　杰　邹　欢

编者名单

Max Haerle, MD, PhD
Professor
Former General Secretary of FESSH
Former President of EWAS
Director of Hand and Plastic Surgery Department
Orthopädische Klinik Markgröningen
Markgröningen, Germany

Hermann Krimmer, MD, PhD
Professor
Chief of Hand Center
St. Elisabeth Hospital
Ravensburg, Germany

Yukio Abe, MD, PhD
Director
Department of Orthopaedic Surgery
Saiseikai Shimonoseki General Hospital
Shimonoseki, Japan

Joshua M. Abzug, MD
Associate Professor
Departments of Orthopedics and Pediatrics
University of Maryland School of Medicine
Director of Pediatric Orthopedics
University of Maryland Medical Center
Deputy Surgeon-in-Chief
University of Maryland Children's Hospital
Baltimore, Maryland, USA

Dirck Ananos, MD
Fellow
Kaplan Hand Institute
Barcelona, Spain

Rohit Arora, MD
Department of Trauma Surgery
Medical University Innsbruck
Innsbruck, Austria

Andrea Atzei, MD
Fenice Hand Surgery and Rehabilitation Team
Treviso, Italy

Gregory Bain, MD
APWA President
Professor of Upper Limb and Research
Department of Orthopaedic Surgery
Flinders University
Adelaide, South Australia, Australia

Marion Burnier, MD
Wrist Surgery Unit
Department of Orthopaedics
Claude-Bernard Lyon 1 University
Herriot Hospital
Lyon, France

Alexandria L. Case, MD
Clinical Research Coordinator
Department of Orthopedics
University of Maryland School of Medicine
Baltimore, Maryland, USA

Scott G. Edwards, MD
Chief of Hand and Upper Extremity Surgery
Banner University Medical Center
The CORE Institute Specialty Hospital
Phoenix, Arizona, USA

Mitchell G. Eichhorn, MD
Hand Surgery Fellow
University of Arizona Banner Hand Surgery Fellowship
Phoenix, Arizona, USA

Markus Gabl, MD
Department of Trauma Surgery
Medical University Innsbruck
Innsbruck, Austria

Thais Galissard, MD
Wrist Surgery Unit
Department of Orthopaedics
Claude-Bernard Lyon 1 University
Herriot Hospital
Lyon, France

Marc Garcia-Elias, MD, PhD
Consultant and Co-Founder
Kaplan Hand Institute
Barcelona, Spain
Honorary Consultant
Pulvertaft Hand Center
Derby, UK

Rohit Garg, MBBS
Hand and Upper Extremity Orthopaedic Surgeon
Massachusetts General Hospital
Boston, Massachusetts, USA

Patrick Groarke, MD
Brisbane Hand and Upper Limb Research Institute
Brisbane Private Hospital
Brisbane, Queensland, Australia
Orthopaedic Department
Princess Alexandra Hospital
Woolloongabba, Queensland, Australia

Max Haerle, MD, PhD
Professor
Former General Secretary of FESSH
Former President of EWAS
Director of Hand and Plastic Surgery Department
Orthopädische Klinik Markgröningen
Markgröningen, Germany

Mark Henry, MD
Practicing Hand Surgeon
Hand and Wrist Center of Houston
Houston, Texas, USA

Guillaume Herzberg, MD, PhD
Professor of Orthopaedic Surgery
Lyon Claude Bernard University
Herriot Hospital
Lyon, France

Pak-Cheong Ho, MD, MBBS, FRCS, FHKCOS, FHKAM(Ortho)
EWAS Former President
APWA Founder and Former President
Department of Orthopaedics and Traumatology
Prince of Wales Hospital
Chinese University of Hong Kong
Hong Kong, SAR China

Haroon M. Hussain, MD
Greater Washington Orthopaedic Group PA
Rockville, Maryland, USA

Rames Mattar Junior, MD
Associate Professor
Department of Orthopedic
Hand and Microsurgery Unit
University Of São Paulo
São Paulo, Brazil

Jesse Jupiter, MD
Hansjorg Wyss AO Professor
Department of Orthopedic Surgery
Massachusetts General Hospital
Harvard Medical School
Boston, Massachusetts, USA

Kenji Kawamura, MD, PhD
Tamai Susumu Memorial Hand and Extremity
 Trauma Center
Nara Medical University
Kashihara, Japan

Jong-Pil Kim, MD, PhD
Professor
Department of Orthopedic Surgery
Dankook University College of Medicine
Cheonan, South Korea

Christopher Klifto, MD
Assistant Professor
Department of Orthopaedic Surgery
Hand Division
Duke University Medical Center
Durham, North Carolina, USA

Hermann Krimmer, MD, PhD
Professor
Chief of Hand Center
St. Elisabeth Hospital
Ravensburg, Germany

Riccardo Luchetti, MD
Rimini Hand Surgery and Rehabilitation Center
Rimini, Italy

**Simon MacLean, MBChB, FRCS(Tr&Orth),
PGDipCE**
Consultant Orthopaedic and Upper Limb Surgeon
Tauranga Hospital, BOPDHB
Tauranga, New Zealand

Michael C. K. Mak, MD
Division of Hand and Microsurgery
Department of Orthopaedics and Traumatology
Prince of Wales Hospital
Chinese University of Hong Kong
Hong Kong, SAR China

Stephanie Malliaris, MD
Assistant Professor
Plastic and Reconstructive Surgery
University of Colorado School of Medicine
Attending Surgeon
Denver Health Medical Center
Denver, Colorado, USA

Christophe Mathoulin, MD, FMH
Vice-President
Institut de la Main
Founder and Honorary Chairman
European (International) Wrist Arthroscopy Society
(EWAS - IWAS)
Founder and Chairman
International Wrist Center–Wrist Clinic
Clinique Bizet
Paris, France

Tiago Guedes da Motta Mattar, MD
Department of Orthopedic
Hand and Microsurgery Unit
University of São Paulo
São Paulo, Brazil

Robert J. Medoff, MD
Assistant Professor
Department of Surgery
University of Hawaii
Honolulu, Hawaii, USA

Ladislav Nagy, MD
Professor
Hand Surgery Division
University Clinic Balgrist
Zürich, Switzerland

Shohei Omokawa, MD, PhD
Department of Hand Surgery
Nara Medical University
Kashihara, Japan

Tadanobu Onishi, MD
Department of Orthopedic Surgery
Nara Medical University
Kashihara, Japan

Jorge L. Orbay, MD
Hand & Upper Extremity Surgeon
The Miami Hand & Upper Extremity Institute
Miami, Florida, USA

Lee Osterman, MD
Professor, Hand and Orthopedic Surgery
Thomas Jefferson University
President
Philadelphia Hand to Shoulder Center
Philadelphia, Pennsylvania, USA

Min Jong Park, MD
Department of Orthopaedic Surgery
Samsung Medical Center
Sungkyunkwan University School of Medicine
Seoul, South Korea

Emygdio Jose Leomil de Paula, MD, PhD
Department of Orthopedic
Hand and Microsurgery Unit
University Of São Paulo
São Paulo, Brazil

Gabriel Pertierra, BA
The Miami Hand & Upper Extremity Institute
Miami, Florida, USA

Christoph Pezzei, MD
Department of Traumatology
AUVA Trauma Hospital Lorenz Böhler–European Hand
 Trauma Center
Vienna, Austria

Francisco del Piñal, MD, PhD
Former Secretary General and Former President of
EWAS
Hand and Microvascular Surgeon
Madrid and Santander, Spain

Benjamin F. Plucknette, DO, DPT
Orthopaedic, Hand, and Microvascular Surgeon
Department of Orthopaedic Surgery
San Antonio Military Medical Center
JBSA-Fort Sam Houston, Texas, USA

Karl-Josef Prommersberger, MD
Professor
Clinic for Hand Surgery
Rhön Klinikum AG
Salzburger Leite
Bad Neustadt an der Saale, Germany

Stefan Quadlbauer, MD
AUVA Trauma Hospital Lorenz Böhler–European Hand
    Trauma Center
Ludwig Boltzmann Institute for Experimental and
Clinical
    Traumatology
AUVA Research Center
Austrian Cluster for Tissue Regeneration
Vienna, Austria

Peter C. Rhee, DO, MS
Orthopedic Surgery
Mayo Clinic
Rochester, Minnesota, USA

Mark Ross, MD
Brisbane Hand and Upper Limb Research Institute
Brisbane Private Hospital
Brisbane, Queensland, Australia
Orthopaedic Department
Princess Alexandra Hospital
Woolloongabba, Queensland, Australia
School of Medicine
The University of Queensland
St Lucia, Queensland, Australia

Tamara D. Rozental, MD
Chief, Hand and Upper Extremity Surgery
Associate Professor
Department of Orthopaedic Surgery
Beth Israel Deaconess Medical Center
Harvard Medical School
Boston, Massachusetts, USA

David Ruch, MD
Professor and Chief of Division of Hand and
    Microvascular Surgery
Adjunct Professor of Plastic and Reconstructive Surgery
Duke University Medical Center
Durham, North Carolina, USA

Gustavo Mantovani Ruggiero, MD
São Paulo Hand Center
Hospital Beneficência Portuguesa de São Paulo
São Paulo, Brazil
Hand Surgery Department
Plastic Surgery School
Ospedale San Giuseppe
Università Degli Studi Di Milano
Milan, Italy

James M. Saucedo, MD
The Hand Center of San Antonio
Adjunct Assistant Professor
Department of Orthopaedics
University of Texas Health San Antonio
San Antonio, Texas, USA

Frédéric Schuind, MD, PhD
Full Professor
Université libre de Bruxelles
Head, Department of Orthopaedics and Traumatology
Erasme University Hospital
Brussels, Belgium

Jae Woo Shim, MD
Department of Orthopaedic Surgery
Samsung Medical Center
Sungkyunkwan University School of Medicine
Seoul, South Korea

Takamasa Shimizu, MD, PhD
Department of Orthopedic Surgery
Nara Medical University
Kashihara, Japan

Alexander Y. Shin, MD
Orthopedic Surgery
Mayo Clinic
Rochester, Minnesota, USA

Gustavo Bersani Silva, MD
Department of Orthopedic
Hand and Microsurgery Unit
University Of São Paulo
São Paulo, Brazil

Luciano Ruiz Torres, MD
Department of Orthopedic
Hand and Microsurgery Unit
University of São Paulo
São Paulo, Brazil

Oliver Townsend, BSc, MBBS, MRCS
Core Surgical Fellow
Southampton General Hospital
University Hospital Southampton
Southampton, UK

**David Warwick, MD, FRCSOrth, Eur Dip Hand
Surg**
Professor and Consultant Hand Surgeon
University Hospital Southampton
Southampton, UK

Tracy Webber, MD, BIDMC
Harvard Orthopaedic Hand Fellowship
Department of Orthopaedic Surgery
Beth Israel Deaconess Medical Center
Harvard Medical School
Boston, Massachusetts, USA

Scott Wolfe, MD
Professor
Department of Orthopaedic Surgery
Hospital for Special Surgery
Weill Medical College of Cornell University
New York, New York, USA

目　录

第一章 骨折解剖

Simon MacLean，Gregory Bain

摘要

本章讨论桡骨远端解剖与骨折关系的重要性。首先，我们描述桡骨远端的显微解剖。它的微观结构与日常所见的工程结构相似；软骨下骨板和骨小梁的排列使手腕能够承受较高的多向负荷。腕关节的稳定性是通过多个韧带环实现的，这些韧带环赋予腕关节行、列之间的稳定性。韧带附着在骨折形态中起着重要作用，包括骨折线的起始和延伸。

手在撞击时的位置决定了腕相对桡骨远端的位置。当舟月骨间隙出现不同方向负荷时，可能会导致舟月骨韧带损伤（SLI）。SLI与特殊骨折类型有关。当次级稳定体受到损害时，舟月骨分离就容易发生。

掌侧缘骨折是骨折的重要组成部分。这与腕韧带损伤和内固定失效率有关。桡骨远端钢板设计已经进展为试图固定掌侧缘碎片。

最后，我们提出了一个桡骨远端骨折的生物力学模型。

关键词：桡骨远端骨折，显微结构，舟月骨损伤，掌侧缘骨折，桡腕韧带

1.1 介绍

桡骨远端骨折（DRF）是骨科中最常见的损伤之一。存在双峰分布；在年轻患者中，由高能量引起，而在老年患者中，由低能量引起。骨质疏松性DRF反映了桡骨远端微结构随年龄的变化，是日后长骨骨折的潜在因素。分类系统试图为这些损伤的形态和治疗提供清晰的认识。

随着对桡骨远端解剖结构的进一步了解，我们可以更好地治疗患者，不仅考虑骨折部分，还考虑周围韧带、腕骨和其他相关损伤的影响。本章将探讨每个组成部分的重要性及其在骨折机制中的相互作用。首先，我们将研究桡骨远端显微解剖；然后，我们将着重于骨折的起始和腕骨的作用；最后，我们将研究腕部韧带和骨折扩展的作用。我们来看看掌侧缘骨折的具体解剖结构。我们将提出一个DRF的生物力学模型。

1.2 桡骨远端显微解剖：进化的一大成就

Singh报告了股骨近端小梁结构，改变了我们对这些损伤的认识和处理方法。了解桡骨远端的微结构有助于理解其在负荷下的表现。我们在微计算机断层扫描（CT）上对尸体桡骨远端结构进行了分析，发现它与日常人造结构中的许多工程概念相似。有趣的是，一位工程师曾经告诉我们，他知道什么时候他的设计是正确的，那就是与自然界中确定的结构相似的时候。

1.2.1 软骨下骨板：手腕的"弹簧片"

软骨下骨板是2mm厚的多层骨板，可吸收冲击并将力传递到桡骨干骺端。浅层原生骨板连接整个关节边缘。多层较深的骨板类似于重型机动车辆悬架的弹簧片。在这些层板之间，连接它们的是层板内的支柱。它们最初垂直于关节线，但更接近于与桡骨轴对齐。支柱和薄板之间的空隙可以吸收冲击并能使血管穿过。板层之间的支柱是微型"工字梁"，这使结构坚固，但仍能弯曲。工程师将这种多层薄板结构称为"蜂窝"夹芯板。

随着腕关节的生理性伸展，掌侧被膜变得紧绷，舟状骨和月骨负载桡骨远端软骨下骨板。

多层软骨下骨板抗压并将载荷传递给中间骨小梁，然后传递给干骺弓（图1.1）。

放大后，可以看到骨小梁合并形成棒状并向骨干下方延伸，形成纵梁（图1.2）。这些纵梁沿着载荷穿过皮质骨的方向排列，加强了桡骨，并防止扭转失效和屈曲，类似于飞机机身的纵梁（图1.3）。

月骨的负重区是掌侧。矢状面图像显示厚的掌侧小梁柱跨到桡骨干骺端的掌侧皮质（图1.4）。巴顿骨折后腕骨会直接向掌侧脱位，这解释了巴顿掌侧缘骨折的破坏性影响。在月骨面的背侧，骨小梁向背侧走行，形成哥特式拱门形状的曲线，并伴有下方的髓内拱。在正常载荷下，弓的抛物线形状将纵向和横向的载荷转移到弓的底部，而不产生张

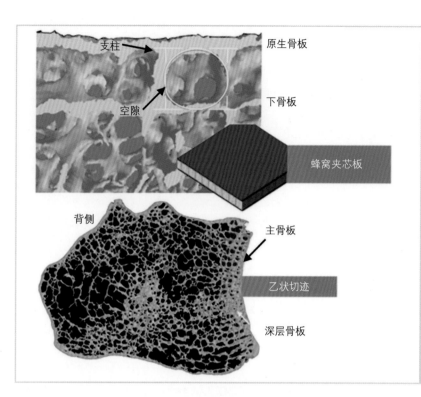

图1.1　桡骨远端软骨下骨板的解剖

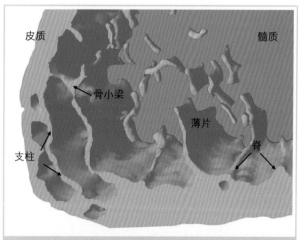

图1.2　桡骨茎突皮质层相当薄，但由支撑的骨小梁加强。骨小梁是用来传递载荷的薄层骨片。薄片相遇并结合成棒状，然后成为内骨皮质上的脊

力（图1.4）。

在每个拱的基部，骨小梁与皮质合并，皮质变厚从而支撑弓。相反，在关节边缘，皮质很薄。它的作用是悬浮软骨下骨板，并作为韧带附着的位置，而不是承受载荷。

1.2.2　拱桥概念

桡骨远端的微结构类似于拱桥，其等效如下：桥面–SBP、中间支撑–中间骨小梁、拱–拱、桥基–皮

层。桥面是多层夹层板结构中有多个工字梁的紧密格架。这可以抵抗弯曲，吸收冲击，并承担整个负荷（图1.5）。

拱和中间支柱是一种半柔性结构，它将压力从桥面分布到基底（骨干）。显微结构的方向保证了力的分布是在压力下，而不是在拉力下（骨骼最弱的地方）。

1.2.3　手腕多环概念

在DRF时，力从手到桡骨的传递包括通过手腕的3个支柱传递力。这3个支柱由一系列的韧带环相连。这些韧带环在手腕近端和远端行之间提供稳定（图1.6）。

近排腕骨间韧带

远端尺桡关节被纤维韧带环束缚。如果在手术时不加以处理，DRF时的破坏可导致该关节脱位和远端尺桡关节不稳定。在腕关节近端，舟月骨和月三角关节掌侧、背侧的骨间韧带形成一个环。力从中央柱向舟状骨、月骨的传递可导致这些韧带断裂和更大的弧形损伤或桡骨远端嵌插性骨折。

远排腕骨被骨间韧带紧紧束缚，允许排内的腕骨微小运动。该环的断裂很少发生在DRF时，但可以在腕骨高能量轴向骨折脱位时看到。

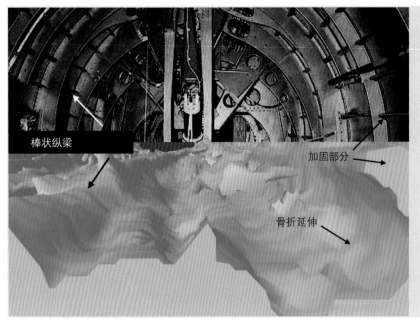

图1.3 桡骨远端骨干的纵向隆起类似于飞机机身

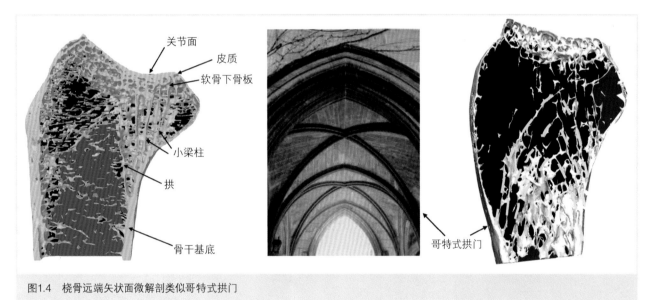

图1.4 桡骨远端矢状面微解剖类似哥特式拱门

远近排腕骨间韧带

一系列韧带连接手腕的远近排腕骨。Kuhlmann提出了掌侧放射三叉韧带和桡腕背侧（DRC）韧带复合体。在复杂的高能量DRF中，此环的破坏可导致腕尺侧移位。DRC韧带还作为舟月关节的次级稳定体。

舟状骨斜方（STT）韧带稳定舟状骨至远排腕骨。作为舟月关节的次级稳定体，该复合体的破坏可能导致舟月骨分离和背侧插入节段不稳定（DISI）畸形。

1.3 腕韧带的作用

手腕周围的背侧和掌侧韧带复合体在解剖学和功能上是不同的。厚实的掌侧韧带是一系列复杂韧带的组合。然而，这里只有两个被命名的背侧韧带：桡腕背侧韧带和腕骨间背侧（DIC）韧带。韧带的其余部分都极具弹性。

Melone和Medoff描述了桡骨远端附着韧带的重要性。Melone强调了两个内侧片段对关节功能的作用："内侧复合体"及其强大的韧带附着。Medoff认识到韧带对骨折移位的影响，并描述了桡腕不稳定和韧带撕脱对边缘骨碎片形成的影响，这将导致固定失效。

在Mandziak等的研究中，我们对100例桡骨远端关节内骨折进行了CT扫描，发现韧带附着点之间骨

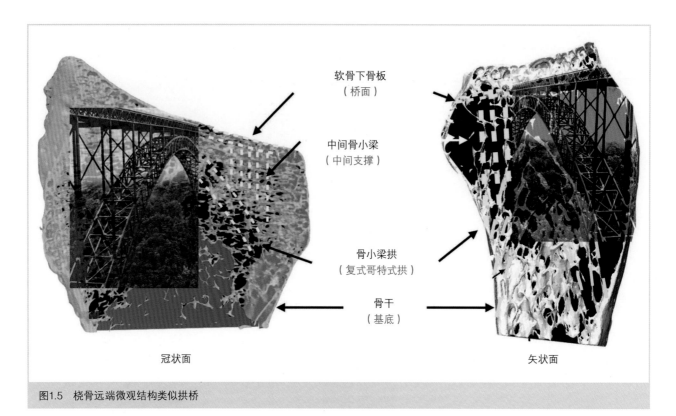

软骨下骨板
（桥面）

中间骨小梁
（中间支撑）

骨小梁拱
（复式哥特式拱）

骨干
（基底）

冠状面

矢状面

图1.5　桡骨远端微观结构类似拱桥

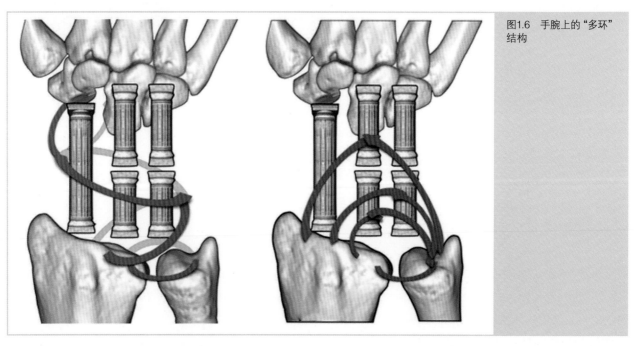

图1.6　手腕上的"多环"结构

折线（图1.7）更容易出现在低能量损伤中，骨折几乎不包括韧带附着点，而是发生在韧带之间。高能量伤害则更加随机。

在极端情况下张力是很大的，而韧带可以抵抗张力。骨是用来承受压缩载荷和在张力下的破坏的。然而，我们的研究表明，韧带附着点可能对DRF有保护作用，因为大多数骨折线都避开了这些位置。这与韧带修复和骨折复位的作用有关。除孤立的"模冲"骨折外，韧带整合术降低了桡骨远端骨折的复杂形态。即使是在极度粉碎的情况下，也可以通过桡腕韧带张力来进行初步的几乎解剖性的复位。这在桡腕韧带撕脱的情况下是不可能的。显微结构和骨内弓的损伤可能导致后来的塌陷，因此在骨质疏松性骨折和粉碎性骨折时有很高的再移位

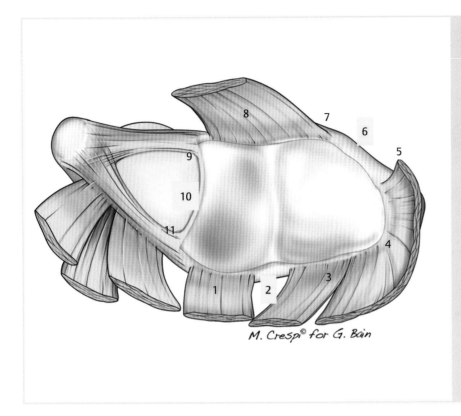

图1.7 骨折通常发生在韧带间10、2和6区

率。"桥板"是关节粉碎时韧带整合性的一个例子。"桥"用于维持韧带的排列，中和骨连接发生前的变形力。

1.4 骨折的发生和发展

我们假设，受伤时的腕关节位置以及随后的腕关节位置引发了骨折，导致特定的DRF。我们回顾了一系列桡骨远端两部分关节骨折的CT扫描。在舟状骨和月骨上的DRF和特定点被精确地绘制出来。对图像进行叠加，测量并统计分析骨折线与这些点的接近程度（图1.8）。

我们采用Bain等所描述的两部分骨折分类（图1.9）。每一种明确的骨折都与月骨或舟状骨的不同部位有关。例如，桡骨茎突斜型骨折（RSO）与舟状骨掌侧尺骨面相关。中间柱骨折与月骨桡骨边缘有关。背侧尺骨角型骨折（DUC）与桡侧月骨有关。掌侧尺骨角型骨折和掌侧冠状面型骨折分别与月骨掌侧位置、月骨中部位置和舟状骨中部位置相关。

腕骨的位置与桡骨远端关节骨折的类型有关。绝大多数骨折发生在舟月骨间隙。我们认为，首先，来自腕骨的压缩载荷引发了沿月骨桡侧或舟状骨尺侧的骨折。其次，骨折扩散至韧带止点之间的关节面边缘（图1.10）。手腕的位置很重要；桡骨偏置引起舟状骨嵌插，尺侧偏置引起月骨嵌插。中立的位置会引起舟状骨和月骨的相应嵌插。

这个理论与Pechlaner的研究相吻合，Pechlaner利用尸体模型研究DRF，发现63%的病例伴有损伤。这些病变大多涉及三角纤维软骨复合体或舟月骨韧带复合体的关节盘破裂。

1.5 舟月骨脱位和桡骨远端两部分骨折

与DRF相关的腕间软组织损伤发生率（34%～54%）很高，尽管其机制和相关性尚不清楚。Forward研究表明，当舟月骨脱位时，在1年后的X线片上关节内骨折将增加两倍。Mrkonjic报道了未经治疗的舟月损伤与DRF相关的长期随访。尽管功能评分无显著差异；但是，他的病例数量较少，且不包括Geissler 4级损伤，大部分损伤发生在非优势手。

我们对两部分DRF与对照组进行了CT扫描。在RSO、DUC、矢状尺柱骨折和VC亚型中舟月关节距离显著增加。特别的是，RSO和DUC组舟月关节间隙的背侧和掌侧均明显变宽。这可能与受伤时力的水平或方向有关（图1.11）。

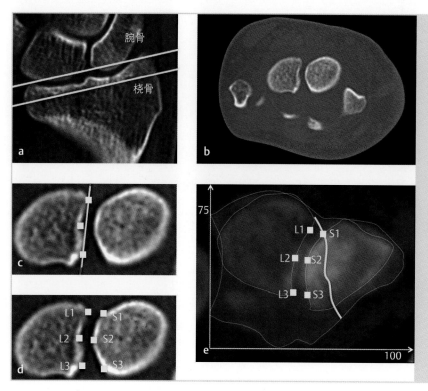

图1.8　a～e.关节面和近排腕骨典型的轴向切开。在舟状骨和月骨上画上相邻的点和最贴合的线，以表示舟月关节与关节面的方位

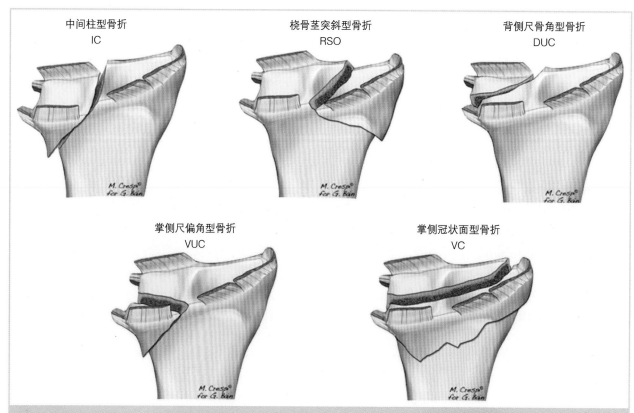

图1.9　两部分的骨折类型。频率：IC=7、RSO=12、DUC=9、VUC=3、VC=3；DUC，背侧尺骨角型骨折；IC，中间柱型骨折；RSO，桡骨茎突斜型骨折；VC，掌侧冠状面型骨折；VUC，掌侧尺偏角型骨折

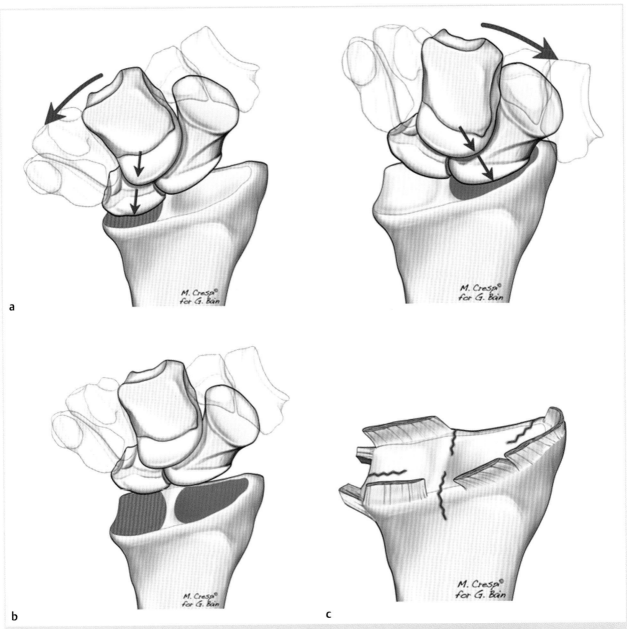

图1.10　骨折损伤机制。图示桡骨远端关节骨折起始后扩展（a），力从头状骨、舟状骨或月骨传递到桡骨远端（b），桡骨关节面骨折发生在沿差压线的一点（舟月间隔）。月骨关节突受压，尺侧偏斜，而舟状骨不负重。骨折继而扩展到关节表面的周边，优先在韧带止点的保护区域之间（c）

1.6　掌侧缘骨折

桡骨远端掌侧缘月骨窝是桡骨远端承重的"基石"。掌侧缘也包含重要的月骨放射状韧带附着处。功能是约束、防止掌侧半脱位和腕尺侧移位。

如前所述，骨折可在撕脱的桡腕韧带之间蔓延。掌侧缘骨折表明掌侧桡腕韧带在张力中失效和桡骨远端边缘重要稳定体被破坏（图1.12）。桡舟（RSC）

韧带是舟月关节的次级稳定体。在术前影像学或透视下，韧带断裂可能会发生舟月骨损伤。我们对25例掌侧缘骨折进行了回顾性放射学检查，然后与对照组25例不涉及掌侧缘的连续关节内骨折进行比较。掌侧缘骨折的发生率明显高于舟月不稳（48% vs 20%）、DISI畸形（44% vs 20%）、尺茎骨折（88% vs 68%）和腕尺侧移位（20% vs 8%）。固定后，掌侧缘骨折发生舟月骨分离（48% vs 20%）和固定失效（24% vs 0%）

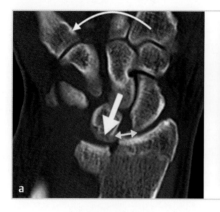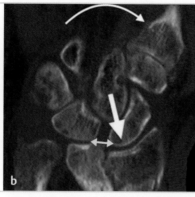

图1.11 不同骨折类型的舟月骨分离：矢状位尺侧柱（a）桡骨茎突斜位（b）。注意手腕的位置（桡侧或尺侧偏斜）。头状骨与月骨或舟状骨相连，进入舟月骨间隙，导致舟月骨韧带损伤和分离。头状骨、月骨或舟月联合撞击桡骨远端，引发骨折

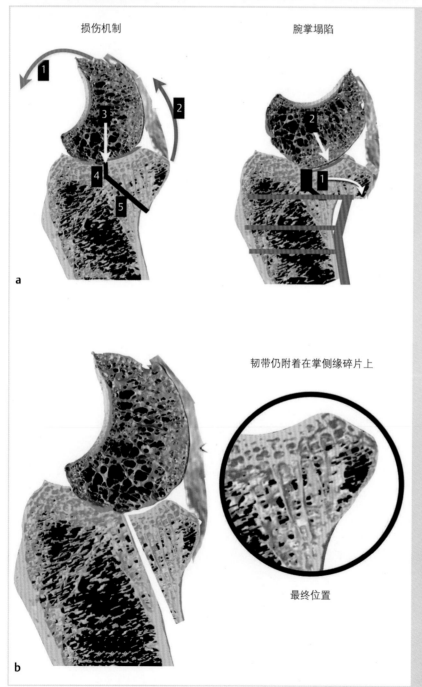

损伤机制

腕掌塌陷

韧带仍附着在掌侧缘碎片上

最终位置

图1.12 a.损伤的机制通常是伸出手摔倒，并伴有过伸（1），它产生腕掌韧带的张力带效应（2），在桡骨上产生腕骨的局部嵌插（3）。这会导致骨折的发生（4）以及随后的裂缝扩展（5）。掌侧钢板设计为掌侧缘碎片提供支撑。如果这些碎片很小或骨质疏松，它们就会从拱壁的顶部溢出（1），引起腕掌塌陷（2）。b.如果骨折没有复位和加固，韧带仍然附着在掌侧缘碎片上，这将影响腕骨的固定位置

的发生率显著增高（图1.13）。

桡骨远端钢板的设计已经发展为尝试修复掌侧缘碎片。尽管这些钢板放置在分水岭远端，但腕关节仍然可能发生失败（图1.14）。这可能是由于手术时未识别出远端粉碎性撕脱骨碎片或韧带附着与碎片分离所致。在这些情况下，我们建议使用特殊的碎片钩或钢板（图1.15）通过经骨修复或缝线锚钉固定修复韧带。

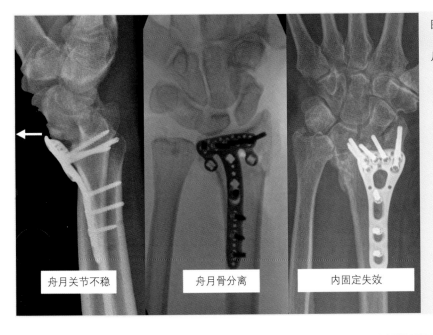

图1.13 掌侧缘骨折有较高的掌侧不稳（白色箭头，显示腕掌关节半脱位），舟月关节不稳和内固定失效

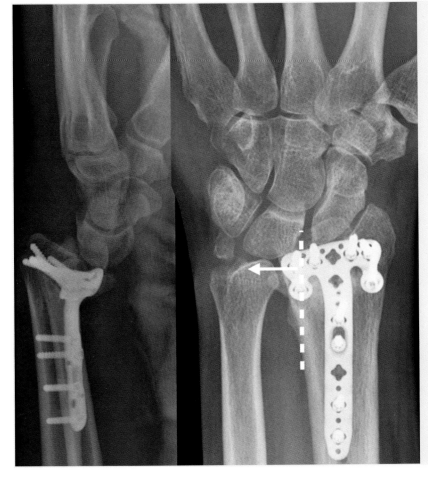

图1.14 掌侧缘。尽管最初捕获并支撑月骨窝碎片，但腕骨已发生掌侧半脱位和腕尺侧移位

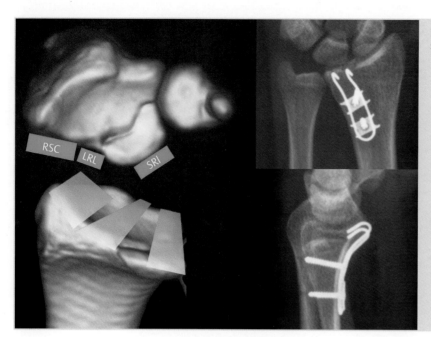

图1.15 掌侧缘特定碎片固定。注意与骨折相关的桡骨远端韧带起点

1.7 桡骨远端骨折的生物力学模型

我们提出将我们的研究结果与已发表的文献相结合的理论。骨折事件分为两个不同的阶段：骨折开始和扩展。当患者伸出手摔倒时，手腕就超过了正常的生理运动弧线。在背侧移位的骨折中，掌侧韧带和屈肌腱变得紧绷，充当张力带，这加重了桡骨远端关节面的压力。

力在手上时通过腕关节中部，主要由头状骨传递到舟月间隔的近排腕骨。当腕尺侧偏斜时，力被传递到月骨。当腕关节伸展和桡偏时，力被传递到舟状骨（图1.10）。

当舟状骨与月骨通过桡腕关节传递的载荷存在差异时，沿着舟状骨间隔存在一条不同的载荷线。类似于工业冲模，在模具边缘的金属薄板失效，远端桡骨软骨下骨板在沿这条差压线的压缩中失效。通过这种方式，关节骨折沿着与舟月间隔相对应的桡骨远端边缘开始。根据力传播的大小和方向，舟月骨韧带复合体可以发生拉伸或完全断裂。完整的二级稳定体，包括RSC、DRC、DIC和STT韧带，将防止舟月骨分离。如果桡骨远端插入点有损伤，例如掌侧缘骨折，则会导致静态不稳定和分离。SLI的特定点取决于许多变量，包括受伤时的手腕位置以及外力的大小和方向。

然后，骨折的能量在整个软骨下骨板上消散，沿着阻力最小的路径向关节面周边扩散，在韧带插入的保护区域之间发生断裂。产生了可预测的关节骨韧带碎片（图1.8）。

在极端的手腕伸展情况下，手腕上的主要力量会将腕掌韧带复合体拉伸。在这种情况下，腕掌韧带会发生撕脱骨折，导致腕掌侧缘骨折。如果在撞击时腕关节处于桡偏位，那么尺侧月骨周围韧带将处于最大的张力下，很可能发生撕脱。如果腕关节出现尺侧偏斜，则RSC韧带将撕脱。撞击后，手腕会垂下来；月骨屈曲，腕关节半脱位（图1.12）。

骨折复位方法依赖于韧带复位，利用韧带产生的张力。这使碎片重新排列在解剖位置。在对桡骨远端畸形愈合进行矫形手术时，必须遵守这一原则，避免对这些韧带附着处进行软组织剥离。

1.8 总结

DRF发生在低能量的骨质疏松症患者和高能量的年轻患者中。桡骨远端起拱桥的作用；它的微结构是一种复杂的进化结果，类似于掌侧缘的特定片段固定。注意与骨折相关的桡骨远端韧带起源。其他常见结构用于安全吸收和传递荷载。

桡骨远端骨折从起始到扩展遵循一个可预测的事件序列。在拉力、压力或两者同时发生时，会出现骨折。骨折类型取决于韧带所受的力向量和位置。因此，以下章节所述的骨折固定应遵循骨折的病理力学和软组织稳定器的作用。

参考文献

[1] Singh M, Nagrath AR, Maini PS. Changes in trabecular pattern of the upper end of the femur as an index of osteoporosis. J Bone Joint Surg Am 1970;52(3):457–467.

[2] Bain GI, MacLean SBM, McNaughton T, Williams R. Microstructure of the Distal Radius and Its Relevance to Distal Radius Fractures. J Wrist Surg 2017;6(4):307–315.

[3] Bain GI, MacLean SBM, McNaughton T, Williams R. Erratum: Microstructure of the Distal Radius and Its Relevance to Distal Radius Fractures. J Wrist Surg 2017;6(4):e1–e2.

[4] Roth L, Clark A. Understanding Architecture: Its Elements, History, and Meaning. Colorado, USA: Westview Press; 2013.

[5] Kuhlmann JN, Luboinski J, Laudet C, et al. Properties of the fibrous structures of the wrist. J Hand Surg [Br] 1990;15(3):335–341.

[6] Berger RA. The ligaments of the wrist. A current overview of anat-omy with considerations of their potential functions. Hand Clin 1997;13(1):63–82.

[7] Berger RA. The anatomy of the ligaments of the wrist and distal radioulnar joints. Clin Orthop Relat Res 2001(383):32–40.

[8] Melone CP Jr. Articular fractures of the distal radius. Orthop Clin North Am 1984;15(2):217–236.

[9] Melone CP Jr. Open treatment for displaced articular fractures of the distal radius. Clin Orthop Relat Res 1986(202):103–111.

[10] Melone CP Jr. Distal radius fractures: patterns of articular frag-mentation. Orthop Clin North Am 1993;24(2):239–253.

[11] Medoff RJ. Essential radiographic evaluation for distal radius fractures. Hand Clin 2005;21(3):279–288.

[12] Mandziak DG, Watts AC, Bain GI. Ligament contribution to patterns of articular fractures of the distal radius. J Hand Surg Am 2011;36(10):1621–1625.

[13] Mackenney PJ, McQueen MM, Elton R. Prediction of instability in distal radial fractures. J Bone Joint Surg Am 2006;88(9):1944–1951.

[14] Bain GI, Alexander JJ, Eng K, Durrant A, Zumstein MA. Ligament origins are preserved in distal radial intraarticular two-part fractures: a computed tomography-based study. J Wrist Surg 2013;2(3):255–262.

[15] Pechlaner S, Kathrein A, Gabl M, et al. [Distal radius fractures and concomitant lesions. Experimental studies concerning the patho-mechanism] Handchir Mikrochir Plast Chir 2002;34(3):150–157.

[16] Forward DP, Lindau TR, Melsom DS. Intercarpal ligament injuries associated with fractures of the distal part of the radius. J Bone Joint Surg Am 2007;89(11):2334–2340.

[17] Lindau T, Arner M, Hagberg L. Intraarticular lesions in distal frac-tures of the radius in young adults. A descriptive arthroscopic study in 50 patients. J Hand Surg [Br] 1997;22(5):638–643.

[18] Geissler WB, Freeland AE, Savoie FH, McIntyre LW, Whipple TL. Intracarpal soft-tissue lesions associated with an intra-articular fracture of the distal end of the radius. J Bone Joint Surg Am 1996;78(3):357–365.

[19] Mrkonjic A, Lindau T, Geijer M, Tägil M. Arthroscopically diagnosed scapholunate ligament injuries associated with distal radial fractures: a 13- to 15-year follow-up. J Hand Surg Am 2015;40(6):1077–1082.

第二章　桡骨远端骨折的影像学检查

Mark Ross，Patrick Groarke

摘要

　　本章为桡骨远端骨折的影像学评估提供指南。我们讨论X线片参数及其在预测稳定性和结果以及确定复位和固定策略的质量方面的关系。我们将回顾如何解释计算机断层摄影在不同的平面和碎片模式的相关性。我们将回顾磁共振成像和其他方法在评估桡骨远端骨折中的价值。

　　关键词：X线片，稳定性，复位，参数，CT，MRI，碎片

2.1　介绍

　　当损伤机制或畸形或骨压痛导致临床怀疑桡骨远端骨折时，应进行桡骨远端影像学评估。评估影像学检查是外科医生决定下一步治疗措施的关键因素。对影像学的评估是计划治疗中重要的因素，如果需要固定，应采用何种固定方法。同样重要的是，要理解成像过程中的信息。术前X线片（XR）提供了某些方面的信息，术后X线片提供了不同的信息，而计算机断层扫描（CT）的每个平面最适合评估特定解剖部分。

　　每个患者的功能需求不同。每个患者的年龄（生理上的和时间上的）、职业和生活方式必须被用来作为放射学参数的背景。治疗的目标是提供一个无痛的肢体和良好的功能。在手术决策时，应特别注意患者的骨质量。此外，低要求的老年患者在许多放射学参数上可容忍更大的差异，这将在本章讨论。然而，随着老年人群活动水平和功能期望的增加，越来越难以预测老年患者的耐受性。

　　最具挑战性的考虑之一是骨折类型（复位前或复位后）是否稳定。也就是说，骨折最终是否会在这个位置愈合。损伤（预还原）X线片提供了更多关于损伤的最大位移和能量的信息，对决定稳定性非常重要。这是至关重要的，外科医生需要考虑这一系列图像，做出临床决定。在可能的情况下，应尽一切努力获取和评估损伤后的片子。在进行初步影像学评估之前进行牵引或闭合复位时，也应该考虑这个问题，因为移位的程度可能被低估。因此，对受伤后的干预治疗进行仔细的记录是至关重要的。在进行复位和固定治疗后，可以通过仔细注意塑形来控制背侧倾斜。然而，桡骨短缩回到受伤位置的移位仍是常见的;因此，在决定治疗时必须考虑到这一点。

　　患者年龄的增长和年轻患者体重的增加都导致了粉碎性骨折的增加。粉碎性骨折很难在X线片上进行评估，但通过应用相同的系统进行评估并结合CT影像，外科医生可以设计固定方案。

2.2　X线

　　所有疑似的桡骨远端骨折（DRF）均采用标准X线片。我们建议在复位前后均行X线检查。如上所述，稳定性评估最好使用损伤（预复位）X线片。标准视图包括后前位（PA）和侧位XR。斜位视图也有助于将桡骨桡侧和尺侧掌侧部分以及尺骨背角纳入视野。这将提供了一个三维（3D）结构的二维图像，了解每个视图上的正常参数，即使在没有CT图像的情况下，也可以认清关节碎片。由于患者因疼痛而无法正确定位手臂位置，许多图像可能会旋转，因此能够确定真正的正位和侧位是很重要的，而且许多参数都是通过X线检查测量的。

2.2.1　损伤（预复位）X线片

　　这种平片的价值不应被低估。这可能发生在手腕严重变形的地方。显然，如果皮肤受到损伤或有明显的神经系统症状，且不能行X线检查，则首先要大体对齐；然而，应该对畸形进行仔细的记录。损伤X线片可以显示小的、无移位的骨折和关节内碎片。解剖复位和塑形后，这些碎片可能不可见，这可能掩盖了骨折的严重程度。骨折的原始位移和角度可以作为不稳定的指标。在一项对406例DRF患者的研究中，初始移位与较差的QuickDASH分数、较差的EQ-5D分数、较差的握力和较差的活动度（ROM）有关。

2.2.2 复位后平片

尽管可能被塑形材料掩盖，但这些图像将指导碎片之间的关系，以及应该考虑固定的类型。此外，尽管不能用于确定骨折的稳定性和脱位，但它们可以指导复位（图2.1）。

2.2.3 参数随时间变化

在采取非手术治疗的情况下，间隔1周和2周的随访X线片非常有用，我们已经观察到石膏治疗中位置丢失持续到6周以上。与X线片相比，CT在测量DRF的背侧成角随时间的变化方面更准确。然而，在大多数医疗系统中，高剂量辐射和高成本是禁止的，而这种提高的准确性带来的好处还没有得到证实。

2.2.4 对侧 X 线片

在严重粉碎性骨折，或碎片未充分复位的骨折中，可能很难确定患者的正常参数。这时未受伤的对侧X线片将有助于比较。稍后将讨论冠状面平移，可以由未受伤的一侧来引导。对侧XR还可以观察该患者的尺骨变异（考虑到桡骨长度的显著差异），用来指示能量负荷到桡骨远端失败的迹象。骨折后尺骨变异增加（桡骨长度丧失）也与桡骨远端骨密度降低有关。

参数可能在不同的人种之间有所不同，但差异可能在下面所描述的范围内。

2.2.5 正位片

尺骨茎突的尺侧边界应该与骨干的尺骨边界连续。旋前或旋后可导致尺骨茎突部分被远端尺骨干遮盖。在正确的正位片上尺骨轴的桡骨边缘是凹的。此外，如果桡骨轴和尺骨轴重合，则表示内旋。完整的旋前视图具有缩短桡骨半径至少0.5mm的效果。

正位片上显示腕关节平面是一条放射密集线，代表在正常掌侧倾斜半径内的月骨小关节和舟骨小关节内侧的掌侧缘。它向尺骨方向延伸至乙状切迹。保留掌侧倾斜，X线束切向关节面掌侧的一半（图2.2）。DUC和背侧缘在这个水平线的远端不太容易看出来（图2.3）。在背侧成角骨折中，X线密集线将代表背侧缘和DUC，因为X线束将切向它（图2.4）。腕关节面水平线的主要价值在于，腕关节面水平线突然下降表示关节突然下降，了解观察关节是背侧还是掌侧，将有助于确定关节受损伤的位置。

掌侧尺偏角和背侧的单独表现的另一个含义是测量尺骨变异和桡侧偏斜。有人认为，真正的桡骨长度是由正位片上的背侧尺偏角和掌侧尺偏角之间的平均点表示的。这可以称为中心参考点（CRP）。到目前为止发表的许多研究都未能阐明尺骨变异测量方法。由于这个因素，桡骨长度可能是一个比尺骨变化更应重现真实桡骨短缩的测量数据。

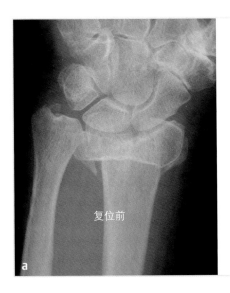
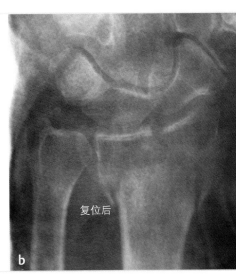

复位前

复位后

图2.1 a.预复位的平片显示出显著移位，并暗示骨折不稳定。b.复位后图像更清晰地显示受累关节面

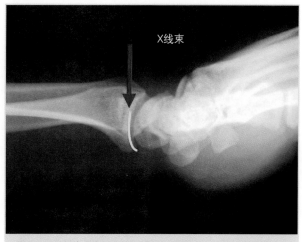

图2.2 在完整或未移位的桡骨上，X线束向关节掌侧偏移

2.2.6 侧位片

它应该在中立旋转位拍摄。在正确的侧位片上，豆状骨直接位于舟状骨远端。如果豆状骨位于舟状骨远端背侧，则前臂为旋前位。另一种确保手腕处于中立旋转状态的方法是使用舟状骨和头状骨的关系。这里描述了手腕的旋转位置，即豆状骨的掌侧缘位于舟状结节掌皮质和掌头掌间间隔的中央1/3处。手腕位置也很重要，虽然在紧急情况下可能会因疼痛或畸形而受损。Larsen等将正确的侧位片定义为桡骨长轴与第三掌骨在中性旋转时共线。

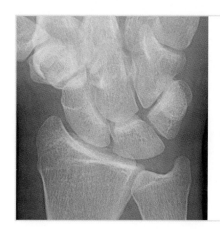 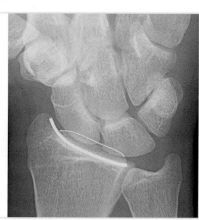

图2.3 当桡骨完整或不向背侧倾斜时，密集线代表掌侧缘

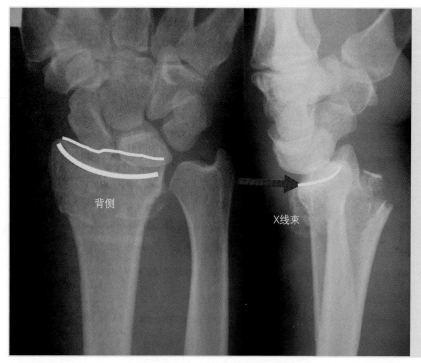

图2.4 在背侧倾斜的桡骨上，当其旋转成与X线束的相切关系时，密度更大的线成为背侧缘

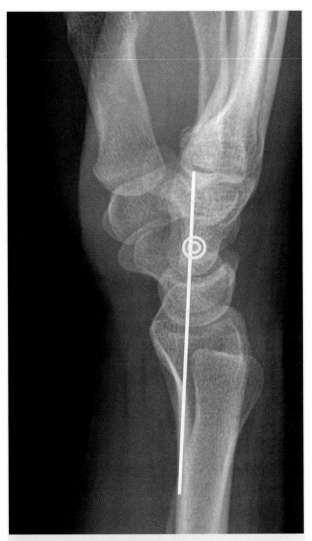

图2.5　腕关节与桡骨远端对齐，通过桡骨轴掌面上的直线进行评估，掌面应与头状骨头的中心相交

腕骨对齐可以在侧位片上确定。从桡骨干掌面（而不是干骺端）伸出的一条线应平分头状骨近端旋转中心（图2.5）。

2.3　X线片参数

X线参数用来评估关节内对齐和关节外对齐一致性来确定复位的稳定性和可接受性。一般来说，粉碎性是评估骨折稳定性的关键关节外因素（图2.6）。这是对损伤能量的间接测量，意味着更不稳定的骨折类型。特别是掌侧粉碎，与二次移位的概率增加有关。闭合复位时，正位片上掌侧皮质排列不齐是脱位的重要因素。粉碎程度仍然是一种主观评价，难以量化。

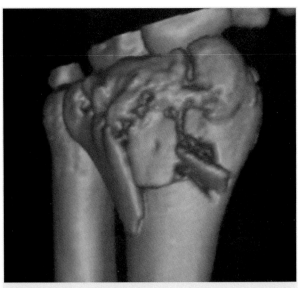

图2.6　显著的背侧粉碎意味着更高的能量损伤，在受伤时可能有更多的移位，可能不太稳定

下面列出的参数是Geissler等定义的正常范围的平均测量值。这些参数大的异常让我们有必要行对侧X线检查。

值得注意的是，与数字评估相比，在视觉评估时这些参数的观察者之间存在差异，这对基于纯视觉评估来制订治疗计划提出了警示。

2.3.1　正位片

·桡骨远端的掌倾角——桡骨尺侧关节面与桡骨茎突之间的角度为23°（范围: 13°~30°）。

　　—桡骨尺侧的参考点应该位于背侧和掌侧缘的中间位置（CRP; 图2.7）。

·评估桡骨相对尺骨缩短的程度——这里有一些量化桡骨缩短的方法。

　　—桡骨高度（也称为桡骨长度）——尺骨头远端表面与桡骨茎突尖端之间的长度差：12mm（范围: 8~18mm）（图2.8）。

　　—尺骨变异——桡骨尺侧关节面与尺骨远端关节面的相对长度。尺骨较短，值为负：-1mm（范围:-4~2mm）。正如Medoff所指出的，在计算该参数时，使用CRP非常重要（图2.9）。

·冠状面平移——测量方法是在沿桡骨干骺端近端尺侧画一条线，并向远端延伸至PA, XR上的腕

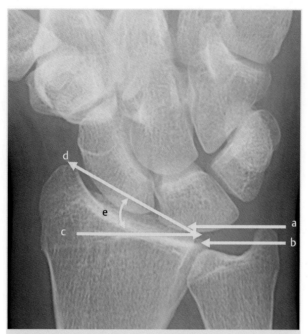

图2.7 桡骨倾斜角是通过桡骨尺侧和桡骨茎突之间的角度来计算的。a.桡骨背缘。b.桡骨掌侧缘。c. a和b的平均值。d.桡骨茎突。e.桡骨倾角

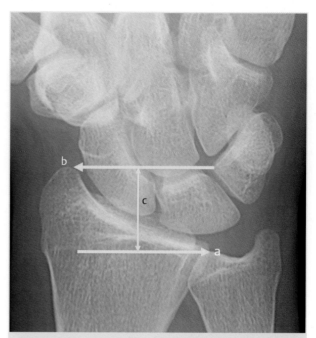

图2.8 桡骨高度（长度）。a.远端尺骨面。b.桡骨茎突。c.桡骨高度

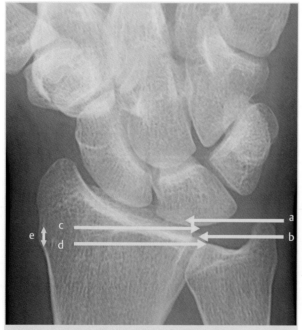

图2.9 尺骨变异。a.桡骨背侧缘。b.桡骨掌侧缘。c. a和b的平均值。d.远端尺骨表面。e.尺骨变异

骨近排。这条线与月骨相交。通过在正位片上沿月骨横截面宽度最宽的部分，平行于远端桡骨关节处画第二条线来评估交点（图2.10）。Ross等观察了正

常手腕的100张X线片。平均45.48%的病例在平分线桡侧。这表明接受过专科培训的上肢外科医生之间和观察者内部的一致性很高。

有人认为，桡骨远端碎片的移位是下尺桡关节（DURJ）不稳的标志。残余的桡骨移位会导致下尺桡关节不稳，因为远端碎片位置不当，导致骨间膜（IOM）和旋前方肌（PQ）的远端张力丧失。这种张力丧失的一个后果是，即使乙状切迹在所有其他方面（长度、冠状位倾斜和矢状位倾斜）定位良好，尺侧头也仍然可能无法牢固地固定在乙状切迹的凹处，可能导致下尺桡关节不稳定（图2.11）。

Wolfe等在一项尸体研究中证实，DRF中桡骨远端碎片的移位确实会导致下尺桡关节不稳。

掌侧钢板固定主要考虑掌侧倾斜、桡骨高度和桡骨倾斜度等参数。然而，它并不会强迫外科医生去寻找和纠正桡骨移位，因为它本质上是一个平面上的平板。如果术中没有寻找和处理桡骨移位，则术后可能存在下桡尺桡关节不稳。当尺侧有更大的稳定结构破坏时，术前桡骨偏移畸形更有可能发生。更重要的是，外科医生需要注意这类畸形，并确保从技术角度纠正这类畸形。

· 文献中的其他测量方法还包括桡月关系，但

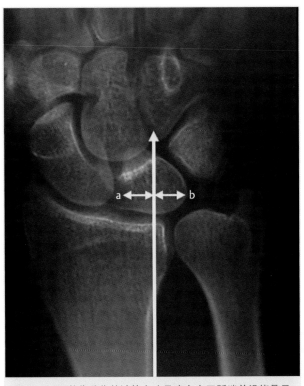

图2.10　冠状位移位的计算方法是确定在干骺端前沿桡骨尺轴绘制的直线上，月骨的在桡侧的位置。正常情况下，不到一半的月骨呈放射状位于这条线上

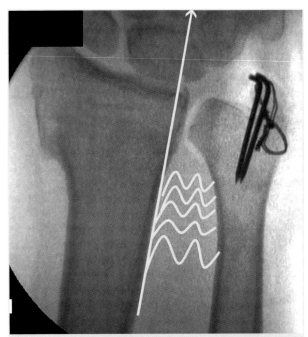

图2.11　这个患者有残余的桡骨移位。如果移位已得到矫正，则可能不必要固定尺骨茎突，从而使远端骨间膜（IOM）产生张力

这些方法并不常用。

2.3.2　侧位片

·掌倾角——在桡骨关节面，从背侧到掌侧画一条切线，然后是一条垂直于桡骨长轴的线。这些线之间的角度是12°，为掌倾角（范围：1°～21°）（图2.12）。

·泪滴角——泪滴状在侧位片上表现最好。它代表月骨表面掌侧缘的U形轮廓。沿着泪滴中心轴向下画的一条线（平行于掌侧缘软骨下骨），与从桡骨轴中心轴延伸的一条线的夹角为70°（图2.12，图2.13）。月骨和泪滴之间关系的丧失也可以揭示腕关节半脱位。当存在独立的背侧和掌侧关节碎片时，泪滴角的减少可能意味着掌侧碎片的背侧旋转，独立于背侧碎片，这在掌侧明显倾斜的情况下可能出现。泪滴角也可以为掌侧缘碎片的成因机制提供线索，从而指导复位策略。掌侧剪切损伤通常会有一个持续的泪滴角度，而掌侧缘碎片通常没有旋转（图2.14）。在这种情况下，简单的支撑碎片将充分

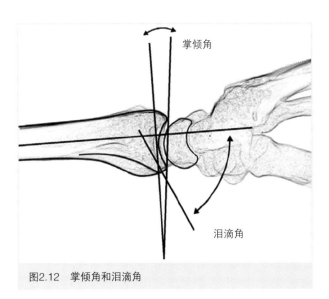

图2.12　掌倾角和泪滴角

减少，以同时提供稳定的支撑。相反，泪滴角减小意味着掌侧缘碎片的背侧旋转。这通常发生在背侧轴向负荷损伤引起的、由腕掌韧带牵引的掌侧缘碎片中（图2.15）。在这种情况下，简单的支撑物型固定不易使碎片复位，可能需要另一种固定策略。

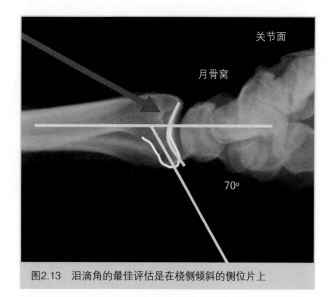

图2.13 泪滴角的最佳评估是在桡侧倾斜的侧位片上

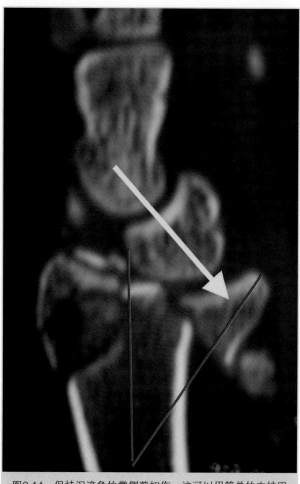

图2.14 保持泪滴角的掌侧剪切伤。这可以用简单的支持固定，关节的协调性不会受到影响

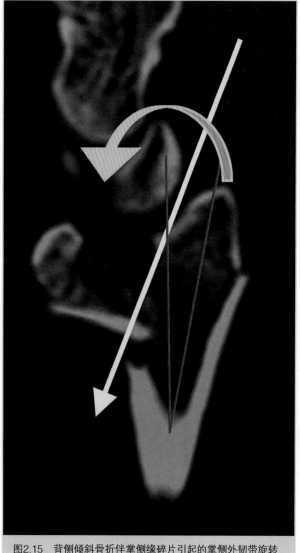

图2.15 背侧倾斜骨折伴掌侧缘碎片引起的掌侧外韧带旋转

· AP距离——这是Medoff所描述的桡骨月骨面背侧和掌侧缘之间的距离（图2.16）。有时10°~15°侧倾时更好观察（朝向X线束前臂抬高）。根据远端桡骨关节面的桡侧倾斜度确定最佳夹角。如果桡骨的AP距离明显大于月骨的AP距离，这意味着关节内骨折背侧和掌侧缘分离（图2.17，图2.18）。

当冠状面有明显分离的骨折时，这可能是唯一的X线片参数异常。重要的是，这种关节失调可能涉及乙状切迹。

2.4 手腕位置对腕指数的影响

Koh等在侧位片上观察了腕关节的位置和腕指数的变化。他们拍摄了25个手腕的侧位片，范围为手腕屈曲5°~20°，手腕伸展5°~20°。测量包括：

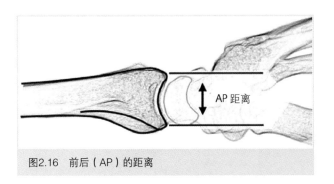

图2.16　前后（AP）的距离

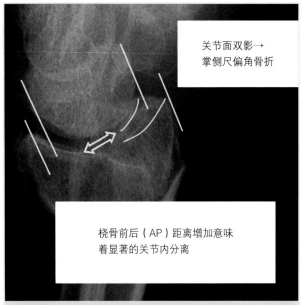

关节面双影→
掌侧尺偏角骨折

桡骨前后（AP）距离增加意味
着显著的关节内分离

图2.17　与月骨相比，桡骨前后（AP）距离增加意味着显著的关节内分离。掌侧关节面双影提示掌尺侧（临界角）碎片

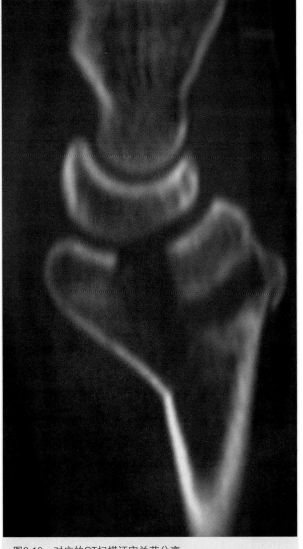

图2.18　对应的CT扫描证实关节分离

桡舟（RS）角、舟月（SL）角和头舟角等。几乎所有这些测量结果都显示，相对于中立位，每5°的屈曲和伸展都会发生变化。屈曲5°和10°，伸展5°时的SL角是例外。这强调了精确的侧位片的重要性。

如果手腕的位置是标准化的，观察者之间得到的腕关节参数可以可靠地重现。Lee等对30名没有骨折的志愿者进行了X线检查和CT检查。通过将手腕放置到定制的定位设备中，腕关节的位置也得到了标准化。然后3位观察者独立测量桡骨远端关节角、桡月角、RS角、桡头角、桡骨第三掌骨角、SL角等。结果显示，观察者间的X线片和CT可靠性较高。

2.5　指标的重复性

重要的是指出，当与影像科医生所做的数字测量技术相比较时，这些值的视觉估计在观察者之间会有所不同。然而，还没有证据表明这种差异在临床决策方面有显著意义。

2.6　侧倾对掌侧倾斜的影响

舟状窝和月状窝并不完全相似。舟状窝比月骨深。然而，一项对38个尸体的桡骨远端骨折研究表明，当腕关节从标准侧位抬高时，掌侧倾斜值没有明显变化。这在术中使用图像增强器评估掌侧倾斜复位时非常重要。

2.7 关节内的组件

特定的骨折成分已被确定与关节受累有关。应该记住的是，虽然桡腕关节更明显（舟状骨和月骨关节），但乙状切迹和桡腕关节的共同影响对前臂旋转的恢复有显著影响，这往往比桡腕关节活动度更能决定患者的满意度。对于关节组件的描述有两种相似但不同的方法，每一种都有其优势：

·由Rikli和Rega zoni推广的柱式方法：手腕被分为3个柱，任何情况下都必须考虑每个柱。内侧柱是远端尺骨、三角纤维软骨和下尺桡关节。中间柱是桡骨的内侧部分，包括月骨窝和乙状切迹。外侧柱包括舟状窝的外侧桡骨和茎突。

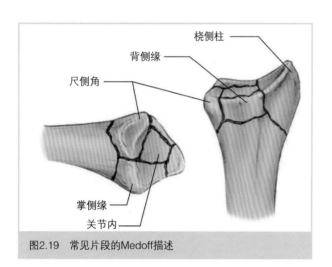

图2.19 常见片段的Medoff描述

·Medoff推广的片段特异性方法：它代表了Melone在定义碎片模式方面的演变（图2.19）。

关节内碎片的主要种类有：

—桡骨柱或舟状茎突，而不仅仅是桡骨茎突。

—DUC/乙状切迹。

—背侧缘。

—关节内，包括"冲模"碎片。

Bain等最近的研究表明，关节骨折线的一致位置是由于韧带附着处的骨较弱而外部韧带附着处骨较强的断层线造成的（图2.20）。

最后一个片段是基座，也就是桡骨和中间柱所处的干骺端。本质上，基座是干骺端的整个轴向圆周，并可能有不同程度的累及。在高能量损伤和骨质减少的情况下可能更严重。这是一个具有挑战性的问题，因为桡骨高度很难恢复和维持，特别是在重度干骺端骨粉碎的情况下。

不同的片段在特定视图中都能被观察。尽管桡骨茎突可以在标准的侧位投影上识别出来，但在标准侧位片上能最清楚地看到桡骨柱（图2.21）。手掌边缘碎片可以在标准侧位片上，或10°倾斜侧位片通过测量泪滴角（正常是70°）进行评估（图2.13）。舟状窝最好是在10°倾斜侧位片或45°旋前侧位片上观察。DUC碎片在侧位和斜位片上评估。侧位视图可以通过检查尺骨相对于桡骨的背侧移位来确定下尺桡关节是否不稳定，精确的侧位投影对于确定这一点很重要。

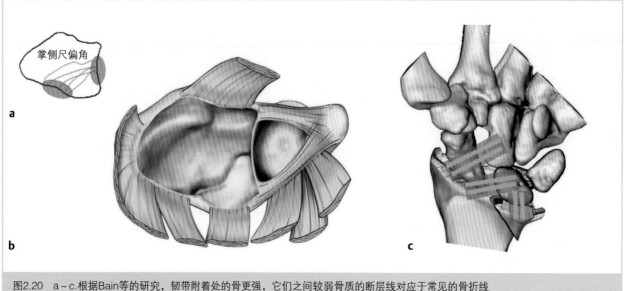

图2.20 a～c.根据Bain等的研究，韧带附着处的骨更强，它们之间较弱骨质的断层线对应于常见的骨折线

侧位图像上可见背侧对齐、背侧成角和背侧粉碎。侧位片亦显示矢状面桡腕对齐——沿着桡骨轴掌侧的一条平分头状骨的线。在普通X线片上很难看到关节内或关节外碎片，但在正位、10°倾斜正位、侧位或10°背伸侧位上看到的最好。基座的粉碎在中立位时的正位片和侧位片，以及正位片上被显示出来（图2.22）。

可以通过CT扫描对关节碎片进行更完整的检查。对于经验较少的评估者，使用CT对骨折碎片的检测可重复性更高。

2.8　参数是否可重复

文献中有许多评估DRF的影像学参数的重复性研究。Stirling等从3000多个DRF中随机抽取了样本。4周后，第二次随机抽样。在测量桡骨高度、桡骨倾斜度和掌倾角方面，观察者间和观察者内的相关性很高。

另一项涉及5名观察者的研究显示了观察者内和观察者间的可靠性。观察者内部对背侧移位和掌侧倾斜的可靠性较高；对桡角、桡骨高度、尺骨变异和桡向移位的可靠性中等；对关节内间隙和台阶的可靠性较低。观察者间对掌侧倾斜的可靠性较高；对背侧移位、尺骨变异、桡角和桡骨高度的可靠性中等；对桡侧移位和关节台阶的可靠性较低。因此，在XR上，评估关节台阶在不同级别的外科医生中不容易重复。Ross等证明了观察者之间和观察者内部对冠状面平移指数的良好一致性，这给出了一个更具重复性的桡骨移位测量的方法。

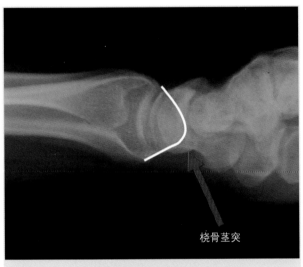

图2.21　标准的侧位投影显示桡骨茎突的部分轮廓

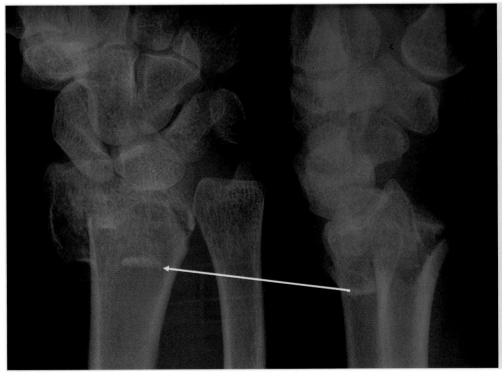

图2.22　近端高密度影提示干骺端粉碎性骨折

2.9 骨折形态稳定性和复位充分性的定义

2.9.1 关节外稳定性

桡骨远端骨折如果在解剖学上复位后不能抵抗移位，则被认为是不稳定的。

Lafontaine等发表了一系列根据复位前XR判断骨折是否不稳定的标准：

- 背侧倾斜度>20°。
- 背侧粉碎。
- 关节内骨折。
- 尺骨远端骨折。
- 年龄超过60岁。

Nesbitt等回顾了Lafontaine标准，并得出结论：只有年龄增加才与更大的移位风险相关。

蔡等试图通过评估那些接受非手术治疗的老年患者的初始参数，并记录哪些患者需要矫正性截骨来确定不稳定骨折的指标。他们发现，桡骨高度<4.5mm和背侧倾斜度>7.7°是显著的影响因素。

Batra和Gupta得出结论，桡骨高度是影响骨折稳定性和预后的最重要因素，尽管他们注意到解剖参数和最终功能评分之间的相关性相对较弱。Altissimi等指出，尽管一些解剖位置较差的患者仍然可以实现适当的功能，但在最终愈合时位置良好的患者更有可能获得优越的功能。

MacKenney等得出结论，患者年龄、骨折干骺端粉碎和尺骨变异是影像学结果最一致的预测因子。

Walenkamp等在2016年发表的一项系统综述显示，在60岁以上的女性和患者中，伴有背部粉碎性骨折的继发移位风险显著增加。相关尺骨骨折或关节内受累的风险没有增加。

最终，关于哪些参数定义不稳定骨折的共识仍然难以达成。此外，尽管恢复这些参数是手术固定的目标，但文献中的证据对这些参数如何影响结果有不同的看法。Dario等认为尺骨变异和掌侧倾斜是改善预后的最重要因素。腕关节指标的微小变化不会影响DRF的最终功能结果。

2.9.2 关节内复位

在一篇具有里程碑意义且被广泛引用的论文中，Knirk和Jupiter回顾了40名年轻人（平均年龄27.6岁）的43个关节内骨折，平均随访时间为6.7年。36个骨折患者接受了夹板或克氏针或石膏固定。准确复位关节面是取得成功的最关键因素。所有关节内移位超过2mm或以上的骨折都有关节炎的影像学证据，而关节内骨折愈合良好的病例中只有11%出现关节炎。2009年，Haus和Jupiter发表了对1986年最初论文的评价，并得出结论，可能存在方法上的缺陷，这使得最初的结论更难得到支持。然而，他们认为，减少关节不一致仍应是一个目标。

Altissimi等回顾了59名接受非手术治疗的桡骨远端关节内粉碎性骨折患者。平均随访3.5年。31%的大于2mm的残留关节排列不良的患者有退行性关节炎。Catalano等随访了21名年龄在45岁以下的接受关节内移位骨折内固定的患者。平均随访7.1年，16个腕（76%）的桡腕关节存在骨关节病。在桡腕关节骨关节病的发生和骨性愈合时与关节碎片的残留移位之间发现了很强的相关性。

Fernandez等观察到关节内1mm或更大的移位会导致关节炎的发生。这些研究表明，DRF后的关节不协调是创伤后桡腕关节炎发生的最重要因素。临界尺寸是1mm还是2mm仍不确定。关节台阶可能比关节分离更具破坏性。

2.10 影像学上的其他标志

PQ脂肪垫征是PQ深部的阴影，可作为骨折血肿的细微征象。阳性PQ征定义为PQ复合体厚度>8.0mm（女性）或>9.0mm（男性）。PQ脂肪垫征阳性对DRF的检测特异性高，但敏感性低。PQ复合体厚度不能预测DRF的严重程度。

这更多见于极少需要手术治疗的未移位的关节外骨折。

2.11 影像学评估频率

最后要考虑的是，在内固定后的随访中，会有太多的DRF不必要地进行X线检查。如果没有骨压痛的证据，也没有ROM的临床问题，那么就没有X线检查的指征。Weil等发现，只有2.6%的X线检查导致治疗受到影响。在我们机构，我们回顾了700多例桡骨远端固定病例，在前3个月X线检查随访的基础上，确定了7例术后中期管理发生变化的病例。在所有7例因钢板位置不当或位置丢失而返回手术室的病例中，仔细检查索引程序中记录的术中透视图像，发现了问题所在。我们得出的结论是，仔细和有经验的术中影像回顾比术后前3个月的常规影像学检查更重要。事实上，由经验丰富的外科医生进行系统的术中透视成像为评估关节复位和钢板放置提供了最好的机会。在术中有足够影像的情况下，我们目前对重复X线检查的指征是症状的显著改变或意外的不良进展，或伴随疼痛增加的重大创伤性事件。

2.12　桡骨远端骨折的分类

总体而言，没有一个单一的分类系统能为DRF的治疗提供明确的决策方案。在预期患者功能需求的背景下，仔细考虑稳定性和关节复位，利用上面讨论的参数对这些骨折的日常治疗更有帮助。骨合成协会（AO）的骨折"个性"概念同时考虑了损伤因素和患者因素，这一概念完美地应用于DRF。然而，分类确实提供了一些好处。这些分类，如Melone和后来的特定碎片分类，确实使人在计划内固定时考虑各种碎裂模式。机械分类，如Jupiter和Fernandez，阐明了损伤模式、所涉及的能量和可能的二次移位模式。最后，虽然对观察者间/内部错误提出了一些担忧，但AO分类在需要进行组间比较的研究环境中提供了一个有用的工具。

2.13　CT

CT不适用于不需要固定的无移位、稳定的关节外DRF。接受内固定的骨折可能需要做CT检查，尽管界限取决于粉碎程度、关节受累的可能性和外科医生的经验。CT扫描最好在闭合复位后进行。CT揭示的内容包括碎片数量和这些碎片的大小/粉碎程度。这有助于制订骨折固定的手术计划。

冠状位、矢状位和轴位序列都应该仔细观察，因为每个序列都能提供不同的骨折特征信息。如果提供三维重建，在某些情况下是有帮助的，但不是强制性的。

CT表现为凹陷或月骨窝碎块。CT识别冲模碎片的频率比X线更高。它也可以用来可靠地对这些碎片进行分类，但其临床相关性在文献中没有记载。

CT通常有着较高的成本和辐射剂量。DRF的聚焦方案可以降低辐射剂量，使得剂量更小或等同于X线。这类方案已被证明在诊断上具有可比性，有时甚至比X线更有利，成本仍然会更高。XR和CT都有作用。

在对168例急性手腕损伤患者的X线片和CT进行比较的研究中，X线片显示出很高的敏感性、特异性和准确性。X线仍是急性创伤性腕关节损伤的首选筛查工具，CT是其补充。骨折固定后，CT可用于识别关节内骨折。

2.13.1　矢状位 CT

矢状位CT对掌侧和背侧关节剪切骨折（图2.14，图2.15）和腕关节半脱位（图2.23）的评估最好。当与较为隐蔽的掌侧尺骨角（关键角）碎片相关时，中央关节碎片也显示良好（图2.24）。

2.13.2　冠状位 CT

冠状位CT为桡骨柱（图2.25a、b）、中央关节碎片（图2.26）和远端尺骨提供了极好的特征。

2.13.3　轴位 CT

轴位CT最适合评估乙状切迹和尺侧背侧碎片，以及DRUJ一致性和半脱位（图2.27）及尺侧临界角碎片（图2.28）。

2.13.4　CT 和 DRUJ 稳定性

在损伤的最初阶段，评估DRUJ不稳定性通常是非常痛苦的，尽管如果尺骨背侧碎片与尺骨头相对于掌侧乙状切迹的背侧移位相关，轴位CT可能会提高怀疑指数。CT是静态测试，可能无法阐明DRUJ不稳定性。一项比较46例单侧DRF患者受伤侧和未受伤侧的DRUJ稳定性参数的研究显示，DRUJ不稳定性的临床表现和CT之间的一致性较差。

重要的是，在内部固定DRF后进行术中临床检查。关于术中背侧/掌侧平移增加的程度与临床上显著的DRUJ不稳定性相关这一问题仍有争议；然而，令人担忧的是，在全方位旋转过程中，桡骨不能围绕尺骨头部平稳地运动应该和对侧比较。

2.13.5　三维重建

一般来说，三维重建对其他成像序列增加很少；然而，在有多个关节内碎片的复杂关节骨折中，减去腕骨关节面的"面上"视图可以提供骨折

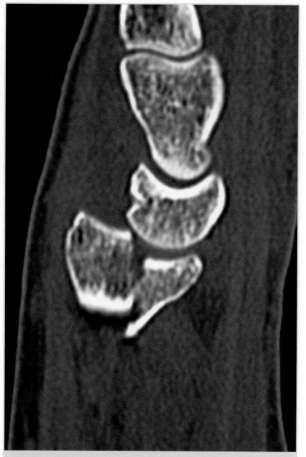

图2.23　矢状位计算机断层扫描（CT）是显示边缘剪切骨折和腕骨半脱位的最佳方法

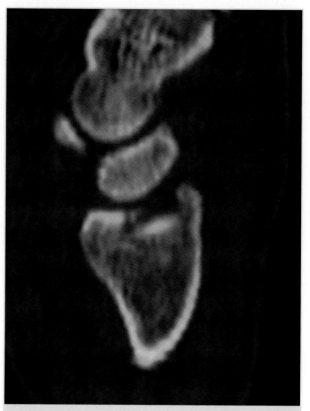

图2.24　矢状位计算机断层扫描显示中央关节碎片

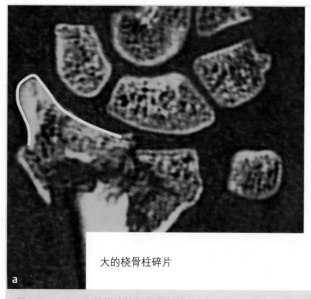

大的桡骨柱碎片

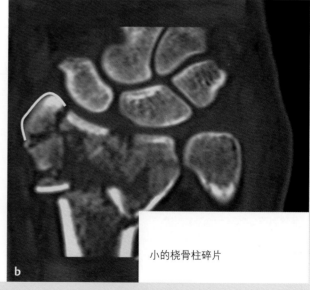

小的桡骨柱碎片

图2.25　a、b.冠状位计算机断层扫描（CT）可用于量化桡骨柱碎片的大小。这一点很重要，因为标准掌侧钢板可能不能稳定小的桡骨柱碎片，即使它有重要的韧带附着

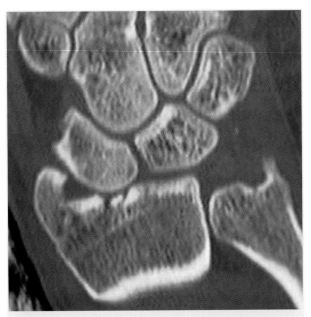

图2.26　冠状位计算机断层扫描（CT）图像可以确定中央关节碎片

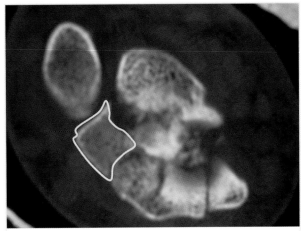

尺骨背侧裂开→乙状切迹
DRUJ 内

图2.27　轴位计算机断层扫描（CT）更好地显示了乙状切迹、尺侧背侧碎片和下尺桡关节（DRUJ）的一致性

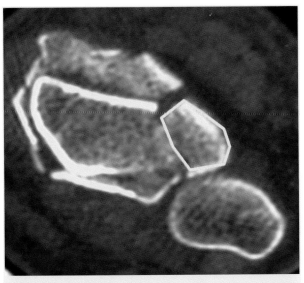

图2.28　轴位计算机断层扫描（CT）也显示了掌侧尺骨临界角碎片

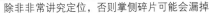

除非非常讲究定位，否则掌侧碎片可能会漏掉

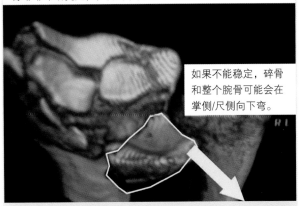

如果不能稳定，碎骨和整个腕骨可能会在掌侧/尺侧向下弯。

图2.29　腕关节减影的面上三维重建可以对关节碎片给予独特的评估，在这种情况下，显示了与腕关节掌尺侧半脱位相关的临界角部碎片

模式的改进空间评价（图2.29）。

2.14　磁共振成像和桡骨远端骨折

　　MRI可以帮助诊断伴随的软组织损伤，如TFCC。它被认为是测量DRF解剖复位的一种工具，尽管这种方法很少被采用，并且在植入金属内固定装置后其价值值得怀疑。

　　MRI是一种昂贵的方法，足够的X线检查足以评估。

　　我们不建议MRI作为DRF检查的常规部分。很可能软组织和韧带损伤在DRF中共存，并且通常急性出血、水肿和关节积血将使解释困难并增加假阳性的风险。虽然这些结构可以通过MRI进行评估，但Lindau等使用腕关节镜检查（与MRI比较，是金标准）诊断了舟状骨损伤，在DRF中，这是继TFCC之后第二种最常见的软组织损伤。他们随访了2013—2015年接受过DRF治疗但没有接受关节镜检查的韧带损伤治疗的患者，发现在发生DRF时无论是否存在舟

月骨韧带损伤，主观、临床或影像学结果都没有差异。他们得出结论，在治疗DRF时没有必要治疗这些损伤，尽管在他们的系列中，没有Geissler 4级舟月骨分离的病例。

2.15 总结

评估DRF成像时，需要回答的主要问题是：

·什么是充分复位？

·能否实现充分复位？

·如果可以，在石膏中会保持住这种状态吗？（稳定性，需要固定吗？）

·如果进行内固定，需要稳定哪些骨碎片？（应该如何固定？）

2.15.1 平片

除了公认的参数外，熟悉腕关节面水平、AP距离、Teardrop角和冠状面平移等相对较新的概念也很重要。

关节外稳定性

这种评估应主要在受伤前X线检查时进行。文献对不稳定性骨折的定义有些不确定。似乎一致同意年龄> 60岁是一个重要的不良预后因素。与其他因素相比，研究普遍力度不够；然而，在桡骨长度/尺骨变异方面存在显著性趋势，在缺乏更好数据的情况下，继续使用Lafontaine提出的界限似乎是合理的。

关节内复位

尽管Jupiter在2009年对Knirk和Jupiter的论文提出了不同意见，但该论文仍然提供了有用的信息。随后的论文都建立在该论文结论的基础上，如果有什么不同的话，更先进的成像技术和评估表明，也许2mm也是一个很大的临界值。鉴于影像学、关节镜技术和现代内固定选择允许关节一致性的可靠恢复与早期活动相结合，在缺乏高质量矛盾数据的情况下，尽可能最准确的关节复位应该是当前的目标。

2.15.2 CT

特定的成像平面特别适用于特定的骨折部位。桡骨小柱和关节内碎片在冠状面图像上表现最好，掌侧和背侧剪切碎片在矢状面上表现最好，背内侧碎片和DRUJ一致性在轴位图像上表现最好。

2.15.3 MRI

由于血肿和肿胀，MRI在急诊中的效用有限，关节镜检查可能具有更大的价值，尽管MRI或关节镜检查确定的软组织损伤的预后意义尚不清楚。

参考文献

[1] Levin LS, Rozell JC, Pulos N. Distal Radius Fractures in the Elderly. J Am Acad Orthop Surg 2017;25(3):179–187.

[2] Ebinger T, Koehler DM, Dolan LA, McDonald K, Shah AS. Obesity Increases Complexity of Distal Radius Fracture in Fall From Standing Height. J Orthop Trauma 2016;30(8):450–455.

[3] Wadsten MA, Buttazzoni GG, Sjödén GO, Kadum B, Sayed-Noor AS. Influence of Cortical Comminution and Intra-articular Involvement in Distal Radius Fractures on Clinical Outcome: A Prospective Multicenter Study. J Wrist Surg 2017;6(4):285–293.

[4] Christersson A, Nysjö J, Berglund L, et al. Comparison of 2D radiography and a semi-automatic CT-based 3D method for measuring change in dorsal angulation over time in distal radius fractures. Skeletal Radiol 2016;45(6):763–769.

[5] Casagrande DJ, Morris RP, Carayannopoulos NL, Buford WL. Relationship Between Ulnar Variance, Cortical Bone Density, and Load to Failure in the Distal Radius at the Typical Site of Fracture Initiation. J Hand Surg Am 2016;41(12):e461–e468.

[6] Mishra PK, Nagar M, Gaur SC, Gupta A. Morphometry of distal end radius in the Indian population: A radiological study. Indian J Orthop 2016;50(6):610–615.

[7] Medoff RJ. Essential radiographic evaluation for distal radius fractures. Hand Clin 2005;21(3):279–288.

[8] Yang Z, Mann FA, Gilula LA, Haerr C, Larsen CF. Scaphopisocapitate alignment: criterion to establish a neutral lateral view of the wrist. Radiology 1997;205(3):865–869.

[9] Larsen CF, Stigsby B, Lindequist S, Bellstrøm T, Mathiesen FK, Ipsen T. Observer variability in measurements of carpal bone angles on lateral wrist radiographs. J Hand Surg Am 1991;16(5):893–898.

[10] Geissler WB, Clark JM. Arthroscopic Reduction and Fixation of Distal Radius and Ulnar Styloid Fractures. In: Tornetta P, Wiesel SW, eds. Operative Techniques in Orthopaedic Trauma Surgery, 2nd Edition. Philadelphia: Wolters Kluwer;2016:41–52.

[11] O'Malley MP, Rodner C, Ritting A, et al. Radiographic interpretation of distal radius fractures: visual estimations versus digital measuring techniques. Hand (N Y) 2014;9(4):488–493.

[12] Ross M, Di Mascio L, Peters S, Cockfield A, Taylor F, Couzens G. Defining residual radial translation of distal radius fractures: a potential cause of distal radioulnar joint instability. J Wrist Surg 2014;3(1):22–29.

[13] Ross M, Heiss-Dunlop W. Volar angle stable plating for distal radius fractures. In: Slutsky DJ, ed. Principles and Practice of Wrist Surgery. 2nd ed. Philadelphia: Elsevier; 2010:126–139.

[14] Trehan SK, Orbay JL, Wolfe SW. Coronal shift of distal radius fractures: influence of the distal interosseous membrane on distal radioulnar joint instability. J Hand Surg Am 2015;40(1):159–162.

[15] Ross M, Allen L, Couzens GB. Correction of Residual Radial

Translation of the Distal Fragment in Distal Radius Fracture Open Reduction. J Hand Surg Am 2015;40(12):2465–2470.

[16] Broadbent MR, Stevenson I, Maceachern C, Johnstone AJ. Investigation of radiolunate relations in normal and fractured wrists. Hand Surg 2009;14(2–3):105–112.

[17] Koh KH, Lee HI, Lim KS, Seo JS, Park MJ. Effect of wrist position on the measurement of carpal indices on the lateral radiograph. J Hand Surg Eur Vol 2013;38(5):530–541.

[18] Lee KW, Bae JY, Seo DK, Kim SB, Lee HI. Measurement of Carpal Alignment Indices Using 3-Dimensional Computed Tomography. J Hand Surg Am 2018;43(8):771.e1–771.e7.

[19] Weil NL, El Moumni M, Rubinstein SM, Krijnen P, Termaat MF, Schipper IB. Routine follow-up radiographs for distal radius fractures are seldom clinically substantiated. Arch Orthop Trauma Surg 2017;137(9):1187–1191.

[20] Daniele L, McLean A, Cocks N, Kalamaras M, Bindra R, Ezekiel Tan SL. Anatomic Variation in Volar Tilt of the Scaphoid and Lunate Facet of the Distal Radius. J Hand Surg Am 2016;41(11):e399–e404.

[21] Rikli DA, Regazzoni P. Fractures of the distal end of the radius treated by internal fixation and early function. A preliminary report of 20 cases. J Bone Joint Surg Br 1996;78(4):588–592.

[22] Melone CP Jr. Distal radius fractures: patterns of articular fragmentation. Orthop Clin North Am 1993;24(2):239 253.

[23] Melone CP Jr. Articular fractures of the distal radius. Orthop Clin North Am 1984;15(2):217–236.

[24] Bain GI, Alexander JJ, Eng K, Durrant A, Zumstein MA. Ligament origins are preserved in distal radial intraarticular two-part fractures: a computed tomography-based study. J Wrist Surg 2013;2(3):255–262.

[25] Stirling E, Jeffer, y J, Johnson N, Dias J. Are radiographic measurements of the displacement of a distal radial fracture reliable and reproducible? Bone Joint J 2016;98-B(8):1069–1073.

[26] Watson NJ, Asadollahi S, Parrish F, Ridgway J, Tran P, Keating JL. Reliability of radiographic measurements for acute distal radius fractures. BMC Med Imaging 2016;16(1):44.

[27] Slutsky DJ. Predicting the outcome of distal radius fractures. Hand Clin 2005;21(3):289–294.

[28] Lafontaine M, Hardy D, Delince P. Stability assessment of distal radius fractures. Injury 1989;20(4):208–210.

[29] Nesbitt KS, Failla JM, Les C. Assessment of instability factors in adult distal radius fractures. J Hand Surg Am 2004;29(6):1128–1138.

[30] Cai L, Zhu S, Du S, et al. The relationship between radiographic parameters and clinical outcome of distal radius fractures in elderly patients. Orthop Traumatol Surg Res 2015;101(7):827–831.

[31] Batra S, Gupta A. The effect of fracture-related factors on the functional outcome at 1 year in distal radius fractures. Injury 2002;33(6):499–502.

[32] Altissimi M, Antenucci R, Fiacca C, Mancini GB. Long-term results of conservative treatment of fractures of the distal radius. Clin Orthop Relat Res 1986;(206):202–210.

[33] Mackenney PJ, McQueen MM, Elton R. Prediction of instability in distal radial fractures. J Bone Joint Surg Am 2006;88(9):1944–1951.

[34] Walenkamp MM, Aydin S, Mulders MA, Goslings JC, Schep NW. Predictors of unstable distal radius fractures: a systematic review and meta-analysis. J Hand Surg Eur Vol 2016;41(5):501–515.

[35] Basha MAA, Ismail AAA, Imam AHF. Does radiography still have a significant diagnostic role in evaluation of acute traumatic wrist injuries? A prospective comparative study. Emerg Radiol 2018;25(2):129–138.

[36] Knirk JL, Jupiter JB. Intra-articular fractures of the distal end of the radius in young adults. J Bone Joint Surg Am 1986;68(5):647–659.

[37] Haus BM, Jupiter JB. Intra-articular fractures of the distal end of the radius in young adults: reexamined as evidence-based and outcomes medicine. J Bone Joint Surg Am 2009;91(12):2984–2991.

[38] Altissimi M, Mancini GB, Ciaffoloni E, Pucci G. Comminuted articular fractures of the distal radius. Results of conservative treatment. Ital J Orthop Traumatol 1991;17(1):117–123.

[39] Catalano LW III, Cole RJ, Gelberman RH, Evanoff BA, Gilula LA, Borrelli J Jr. Displaced intra-articular fractures of the distal aspect of the radius. Long-term results in young adults after open reduction and internal fixation. J Bone Joint Surg Am 1997;79(9):1290–1302.

[40] Fernandez JJ, Gruen GS, Herndon JH. Outcome of distal radius fractures using the short form 36 health survey. Clin Orthop Relat Res 1997(341):36–41.

[41] Loesaus J, Wobbe I, Stahlberg E, Barkhausen J, Goltz JP. Reliability of the pronator quadratus fat pad sign to predict the severity of distal radius fractures. World J Radiol 2017;9(9):359–364.

[42] Jupiter JB, Fernandez DL. Comparative classification for fractures of the distal end of the radius. J Hand Surg Am 1997;22(4):563–571.

[43] Grunz JP, Gietzen CH, Schmitt R, Prommersberger KJ. [Distal radius fractures: Update on imaging.] Radiologe 2018;58(2):159–174.

[44] Ma Y, Yin Q, Rui Y, Gu S, Yang Y. Image classification for Die-punch fracture of intermediate column of the distal radius. Radiol Med (Torino) 2017;122(12):928–933.

[45] Neubauer J, Benndorf M, Reidelbach C, et al. Comparison of Diagnostic Accuracy of Radiation Dose-Equivalent Radiography, Multidetector Computed Tomography and Cone Beam Computed Tomography for Fractures of Adult Cadaveric Wrists. PLoS One 2016;11(10):e0164859.

[46] van Leerdam RH, Wijffels MME, Reijnierse M, Stomp W, Krijnen P, Schipper IB. The value of computed tomography in detecting distal radioulnar joint instability after a distal radius fracture. J Hand Surg Eur Vol 2017;42(5):501–506.

[47] Dario P, Matteo G, Carolina C, et al. Is it really necessary to restore radial anatomic parameters after distal radius fractures? Injury 2014;45(Suppl 6):S21–S26.

[48] Medlock G, Wohlgemut JM, Stevenson IM, Johnstone AJ. Magnetic resonance imaging investigation of radio-lunate relations: use in assessing distal radial fracture reduction. J Hand Surg Eur Vol 2017;42(3):271–274.

[49] Schmitt R, Christopoulos G, Meier R, et al. [Direct MR arthrography of the wrist in comparison with arthroscopy: a prospective study on 125 patients] RoFo Fortschr Geb Rontgenstr Nuklearmed 2003;175(7):911–919.

[50] Mrkonjic A, Lindau T, Geijer M, Tägil M. Arthroscopically diagnosed scapholunate ligament injuries associated with distal radial fractures: a 13- to 15-year follow-up. J Hand Surg Am 2015;40(6):1077–1082.

第三章　成人急性桡骨远端骨折的患者、事故、骨折分类

Guillaume Herzberg, Thais Galissard, Marion Burnier

摘要

成人急性桡骨远端骨折（DRF）的患者、事故、骨折（PAF）分类是设计的，因为文献中还没有足够的证据支持在这一特定领域使用任何分类系统。

作者认为，有必要确定更多同质性的DRF患者群体。虽然病理仍然是一个关键因素，但治疗前影像学检查的程度和治疗方案将优先与患者的健康状况和功能需求相匹配。

作者提出了一种分析和分层成人急性DRF的创新方法。一页的用户友好图表包括与患者相关的标准（P）、事故能量（A）和骨折的病理（F），包括相关的骨/韧带的尺骨和腕关节病变。

在1650名（16～102岁）连续患有单侧急性DRF的成人患者中使用PAF图表的初步结果被提出。这些患者来自一个专门的上肢骨科学术单位。

总共描述了6组同质的患者。在专家意见的基础上讨论了这一分类与治疗前影像学检查和治疗方案的相关性。对这些群体的具体研究可能会提供目前缺乏的关于DRF管理的指导方针。

关键词： 急性桡骨远端骨折，分类，流行病学，病理学，影像学检查

3.1　前言

文献中没有足够的证据支持对成人桡骨远端骨折（DRF）使用任何分类系统。

然而，有必要确定同质的DRF患者群体，以便确定治疗前影像学检查的程度和最符合患者需要的治疗。

这项基于1650名患者（1650个腕关节）的前瞻性流行病学研究的目的是：（1）提出一种简单实用的方法，以便在急性期对DRF进行全面分析；（2）从我们的初步结果中确定来自学术上肢专业骨科中心的广泛急性DRF中的几组同质患者。

3.2　材料和方法

从2008年9月到2018年5月，共有1650名在我们学术上肢专业骨科中心就诊的急性单侧DRF患者被纳入前瞻性流行病学研究。与患者、事故和骨折类型及相关损伤相关的标准包括在后面描述的一页图表中（图3.1）。

3.2.1　患者

除年龄和性别外，还有每个患者的一般健康状况（正常3，合并其他疾病2，或依赖他人1）。我们在急性期通过访谈随意将患者的功能需求定义为最大3、中等2或最小1。可以遇到一般健康状况（1~3）和功能需求（1~3）的所有可能组合。本研究仅包括患者"1-1""2-2"或"3-3"。

3.2.2　事故

事故的能量大小可能是DRF病理程度的间接预测指标，特别是在相关的骨和/或韧带损伤方面。我们将高能量事故定义为3（如从屋顶或摩托车高速摔落事故），将中等能量事故定义为2（如打网球时摔倒），将低能量事故定义为1（如简单跌倒）。多重创伤和多重损伤患者是从单重损伤患者中分离出来的，因为DRF的治疗在前者中可能不是优先考虑的。

3.2.3　骨折

桡骨远端骨折

记录DRF的开放或闭合特性、急性相关腕管综合征的存在以及主要的骨合成协会（AO）分类"A""B"或"C"。此外，还包括一些可能影响预后和治疗的解剖学因素，如桡骨远端粉碎性程度、远端骨折线、嵌顿和软骨缺损。

在最初的前后位片上，总共定义了4个关节外移位标准（图3.1）。桡骨倾斜度分为3级，桡骨倾斜度在正常范围内（15°～30°）为1。桡骨缩短定义在3类尺骨变异中，1级（小于2mm的尺骨正变异）被

急性桡骨远端骨折：PAF分析

国家＿＿＿＿＿＿＿＿＿＿ 州/省＿＿＿＿＿＿＿＿＿＿ 日期＿＿＿＿＿＿＿＿＿＿

患者姓名缩写＿＿＿＿＿＿＿＿＿＿＿＿＿＿＿＿

P

年龄＿＿＿ 性别 □男 □女
一般健康：□1依赖他人 □2合并其他疾病 □3正常
功能需求：□1最小 □2中等 □3最大

A

事故能量：□1低 □2中 □3高
　　　　　□多重创伤 □多重损伤

F

桡骨　　　　　　　　□开发骨折 □腕管综合征

AO分型： 完全 **A** **C** 部分 **B**

前后位X线：－桡骨倾斜度―――――□1 □2 □3
　　　　　　－尺骨变异―――――□1 □2 □3
　　　　　　－□骨干伸展
　　　　　　－□桡骨冠状移位

侧位X线：

－倾斜――□背侧 □掌侧――――□1 □2 □3
－移位―□背侧 □掌侧――――□1 □2 □3
－粉碎 □背侧 □掌侧 □环周
－□骨折线远至临界线
－□矢状面关节增宽

Extra-DSS*

前后位/斜位X线： - - - - - - - - - -

桡骨远端表面 台阶――□1 □2 □3　**XR Intra-DSS***
　　　　　　　　间隙――□2 □2 □3

尺骨

－□颈部骨折 □头部骨折
－□移位的尺骨茎突基底骨折
－□可能的TFCC破裂（DRUJ分离）
－□DRYJ半脱位 □DRUJ错位

腕关节

－□舟骨骨折
－□可能的SL分离（SL分离）
－□可能的LT分离（LT台阶）
－□掌侧 □背侧桡腕关节半脱位

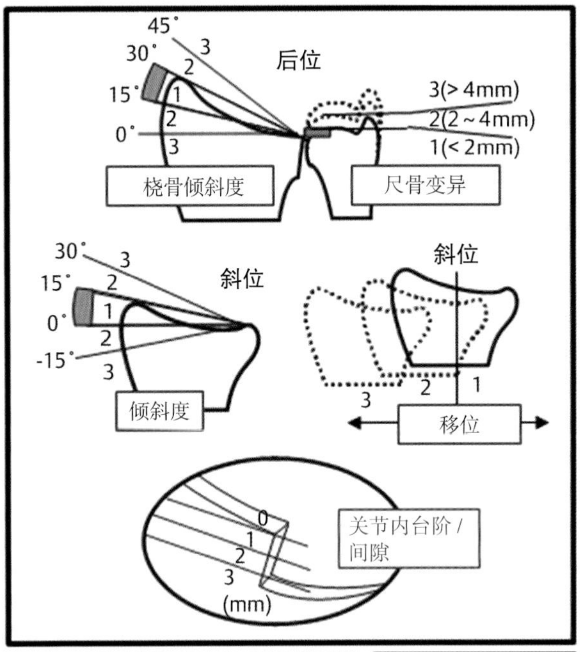

右侧图示：

45°/30°/15°/0° 后位 3(> 4mm)/2(2～4mm)/1(< 2mm)
桡骨倾斜度 尺骨变异

30°/15°/0°/-15° 斜位 斜位
倾斜度 移位 3 2 1

0/1/2/3 (mm) 关节内台阶/间隙

CT扫描

桡骨远端表面
　台阶 □0 □1 □2 □3
　间隙 □0 □1 □2 □3

桡骨乙状切迹
　台阶 □0 □1 □2 □3
　间隙 □0 □1 □2 □3

CT Intra-DSS*

－碎片数量（Medoff）：＿＿＿
－□体部宽松
－□局部嵌塞
－□中心嵌塞分离
－□局部软骨缺损
－□不可修复的关节面

关节镜

□体部宽松
□TFCC破裂
□SL分离
□LT分离

治疗

* Extra-DSS（12分）：标准初始X线片的关节外移位严重程度评分
** XR intra-DSS（6分）：标准初始X线片的关节内移位严重程度评分
*** CT intra-DSS（12分）：CT扫描上的关节内移位严重程度评分

图3.1 患者、事故、骨折分类图（Source: Reproduced from Herzberg G, Izem Y, Al Saati M, Plotard F. PAF analysis of acute distal radius fractures in adults. Preliminary results. Chirurgie de la main 2010;29:231–235. Copyright © 2010 Elsevier Masson SAS. All rights reserved. ）

认为是可接受的。记录在近端骨干照射下有无骨折线。记录桡骨骨骺相对于桡骨骨干的径向平移（或径向移位）。

另外4个关节外移位标准在初始侧位面上定义。桡骨远端在背侧或掌侧的倾斜度被分为3级，"1"级（0°~15°）被认为可接受。桡骨远端骨骺相对于骨干的前移或后移被分为3级，"1"级为非平移位置。前部、后部或环周粉碎性骨折是DRF的一个主要预后因素。关节矢状面增宽也被记录下来，因为最近证明这是一个简单的标准X线指标，提示桡骨远端的桡腕关节严重受累，应通过计算机断层扫描（CT）加以细化。

关节外移位严重程度（EDS）评分定义为桡骨倾斜度、尺骨变异、背侧或掌侧桡骨倾斜度和矢状位平移数值的总和。评分范围为4（可接受移位）~12分（桡骨远端骨骺最大移位）。根据关节外标准，5~8分的EDS定义为移位的DRF，而9~12分的EDS定义为严重移位的DRF。

在DRF关节内组中，根据初始标准X线或紧急CT扫描（如果有）定义了4个标准。将桡腕关节和下尺桡关节（DRUJ）的关节台阶和间隙分为3类。桡骨远端乙状切迹的台阶和间隙只能从横断CT扫描切片上确定。台阶小于1mm（1级）被认为是可以接受的。2mm（2级）或3mm或3mm以上（3级）的台阶是关节内显著或主要移位的特征。小于1mm（1级）的间隙被认为是可接受的。2mm（2级）或3mm或3mm以上（3级）的间隙是关节内显著或主要移位的特征。

当只有标准X线片可用时，一个简单的6分值的桡腕关节内移位严重程度评分被定义为在桡腕关节台阶和间隙分级。

当有CT扫描时，12分关节内移位严重程度（CT-IDS）评分被定义为桡腕关节和乙状切迹的台阶和间隙级别的总和。CT-IDS由4（可接受移位）~12分（关节内最大移位）组成。CT-IDS 5~8分定义为关节内移位的DRF，而CT-IDS 9~12分定义为关节内严重移位的DRF。

按Medoff分类，用横断CT扫描切片记录主要骨折块的数量。记录有局限性嵌塞、中心嵌塞分离或桡骨远端表面完全破坏的情况。如果可行，记录关节镜检查结果［骨关节游离体、三角纤维软骨复合体（TFCC）、舟月或月三角韧带撕裂］。

相关的尺骨头和下尺桡关节损伤

尺骨的颈/头骨折被纳入二元标准。记录尺骨茎突基底移位骨折，尺骨茎突尖端骨折未考虑在内。记录DRUJ分离、半脱位或脱位。

相关的腕关节损伤

记录腕舟骨相关的骨折及舟月损伤的影像学疑点（主要是前后位片舟月骨间隙增大和侧位片正常舟月角度增大）。在月三角间隙，任何Gilula近端线的破裂都被记录为可能的相关月三角分离。记录桡腕背侧半脱位的掌侧位置。

3.3 结果和讨论

在1650名单侧急性DRF患者中，根据一般健康和功能需要，总共有1485名患者被归入"1-1""2-2"或"3-3"类别。只有10%的患者不属于"1-1""2-2"或"3-3"类别，这是值得注意的。为了提供更有力的信息，只考虑了1485名"1-1""2-2"或"3-3"患者。"1-1""2-2"和"3-3"患者的分布分别为6%、29%和65%。

在1485名患者中，61%是女性。年龄为16~102岁，平均56岁。我们确定了6组同质的DRF患者。对于每一类，我们提出了我们的观点，即关于治疗选项的分组定义的相关性。这种讨论是主观的。然而，似乎很明显，关节镜辅助治疗并不适用于90岁的女性，表现为关节内严重移位的DRF。定义下面的组别有助于将重点放在每个类别的有限数量的治疗上。因此，进一步的研究可能会比较更同质的组中更有针对性的治疗方法。

3.3.1 患者1-1（依赖他人，最小功能需求）合并AO分型中"A"型或"C"型骨折

我们在这组患者中发现了95名患者（95%为女性）（6%）。这一群体的平均年龄为83岁。关节外的"A"型和关节内的"C"型DRF的分布几乎相等，分别为47%和53%。本组无B型骨折。

我们认为，这一群体需要简单的管理。不需要CT扫描，无论骨折是关节外还是关节内的性质，治疗方法都可能是相同的。在我们看来，主要有两种选择，在大多数情况下，可能是功能位的肘下石膏固定，或在关节外移位评分较高时使用掌侧钢板。

在这一特定的患者群体中比较这两种治疗方法的研究可能会提供目前缺乏的指南。

3.3.2　患者 2-2（合并其他疾病的独立患者，中等功能需求）合并 AO 分型中的"A"型关节外骨折

我们在这组患者中发现146名患者（86%是女性）（10%）。这一群体的平均年龄为77岁。在这组患者中，共有48%的腕关节表现出严重的尺骨缩短，62%的腕关节表现出严重的关节外移位指数（9分或更高）。29%出现环周粉碎性骨折，45%出现桡骨骨骺径向平移。

由于这些患者都是独立的关节外骨折，应尽力恢复正常或不正常的关节外指标，尤其是1类尺骨变异，以最大限度地减少继发性尺腕撞击的风险。

我们认为掌侧钢板是恢复尺骨变异的最佳方法。

在本组中，当存在环周粉碎性骨折时，掌侧钢板在许多情况下都是困难的。此外，外科医生应该准备增加一个侧板，以保持骨骺径向平移的矫正，这在这一组中经常观察到（45%）。在这一特定的患者群体中，根据这些参数比较这些治疗方法的研究可能会提供目前缺乏的指南。

3.3.3　患者 2-2（合并其他疾病的独立患者，中等功能需求）合并 AO 分型中"C"型关节内骨折

我们在这组患者中发现了280名患者（83%是女性）（19%）。这一群体的平均年龄为75岁。

在这组患者中，共有58%的腕关节显示出严重的尺骨缩短，61%的腕关节显示出严重的关节外移位指数（9分或更高）。50%出现环周粉碎性骨折，37%出现桡骨骨骺径向平移。在128例接受CT扫描以充分了解移位的患者中，58%的患者存在严重的桡腕关节内移位指数（5分或更高），52%的患者存在严重的关节内CT扫描移位指数（9分或更高）。在这128例中，有27%的关节骨折是无法修复的。

由于这些患者在家中是独立的，我们认为应该尽一切努力为他们提供尽可能解剖复位的桡骨远端。掌侧钢板是最好的选择。如果骨折被认为是不可修复的，即不能接受可靠的切开复位内固定（ORIF），则可以讨论一期半关节置换术的使用。

根据PAF解剖学参数对这些治疗进行比较的研究可能会提供目前缺乏的指南。

3.3.4　患者 3-3（一般健康状态正常的患者和最大功能需求）合并 AO 分型中"A"型关节外骨折

我们在这组患者中发现了245名患者（64%是女性）（18%）。这一群体的平均年龄为45岁。

很明显，这组患者比前几组患者活动度要高得多。我们认为，他们都应该得到一个尽可能解剖位的ORIF。考虑到骨折的关节外性质和比前几组更好的骨质量，复位和固定的技术可能取决于外科医生的偏好。我们认为掌侧钢板是防止骨折缩短或旋转畸形愈合的最佳保证。尽管损伤是关节外的，但关节镜检查可能是诊断TFCC中心凹撕脱的有用辅助手段。明显的桡骨平移和DRUJ分离是诊断关节外骨折合并TFCC损伤的重要线索。应该进行随访研究，以比较这类患者中不同治疗方法的结果。

3.3.5　患者 3-3（一般健康状态正常的患者和最大功能需求）合并 AO 分型中"C"型关节内骨折

我们在这组患者中发现了606名患者（46%是女性）（41%）。这一组的平均年龄与前一组相同（45岁）。

这一组的问题是关节内受累的程度。这是有时最难复位和/或固定的群体。术前三维重建CT和减影扫描应是充分了解骨折碎片和移位的先决条件，因为ORIF的结果应尽可能符合解剖学。

在这组患者中，共有44%的腕关节出现了严重的尺骨缩短，50%的腕关节出现了严重的关节外移位指数（9分或更高）。34%出现环周粉碎性骨折，25%出现桡骨骨骺径向平移。在502例进行CT扫描以充分了解移位的病例中，存在关节内严重移位指数（9分或更高）的占38%。在这502例中，10%的关节骨折是无法修复的。

如果骨折被认为是可修复的，我们认为ORIF应该是规则，最常见的是（但不总是）掌侧钢板。关节镜辅助可能是更好地控制关节复位和诊断相关韧带损伤的有用辅助手段。

如果骨折被认为是不可修复的，也就是说，由于严重的关节粉碎性伴有关节碎片丢失而不能接受

ORIF，使用一期或二期桡舟月关节融合术可能是ORIF的合理选择。在这一特定的患者组中，根据PAF解剖学参数比较这些治疗方法的研究可能会提供目前缺乏的指南。

3.3.6　患者3-3（一般健康状态正常的患者和最大功能需求）合并AO分型中"B"型部分关节骨折

我们在这组患者中发现了92名患者（88%为男性）（6%）。这组患者的平均年龄（34岁）与前几组有很大不同。这项研究表明，AO分型部分关节"B"型骨折在患者的一般健康、功能需求、年龄和性别方面是一个非常特殊的群体。从解剖学上讲，这些骨折是一种向骨折脱位的过渡模式。在我们看来，这些骨折值得进行复杂的检查，包括CT扫描和三维重建。此外，我们认为应尽可能频繁地使用关节镜对关节复位进行优化，并检查相关的韧带损伤。对这一群体的具体研究可能会提供目前缺乏的指导方针。

3.4　结论

作者介绍了初次发生DRF分类研究的初步结果，该研究系统地包括了患者的一般健康和功能需求，以及骨折的病理。结合患者、事故的特点、主要AO骨折类型以及尺骨和腕关节相关损伤，为急性DRF的分布和分层提供了新的视角。总共可以定义6个同质的患者组。有必要进行进一步的研究，以比较每一类集中治疗的结果。

参考文献

[1] Handoll HHG, Madhok R. WITHDRAWN: Surgical interventions for treating distal radial fractures in adults. Cochrane Database Syst Rev 2009(3):CD003209.

[2] Koval KJ, Harrast JJ, Anglen JO, Weinstein JN. Fractures of the distal part of the radius. The evolution of practice over time. Where's the evidence? J Bone Joint Surg Am 2008;90(9):1855–1861.

[3] Lichtman DM, Bindra RR, Boyer MI, et al. Treatment of distal radius fractures. J Am Acad Orthop Surg 2010;18(3):180–189.

[4] Herzberg G, Izem Y, Al Saati M, Plotard F. "PAF" analysis of acute distal radius fractures in adults. Preliminary results. Chir Main 2010;29(4):231–235.

[5] Herzberg G. Acute Distal Radius Fracture: PAF Analysis. J Wrist Surg 2012;1(1):81–82.

[6] Fernandez DL, Jupiter JB. Fractures of the Distal Radius. 2nd ed. New York: Springer; 2002.

[7] Laulan J, Marteau E, Bacle G. Le système de classification MEU des fractures de l'extrémité distale du radius. Intérêts pronostique et thérapeutique d'une analyse indépendante des différents paramètres de la fracture. Hand Surg Rehabil 2016;35S:S28–S33.

[8] Medoff RJ. Essential radiographic evaluation for distal radius fractures. Hand Clin 2005;21(3):279–288.

[9] Arora R, Lutz M, Deml C, Krappinger D, Haug L, Gabl M. A prospective randomized trial comparing nonoperative treatment with volar locking plate fixation for displaced and unstable distal radial fractures in patients sixty-five years of age and older. J Bone Joint Surg Am 2011;93(23):2146–2153.

[10] Herzberg G, Burnier M, Marc A, Izem Y. Primary Wrist Hemiarthroplasty for Irreparable Distal Radius Fracture in the Independent Elderly. J Wrist Surg 2015;4(3):156–163.

[11] Ichihara S, Díaz JJ, Peterson B, Facca S, Bodin F, Liverneaux P. Distal Radius Isoelastic Resurfacing Prosthesis: A Preliminary Report. J Wrist Surg 2015;4(3):150–155.

[12] Roux JL. Treatment of intra-articular fractures of the distal radius by wrist prosthesis. Orthop Traumatol Surg Res 2011:S46–S53.

[13] Vergnenègre G, Mabit C, Charissoux J-L, Arnaud JP, Marcheix PS. Treatment of comminuted distal radius fractures by resurfacing prosthesis in elderly patients. Chir Main 2014;33(2):112–117.

[14] Del Piñal F. Technical tips for (dry) arthroscopic reduction and internal fixation of distal radius fractures. J Hand Surg Am 2011;36(10):1694–1705.

[15] Herzberg G. Intra-articular fracture of the distal radius: arthroscopic-assisted reduction. J Hand Surg Am 2010;35(9):1517–1519.

[16] Freeland AE, Sud V, Jemison DM. Early wrist arthrodesis for irreparable intra-articular distal radial fractures. Hand Surg 2000;5(2):113–118.

第四章　桡骨远端骨折：证据

Tracy Webber，Tamara D. Rozental

摘要

桡骨远端骨折是常见的外伤疾病，因此有大量的研究报道集中于其非手术和手术治疗。一项对一级研究的回顾表明，非手术治疗可以采用石膏或功能性支架固定，效果是相同的。对于是否需进行手术治疗仍有争议。在手术治疗方面，尽管利用掌侧钢板进行切开复位内固定法有利于更早恢复功能，但1年后，切开复位内固定（ORIF）、闭合复位和经皮穿针（CRPP）以及外固定会产生类似的疗效。外科医生应该评估骨折患者是否具有潜在骨质疏松症，并在适当的时候开始治疗。

关键词：桡骨远端骨折循证，石膏

4.1　引言

桡骨远端骨折（DRF）是上肢最常见的骨折，占急诊就诊人数的2%，占骨折总数的1/6。美国每年有超过60万桡骨远端骨折的患者。此外，DRF的总发病率一直在增加。DRF具有双峰年龄分布的特点，主要为高能量损伤的年轻人和骨质疏松性骨折的老年人。鉴于DRF的共性，有大量文献对其治疗和结果进行了研究。然而，高质量的随机研究却很少。本章总结回顾了目前对DRF手术治疗的证据。

加拿大特别工作组最初在1979年描述了证据的水平。他们开发了一个基于研究的偏倚程度的证据分级系统来优化内部效度。随机对照试验（RCT）和RCT的荟萃分析被认为是1级证据。这篇综述对于DRF的治疗集中在1级研究。

4.2　方法

我们回顾了2009年美国骨科医师学会（AAOS）关于桡骨远端骨折的治疗指南，并纳入了所有被认为是高质量研究的随机对照研究。接下来，在临床指南发布后，我们在PubMed上搜索新的随机对照研究，使用的关键词包括桡骨远端、桡骨、骨折、切开复位内固定（ORIF）、外固定、手术、非手术、经皮固定、骨质疏松、治疗和随机对照研究。所有被回顾的研究都是在1996年之后发表的，包括至少30例患者，并且都是用英文发表的。

4.3　骨折的非手术治疗

非手术治疗仍是DRF最常见的治疗方法。非手术治疗时可以用夹板、石膏或功能性支架来处理骨折。为了卫生起见，可以取下夹板，但提供的支撑较少。功能性支架提供圆周支撑，但需要主动活动产生肌肉收缩才能正常使用

为了研究无移位DRF的最佳固定方法，O'Connor将66名患者随机分为可拆卸夹板和石膏两组进行随机对照试验。在第6周时，比较患者满意度、与石膏固定相关的并发症、功能评估和活动度（ROM），发现使用可移动夹板治疗非移位DRF患者的预后更好。然而，在第12周时，他们的功能评估和ROM不再有显著差异。

Tumia等将339例移位的和非移位的DRF复位后随机分为传统石膏固定组和Colles预制骨折支架固定组。在骨折复位和疼痛评分等方面，两组研究结果相似。骨折支架组在第5周时对骨折复位或不复位的患者早期握力恢复较好。两组患者的功能预后无差异。因此，无论采用或不采用手法复位，都可采用石膏或功能支架进行治疗，DRF均能获得满意复位。

4.4　手术与固定对于移位桡骨远端骨折的对比治疗

处理移位的DRF的关键是决定患者是保守治疗还是手术治疗。复位后可接受的正常影像学参数包括23°桡偏角（桡骨倾斜度），12mm桡骨高度，11°掌倾角（掌侧倾斜度）。测量这些影像学参数是可靠的和可重复的。2009年，AAOS临床指南建议，对于桡骨复位后短缩大于3mm，背侧倾斜度大于10°，或大于2mm的关节内骨折应进行手术治疗。虽然存在

放射学标准，但文献中关于哪些患者从手术治疗中获益最大的争论仍在持续。

McQueen评估了最初采用闭合复位治疗的移位DRF患者。他们将120例患者随机分为4组：复位后石膏固定、切开复位克氏针内固定并取髂骨植骨、外固定、链式外固定架固定。他们发现患者随访结果［日常生活能力评分（ADL）、握力、关节活动度］在各组之间无差异，尽管切开复位内固定术后的影像学结果良好。腕关节不稳，定义为相对于桡骨纵轴、头状骨纵轴的侧方移位，从而导致关节活动度、握力、捏力较差，但总体腕关节不稳，各组间无显著差异。虽然本研究分4个研究组，设计和实施良好，但切开复位内固定的技术已经发展成熟，导致我们质疑当前结果的临床相关性。

有几项研究比较了石膏固定和外固定来治疗移位DRF的疗效。Yang等随机将85例移位的DRF分为复位后石膏固定与复位后外固定支架固定两组。7年后随访，两组间的手功能和患者满意度没有差异。石膏固定组影像学骨折畸形愈合率更高，但这并不影响功能。Kreder等随机选择113名关节外移位骨折患者，分别行石膏固定、克氏针固定+外固定支架固定治疗。手术组有改善功能、临床和影像学结果的趋势，但这在统计学上并不显著。他们发现，两组之间的关节活动度、握力或捏力没有差异。

总之，这些研究表明，手术和非手术治疗可以获得相似的功能结果。然而，这些群体有异质性，结论很难一概而论。因此，是否进行手术治疗应由患者和主治医师共同决定。

4.5 老年患者的治疗

DRF通常发生于老年患者不慎摔伤时。在本章中，我们将老年患者定义为60岁以上的患者。潜在的骨密度（BMD）下降使他们患这些低能量骨折的风险更高。他们的需求和骨折形态不同于较年轻的高能量损伤患者。因此，适合老年人DRF的治疗方式值得特别关注。

有两项研究比较了石膏与闭合复位和经皮穿针（CRPP）两种方法治疗60岁以上关节外移位桡骨远端骨折患者的疗效。对60例65岁以上关节外移位DRF（背侧成角>20°，短缩5mm）患者进行随机对照研究发现，石膏和CRPP治疗的患者在Mayo腕关

节评分、生活质量、愈合时间和并发症方面没有差异。Azzopardi等进行的一项类似研究，将57名60岁以上关节外不稳定DRF患者随机分为CRPP组和闭合复位石膏固定组。他们还报告了CRPP组在影像学上的改善，但在功能结果（疼痛、关节活动度、握力和ADL）方面没有差异。CRPP组确实改善了尺骨偏斜，尽管这一点的意义尚不确定。

在决定如何改善老年患者的功能时，除了石膏和CRPP外，考虑ORIF是很重要的。ORIF允许更早恢复活动，这可能有助于改善患者的功能。阿罗拉将73名65岁以上的患者随机分为石膏组及切开复位内固定组。手术组的X线参数和握力明显好于对照组。然而，在任何时间点，关节活动度和疼痛程度均无差异。他们还发现，手术组在第6周和第12周时的功能结果较好，但在6个月和12个月时没有显著差异。

综上所述，60岁以上的DRF患者通过非手术治疗和手术治疗在1年后的随访结果相似。手术治疗可获得更好的X线结果，并可使功能更早地恢复。随着老龄化严重化，在选择手术和非手术治疗桡骨远端骨折时，对这些患者进行个体化治疗是很重要的。

4.6 移位桡骨远端骨折的手术治疗：固定方法

手术治疗的目的是恢复解剖结构，以使患者功能恢复到最佳。有多种选择，从外固定（桥接和非桥接）、CRPP、外固定与CRPP的组合，以及通过多种不同的手术入路行ORIF。

4.6.1 桥接外固定与非桥接外固定

外固定支架既可用作临时性治疗方式，也可用作确定性固定方式。当放置外固定支架时，可以跨越腕关节，在掌骨位置行远端固定，也可以是非桥接式外固定支架，允许腕关节活动。McQueen等将60名患者随机分为非桥接和桥接外固定支架治疗组，结果发现，在第6周、3个月、6个月和1年时，使用非桥接外固定器的患者握力和屈曲度显著增加，掌侧倾斜度和腕关节对线也更好。然而，在另一项60例患者的随机对照试验中，Krisnan发现，在比较术后关节活动度、握力和并发症时，关节内DRF的桥接式外固定支架和非桥接式外固定支架没有差别。虽然这两项研究调查的是同一个问题，但它们得出了

4.6.2 闭合复位和经皮穿针与切开复位内固定的比较

用于DRF的CRPP已经使用了近一个世纪，并取得了良好的结果。由于掌侧钢板的出现，ORIF钢板内固定越来越受欢迎。

一项包含180名患者的比较CRPP和背侧入路切开复位内固定的随机对照试验，术后2年随访发现在握力、捏力、影像学参数上无明显差异。掌侧锁定钢板（VLP）于2001年被推出，对移位的DRF的治疗产生了很大的影响。在世界某些地区，这是目前外科治疗DRF最常用的方法。Rozental进行了两个机构的随机对照试验，比较了用掌侧锁定钢板行ORIF和CRPP法来治疗DRF，特别关注了早期功能结果。他们发现，接受VLP治疗的患者在术后6周、9周和12周的上肢功能评分（DASH）方面有显著改善，在6周和9周时腕关节活动度也有显著改善。在术后1年的关节活动度和功能结果无差异。接受VLP治疗的患者满意度更好。从那时起，已经进行了一些随机对照试验，并发现了类似的结果。一项涉及英国18个创伤中心的461名患者的大型随机对照试验报告称，VLP组和CRPP组在3个月、6个月或12个月时的患者腕关节自我评估没有差异。此外，在这些时间点，他们没有发现与临床相关的生活质量差异。

最近对7个随机对照试验（包括875个骨折病例）进行了两项荟萃分析，比较了VLP和CRPP治疗患者的结果。Chaudhry等得出结论，在术后3个月和12个月，接受VLP治疗的患者的功能略好于接受CRPP治疗的患者。然而，在这两个时间点上，DASH的差异都不到10分，在临床上不算显著的差异。在3个月时，VLP组的屈曲和旋后活动有改善，但在1年时，两者没有差异。有报道称需使用抗生素治疗的浅表伤口感染在CRPP组中更为常见。在分析了同样的7个RCT后，Zong等得出结论，与CRPP组相比，VLP组的患者在6个月时握力、手腕屈曲和旋后均有显著改善。他们还指出，与CRPP相比，采用VLP的ORIF在统计学上显著降低了DASH，并减少了包括术后感染在内的术后并发症。

总之，VLP和CRPP都是治疗移位DRF的可靠方案，尽管VLP可能会使功能得到更早的改善。

4.6.3 闭合复位和经皮穿针与外固定的比较

CRPP和外固定器都可以在软组织剥离最小限度的情况下稳定骨折。Harley等将50名不稳定DRF患者随机分为CRPP组和外固定支架组；临床上，两组在关节活动度、DASH和握力方面没有显著差异。因此，这两种技术在处理桡骨远端骨折时结果是相同的。

4.6.4 切开复位内固定与外固定的比较

多位学者将ORIF治疗DRF与外固定器进行了比较。将77名患者随机分为ORIF组和外固定支架加CRPP组，ORIF组在3个月时有一些早期的关节活动度改善，但到了6个月和1年，这种差异就缩小了。ORIF可改善腕关节伸展和旋前功能。外固定组需要2倍的职业治疗（OT）才能达到类似的结果（43次：20次）。影像学结果、DASH评分、疼痛评分或握力在所有时间点都是相似的。Xu将30名患者随机分为ORIF组和外固定支架组，得出的结论是，在6个月、12个月或24个月时，临床（关节活动度、握力和结果评分）或影像学［骨关节炎（OA）的参数和体征］结果没有显著差异。对于随机接受ORIF治疗的75个复杂关节内DRF与补充CRPP外固定支架相比，在放射学上骨折复位方面没有显著差异。然而，在6个月时，ORIF组的临床疗效和握力明显更好。Leung将144例关节内DRF随机分为ORIF组和外固定支架组，2年后，ORIF组的临床疗效明显更好，影像学上出现关节炎也更少。

Williksen将111例患者随机分为VLP组和外固定支架组（带或不带克氏针加强），并进行了为期5年的随访，与外固定支架组（带或不带克氏针加强）进行比较。尽管5年后VLP组有更好的旋后度和桡倾度，但两组间Mayo腕关节评分、视觉模拟评分（VAS）和问卷结果无显著差异。然而，使用VLP对于治疗OA分型中C2骨折的亚组有更好的临床疗效，这表明更不稳定的骨折使用更稳定的固定方式可能效果更好。

为了探讨最佳的钢板技术，Wei将46例患者随机分为3种不同的治疗组：VLP组、径向钢板组和外固定支架组。在6个月或1年时，在DASH、关节活动度或握力方面没有差异。然而，在3个月时，VLP组的患者预后和DASH明显好于其他组。

在对10个RCT的荟萃分析中，Xie将VLP与外固定支架进行了比较，得出结论：VLP在3个月时有更好的旋后度，在12个月时DASH较低，在影像学上改善了掌侧倾斜度和桡骨倾斜度。此外，VLP组的手术并发症更少。

因此，与外固定支架治疗DRF相比，采用ORIF治疗的患者具有更好的早期临床疗效，但随着时间的推移，这些疗效影响会逐渐减少。1年后，固定术式似乎对患者预后影响不大。

4.6.5 植入物类型

对钢板固定的类型也进行了研究。一项小型随机对照试验，包括32名接受ORIF的使用金属植入物和生物可吸收植入物治疗的患者，发现再手术率、关节活动度或DASH没有差异。然而，生物可吸收钢板的价格更高，有一些令人担忧的并发症：内固定失效、不良组织反应/粘连、肿胀、肌腱断裂，以及33%的可能性复位失败。

4.6.6 旋前方肌的处理

当采用掌侧入路进行DRF手术时，旋前方肌（PQ）通常被离断以显露骨折。作者评估了ORIF术后修复旋前方肌的好处。Haberle将60名患者随机分为旋前方肌修复组和不修复组，在第6周及第12周时，两组患者的旋前力量、关节活动度、Mayo或QuickDASH没有差异。旋前方肌修复组在第6周时疼痛明显减轻，修复组和未修复组分别有84%和62%的患者评分为0～2分；然而，这种差异在第12周时不再明显。Tosti对60名患者进行了类似的试验，发现DRF行掌侧钢板固定后修复PQ并没有显著改善术后1年的ROM、握力、DASH或VAS评分。虽然这些研究没有报道长期随访和PQ修复对潜在肌腱断裂的影响，但用VLP术式来治疗DRF后旋前方肌的修复似乎没有必要。

4.7 术后康复

创伤后和术后康复（OT）一直是多项随机研究的主题。94名接受ORIF治疗的患者被随机分成正式的OT组和外科医生指导的居家功能锻炼组。在术后3个月或6个月，正式康复组并没有使ROM或DASH有任何改善。事实上，居家功能锻炼组在术后6个月时的伸展、尺偏、旋后和握力在统计学上有显著改善。一项包括358名患者在内的7项随机对照试验的

系统回顾显示，居家功能锻炼组与康复师监督指导组对于DRF术后康复效果没有差别。Cochrane在对26项随机对照试验的回顾后得出结论，目前的数据不足以确定DRF患者的最佳康复形式。

骨折固定后何时开始康复锻炼是在稳定固定和防止手僵硬之间寻求平衡。Allain随机将60名患者分成克氏针加石膏固定后1周早期活动组和石膏固定6周组。早期的运动并没有改变关节活动度、握力或影像学上的移位，因此系统康复锻炼的益处仍然存在争议。

4.8 并发症的处理

桡骨远端骨折术后，一部分患者会出现复杂性区域疼痛综合征（CRPS），尽管这一诊断仍存争议。据推测，术后服用维生素C可以降低发生CRPS的风险。Zollinger对427例腕部骨折患者进行了随机对照试验，发现服用维生素C可将腕部骨折术后出现CRPS的风险从10%降低到2.4%。他们测试了不同剂量的维生素C，发现500mg连续服用50天是最低有效剂量。然而，最近一项对三项随机对照试验（包括Zollinger研究）的荟萃分析发现，与安慰剂相比，维生素C并不能降低DRF术后CRPS的风险。此外，在这种情况下，外科医生对如何得出CRPS的诊断意见并不一致。我们不能推荐或反对使用维生素C作为CRPS的预防措施。

针道感染与使用外固定支架和CRPP治疗骨折有关。为了尽量减少针道感染，EGOL在120名患者中调查了不同类型的针道护理，他们发现，无论是每周更换一次干性敷料、每天一次过氧化氢冲洗还是每周一次氯己定冲洗，针道感染概率无差别。尽管大多数通过观察和使用抗生素能成功治疗针道并发症，但其发生率仍为19%。

4.9 骨质疏松症的治疗

超过半数的女性发生DRF时患有骨质疏松症。低能量DRF可使二次脆性骨折的风险增加2～4倍。因此，在初次骨折治疗时，患者在我们的关心下是一个被动者，诊断和治疗潜在的骨代谢异常是很重要的。不幸的是，骨质疏松症的治疗常常被忽视。

Rozental进行了一项前瞻性随机干预试验，随机将患者分组，一组去接受由外科医生开出的骨密度检查，并将结果发送给初级保健医生（PCP），另一

组将概述骨质疏松筛查指南的信函发送给患者的初级保健医生（PCP）。接受骨密度测试组的骨密度测试率、与初级保健医生之间的骨质疏松症的讨论和骨质疏松症治疗率要高出2～3倍。作为治疗骨质疏松性骨折的一线医生，要求患者进行骨密度测试可以增加其接受治疗的可能性。此外，Majumdar做了一项含272名患者的随机对照试验，发现通过电话及信息，提醒患者骨质疏松症在腕部骨折的诊断和治疗中的重要性，可以提高骨质疏松症检测率和治疗成功率。加强对患者的教育有助于提高脆性骨折后骨质疏松症的治疗率。

双膦酸盐治疗的时机仍然存在争议。Gong已经证明，在骨折愈合的急性期开始使用双膦酸盐治疗并不影响骨愈合及患者的功能预后。在他的随机对照试验中，50名年龄在50岁以上的妇女被随机分配到桡骨远端使用VLP法固定后2周和3个月分别开始使用双膦酸盐的试验组里，患者影像学上的骨愈合时间和DASH评分相当。在最近的一项队列研究中，Shoji等登记了受伤时断断续续接受双膦酸盐治疗的患者，并进行了一系列的影像学和临床检查，发现各组之间没有差异。因此，在DRF脆性骨折的情况下，我们不应该犹豫是否开始或继续使用双膦酸盐治疗。

4.10　结论

DRF是常见的损伤，已成为许多高质量文献研究的焦点。根据现有文献，我们建议对于非移位性骨折采用石膏或夹板固定作为等效方式。我们不能确定是否应该手术来治疗移位性骨折，这个决定应该由患者和治疗医生共同决定。在处理老年患者的DRF时，非手术治疗和手术治疗的功能结果相似，尽管手术固定可以使患者更早恢复活动。在制定个体化治疗方案时，医生应与这些患者讨论手术治疗的风险和好处。

在手术治疗方面，CRPP、外固定和切开复位内固定术的远期疗效相似，尽管切开复位内固定术结合VLP可以更快恢复功能并改善早期临床疗效。用VLP进行ORIF期间旋前方肌的修复似乎没有必要。

术后，患者可以选择自我指导的康复方案或正式的康复治疗，两者效果相似，早期和延迟ROM不会改变结果。我们通常不使用维生素C作为预防CRPS的治疗方式。最后，我们建议所有年龄超过60岁的绝经后

妇女和男子在DRF后通过双能X线骨密度仪进行骨密度测量，并系统评估骨质疏松的风险。骨质疏松症的治疗可以在骨折愈合时开始使用双膦酸盐。

参考文献

[1] Nellans KW, Kowalski E, Chung KC. The epidemiology of distal radius fractures. Hand Clin 2012;28(2):113–125.

[2] Burns PB, Rohrich RJ, Chung KC. The levels of evidence and their role in evidence-based medicine. Plast Reconstr Surg 2011;128(1):305–310.

[3] Lichtman DM, Bindra RR, Boyer MI, et al. Treatment of distal radius fractures. J Am Acad Orthop Surg 2010;18(3):180–189.

[4] Sarmiento A, Horowitch A, Aboulafia A, Vangsness CT Jr. Functional bracing for comminuted extra-articular fractures of the distal third of the humerus. J Bone Joint Surg Br 1990;72(2):283–287.

[5] O'Connor D, Mullett H, Doyle M, Mofidi A, Kutty S, O'Sullivan M. Minimally displaced Colles' fractures: a prospective randomized trial of treatment with a wrist splint or a plaster cast. J Hand Surg [Br] 2003;28(1):50–53.

[6] Tumia N, Wardlaw D, Hallett J, Deutman R, Mattsson SA, Sandén B. Aberdeen Colles' fracture brace as a treatment for Colles' fracture. A multicentre, prospective, randomised, controlled trial. J Bone Joint Surg Br 2003;85(1):78–82.

[7] Stirling E, Jeffery J, Johnson N, Dias J. Are radiographic measurements of the displacement of a distal radial fracture reliable and reproducible? Bone Joint J 2016;98-B(8):1069–1073.

[8] McQueen MM, Hajducka C, Court-Brown CM. Redisplaced unstable fractures of the distal radius: a prospective randomised comparison of four methods of treatment. J Bone Joint Surg Br 1996;78(3):404–409.

[9] Young CF, Nanu AM, Checketts RG. Seven-year outcome following Colles' type distal radial fracture. A comparison of two treatment methods. J Hand Surg [Br] 2003;28(5):422–426.

[10] Kreder HJ, Agel J, McKee MD, Schemitsch EH, Stephen D, Hanel DP. A randomized, controlled trial of distal radius fractures with metaphyseal displacement but without joint incongruity: closed reduction and casting versus closed reduction, spanning external fixation, and optional percutaneous K-wires. J Orthop Trauma 2006;20(2):115–121.

[11] Wong TC, Chiu Y, Tsang WL, Leung WY, Yam SK, Yeung SH. Casting versus percutaneous pinning for extra-articular fractures of the distal radius in an elderly Chinese population: a prospective randomised controlled trial. J Hand Surg Eur Vol 2010;35(3):202–208.

[12] Azzopardi T, Ehrendorfer S, Coulton T, Abela M. Unstable extraarticular fractures of the distal radius: a prospective, randomised study of immobilisation in a cast versus supplementary percutaneous pinning. J Bone Joint Surg Br 2005;87(6):837–840.

[13] Arora R, Lutz M, Deml C, Krappinger D, Haug L, Gabl M. A prospective randomized trial comparing nonoperative treatment with volar locking plate fixation for displaced and unstable distal radial fractures in patients sixty-five years of age and older. J Bone Joint Surg Am 2011;93(23):2146–2153.

[14] McQueen MM. Redisplaced unstable fractures of the distal radius.

A randomised, prospective study of bridging versus non-bridging external fixation. J Bone Joint Surg Br 1998;80(4):665–669.

[15] Krishnan J, Wigg AER, Walker RW, Slavotinek J. Intra-articular fractures of the distal radius: a prospective randomised controlled trial comparing static bridging and dynamic non-bridging external fixation. J Hand Surg [Br] 2003;28(5):417–421.

[16] Kreder HJ, Hanel DP, Agel J, et al. Indirect reduction and percutaneous fixation versus open reduction and internal fixation for displaced intra-articular fractures of the distal radius: a randomised, controlled trial. J Bone Joint Surg Br 2005;87(6):829–836.

[17] Rozental TD, Blazar PE, Franko OI, Chacko AT, Earp BE, Day CS. Functional outcomes for unstable distal radial fractures treated with open reduction and internal fixation or closed reduction and percutaneous fixation. A prospective randomized trial. J Bone Joint Surg Am 2009;91(8):1837–1846.

[18] Costa ML, Achten J, Parsons NR, et al; DRAFFT. Study Group. Percutaneous fixation with Kirschner wires versus volar locking plate fixation in adults with dorsally displaced fracture of distal radius: randomised controlled trial. BMJ 2014;349:g4807.

[19] Chaudhry H, Kleinlugtenbelt YV, Mundi R, Ristevski B, Goslings JC, Bhandari M. Are Volar Locking Plates Superior to Percutaneous K-wires for Distal Radius Fractures? A Meta-analysis. Clin Orthop Relat Res 2015;473(9):3017–3027.

[20] Zong SL, Kan SL, Su LX, Wang B. Meta-analysis for dorsally displaced distal radius fracture fixation: volar locking plate versus percutaneous Kirschner wires. J Orthop Surg Res 2015;10:108.

[21] Harley BJ, Scharfenberger A, Beaupre LA, Jomha N, Weber DW. Augmented external fixation versus percutaneous pinning and casting for unstable fractures of the distal radius--a prospective randomized trial. J Hand Surg Am 2004;29(5):815–824.

[22] Egol K, Walsh M, Tejwani N, McLaurin T, Wynn C, Paksima N. Bridging external fixation and supplementary Kirschner-wire fixation versus volar locked plating for unstable fractures of the distal radius: a randomised, prospective trial. J Bone Joint Surg Br 2008;90(9):1214–1221.

[23] Xu GG, Chan SP, Puhaindran ME, Chew WY. Prospective randomised study of intra-articular fractures of the distal radius: comparison between external fixation and plate fixation. Ann Acad Med Singapore 2009;38(7):600–606.

[24] Jeudy J, Steiger V, Boyer P, Cronier P, Bizot P, Massin P. Treatment of complex fractures of the distal radius: a prospective randomised comparison of external fixation 'versus' locked volar plating. Injury 2012;43(2):174–179.

[25] Leung F, Tu YK, Chew WY, Chow SP. Comparison of external and percutaneous pin fixation with plate fixation for intra-articular distal radial fractures. A randomized study. J Bone Joint Surg Am 2008;90(1):16–22.

[26] Murphy WM, Murphy WM, Colton CL et al. Muller AO classification of fractures. Davos, Switzerland: AO Publishing and AO International; 2006.

[27] Williksen JH, Husby T, Hellund JC, Kvernmo HD, Rosales C, Frihagen F. External Fixation and Adjuvant Pins Versus Volar Locking Plate Fixation in Unstable Distal Radius Fractures: A Randomized, Controlled Study With a 5-Year Follow-Up. J Hand Surg Am 2015;40(7):1333–1340.

[28] Wei DH, Raizman NM, Bottino CJ, Jobin CM, Strauch RJ, Rosenwasser MP. Unstable distal radial fractures treated with external fixation, a radial column plate, or a volar plate. A prospective randomized trial. J Bone Joint Surg Am 2009;91(7):1568–1577.

[29] Xie X, Xie X, Qin H, Shen L, Zhang C. Comparison of internal

and external fixation of distal radius fractures. Acta Orthop 2013;84(3):286–291.

[30] van Manen CJ, Dekker ML, van Eerten PV, Rhemrev SJ, van Olden GD, van der Elst M. Bio-resorbable versus metal implants in wrist fractures: a randomised trial. Arch Orthop Trauma Surg 2008;128(12):1413–1417.

[31] Häberle S, Sandmann GH, Deiler S, et al. Pronator quadratus repair after volar plating of distal radius fractures or not? Results of a prospective randomized trial. Eur J Med Res 2015;20:93.

[32] Tosti R, Ilyas AM. Prospective evaluation of pronator quadratus repair following volar plate fixation of distal radius fractures. J Hand Surg Am 2013;38(9):1678–1684.

[33] Souer JS, Buijze G, Ring D. A prospective randomized controlled trial comparing occupational therapy with independent exercises after volar plate fixation of a fracture of the distal part of the radius. J Bone Joint Surg Am 2011;93(19):1761–1766.

[34] Valdes K, Naughton N, Michlovitz S. Therapist supervised clinic-based therapy versus instruction in a home program following distal radius fracture: a systematic review. J Hand Ther 2014;27(3):165–173, quiz 174.

[35] Handoll HH, Elliott J. Rehabilitation for distal radial fractures in adults. Cochrane Database Syst Rev 2015(9):CD003324.

[36] Allain J, le Guilloux P, Le Mouël S, Goutallier D. Trans-styloid fixation of fractures of the distal radius. A prospective randomized comparison between 6- and 1-week postoperative immobilization in 60 fractures. Acta Orthop Scand 1999;70(2):119–123.

[37] Zollinger PE, Tuinebreijer WE, Breederveld RS, Kreis RW. Can vitamin C prevent complex regional pain syndrome in patients with wrist fractures? A randomized, controlled, multicenter doseresponse study. J Bone Joint Surg Am 2007;89(7):1424–1431.

[38] Evaniew N, McCarthy C, Kleinlugtenbelt YV, Ghert M, Bhandari M. Vitamin C to Prevent Complex Regional Pain Syndrome in Patients With Distal Radius Fractures: A Meta-Analysis of Randomized Controlled Trials. J Orthop Trauma 2015;29(8):e235–e241.

[39] Del Piñal F. Editorial. I have a dream … reflex sympathetic dystrophy (RSD or Complex Regional Pain Syndrome – CRPS I) does not exist. J Hand Surg Eur Vol 2013;38(6):595–597.

[40] Egol KA, Paksima N, Puopolo S, Klugman J, Hiebert R, Koval KJ. Treatment of external fixation pins about the wrist: a prospective, randomized trial. J Bone Joint Surg Am 2006;88(2):349–354.

[41] Reed MR, Murray JR, Abdy SE, Francis RM, McCaskie AW. The use of digital X-ray radiogrammetry and peripheral dual energy X-ray absorptiometry in patients attending fracture clinic after distal forearm fracture. Bone 2004;34(4):716–719.

[42] Cuddihy MT, Gabriel SE, Crowson CS, O'Fallon WM, Melton LJ III. Forearm fractures as predictors of subsequent osteoporotic fractures. Osteoporos Int 1999;9(6):469–475.

[43] Rozental TD, Makhni EC, Day CS, Bouxsein ML. Improving evaluation and treatment for osteoporosis following distal radial fractures. A prospective randomized intervention. J Bone Joint Surg Am 2008;90(5):953–961.

[44] Majumdar SR, Johnson JA, McAlister FA, et al. Multifaceted intervention to improve diagnosis and treatment of osteoporosis in patients with recent wrist fracture: a randomized controlled trial. CMAJ 2008;178(5):569–575.

[45] Gong HS, Song CH, Lee YH, Rhee SH, Lee HJ, Baek GH. Early initiation of bisphosphonate does not affect healing and outcomes of volar plate fixation of osteoporotic distal radial fractures. J Bone Joint Surg Am 2012;94(19):1729–1736.

第五章 骨折治疗时机

David Warwick，Oliver Townsend

摘要

桡骨远端骨折的治疗方法很多，但大多数桡骨远端骨折（DRF）可以选择非手术治疗。桡骨远端可以耐受明显的骨折移位，而不会对功能产生显著影响。此外，即使存在关节面移位和影像学特征的关节炎，手腕出现关节炎症状也是桡骨远端骨折后非常罕见的后遗症，那我们什么时候做手术？手术指征并不像一些外科医生想象的那么有说服力。文献描述并不全面，治疗的建议或指南也不一致，很难适用于每一个患者身上。

在65岁以上的患者中，大量证据表明是否进行手术对预后不产生影响，患者对功能要求低意味着能耐受畸形愈合，且较差的骨质增加了固定失败的风险。对功能要求更高的年轻患者更有可能选择手术来解剖复位骨折。虽然手术的并发症风险更高，但非手术治疗并不是没有风险的；从许多选择中选择"正确"的治疗并不容易，需要仔细地分析风险与效益。

作者的建议如下：每一个案例是不同的，患者必须参与决策。目前外科手术的常见影像学指征（背侧倾斜和尺骨缩短）是不足的，还应考虑其他重要的影像学指征（桡侧、背侧和掌侧平移）。甚至除了影像学，患者因素也必须考虑。尽管截骨矫形或延迟钢板固定可能不会影响最终结果，但早期固定还是有益于不稳定骨折；因此，首先可以尝试非手术治疗。如果患者需要更早的活动并恢复功能，那么需要选择不同的治疗方式，可能需要早期手术。

关键词：桡骨远端骨折，非手术，移位，不稳定，复位，功能结果

5.1 根据指征和益处，考虑是否非手术治疗

5.1.1 非手术治疗的理由

手术可能是有趣的、充实的、令人兴奋的、有利可图的，但它也是昂贵的、耗时的，并有可能是危险的。我们应该记住，绝大多数桡骨远端骨折（DRF）不需要手术治疗。新技术不一定具有优势。我们应该始终抵制选择手术的诱惑，因为手术可能不会改善患者的预后，或者可能使他们面临不必要的伤害。手术的证据绝不像某些支持者想象的那么有说服力。事实上，桡骨远端似乎在生物学上被设计成可以在受伤后继续使用。

没有足够的证据表明影像学与预后密切相关，大多数骨折即使有适度的移位也能较好地愈合。此外，即使在手术后，功能似乎与影像学表现也不太相关。一些研究表明，骨折有轻微的移位（关节内或者关节外）将不会导致症状性关节炎，还有一些证据表明为年龄超过65岁的患者做手术将不会影响结果。手术是昂贵的，尤其是使用了现代植入物，手术也是具有风险的；任何操作都可以伤害患者，导致他们比非手术治疗更糟糕。

5.1.2 非手术治疗通常是有效的

一个稳定的桡骨远端骨折患者，使用石膏固定3周，即可痊愈。

对于移位的骨折，在局部或区域麻醉下复位，并用石膏固定，这通常是足够的；应在固定后第1周和第2周进行X线检查，以确保它没有移位。如果骨折特别不稳定，需在第3周继续进行X线检查。如果骨折确实移位了，轻轻复位并重新固定，对许多患者来说就足够了。

5.1.3 手术治疗的风险

麻醉并发症是非常少见的。风险包括局部麻醉过敏，腋窝阻滞引起的神经损伤以及全身麻醉剂引起的心血管问题。

掌侧钢板固定存在重大风险。在对33篇文章和1817例病例的系统回顾中，Bentohami等发现16.5%的并发症发生率：8.8%的轻微并发症［如浅表感染、复杂性区域疼痛综合征（CRPS）、肌腱刺激和神经炎］和7.7%的严重并发症（如内固定故障、深部感

染和肌腱断裂）。克氏针（K-线）比钢板更危险，26%～28%的患者有并发症，包括针道感染、骨折块移位所致腕管综合征和需要截骨矫正的畸形愈合。在一篇文献回顾中，Diaz-Garcia等发现掌侧钢板治疗的患者中并发症发生率为11%，且需手术治疗，而石膏组中只有1%。

5.1.4 非手术治疗的风险

患者和外科医生也必须意识到非手术治疗并非没有风险。风险包括：

· 石膏固定过紧易导致CRPS。

· 不合适的塑形包裹掌指（MP）关节-掌指关节挛缩。

· 过度屈曲-腕管综合征。

· 石膏过松造成骨折移位，导致无法避免的不满意结果。

· 失去早期简单固定的机会，需要后期复杂的截骨术和固定。

· 拇长伸肌断裂。

5.2 结合文献

5.2.1 文献的缺点

治疗的建议或指南不一致。这反映了手术经验与文献不足之间的矛盾。由于显著的异质性、排除标准和有争议的结果指标，随机试验很少能转化为临床实践。因此，比较克氏针和金属板的显著性差异的研究可能会受到合理的质疑。

此外，指南往往基于简单的背倾和尺骨缩短，它们不测量一些更不易察觉但可能同样重要的指标，如桡侧、背侧和掌侧移位。

5.2.2 作者的建议

一些作者提出了他们自己的手术指南。见表5.1。

5.2.3 共识审查

许多作者和专业机构提出了关于手术适应证的建议。例如，丹麦卫生和药品管理局和美国骨科医师学会（AAOS）在经过仔细的文献审查和专家小组协商后，制定了临床实践指南（表5.1）。值得注意的是，对于手术指征缺乏共识。由于缺乏强有力的证据AAOS只能以"委婉"的力度推荐他们的建议（表5.1），其他的包括格林的教科书和英国骨科协会创伤标准，拒绝提出具体的手术参数建议，而是建议临床酌情考虑个别患者和影响骨折稳定性的因素。

5.3 结合患者年龄

5.3.1 老年患者

年龄是一个重要的考虑因素。随着患者年龄的增长，他们的需求降低，因此更好地耐受骨折畸形愈合。考虑老年患者骨质疏松，内固定失败的风险很高。AAOS实践指南对55岁以上的患者进行手术存在异议。

表5.1 推荐手术的参数

	专家意见和系统审查	背部倾斜（°）	缩短	桡偏倾角（°）	塌陷
美国骨科医师协会	专家意见及文献综述	>10	>3mm	—	>2mm
丹麦卫生和药品管理局	专家意见及文献综述	>10	>2mm	—	>2mm
伊利亚斯和木星	作者意见	>15	≤5mm	<15	2mm
利德斯特龙	作者意见	>15	>5mm	—	>2mm
矫形器		>5°及对侧20°内	>5mm	—	>2mm
格林的手术——手手术（教科书）	专家意见及文献综述	不具体建议	不具体建议	不具体建议	不具体建议
英国骨科协会创伤标准	NICE和BSSH准则	"考虑"	—	—	"考虑"

缩写： BSSH，英国手部外科学会；NICE，国家卫生和护理卓越研究所。

无论影像学结果如何，研究人员始终未能发现对60岁或65岁以上患者进行手术对功能结果的益处。

5.3.2 年轻患者

那些功能要求较高的年轻患者可能更清楚地了解影像学上解剖位置的改变会引起后遗症。Gliatis等认为，年轻患者（中位年龄35岁，均低于49岁）的背角>10°时，功能（用患者评估测量）不太可能被接受；Grewal和MacDermid发现，桡骨远端的关节外骨折的影像学上位置和结果之间存在相关性，但是这种相关性随着年龄的增长而降低，并且在65岁以上变得不可测量。这些作者发现，在65岁以上的患者中，有8例发生了错位的骨折（即为背角>10°，桡骨倾斜度<15°，或尺骨正变异≥3mm），需要行矫正手术以避免一个不良结果［即为上肢功能评分（DASH）］，而65岁以下的患者只有两个需要行矫正手术。

5.4 当出现可预测的不良结果风险时

5.4.1 排除偏见

如上所述，文献的建议不能轻易地应用于单个患者。Finsen和他的同事们在一系列260名非手术治疗的患者中发现，尽管功能与解剖结构相关，但差异非常小，只有11%的差异是由尺骨变异、背侧成角和桡偏共同造成的。但是，这些患者，与其他非手术案例一样，不包括外科医生检测到其他变量的患者，如高需求、关节内移位、滑脱倾向、明显移位或关节半脱位，这些患者已接受手术治疗，因此排除在明显有利的结果之外。同样的论点也适用于比较克氏针、石膏或钢板的随机试验。

5.4.2 下尺桡关节错位

如果不治疗，很难预测骨折后旋转活动损失的范围，因为不同的患者可能受到不同的影响，这取决于桡骨尺骨切迹的相对凹度或平坦度。

然而，掌侧或背侧倾斜异常也会影响旋转功能。旋转也会受到桡骨远端的桡偏以及背侧/掌侧移位的影响。以上的讨论无法在X线片中测量。CT扫描不是常规检查，横切面图像上明显的移位可以指导手术复位。

在临床实践中，通常可以观察到桡骨远端畸形愈合导致旋转功能丧失，这将会导致严重的残疾，通常对桡骨的矫正截骨术效果良好。倾斜矫正后，旋转恢复（除非出现继发性关节挛缩，也可能需要松解）。

5.4.3 适应性腕中段对线不良

如果桡骨远端愈合有明显的背侧或掌侧倾斜，那么腕中部关节将补偿，使手部轴线与腕部对齐。从理论上讲，这可能会导致腕骨中部疼痛和无力以及关节力量的改变。关于这一点的文献并不多见，但对一位在受伤后一段时间才接受矫正截骨术的患者的研究表明，腕中段对线不良的畸形愈合是有问题的。因此，用非手术或手术方法纠正明显的腕中段对线不良似乎也是明智的。

5.4.4 尺骨正变异

桡骨缩短将不可避免地导致尺骨头嵌塞到月骨与三角骨关节。引起疼痛和功能减退的严重程度会有所不同，但大多数来源在年轻患者中为3～5mm。在老年人中，风险较低。

恢复桡骨长度是很容易的，但是对于骨质疏松的患者来说，固定是很困难的；石膏模甚至克氏针可能不可靠。如果需要的话，掌侧锁定钢板（VLP）可能是最合适的（而且外科医生必须小心一些老年患者）。对于一些非常嵌顿的骨折，甚至可以考虑使用牵引装置（外固定器或内桥接钢板）（同样要谨慎权衡潜在的并发症、成本和缺乏明确的获益证据）。

5.4.5 骨折脱位

没有被大量的影像学结果的文献记录，因为这类损伤通常是手术治疗，除非精心治疗，桡骨远端关节面横切骨折伴掌侧或腕背侧半脱位是高度不稳定的。

非手术手段的控制是具有挑战性的，如果有资源，手术通常是首选的。

5.5 当存在可预测的骨折不稳定的风险时

5.5.1 不稳定

虽然大多数骨折确实可以而且应该非手术治疗，但石膏固定不仅需要良好铸型的技术，而且还需要至少14天的定期放射学检查，对于非常不稳定的骨折，需要到第3周。

如果骨折滑动，则可以重新调整，但如果骨折不稳定，则可能进一步滑动，尤其是高龄患者，所以，对于特别不稳定的骨折，为了避免重复X线检查和移位到可预测的不利位置，可以选择早期稳定。尝试非手术治疗是合理的，因为掌侧钢板固定延迟骨折后30天进行似乎不会影响预后。

5.5.2 预测不稳定

很多方法已被用于预测石膏固定的失败。

拉方丹标准

Lafontaine和他的同事建议，如果在复位前有5个标准中的3个或3个以上，那么骨折可能会在石膏中移位。

- 背角>20°。
- 背侧粉碎。
- 关节内累及。
- 累及尺骨的骨折。
- 年龄>60岁。

麦克皇后方程式

设计了一个预测畸形愈合的公式。标准是：

- 年龄。
- 背侧粉碎（复位前）。
- 尺骨变异（复位前）。
- 能够独立执行杂货店购物（=独立）。

然后导出公式为：

马卢尼的概率
=（0.04×年龄）−0.8（如果独立） +0.53（如果背侧粉碎） +（0.09×出现尺骨变异） −1.65

伏拉胡克

Martina和他的同事在168名患者中验证了这些方法在预测桡骨高度、尺骨变异和桡偏方面的有效性，但无法预测背侧/掌侧倾斜或腕中段对线不良方面。他们发现后者可以通过在最初复位时固定掌侧皮质来维持。年龄是导致骨折移位的最重要因素（尽管没有证据表明骨折移位实际上与高龄有关）。

5.6 当存在可预测的症状性关节炎风险时

5.6.1 发生在手和腕部的关节炎严重吗

当关节内骨折移位时，手和手腕的凹面表现比我们想象的要好。关节面分散，然后填充瘢痕，从而容忍不协调。手的冲击和负荷没有下肢大。即使关节炎发展，我们也从其他关节（拇指腕掌关节、肩胛骨关节、近端指间关节和桡端头关节）的临床经验中知道，早期的影像学改变可能存在，但没有明显症状。

5.6.2 手外科医生在桡骨远端骨折患者中是否经常看到关节炎

经过深思熟虑，手外科医生可能会意识到，患者在桡骨远端骨折治疗多年后从未出现有症状的腕关节炎。在骨折后10年或20年，对腕关节进行融合或置换并不常见。如果我们在桡骨远端骨折后对持续或发展的症状进行手术，那么通常是在第1年左右，当无法解决的尺骨腕骨嵌塞或腕骨排列不良产生时，参见第5.9.3章"矫正截骨术纠正错误的决定"。

5.6.3 文献证据

适度移位的骨折导致关节炎的风险是低的，骨科口头禅：不存在由于关节线移位导致关节炎的桡骨远端骨折。长期研究发现，症状性关节炎非常罕见。

甚至一个2mm的差距，曾经被认为是相关的，重新调查过后也发现变得不那么重要了。同时关节内畸形愈合确实导致创伤后关节炎的影像学征象加速进展，但长期的术后结果数据与功能结果和患者满意度几乎没有相关性。

5.7 当适当的方法可用时

治疗桡骨远端骨折有很多方法，可用的方法见表5.2。

更复杂的方法在某些经济情况下是不可用的；即使可以，有些方法在技术上也是非常复杂的，除非具备与设备相匹配的外科专业知识，否则通过简单的技术也可以更好地为患者服务。一种更复杂、更昂贵的技术并不能保证获得更好的结果。

表5.2　桡骨远端骨折的治疗方案			
非手术	**闭合复位固定**	**切开复位内固定**	**其他**
绷带 尼龙搭扣和金属夹板 石膏铸造	克氏针 外部固定器（静态和动态） 髓内钉和石膏	简单的钢板 掌侧锁定钢板 特定骨折固定板（例如轮辋、背尺角等。） 内固定桥接板	关节镜下复位和固定

缩写：K-线，克氏针。

5.8　当患者了解选择和风险时

5.8.1　患者的权利

在一些国家，诉讼是对医疗保健交付的主要影响。即使律师不再四处游荡，患者也有绝对的权利充分参与决定他们作为个人最合适的治疗。每个患者都会对风险、成本和可接受的结果有自己的看法。最终的治疗必须始终是个性化的。

5.8.2　真诚的同意

患者真诚的同意需要对选择、风险和结果进行全面和平衡的解释。此外，尽管进行了长期的研究，但作为知情同意基础的信息本身并不确定。在同意过程中，我们必须详尽地告知并记录不确定性。

5.8.3　个性化治疗

没有保险的患者很可能选择最简单的石膏或经克氏针固定，而不选择没有优越性的植入物而付出代价。一个有轻微移位骨折的专业音乐家可能不想冒着用钢丝或钢板造成肌腱断裂的风险。一位个体牙医可能需要一个钢板来治疗轻微移位的骨折，这样他就可以在2周内复诊。

5.9　当患者宁愿做没必要的急诊手术而不是等待矫正截骨术时

5.9.1　桡骨远端骨折后自然恢复史

桡骨远端骨折何时停止恢复

关于桡骨远端骨折后恢复率的数据很少；然而，患者想知道他们需要在受伤后等待多长时间才能实现他们的最终结果。这些数据也有助于外科医

生在骨折恢复不够好的情况下，何时考虑进行矫正截骨术。临床经验建议6~12个月。

腕尺侧疼痛

腕尺侧疼痛是桡骨远端骨折后常见的，其原因包括尺骨头撞击、下尺桡关节不协调、尺骨茎突骨折、TFCC损伤关节囊破裂。

尺骨疼痛随着时间的推移趋于改善，应至少观察几个月。一项对桡骨远端骨折手术后结果的纵向研究发现，在140例桡骨远端骨折术后腕尺侧疼痛患者中，16%在3个月时出现腕尺侧疼痛，8%在6个月时出现，只有2%在12个月时出现。

功能恢复

在非手术治疗后，大多数恢复在伤后6个月内，很少在12个月后还有功能上进一步的改善。一项对46例接受掌侧钢板固定治疗的患者的Meta分析发现，内固定术后12个月内有功能持续改善。

5.9.2　治疗的不确定性

灰色地带

正确地选择治疗是不容易的。有很多选择是我们的知识不充分导致的。因此，我们应该认识到，有一个"灰色地带"，有时我们无法决定是早处理还是等待其自愈。外科医生必须学会管理这类冲突，这是他们职业生活中不断发生的一部分。

智慧之珠

下面转载的是作者在2016年向国际手外科学会联合会提供的一些建议：有时，当我们为一个流离失所的桡骨远端骨折患者提供咨询时，我们会面临

一个两难的境地。我们应该做手术还是不做？

当然，我们监测骨折前10～14天，一些骨折最初移位，或者在急诊室最初闭合复位后又迅速移位，以至于选择手术来固定似乎是显而易见的。不这样做，可能会导致糟糕的结果。然而，可以接受多少成角/缩短？我们知道，事实上，无论最终的解剖位置如何，桡骨关节外骨折（甚至关节内骨折）患者都能很好地恢复，尤其是老年人和功能需求低的患者。因此，并非总是需要手术来恢复解剖结构。我们也知道掌侧钢板固定并非没有风险，16%的患者会出现并发症，而且是一项昂贵的治疗措施。最后，我们也知道，桡骨远端截骨术治疗关节外骨折是一种可靠的手术，在腕骨中段和下尺桡关节发生继发性改变之前，仔细操作，效果良好。

因此，如果患者在2周X线检查时骨折缩短2mm或3mm和/或背部倾斜10°～15°，我们是否选择手术？如果患者被置之不理，然后出现症状性畸形愈合，他们会不满意，甚至可能提起诉讼。然而，假设他们接受了掌侧钢板固定，然后患者出现了肌腱断裂或感染，他们可能同样不满意，因为手术没有足够的证据证明是有益的。

明智的做法是避免不必要的手术，因为手术既昂贵又危险。因此，我们尝试与患者进行如下讨论：

如果我们现在对轻度移位的骨折进行手术，那么现在对你的骨折进行急诊手术的可能性是100%，如果你等待的话，将来真正需要手术（截骨术）的可能性只有20%。但如果我们现在不做手术，而是保守治疗，你将来需要动手术的可能性只有20%；这种手术（截骨术）几乎和现在的手术一样——在手腕前部接一个金属板，但可能从髋部边缘开一个小切口，进行一些骨移植，或者在骨折缝隙植入一些人造材料。

5.9.3　矫正截骨术纠正错误的决定

什么时候做决定

患者在6～12个月几乎达到最终结果，如果不令人满意，并且适合矫正截骨术，那么可以讨论这种治疗的预期益处和潜在风险。

矫正截骨术的结果

患者可能会明智地选择等待自己的结果，而不是进行紧急治疗。如果他们发现，他们中的一小部分人在影像学表现为适度移位下功能表现不好，那么他们就会知道，以后截骨术的结果可能会非常令人满意，可能与初次手术没有什么不同。这在尺骨短缩截骨术和桡骨矫正截骨术的回顾性研究中都有体现。

5.10　当患者想早日恢复功能时

掌侧钢板固定治疗的骨折患者，能立即活动，而不是在5周时，功能恢复会更早。克氏针固定或石膏固定不允许早期活动。早期恢复功能和避免石膏对许多患者非常重要，如个体经营者、护理者、旅行者和音乐家。虽然各种技术的随机研究在3个月甚至1年时检查功能可能存在很小差异或没有差异，但早期几周并没有记录30对7项比较掌侧锁定钢板和克氏针的Meta分析显示，钢板在3个月和12个月时的优势很小，尽管没有达到10分的最小临床重要差异；旋后和屈曲在3个月前有小的改善，但后来趋于平均。其中两项被纳入的研究进行了更早的比较。Karantana等发现，在功能和驾驶方面，钢板比克氏针有显著优势，6周后，钢板的优势下降了。Rozental在6周时比较了DASH，发现钢板组得分为27分，克氏针组得分为53分。Arora和他的同事发现，对于65岁以上的患者，钢板在最初的6～12周与石膏具有相似的优势，但在6个月内并没有。

因此，如果患者希望或需要早日恢复功能，几周会产生很大的影响，那么手术（当然要了解风险和好处）是他们可以选择的一种方式；如果在这种情况下，那么无须术后固定的掌侧钢板将比克氏针有优势。

5.11　当成本－健康分析支持手术时

所有卫生经济都因医疗费用而紧张。医生是医疗资源的保管者。如果把钱花在一次手术上，就意味着另一次手术的可用资金会减少。

健康经济学是一个复杂的话题。从表面上看，石膏治疗比手术便宜，用克氏针治疗比用钢板治疗便宜。对此类研究应谨慎解释。研究都只是作为有效的抽样。这些研究和抽样一样有效。如果一项研究只包括一小部分符合条件的人，那么那些选择掌侧钢板的患者可能从早期功能恢复中获益，而很可能不会选择一项可能对他们使用克氏针或石膏治疗的研究，从而排除他们自己。选择进行比较研究的患者可能年龄较大，因此不太可能从更快地重返工作岗位中获益。这些研究不包括自营职业者提前重返工作岗位的个人利益，也不包括其他工人重返纳税状态的个人利益，这可能很容易抵消钢板的成本。此外，虽然石膏或克氏针比钢板便宜，但它们需要反复随访、更换石膏、影像学检查以排除移位，并最终为移位的患者进行手术。他们还承担了医院交通和停车的费用以及对家庭和社会支持的相当大的负担。患者本身可能是主要的护理者，因此即使提前几周恢复驾驶和独立，也可能减少家庭的社会成本，否则会因石膏或克氏针治疗而增长。

只有当所有这些因素都被充分权衡时，才能真正地可以计算成本效益。

5.12　结论

在决定是否有效地治疗桡骨远端骨折时，有一些重要的因素需要考虑。大多数桡骨远端骨折患者不需要手术治疗，并且可以得到良好的结果。当患者超过65岁时，即使存在畸形愈合，因为其对功能需求下降而具有很好的耐受性，故保守治疗的预后与手术治疗相比没有显著性差异。当面对年轻患者且有更高的功能需求以及不稳定的骨折患者时，手术可以实现更好的结果，特别是在短期内。

作者的哲学如下：每个病例都是不同的，患者必须参与决策。目前外科手术的常见影像学"适应证"（背侧成角和尺骨缩短）不足，还应考虑其他重要的影像学参数（桡侧、背侧和掌侧移位）。甚至超过影像学，患者因素也必须考虑。不稳定的骨折可能受益于早期手术固定，尽管矫正截骨术或延迟钢板固定可能不会影响最终结果；因此，首先尝试非手术治疗可能是有益的。如果患者需要更早活动并恢复功能，几周后就会有所不同，那么早期手术可能是有益的。

参考文献

[1] Diaz-Garcia RJ, Chung KC. Common myths and evidence in the management of distal radius fractures. Hand Clin 2012;28(2):127–133.

[2] Uzoigwe C, Johnson N. Wrist function in malunion: Is the distal radius designed to retain function in the face of fracture? Ann R Coll Surg Engl 2016;98(7):442–445.

[3] Lidstrom A. Fractures of the distal end of the radius. A clinical and statistical study of end results. Acta Orthop Scand Suppl 1959;41:1–118.

[4] Warwick D, Field J, Prothero D, Gibson A, Bannister GC. Function ten years after Colles' fracture. Clin Orthop Relat Res 1993(295):270–274.

[5] Finsen V, Rod O, Rød K, Rajabi B, Alm-Paulsen PS, Russwurm H. The relationship between displacement and clinical outcome after distal radius (Colles') fracture. J Hand Surg Eur Vol 2013;38(2):116–126.

[6] Song J, Yu AX, Li ZH. Comparison of conservative and operative treatment for distal radius fracture: a meta-analysis of randomized controlled trials. Int J Clin Exp Med 2015;8(10):17023–17035.

[7] Plant CE, Parsons NR, Costa ML. Do radiological and functional outcomes correlate for fractures of the distal radius? Bone Joint J 2017;99-B(3):376–382.

[8] Kopylov P, Johnell O, Redlund-Johnell I, Bengner U. Fractures of the distal end of the radius in young adults: a 30-year follow-up. J Hand Surg [Br] 1993;18(1):45–49.

[9] Goldfarb CA, Rudzki JR, Catalano LW, Hughes M, Borrelli J Jr. Fifteen-year outcome of displaced intra-articular fractures of the distal radius. J Hand Surg Am 2006;31(4):633–639.

[10] Lutz M, Arora R, Smekal V, et al. [Long-term results following ORIF of dorsal dislocated distal intraarticular radius fractures] Handchir Mikrochir Plast Chir 2007;39(1):54–59.

[11] Forward DP, Davis TRC, Sithole JS. Do young patients with malunited fractures of the distal radius inevitably develop symptomatic post-traumatic osteoarthritis? JBJS 2008;90B:629–637.

[12] Haus BM, Jupiter JB. Intra-articular fractures of the distal end of the radius in young adults: reexamined as evidence-based and outcomes medicine. J Bone Joint Surg Am 2009;91(12):2984–2991.

[13] Grewal R, MacDermid JC. The risk of adverse outcomes in extraarticular distal radius fractures is increased with malalignment in patients of all ages but mitigated in older patients. J Hand Surg Am 2007;32(7):962–970.

[14] Diaz-Garcia RJ, Oda T, Shauver MJ, Chung KC. A systematic review of outcomes and complications of treating unstable distal radius fractures in the elderly. J Hand Surg Am 2011;36(5): 824–835.e2.

[15] Chen Y, Chen X, Li Z, Yan H, Zhou F, Gao W. Safety and Efficacy of Operative Versus Nonsurgical Management of Distal Radius Fractures in Elderly Patients: A Systematic Review and Meta-analysis. J Hand Surg Am 2016;41(3):404–413.

[16] Pang EQ, Truntzer J, Baker L, Harris AHS, Gardner MJ, Kamal RN. Cost minimization analysis of the treatment of distal radial fractures in the elderly. Bone Joint J 2018;100-B(2):205–211.

[17] Bentohami A, de Burlet K, de Korte N, van den Bekerom MP, Goslings JC, Schep NW. Complications following volar locking plate fixation for distal radial fractures: a systematic review. J Hand Surg Eur Vol 2014;39(7):745–754.

[18] Lutz K, Yeoh KM, MacDermid JC, Symonette C, Grewal R. Complications associated with operative versus nonsurgical treatment of distal radius fractures in patients aged 65 years and

older. J Hand Surg Am 2014;39(7):1280–1286.

[19] Azzi AJ, Aldekhayel S, Boehm KS, Zadeh T. Tendon rupture and tenosynovitis following distal radius fractures: a systematic review. Plast Reconstr Surg 2017;139:717–724.

[20] Jensen MR, Andersen KH, Jensen CH. Management of undisplaced or minimally displaced Colles' fracture: One or three weeks of immobilization. J Orthop Sci 1997;2(6):424–427.

[21] Vang Hansen F, Staunstrup H, Mikkelsen S. A comparison of 3 and 5 weeks immobilization for older type 1 and 2 Colles' fractures. J Hand Surg [Br] 1998;23(3):400–401.

[22] Lichtman DM, Bindra RR, Boyer MI, et al; American Academy of Orthopaedic Surgeons. American Academy of Orthopaedic Surgeons clinical practice guideline on: the treatment of distal radius fractures. J Bone Joint Surg Am 2011;93(8):775–778.

[23] Wadsten MA, Sjödén GO, Buttazzoni GG, Buttazzoni C, Englund E, Sayed-Noor AS. The influence of late displacement in distal radius fractures on function, grip strength, range of motion and quality of life. J Hand Surg Eur Vol 2018;43(2):131–136.

[24] McFadyen I, Field J, McCann P, Ward J, Nicol S, Curwen C. Should unstable extra-articular distal radial fractures be treated with fixed-angle volar-locked plates or percutaneous Kirschner wires? A prospective randomised controlled trial. Injury 2011;42(2):162–166.

[25] Rozental TD, Blazar PE, Franko OI, Chacko AT, Earp BE, Day CS. Functional outcomes for unstable distal radial fractures treated with open reduction and internal fixation or closed reduction and percutaneous fixation. A prospective randomized trial. J Bone Joint Surg Am 2009;91(8):1837–1846.

[26] Arora R, Lutz M, Deml C, Krappinger D, Haug L, Gabl M. A prospective randomized trial comparing nonoperative treatment with volar locking plate fixation for displaced and unstable distal radial fractures in patients sixty-five years of age and older. J Bone Joint Surg Am 2011;93(23):2146–2153.

[27] Field J, Protheroe DL, Atkins RM. Algodystrophy after Colles fractures is associated with secondary tightness of casts. J Bone Joint Surg Br 1994;76(6):901–905.

[28] Gillespie S, Cowell F, Cheung G, Brown D. Can we reduce the incidence of complex regional pain syndrome type I in distal radius fractures? The Liverpool experience. Hand Ther 2016;21(4):123–130.

[29] Costa ML, Achten J, Parsons NR, et al; DRAFFT Study Group. Percutaneous fixation with Kirschner wires versus volar locking plate fixation in adults with dorsally displaced fracture of distal radius: randomised controlled trial. BMJ 2014;349:g4807.

[30] Fullilove S, Gozzard C. Dorsally displaced fractures of the distal radius: a critical appraisal of the DRAFFT (distal radius acute fracture fixation trial) study. Bone Joint J 2016;98-B(3):298–300.

[31] Danish Health Authority. National clinical guidance on the treatment of distal radial fractures. 2016. https://www.sst.dk/en/publications/2014/~/media/22E568AA633C49A9A0A128D5FDC4D8B7. ashx. Accessed April 19, 2018.

[32] American Association of Orthopedic Surgeons. The treatment of distal radius fractures: Guideline and evidence report. 2009. https://www.aaos.org/research/guidelines/drfguideline.pdf. Accessed April 19, 2018.

[33] Wolfe SW, Hotchkiss RN, Kozin SH, Pederson WC, Cohen MS, eds. Green's Operative Hand Surgery, Seventh Edition. Chapter 15. Philadelphia, PA: Elsevier; 2017.

[34] British Orthopaedic Association. British Orthopaedic Association Audit Standards for Trauma (BOAST): The management of distal radial fractures. 2017. https://www.boa.ac.uk/wp-content/uploads/2017/12/BOAST-Management-of-Distal-Radial-Fractures. pdf. Accessed April 19, 2018.

[35] Ilyas AM, Jupiter JB. Distal radius fractures- classification and indication. Hand Clin 2010;26(1):37–42.

[36] Orthobullets. https://www.orthobullets.com/trauma/1027/distalradius-fractures. Accessed April 19, 2018.

[37] Wong TC, Chiu Y, Tsang WL, Leung WY, Yam SK, Yeung SH. Casting versus percutaneous pinning for extra-articular fractures of the distal radius in an elderly Chinese population: a prospective randomised controlled trial. J Hand Surg Eur Vol 2010;35(3):202–208.

[38] Gliatis JD, Plessas SJ, Davis TR. Outcome of distal radial fractures in young adults. J Hand Surg [Br] 2000;25(6):535–543.

[39] Nishiwaki M, Welsh MF, Gammon B, Ferreira LM, Johnson JA, King GJ. Effect of Volarly Angulated Distal Radius Fractures on Forearm Rotation and Distal Radioulnar Joint Kinematics. J Hand Surg Am 2015;40(11):2236–2242.

[40] Xing SG, Chen YR, Xie RG, Tang JB. In Vivo Contact Characteristics of Distal Radioulnar Joint With Malunited Distal Radius During Wrist Motion. J Hand Surg Am 2015;40(11):2243–2248.

[41] Ross M, Allen L, Couzens GB. Correction of Residual Radial Translation of the Distal Fragment in Distal Radius Fracture Open Reduction. J Hand Surg Am 2015;40(12):2465–2470.

[42] Charnley J. The Colles' Fracture. In: The Closed Treatment of Common Fractures. 4th ed. Cambridge: Cambridge University Press; 2003:128–142.

[43] McQueen MM, Hajducka C, Court-Brown CM. Redisplaced unstable fractures of the distal radius: a prospective randomised comparison of four methods of treatment. J Bone Joint Surg Br 1996;78(3):404–409.

[44] Weil YA, Mosheiff R, Firman S, Liebergall M, Khoury A. Outcome of delayed primary internal fixation of distal radius fractures: a comparative study. Injury 2014;45(6):960–964.

[45] Lafontaine M, Hardy D, Delince P. Stability assessment of distal radius fractures. Injury 1989;20(4):208–210.

[46] Mackenney PJ, McQueen MM, Elton R. Prediction of instability in distal radial fractures. J Bone Joint Surg Am 2006;88(9):1944–1951.

[47] LaMartina J, Jawa A, Stucken C, Merlin G, Tornetta P III. Predicting alignment after closed reduction and casting of distal radius fractures. J Hand Surg Am 2015;40(5):934–939.

[48] Knirk JL, Jupiter JB. Intra-articular fractures of the distal end of the radius in young adults. J Bone Joint Surg Am 1986;68(5):647–659.

[49] Haus BM, Jupiter JB. Intra-articular fractures of the distal end of the radius in young adults: reexamined as evidence-based and outcomes medicine. J Bone Joint Surg Am 2009;91(12):2984–2991.

[50] Catalano LW III, Cole RJ, Gelberman RH, Evanoff BA, Gilula LA, Borrelli J Jr. Displaced intra-articular fractures of the distal aspect of the radius. Long-term results in young adults after open reduction and internal fixation. J Bone Joint Surg Am 1997;79(9):1290–1302.

[51] Kim JK, Kim DJ, Yun Y. Natural history and factors associated

with ulnar-sided wrist pain in distal radial fractures treated by plate fixation. J Hand Surg Eur Vol 2016;41(7):727–731.

[52] Dewan N, MacDermid JC, Grewal R, Beattie K. Recovery patterns over 4 years after distal radius fracture: Descriptive changes in fracture-specific pain/disability, fall risk factors, bone mineral density, and general health status. J Hand Ther 2018;31(4):451–464.

[53] Stinton SB, Graham PL, Moloney NA, Maclachlan LR, Edgar DW, Pappas E. Longitudinal recovery following distal radial fractures managed with volar plate fixation. Bone Joint J 2017;99-B(12): 1665–1676.

[54] Warwick D. Montgomery and wrist fractures- what should we tell the patient? Journal of Trauma and Orthopaedics 2016;4:44–46.

[55] Warwick D. Pearls of wisdom. International Federation of Societies for Surgery of the Hand 2016;22:48–49.

[56] Kamal RN, Leversedge FJ. Ulnar shortening osteotomy for distal radius malunion. J Wrist Surg 2014;3(3):181–186.

[57] Mulders MA, d'Ailly PN, Cleffken BI, Schep NW. Corrective osteotomy is an effective method of treating distal radius malunions with good long-term functional results. Injury 2017;48(3):731–737.

[58] Opel S, Konan S, Sorene E. Corrective distal radius osteotomy following fracture malunion using a fixed-angle volar locking plate. J Hand Surg Eur Vol 2014;39(4):431–435.

[59] Pillukat T, Gradl G, Mühldorfer-Fodor M, Prommersberger KJ. [Malunion of the distal radius - long-term results after extraarticular corrective osteotomy] Handchir Mikrochir Plast Chir 2014;46(1):18–25.

[60] Quadlbauer S, Pezzei C, Jurkowitsch J, et al. Early Rehabilitation of Distal Radius Fractures Stabilized by Volar Locking Plate: A Prospective Randomized Pilot Study. J Wrist Surg 2017;6(2):102–112.

[61] Chaudhry H, Kleinlugtenbelt YV, Mundi R, Ristevski B, Goslings JC, Bhandari M. Are Volar Locking Plates Superior to Percutaneous K-wires for Distal Radius Fractures? A Meta-analysis. Clin Orthop Relat Res 2015;473(9):3017–3027.

[62] Karantana A, Downing ND, Forward DP, et al. Surgical treatment of distal radial fractures with a volar locking plate versus conventional percutaneous methods: a randomized controlled trial. J Bone Joint Surg Am 2013;95(19):1737–1744.

[63] Tubeuf S, Yu G, Achten J, et al. Cost effectiveness of treatment with percutaneous Kirschner wires versus volar locking plate for adult patients with a dorsally displaced fracture of the distal radius: analysis from the DRAFFT trial. Bone Joint J 2015;97-B(8):1082–1089.

第六章　联合克氏针固定的外固定治疗有多大意义

Frédéric Schuind

摘要

外固定是严重的桡骨远端粉碎性骨折的最佳适应证，外伤后不久，即可实施手术。其他适应证包括开放型桡骨远端骨折、污染型桡骨远端骨折及伴不稳定型桡骨远端骨折的多发伤（"损伤控制"原则）。对Barton骨折可用钢板支撑治疗，效果更佳。桡骨联合掌骨外固定术，是在桡骨和第2掌骨骨干上采用外固定支架固定，通过撑开关节来复位骨折，并维持骨折复位后状态。这种方法虽然会出现骨折块下沉，但是93.5%病例的复位效果良好。有时在术后的CT扫描中可以观察到骨折块下沉，需要植入掌侧钢板来支撑骨块，维持骨折块高度和宽度。外固定的主要缺点是经皮穿针对骨和皮肤产生炎症反应。选择外固定治疗，患者的功能恢复往往比选择钢板固定要慢，但1年后功能恢复情况相同。总体来说，外固定术后并发症较少，无掌侧手术瘢痕，无须取出内植物。

关键词：桡骨远端骨折，干扰，外固定，外固定支架，桡骨软组织缺损，桡骨感染

6.1　引言

桡骨远端骨折的传统治疗方法是闭合复位和石膏固定。在不稳定型桡骨远端骨折中，传统治疗导致不可接受的继发移位率高达60%。根据Lafontaine等的研究，背侧倾斜> 20°、背侧粉碎、桡腕关节受累、联合尺骨骨折、年龄大于60岁都是导致骨折不稳定的因素。随后的研究中，据报道，年龄是导致骨折不稳定的主要因素。因此，如今针对大多数不稳定型骨折，为了防止畸形愈合，一般都需要进行手术治疗。很多年来，外固定治疗一直作为首选治疗方式，但在近15年里，掌侧锁定钢板成为新治疗标准。由于外固定存在明显的缺陷，比如钢针部位有感染的风险、术后复杂性区域疼痛综合征（CRPS）、患者对外固定支架的耐受性较差以及存在再次移位的高风险等，外固定支架已较少使用。

其中一些理由是有根据的（钢针接触皮肤部位的感染）；然而，其他的理由缺乏证据。正如比较研究和Meta分析所证明的那样，实际上，没有明确的证据表明掌侧锁定钢板固定是一项更好的技术。钢板固定后初期功能效果较好，但1年后与外固定治疗几乎没有差别；钢板固定后的再次手术率较高，主要是肌腱并发症，而外固定后未见肌腱并发症。我们不仅要考虑功能结果，还要考虑并发症的发生率及严重程度。根据研究显示，外固定治疗和掌侧钢板内固定治疗并不明显优于保守治疗和简单的钢针固定，尤其是老年患者。

6.2　适应证和禁忌证

严重的桡骨远端粉碎性骨折是外固定治疗最佳适应证，应在第一时间进行手术（图6.1）。开放型桡骨远端骨折虽并不常见，但外固定治疗仍是其首选治疗方案（图6.2），对于不稳定型桡骨远端骨折伴有多发伤的患者，治疗遵循"损伤控制"原则。除了不愿行桡骨远端骨折切开复位内固定，以及罕见的开放性手术和钢板内固定后对内固定过敏和出现凝血功能异常（可以在不停止抗凝治疗的情况下植入固定器）等禁忌证的患者外，其他患者均是相对的适应证。外固定不是固定Barton骨折的最好方法，最好的治疗方法是掌侧钢板固定。对于将钢钉奉为黄金标准的小儿骨科，在治疗桡骨远端骨折的时候，外固定也不是好方法。外固定的另一个相对禁忌证是免疫功能严重受损的患者，因为钢针处可能发生的感染是一个严重风险。此外，还有一些少见的患者拒绝行外固定支架治疗。

6.3　外科手术技术

外固定技术是"简便和安全"的代名词。在桡骨骨干和第二掌骨（有时是第三掌骨）植入钢针是经典的手术技术，"桥接"腕关节，也就是"桡骨掌骨外固定"。该方法依靠撑开关节来减少骨折移

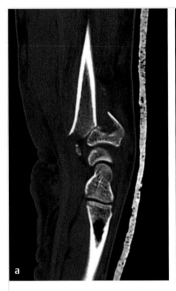
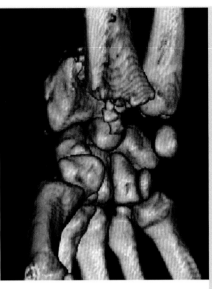

图6.1　a、b.采用桡骨掌骨桥接外固定治疗桡骨远端粉碎性骨折

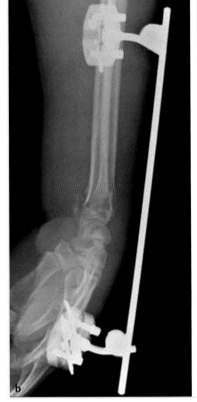
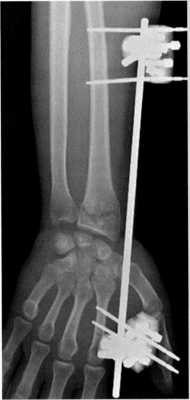

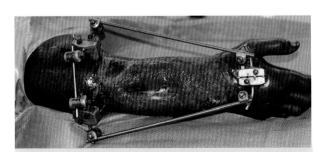

图6.2　患者，非洲女性，70岁，桡骨远端骨折伴前臂开放性损伤，采用传统治疗。内固定技术是绝对禁忌证

位并维持复位状态。通常认为骨折块是通过韧带复位的（"韧带整复术"）。经观察，撑开关节也可以减少韧带插入骨折断端的概率。针对复位机制，我们提出了一种新的解释，即小关节内的骨折，在牵引力的作用下关节腔内压力降低导致骨折复位。这种机制只存在于新发的骨折复位。因此，在骨折后72h内应选择外固定治疗；超过这个时间，再想通过简单的复位，让一个关节骨折达到满意复位就比较困难。我们可以采用不同的安装方式进行桡骨掌

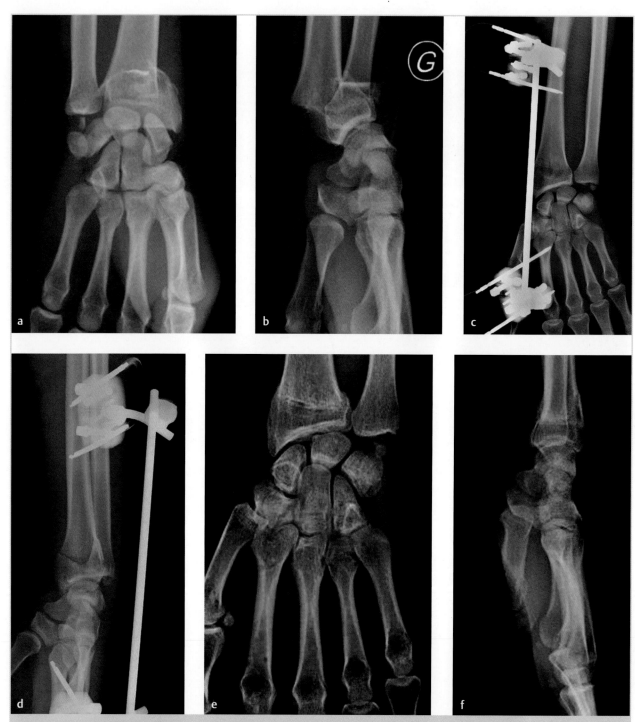

图6.3 患者，男性，44岁，摔倒后伤及左侧手腕。桡骨远端关节外骨折伴明显移位，伴有尺骨茎突骨折（Frykman VI型）（a、b）。正中神经皮支急性神经功能障碍。急诊复位后行桡骨掌骨外固定（c、d）。无腕管解压，所有神经系统症状迅速消失。6周后拆除外固定支架。第6个月时，患者没有疼痛，与健侧相比，其腕关节几乎完全恢复，握力恢复89%。在拆除外固定支架3个月后（e、f）的X线检查中，桡骨存在缩短导致尺骨正变异。在术后即刻的放射片（c、d）中没有出现桡骨高度下降，通过增加克氏针（K针）固定有可能防止这类情况的发生

骨外固定支架的植入。在我们的大学医务室，我们选择使用Stryker Trauma Hoffmann Ⅱ设备。在桡骨中间1/3处植入2根3mm横向钢针，在第二掌骨骨干处植入2根相同的钢针。然后构建一台简约的外固定

支架，以保持骨折闭合复位的位置，为达到这一目的，还需要涉及轴向牵引、掌屈和尺偏角（图6.1，图6.3）。如果使用外固定支架没有取得良好的复位或提供足够的稳定性，必要时可使用克氏针（K-

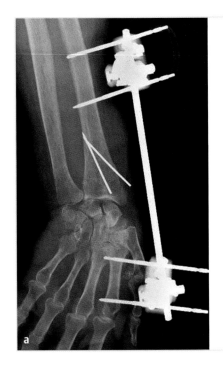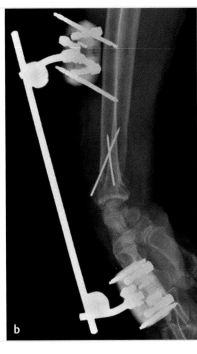

图6.4　a、b.一名83岁女性患有骨质疏松症，右桡骨远端低能量闭合性Frykman IV型骨折。桡骨掌骨外固定加克氏针（K-线）固定。骨折愈合后，患者腕关节功能良好，但在最终随访时，克氏针未能阻止桡骨缩短

线）钉在骨折块中（图6.4）。我们从来不切开骨折部位来插入骨移植物或骨替代物。术后拍摄X线片。大约3周后，将外固定杆松开，解除经关节撑开的外固定，背伸腕关节至中立位。在门诊或当日手术摘除克氏针之前，重新锁定外固定支架，并保持3～4周。最后拆除外固定支架，开始康复治疗，直到腕关节和手指的活动恢复良好。

除了这种经典的外固定方法，还有其他的技术。我们并未使用动态外固定治疗，这种外固定可以促进腕关节功能早期恢复，但有骨折复位失败的风险。一些作者使用外固定作为综合性的固定——在闭合或关节镜下复位后用钢针固定骨折块，这种方法被称为"增强型外固定"。治疗简单的关节外骨折，McQueen推荐使用桡骨外固定支架的方法。只将钢针植入桡骨，第一组钢针固定于远端骨干，即骨折线近端；第二组钢针固定于桡骨远端骨骺，即骨折线远端。通过直接处理骨折块获得复位。Hoel和Liverneaux提出了另一种外固定方法，即通过结合外固定支架将克氏针直接植入骨折块中的技术（HK2技术）。

6.4　防止再次移位

桡骨远端骨折无论选择何种手术方法，都要保证良好的复位，直到骨折完全愈合。与其他桡骨远端骨折的治疗方法一样，外固定治疗有时会发生再次移位，包括钢板固定同样也会发生再次移位（图6.3）。我们通过回顾35例病例专门研究了这种并发症，我们发现其继发移位率为48.5%。复位失效的移位程度为中度移位，且主要与掌倾有关。关节内骨折的患者中，未出现超过2mm的间隙或下沉。我们注意到，41.2%的复位失效发生在腕关节伸直之前，47.2%的复位失效发生在外固定支架移除之前。在外固定架结构上增加1～2根克氏针可以防止早期失效，这个结论还需要进一步证明，我们大学的附属医院目前没有实施这种方法。增加克氏针，虽然加强了骨折端的稳定性，但也增加了并发症的发生率。数篇文献指出克氏针存在非常严重的并发症。与外固定钢针相反，克氏针植入桡骨远端骨折块，一旦感染，后果可能是灾难性的。此外，克氏针会刺激肌腱和浅表神经，有可能导致肌腱磨损、断裂和（或）神经瘤。钢针也可能发生移位。当然，若采用外固定作为综合性治疗，克氏针仅需要固定骨折块。通常会在外固定支架固定之前植入克氏针。

6.5　外固定其他并发症的预防

除了继发移位，外固定最常见的并发症是钢针感染。建议有针对性地进行预防钢针感染，最好由患者自己操作。钢针感染通常是由患者的卫生状况不佳引起的，这通过局部消毒和口服抗生素很容易

得到控制。导致桡神经感觉分支神经瘤的原因可能是桡骨处钢针植入不当。必须由具备良好的解剖学知识的医生来实施手部和腕部的所有手术。复杂性区域疼痛综合征是治疗桡骨远端骨折后的严重并发症。有以下预防方法，除了补充维生素C，还需要早期的手指主动活动，但是如果腕关节固定在明显的屈曲和尺偏位就会很难活动手指，所以应该尽可能避免这种体位。同时，我们认为必须避免分散注意力，并在3周后将外固定支架施加在手腕上的张力进行放松。此外，由外固定治疗引起的罕见并发症还有在钢针进入第二掌骨后发生骨质疏松性骨折。在我们大学附属医院的患者，甚至是老年患者，都能很好地耐受外固定。我们实施了一项前瞻性随机研究，对外固定和钢板固定治疗桡骨远端粉碎性关节内骨折的疗效进行了对比。我们告知患者采用随机选择的治疗方法。参加研究的患者大多数选择了外固定，这样可以避免前臂末端的掌侧瘢痕（知情同意书中提供固定器和钢板固定后瘢痕的照片）和避免二次手术拆除钢板（未发表数据）。

6.6　结果

桡骨远端骨折通过外固定治疗后，93.5%的骨折复位良好或达到解剖复位。多年来，我们对复位质量的要求越来越高。现在术后立即拍片明显减少，但我们仍然对患者进行系统的CT扫描。如果发生移位，即

提示与技巧

术前准备：

· 为了更好地了解骨折线（断裂线），立即进行CT扫描。
· 不得停止抗凝治疗。
· 如果通过牵引来复位骨折，需要尽快（在72h内）进行手术，否则复位不能达到好的效果，尤其是关节内骨折。

外固定应用：

· 手术无菌操作需要遵循与切开复位内固定相同的原则，但没有必要进行预防性感染治疗。
· 仔细选择钢针的插入部位，避免伤及浅表神经和肌腱（桡骨：骨干的后外侧中1/3）。
· 将针顶到骨干，以便穿针。通常解剖软组织后容易引起针道感染，与钢针部位的局部软组织坏死有关，而且与患者的卫生条件较差有关。
· 植入3mm自攻钉（如果选4mm规格，在针植入部位发生骨折的风险会非常大）。
· 为了维持固定的稳定性，尝试尽可能分开钢针，使它们固定在外架的末端。
· 应将钢针牢固地固定在骨的两个皮质上——手法检查钢针固定的质量，如果使用的是双针，用C臂机检查。
· 对于大多数骨折，使用简单的外固定支架就足够，而且可以在C臂机引导下复位骨折，并进行固定。
· 在锁定外架之前，检查固定杆位置，不要太靠近皮肤，以免术后第1天出现肿胀。
· 手术结束时，在不考虑固定尺骨茎突或修复远侧桡尺韧带的情况下，需要检查桡尺远侧关节是否稳定。
· 用干性敷料覆盖钢针穿入的皮肤部位。

预防钢针感染：

· 患者自行去痂，每天2次，直到皮肤愈合。
· 保证固定器卫生，患者可以洗澡。
· 出现针道感染，需要局部护理及口服抗生素；骨折愈合前，暂不取出固定器。

随访：

· 术后进行前后位和侧位X线检查，必要时进行CT扫描，检查关节骨块是否精确复位。
· 将手举起，（最好借助悬挂固定器的帮助）以尽快减少创伤后水肿。
· 鼓励患者活动手指和肘部，防止僵硬；如有必要，实施理疗。
· 3周后解锁经关节的撑开外架，矫正固定器，再固定装置3周。
· 于术后42天拆除固定器，或延后1~2周。
· 在此之后不需要夹板。
· 进行理疗，主动活动手腕和手指。
· 固定器拆除后3个月、6个月的需拍摄对照放射片；如有可能，随访1年。

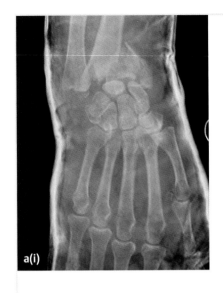
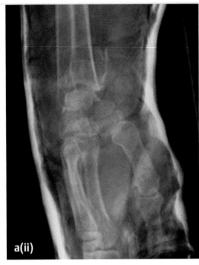
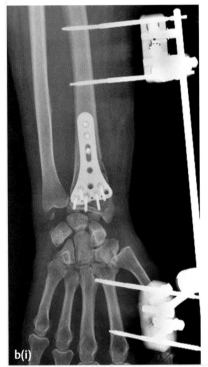
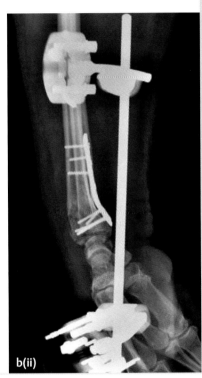

图6.5　a、b.桡骨远端骨折，通过桡骨掌骨外固定治疗，但复位欠佳。固定器保留着，进行常规复位，并且在几天后的第二次手术中，加了一块钢板，最后就进行解剖复位。考虑到骨折为粉碎性，仅仅用钢板很难实现如此完美的复位。在2周后取出固定器，当然钢板仍然保持在原来合适的位置

使骨折下沉率并不高或者沉降幅度小于2mm，我们还是会决定再次手术。植入掌侧钢板，但保留外固定支架，外固定支架可以保持桡骨高度和位置。这项技术极大地方便了后续的内固定（图6.5）。

而对于并发症，根据我们的报告，在最初的225例病例中，第二掌骨钢钉植入处发生骨折的病例占1.6%，腕管综合征占2.6%，桡神经感觉分支神经瘤占2.1%，初始复位失效率显著降低，继发移位占2.1%，针道感染率为12.8%，复杂性区域疼痛综合征占0.5%。虽然有8%的开放性骨折，但没有1例出现肌

腱断裂、骨折不愈合或骨髓炎。钢板内固定术后，肌腱并发症比较常见。

6.7　结论

除Barton骨折外，桡骨掌骨外固定是一种公认的治疗成人不稳定型桡骨远端骨折的方法，前者使用掌侧钢板治疗效果较好。撑开桥接外固定的最佳适应证是粉碎性关节内骨折，需要在创伤后几天内进行手术。因为这种骨折很难用掌侧钢板固定。不幸

的是，许多创伤骨科医生治疗后的效果往往欠佳，而手外科医生治疗的效果更好，如果桡骨远端骨折延迟治疗，唯一的选择就是切开复位内固定术。与所有其他的骨连接技术一样，外固定术后会发生继发移位，但可通过在骨髓中植入克氏针加以预防。外固定的主要缺点是经皮穿针会对骨髓和皮肤产生反应，这与其说是一种重度并发症，不如说是严重不便。

即使额外使用克氏针，撑开桥接外固定后，并不总是能获得解剖复位。有时候，对照放射片似乎令人满意，但在术后的CT扫描上仍然可以观察到一个骨块下沉。这可能需要再次手术——植入掌侧钢板，但至少在开始固定时可以保持桡骨的长度和宽度。理论上讲，桡骨动态外固定类似于植入掌侧钢板等技术，可以更早实现功能恢复，但这一点尚未得到明确证明。

参考文献

[1] Gartland JJ Jr, Werley CW. Evaluation of healed Colles' fractures. J Bone Joint Surg Am 1951;33-A(4):895–907.

[2] Lafontaine M, Delincé P, Hardy D, Simons M. L'instabilité des fractures de l'extrémité inférieure du radius: à propos d'une série de 167 cas. Acta Orthop Belg 1989;55(2):203–216.

[3] Leone J, Bhandari M, Adili A, McKenzie S, Moro JK, Dunlop RB. Predictors of early and late instability following conservative treatment of extra-articular distal radius fractures. Arch Orthop Trauma Surg 2004;124(1):38–41.

[4] Nesbitt KS, Failla JM, Les C. Assessment of instability factors in adult distal radius fractures. J Hand Surg Am 2004;29(6):1128–1138.

[5] Bentohami A, de Burlet K, de Korte N, van den Bekerom MP, Goslings JC, Schep NW. Complications following volar locking plate fixation for distal radial fractures: a systematic review. J Hand Surg Eur Vol 2014;39(7):745–754.

[6] Chaudhry H, Kleinlugtenbelt YV, Mundi R, Ristevski B, Goslings JC, Bhandari M. Are volar locking plates superior to percutaneous K-wires for distal radius fractures? A meta-analysis. Clin Orthop Relat Res 2015;473(9):3017–3027.

[7] Egol K, Walsh M, Tejwani N, McLaurin T, Wynn C, Paksima N. Bridging external fixation and supplementary Kirschner-wire fixation versus volar locked plating for unstable fractures of the distal radius: a randomised, prospective trial. J Bone Joint Surg Br 2008;90(9):1214–1221.

[8] Esposito J, Schemitsch EH, Saccone M, Sternheim A, Kuzyk PR. External fixation versus open reduction with plate fixation for distal radius fractures: a meta-analysis of randomised controlled trials. Injury 2013;44(4):409–416.

[9] Gouk CJC, Bindra RR, Tarrant DJ, Thomas MJE. Volar locking plate fixation versus external fixation of distal radius fractures: a meta-analysis. J Hand Surg Eur Vol 2018;43(9):954–960.

[10] Leung F, Tu YK, Chew WY, Chow SP. Comparison of external and percutaneous pin fixation with plate fixation for intra-articular distal radial fractures. A randomized study. J Bone Joint Surg Am 2008;90(1):16–22.

[11] Li-hai Z, Ya-nan W, Zhi M, et al. Volar locking plate versus external fixation for the treatment of unstable distal radial fractures: a meta-analysis of randomized controlled trials. J Surg Res 2015;193(1):324–333.

[12] Saving J. External fixation versus volar plate fixation for unstable distal radial fractures. A 3-year follow-up of a randomized controlled trial. J Hand Surg Am 2017;42:S39–S40.

[13] Stockmans F, Libberecht KM, Vanhaecke J, et al. Prospective study comparing external fixation and volar locking plating of distal radius fractures. New Orleans, LA: American Academy of Orthopaedic Surgeons (AAOS) Congress; 2010.

[14] Walenkamp MM, Bentohami A, Beerekamp MS, et al. Functional outcome in patients with unstable distal radius fractures, volar locking plate versus external fixation: a meta-analysis. Strateg Trauma Limb Reconstr 2013;8(2):67–75.

[15] Wang D, Shan L, Zhou JL. Locking plate versus external fixation for type C distal radius fractures: A meta-analysis of randomized controlled trials. Chin J Traumatol 2018;21(2):113–117.

[16] Wei DH, Raizman NM, Bottino CJ, Jobin CM, Strauch RJ, Rosenwasser MP. Unstable distal radial fractures treated with external fixation, a radial column plate, or a volar plate. A prospective randomized trial. J Bone Joint Surg Am 2009;91(7):1568–1577.

[17] Wei DH, Poolman RW, Bhandari M, Wolfe VM, Rosenwasser MP. External fixation versus internal fixation for unstable distal radius fractures: a systematic review and meta-analysis of comparative clinical trials. J Orthop Trauma 2012;26(7):386–394.

[18] Wilcke MK, Abbaszadegan H, Adolphson PY. Wrist function recovers more rapidly after volar locked plating than after external fixation but the outcomes are similar after 1 year. Acta Orthop 2011;82(1):76–81.

[19] Xie X, Xie X, Qin H, Shen L, Zhang C. Comparison of internal and external fixation of distal radius fractures. Acta Orthop 2013;84(3):286–291.

[20] Yuan ZZ, Yang Z, Liu Q, Liu YM. Complications following open reduction and internal fixation versus external fixation in treating unstable distal radius fractures: Grading the evidence through a meta-analysis. Orthop Traumatol Surg Res 2018;104(1):95–103.

[21] Arora R, Lutz M, Deml C, Krappinger D, Haug L, Gabl M. A prospective randomized trial comparing nonoperative treatment with volar locking plate fixation for displaced and unstable distal radial fractures in patients sixty-five years of age and older. J Bone Joint Surg Am 2011;93(23):2146–2153.

[22] Costa ML, Achten J, Parsons NR, et al; DRAFFT. Study Group. Percutaneous fixation with Kirschner wires versus volar locking plate fixation in adults with dorsally displaced fracture of distal radius: randomised controlled trial. BMJ 2014;349:g4807.

[23] Handoll HH, Madhok R. Surgical interventions for treating distal radial fractures in adults. Cochrane Database Syst Rev 2003(3):CD003209.

[24] Handoll HH, Huntley JS, Madhok R. External fixation versus conservative treatment for distal radial fractures in adults. Cochrane Database Syst Rev 2007(3):CD006194.

[25] Koval KJ, Harrast JJ, Anglen JO, Weinstein JN. Fractures of the distal part of the radius. The evolution of practice over time. Where's the evidence? J Bone Joint Surg Am 2008;90(9):1855–1861.

[26] Lutz K, Yeoh KM, MacDermid JC, Symonette C, Grewal R. Complications associated with operative versus nonsurgical treatment of distal radius fractures in patients aged 65 years and older. J Hand Surg Am 2014;39(7):1280–1286.

[27] Aly A, Moungondo F, Cermak K, Schuind F. Complex open fractures-dislocations of the wrist. In: Garcia-Elias M, Mathoulin CH, eds. Articular Injury of the Wrist. Stuttgart: Thieme; 2014:139–150.

[28] Rasquin C, Burny F, Andrianne Y, Quintin J. Traitement des fractures du poignet par fixation externe. Indications et résultats préliminaires. Acta Orthop Belg 1979;45:678–683.

[29] Schuind F, Donkerwolcke M, Rasquin C, Burny F. External fixation of fractures of the distal radius: a study of 225 cases. J Hand Surg Am 1989;14(2 Pt 2):404–407.

[30] Schuind F, El Kazzi W, Cermak K, Donkerwolcke M, Burny F. Fixation externe au poignet et à la main. Rev Med Brux 2011;32 (6, Suppl):S71–S75.

[31] Vidal J, Buscayret C, Connes H, Melka J, Orst G. Guidelines for treatment of open fractures and infected pseudarthroses by external fixation. Clin Orthop Relat Res 1983(180):83–95.

[32] Schuind FA, Cantraine FR, Fabeck L, Burny F. Radiocarpal articular pressures during the reduction of distal radius fractures. J Orthop Trauma 1997;11(4):295–299.

[33] Williksen JH, Husby T, Hellund JC, Kvernmo HD, Rosales C, Frihagen F. External fixation and adjuvant pins versus volar locking plate fixation in unstable distal radius fractures. A randomized, controlled study with a 5-year follow-up. J Hand Surg Am 2015;40(7):1333–1340

[34] Wolfe SW, Swigart CR, Grauer J, Slade JF III, Panjabi MM. Augmented external fixation of distal radius fractures: a biomechanical analysis. J Hand Surg Am 1998;23(1):127–134.

[35] Handoll HH, Watts AC. Bone grafts and bone substitutes for treating distal radial fractures in adults. Cochrane Database Syst Rev 2008(2):CD006836.

[36] Asche G. Die dynamische Behandlung von handgelenksnahen und gelenksbeteiligten Speichenbrüchen mit einem neuartigen Bewegungsfixateur. Aktuelle Traumatol 1990;20(1):6–10.

[37] Pennig DW. Dynamic external fixation of distal radius fractures. Hand Clin 1993;9(4):587–602.

[38] McQueen MM. Non-spanning external fixation of the distal radius. Hand Clin 2005;21(3):375–380.

[39] Maire N, Lebailly F, Zemirline A, Hariri A, Facca S, Liverneaux P. Prospective continuous study comparing intrafocal cross-pinning HK2(®) with a locking plate in distal radius fracture fixation. Chir Main 2013;32(1):17–24.

[40] Gruber G, Gruber K, Giessauf C, et al. Volar plate fixation of AO type C2 and C3 distal radius fractures, a single-center study of 55 patients. J Orthop Trauma 2008;22(7):467–472.

[41] Farah N, Nassar L, Farah Z, Schuind F. Secondary displacement of distal radius fractures treated by bridging external fixation. J Hand Surg Eur Vol 2014;39(4):423–428.

[42] Hsu LP, Schwartz EG, Kalainov DM, Chen F, Makowiec RL. Complications of K-wire fixation in procedures involving the hand and wrist. J Hand Surg Am 2011;36(4):610–616.

[43] Lakshmanan P, Dixit V, Reed MR, Sher JL. Infection rate of percutaneous Kirschner wire fixation for distal radius fractures. J Orthop Surg (Hong Kong) 2010;18(1):85–86.

[44] Ridley TJ, Freking W, Erickson LO, Ward CM. Incidence of treatment for infection of buried versus exposed Kirschner wires in phalangeal, metacarpal, and distal radial fractures. J Hand Surg Am 2017;42(7):525–531.

[45] van Leeuwen WF, van Hoorn BT, Chen N, Ring D. Kirschner wire pin site infection in hand and wrist fractures: incidence rate and risk factors. J Hand Surg Eur Vol 2016;41(9):990–994.

[46] Azzi AJ, Aldekhayel S, Boehm KS, Zadeh T. Tendon rupture and tenosynovitis following internal fixation of distal radius fractures. A systematic review. Plast Reconstr Surg 2017;139(3):717e–724e.

[47] Lindau T, Aspenberg P. The radioulnar joint in distal radial fractures. Acta Orthop Scand 2002;73(5):579–588.

[48] Handoll HH, Huntley JS, Madhok R. Different methods of external fixation for treating distal radial fractures in adults. Cochrane Database Syst Rev 2008(1):CD006522.

第七章 掌侧锁定钢板

Hermann Krimmer

摘要

掌侧锁定钢板目前主要用于桡骨远端骨折内固定。锁定孔是万向的，因此可以根据不同骨折类型植入螺钉。外科医生应该知道不同的锁定机制代表着显著的差异。特定骨折钢板的选择最好基于术前计算机断层扫描。通过牢固固定关键骨块，可减少继发性移位造成的并发症。为了避免刺激屈肌腱，应该防止钢板过于突出；为了保护伸肌腱，螺钉长度必须精确测量。

关键词：桡骨远端，掌侧锁定钢板，肌腱断裂，分水岭线，月骨窝

7.1 引言

近年来，桡骨远端骨折的治疗出现了很大的改变，由保守治疗偏向手术治疗。早期手法复位位置良好后出现继发性移位，关节内骨折闭合复位后关节面恢复不充分，以及长时间的腕关节固定通常导致不满意的后果。采用克氏针内固定联合外固定支架的骨折固定方案，往往无法达到满意的解剖复位和长期的稳定固定。对于桡骨远端粉碎性骨折区域很难通过钢板内固定，特别是背侧粉碎性骨折和关节内骨折的情况下，普通皮质螺钉不稳定而且经常需要进行松质骨植骨。此外，钢板的设计不可能完全满足精确复位和长期维持的需求，并经常出现瘢痕问题以及骨折畸形愈合。

只有在采用固定角度钢板和万向角度钢板的情况下，才有可能解决其中的许多问题。锁定钢板作为一种锁定螺钉在钢板内的固定装置，通过它能够稳定粉碎性骨折区域直到愈合。对于不稳定的桡骨远端骨折来说，固定角度钢板是首选方法，因为这种方法可以大大降低骨块继发性移位的风险。Palmar掌侧固定角度钢板骨折固定术是目前代表的首选的骨折固定方法，它可以长期保持关节面的解剖结构，尤其是关节内骨折。对于存在明显的背侧粉碎性骨折或无法从掌侧复位的骨折，特殊的背侧骨折固定钢板的发展已经有相当大的进展。此外，通过关节镜对桡骨关节面的直视，可以精确地检查骨折复位情况。

7.2 锁定机制

在定向固定角度钢板和万向角度钢板之间以及在掌侧和背侧使用固定角度钢板之间是有区别的。在定向固定角度钢板的情况下，螺钉的方向是由钢板决定的。如果钢板位置理想，螺钉的方向通常是合适的。但是如果因为骨折的位置使得钢板不得不向更远端或更近端放置，则存在螺钉位于关节内或关节面支撑不足的风险，因为螺钉不能在软骨下放置。

采用万向角度钢板，螺钉可从垂直位置到大约15°横向偏差的不同方位放置。对于钢板允许螺钉位置是个性化的。

有3种截然不同的锁定螺钉头在钢板上的方法。

利用材料变形原理，在螺钉头附近的一个坚硬外螺纹切入相对柔软的钢板材料。这样做的缺点是，如果需要调整螺杆方向，螺钉头往往会走阻力最小的路径，从而回到原来螺钉孔的方向。另外，在取出钢板时，螺钉头与钢板的冷聚变问题有时会导致无法取出螺钉头或者导致螺钉头断裂。

另一种常用的方法是通过在螺钉头部分的外螺纹与在钢板部分的内螺纹结合来联锁螺钉。然而，这种方法的缺点是在锁定中，螺钉头寻求阻力最小的路径，从而抵消了螺杆方向的可变性。

一种最新的方法是球形头部空间锁定，当螺钉头插入钢板，摩擦盘发生，从而克服阻力；这样，螺钉头和钢板之间就会发生楔入（图7.1）。这就创造了无限锁定的优势，而没有任何冷聚变的风险。此外，用这种方法，钢板的设计可以保持非常贴合，当需要拆除钢板时也没有任何问题。

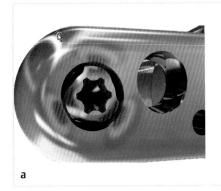
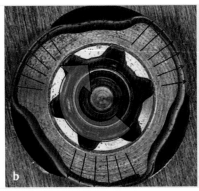

图 7.1 a.球形锁定机制。b.摩擦锁定

7.3 适应证

7.3.1 钢板设计和钢板位置

掌侧桡骨钢板的最早形状为传统的T形钢板（图7.2）。后来，随着万向锁定钢板的发展，建立了远端双排原则，以此对关节面提供更好的支撑，特别是严重粉碎性骨折和骨质疏松的病例（图7.3）。远侧列的螺钉可以精确地植入软骨下区域，这是最稳定的部位，近侧列的螺钉可以支撑桡骨的背侧（图7.4）。

屈肌腱的继发性断裂，尤其是拇长屈肌（FPL）腱，是一个令人担忧的并发症。钢板远侧缘的突起和突起的螺钉头增加了肌腱断裂的风险。因此，钢板被研制成超薄设计，以及研制出了在拇长屈肌腱区域使用的特殊钢板，从而最大限度地降低了肌腱继发断裂的风险。

认识到桡骨的解剖形态后，确定"分水岭线"作为钢板位置的远端边界，以避免屈肌腱损伤。基于这一概念，我们开发了带分水岭设计的钢板，以允许向更远端放置钢板，特别是对于月骨窝内骨片（图7.4）。为了支撑更远端的月骨区域关节面，设计了拇长屈肌腱钢板，以避免拇长屈肌腱受到损坏（图7.5）。在桡骨远端边缘骨折的情况下，仅使用钢板固定骨折是有局限性的，这需要额外使用钩钢板、微螺钉甚至张力带技术进行骨折块的特殊固定，具体方法见第12章。

钢板的远端突起和掌侧突起由Soong线确定（图7.6）。Soong 0型描述了最佳的钢板放置位置。在Soong 1型中，钢板远端显示向掌侧突出。在Soong 2型中，钢板向掌侧和远端均突出，这就需要完全去除钢板。

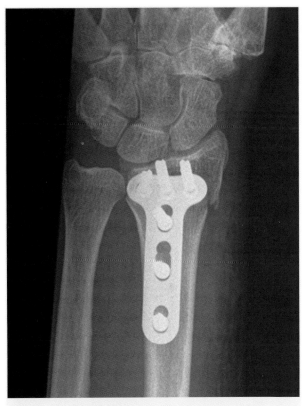

图 7.2 传统的T形钢板

7.3.2 特殊类型骨钢板的选择

对稳定的关节外骨折，常规的T形钢板和仅有一排远侧螺钉一起固定就足够了。然而，对于关节内或多段骨折，万向固定角度钢板应该与两排螺钉一起使用，因为这样中央关节面和背侧关节面都可以得到最佳的支撑。软骨下螺钉的位置必须提供最大的稳定性，并避免再次塌陷。若涉及桡骨茎突和中央关节面，可采用常规钢板设计；然而，对于月骨窝内骨片，采用分水岭设计或拇长屈肌腱设计的钢板更加合适。

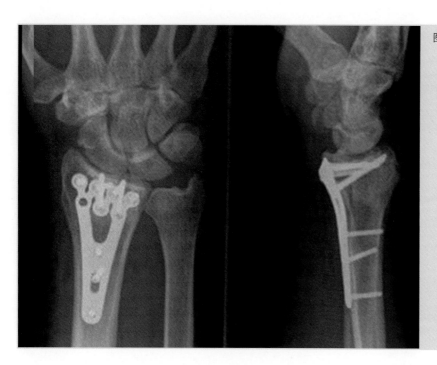

图 7.3 双排多向锁定钢板

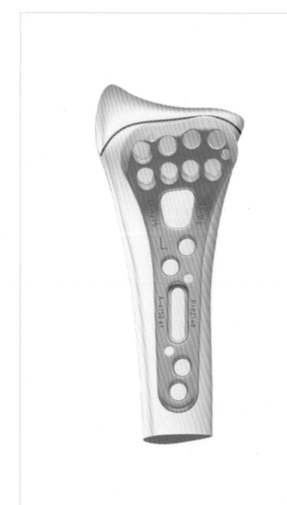

图 7.4 分水岭钢板设计

7.4 外科技术

从桡侧屈腕肌腱（FCR）远侧纵向切口进入，然后在该肌腱和桡动脉之间进行深层暴露。在显露旋前方肌后，将旋前方肌与桡骨分离。

如果桡骨骨膜由于近端的牵引而妨碍了骨折端的解剖复位，涉及肱桡肌远端桡骨茎突的关节内骨折应该从桡骨骨膜下剥离。尺侧骨折，特别是月骨窝内的骨块，需要良好地暴露。为此，桡侧屈腕肌腱远端腱鞘的松解可以使屈肌腱和正中神经向尺侧拉开。正中神经尺侧切口增加了瘢痕的风险，可能导致进行性神经痛，仅在特殊类型骨折时采用。如果由于正中神经受压必须进行腕管松解，那么切勿将切口合并在一起，而应像往常一样使用独立的切口。

对于伸直型骨折，在显露骨折端后应进行骨折端牵引和反牵引，尺偏掌屈复位，必要时在背侧施加压力。通过桡骨茎突经皮置入克氏针（1.4mm或1.6mm）可暂时稳定复位效果，也可通过尺侧置入克氏针或通过钢板的特殊孔进行稳定。

Die-punch骨折可以用克氏针穿过钢板向上提起骨折块，也可以将螺钉从远端向近端置入，在锁定前通过螺钉头中的螺丝刀向远端牵引，然后锁紧螺钉。X线透视或关节镜检查复位成功后，用皮质螺钉在滑动孔中置入使钢板靠近轴区并对齐。在再次透视检查尽可能纠正钢板位置后，在近端放置第2枚螺

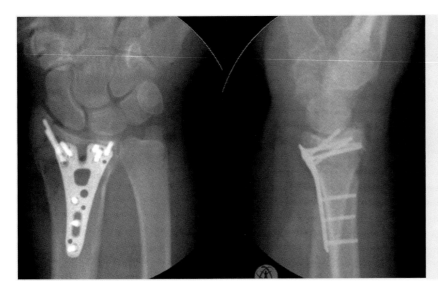

图 7.5 拇长屈肌（FPL）腱钢板为月骨窝关节提供了牢固支撑，避免了肌腱受到刺激的风险

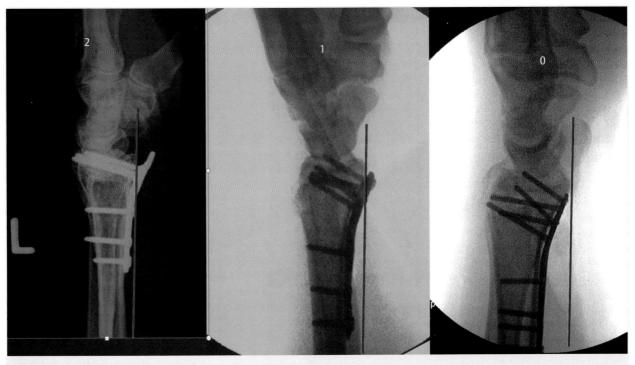

图 7.6 Soong标准

钉，以稳定固定钢板。接下来，在远端放置1枚或2枚非锁定螺钉，通过钢板固定骨折块，之后在其他孔使用锁定螺钉。在远侧列软骨下置入螺钉的方向应平行于关节面，并从近侧列稍微向远端方向支撑桡骨背侧缘。为了检查螺钉是否在关节内，应该平行于关节面进行X线透视。

为了避免继发伸肌腱断裂，所选的远端螺钉应始终比测量短2mm。从生物力学上讲，这不会导致任何复位不稳定。避免螺钉向外侧突出是绝对必要

的。如果有疑问，这可以通过水平光束的X线（切线位片，背侧水平图）进行检查。值得重点注意的是，桡骨远端背侧呈三角形轮廓，在侧位X线图像上，背侧缘可错误地提示螺钉在皮质下的位置。

在特殊情况下，可能需要钢板放置在更远端的位置来支撑远端的骨块。在这种情况下（Soong 2），应至少在6个月后尽早拆除钢板，以避免刺激屈肌腱导致肌腱破裂。术中切开腕管可以降低这种风险。如果出现明显的背侧粉碎性骨折区或无法从掌侧复位的脱

位，主要用背侧钢板内固定。如果双侧均受累，可先采用掌侧入路，然后再从背侧进行临时克氏针固定，最后使用掌侧钢板和螺钉进行固定。只有在特殊情况下，掌背侧双重钢板才是必要的（图7.7）。

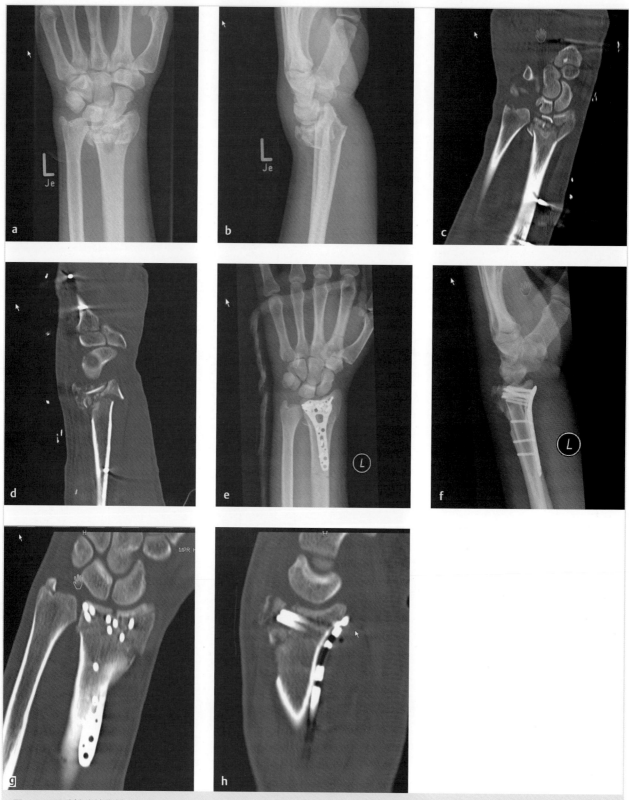

图 7.7　严重粉碎性骨折类型的治疗。a、b.术前正侧位X线片。c、d.冠状面和矢状面计算机断层扫描（CT）显示Die-punch骨折。e、f.掌侧分水岭钢板的术后正侧位X线片。g、h.术后冠状面和矢状面CT显示关节面平整

7.5 误区

7.5.1 肌腱断裂

屈肌腱遵从分水岭线和Soong标准。伸肌腱要求螺钉比切线位片检查中测量的长度至少短2mm。

7.5.2 再次塌陷

将螺钉置于软骨下，至少用2枚螺钉正确固定月骨小关节碎片，术后CT扫描检查，一旦失败，尽早调整。

提示和技巧

· 准确分析骨折类型，特别是通过检查初始创伤X线片。

· 若发生关节内骨折，应常规进行CT扫描。

· 寻找腕关节掌侧或背侧脱位的关键部位；它们需要绝对坚强的内固定。

· 通过在常规钢板、分水岭钢板和FPL钢板之间选择特定的钢板。

· 注意远端螺钉的软骨下位置，避免继发性脱位。

· 螺钉要比测量的长度至少短2mm。

· 通过水平视图检查螺钉位置与关节面是否平行以及长度。

参考文献

[1] Orbay JL, Touhami A. Current concepts in volar fixed-angle fixationof unstable distal radius fractures. Clin OrthopRelat Res2006;445(445):58–67.

[2] del Piñal, F. Atlas of Distal Radius Fractures. New York, NY: ThiemeMedical Publishers; 2018.

[3] Mehrzad R, Kim DC. Complication Rate Comparing Variable AngleDistal Locking Plate to Fixed Angle Plate Fixation of Distal RadiusFractures. Ann Plast Surg 2016;77(6):623–625.

[4] Soong M, van Leerdam R, Guitton TG, Got C, Katarincic J, Ring D.Fracture of the distal radius: risk factors for complications afterlocked volar plate fixation. J Hand Surg Am 2011;36(1):3–9.

[5] Tanaka H, Hatta T, Sasajima K, Itoi E, Aizawa T. Comparative studyof treatment for distal radius fractures with two different palmarlocking plates. J Hand Surg Eur Vol 2016;41(5):536–542.

[6] O'Shaughnessy MA, Shin AY, Kakar S. Volar Marginal Rim FractureFixation With Volar Fragment-Specific Hook Plate Fixation. J HandSurg Am 2015;40(8):1563–1570.

[7] Soong M, Earp BE, Bishop G, Leung A, Blazar P. Volar locking plateimplant prominence and flexor tendon rupture. J Bone Joint SurgAm 2011;93(4):328–335.

[8] Lutsky KF, Beredjiklian PK, Hioe S, Bilello J, Kim N, Matzon JL. Incidenceof Hardware Removal Following Volar Plate Fixation ofDistal Radius Fracture. J Hand Surg Am 2015;40(12):2410–2415.

[9] Baumbach SF, Synek A, Traxler H, Mutschler W, Pahr D, ChevalierY. The influence of distal screw length on the primary stability ofvolar plate osteosynthesis—a biomechanical study. J Orthop SurgRes 2015;10:139.

[10] Joseph SJ, Harvey JN. The dorsal horizon view: detectingscrew protrusion at the distal radius. J Hand Surg Am2011;36(10):1691–1693.

[11] Harness NG. Fixation Options for the Volar Lunate Facet Fracture:Thinking Outside the Box. J Wrist Surg 2016;5(1):9–16.

第八章　髓内装置

Stephanie Malliaris，Scott Wolfe

摘要

髓内（IM）固定是治疗桡骨远端骨折的一种简单有效的固定方法，髓内固定有多种类型，包括髓内钉、空心钉和髓内支架装置，本文针对每一种技术的手术技巧、结果、缺陷/禁忌证进行介绍。

关键词： 髓内固定，桡骨远端骨折，髓内支架，髓内钉

8.1　引言

随着桡骨远端骨折类型的多样化，没有一种治疗方法在所有患者中具有优越的疗效。为每种骨折选择特定的治疗方式有助于术后的康复。对于骨折移位明显或不稳定的骨折建议手术治疗，以取得最佳的疗效。近15年来，桡骨远端骨折的掌侧锁定钢板（VLP）固定已成为一种流行的固定方法，但据报道并发症的风险为16%～27%，包括肌腱刺激或断裂、腕管综合征、骨折再移位、钢板断裂、神经刺激和复杂性区域疼痛综合征。据报道有15%～34%的患者第一年就取出钢板。肌腱和神经刺激及钢板异物刺激等并发症并不局限于掌侧钢板；背侧钢板的并发症发生率为15.4%～50%。对12例桡骨远端骨折掌侧钢板和背侧钢板并发症的Meta分析，发现掌侧钢板与背侧钢板相比，其并发症的发生率、神经病变和腕管综合征的发生率以及肌腱病变的风险均无显著差异。

髓内（IM）固定在上肢和下肢长骨骨折中都很常见，髓内固定可以恢复骨折的解剖结构，允许早期功能锻炼，并通过小切口尽可能减少软组织损伤。由于肌腱、神经与桡骨远端位置较为贴近，髓内固定与传统的钢板技术相比更具有吸引力。桡骨远端骨折髓内固定有几种类型，包括髓内钉（IMN）、空心钉和髓内支架装置。微型髓内钉（美国田纳西州阿灵顿市莱特医疗技术有限公司）是一种刚性髓内固定，通过3个远端固定角度的锁定螺钉插入桡骨茎突固定（图8.1）类似的髓内钉系

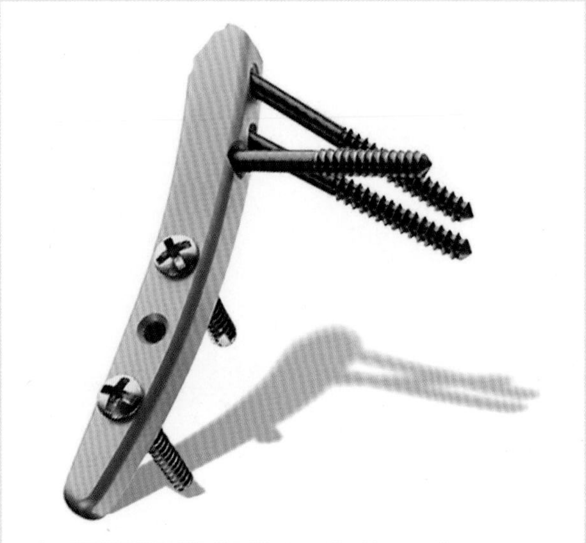

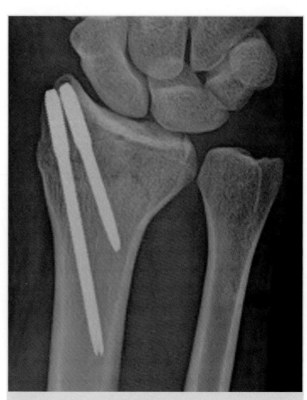

图8.1　微型髓内钉装置有3个固定角度的远端锁定螺钉和多达3个近端双皮质固定螺钉

图8.2　2枚T形空心钉穿过茎突，此图片由John S. Taras，MD提供

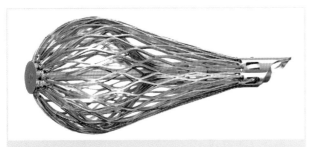

图8.3　桡骨远端系统（DRS）镍钛合金可膨胀髓内支架装置的图像（来自：Conventus Orthopaedics，Maple Grove，MN）

统是TargonDR（b.Braun，Melsungen，德国）和以前的Sonoma Wrx手腕骨折钉，但截止本书出版时，市场上已没有以上产品。T形空心钉（Union Surgical，LLC，Philadelphia，PA）是一种空心、自钻、自攻的内固定物（图8.2）。T形空心钉经皮内固定桡骨远端关节外骨折时与光滑的克氏针相比更加坚强和牢靠。最近，桡骨远端系统（DRS）植入物（Conventus Orthopedics，Maple Grove，MN）被引进（图8.3）。桡骨远端系统植入物是一种镍钛合金可膨胀球囊状支架植入物，通过桡骨或桡骨干的近端孔直接放置在桡骨远端软骨下板的下方。植入物用两个骨干螺钉固定在近端。用经皮2.7mm空心螺钉远端固定关节碎片（图8.4）。这些空心螺钉通过穿过4层镍钛合金固定架获得骨折碎片的锁定固定。

　　生物力学研究已经被用来评估一些不同的髓内器械的硬度。在模拟A3型骨折的关节外背侧楔形截骨术模型中，将Targon-DR与Synthes 2.4mm钛掌侧锁定钢板进行比较，该钢板具有轴向和背向偏心载荷评估载荷失效率；在轴向和背向偏心载荷下，髓内钉的硬度显著提高，在载荷-破坏试验中具有更高的稳定性。带锁髓内支架折叠植入物与两种目前在售的传统桡骨远端掌侧钢板进行比较：带锁髓内支架的硬度与掌侧锁定钢板的硬度没有显著差异，但比不带锁的不锈钢T形钢板的硬度显著提高。从严格的力学角度来看，桡骨远端骨折固定的髓内结构至少相当于掌侧钢板结构。

8.2　适应证

　　髓内固定的适应证取决于骨折类型，软组织损伤的程度以及是否骨折可以闭合或经皮复位。累及关节的骨折、AO分型C3骨折、关节内骨折或边缘骨

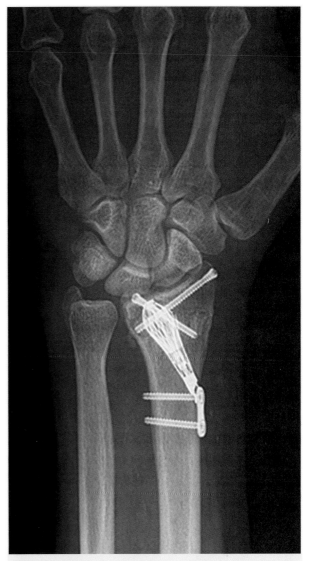

图8.4　桡骨远端系统（DRS）植入在桡骨远端。这里采用桡侧入路植入，版权属于Scott Wolfe, MD

折、广泛干骺端/骨干分离骨折通常是髓内固定的禁忌证。还包括儿童开放性骨折、软组织覆盖不足的开放性骨折、活动性或近期局部感染。骨折指征在一定程度上因髓内植入物的类型而异。使用T形空心钉的主要指征是不稳定的非关节背侧移位的桡骨远端骨折。它也可以用于简单的茎突骨折。可以使用髓内钉治疗某些AO分型B型的骨折，其中一些示例在3篇已发表的文章中有所描述，这些文章描述了在B1和B3型骨折中的微型髓内钉固定。微型髓内钉主要治疗AO分型中的A1、A2、A3、C1和C2型。如果存在压缩骨折，那么髓内支架装置可以使用经皮锁定的关节螺钉固定更为粉碎的关节内骨折。同时髓内固定还可用于桡骨远端骨折的截骨治疗。

8.3 髓内钉：手术技术

桡骨远端髓内钉（Micronail，Wright Medical Technologies，Arlington，TN）的手术技术采用两种有限切口：一种是桡侧切口，一种是背侧切口。手术在全身麻醉或局部麻醉下进行，外科医生可自行决定是否使用止血带控制。使用标准技术进行闭合复位，骨折用经皮1.6mm克氏针于背侧临时固定，如果复位不理想，可在Lister结节附近1.0cm处做一个长约2.0cm的背侧切口，并使用克氏针或复位器撬拨骨块达到理想的复位程度。切口可以延长后用于近端固定。临时克氏针固定应尽量放在尺骨远端，以避免影响髓内钉放置。在桡骨茎突上沿桡骨矢状轴切开2~3cm，通过皮下组织进行钝性解剖，注意保护桡神经浅支。在第一和第二背侧间室之间形成骨膜下间隔，并通过桡侧茎突插入1.6mm（至少长12cm）的克氏针。以克氏针为导针用1.6mm空心钻头打入，并在皮质扩口。如有必要可使用小咬骨钳，以便插入导针。将导针穿过骨折复位处插入髓腔，小心保护桡骨皮质。导针拔出后，在确保骨折复位的同时，沿骨折线的髓腔依次拉拔，直到获得良好的近端充填。要确保导针不会穿透骨皮质。当扩髓刀在髓腔中不旋转时，需调整髓内钉的大小。有4种尺寸的髓内钉可供选择。髓内钉共3个部分，插入前要确定三部分组装牢固。要确保沿着导针方向插入，以便插入3个不同角度的软骨下锁定螺钉。在透视证实骨折复位后，用双皮质螺钉进行近端固定。在离Lister结节约1.0cm处做2.0cm切口。通过第二和第三

背侧间室与桡骨背侧皮质之间的间隔进行仔细的解剖。使用插入夹具上的瞄准导轨，并放置2个互锁的近端螺钉。58岁女性桡骨远端背侧移位骨折患者的损伤及术后影像见图8.5和图8.6。术后5个月，她没有出现并发症，恢复了良好的活动范围（图8.7）。

8.4 髓内钉：结果

早期的10例AO分型A型和C型桡骨远端骨折患者接受了微型髓内钉治疗。在平均21个月的随访中，所有患者均恢复了手指的运动功能，所有患者指尖都能触到手掌。在最后的随访中，平均腕部屈曲为67°，腕部背伸为71°，旋后为82°，旋前为85°。最终DASH评分为2.7分。10名患者中有2名内固定后移位大于5°。该系列的并发症包括3例螺钉打入下尺桡关节（DRUJ），其中1例引起DRUJ关节炎。这些患者均未进行内固定取出。第二个更大的前瞻性数据回顾性研究比较了两组桡骨远端骨折患者：31例接受微型髓内钉固定的患者（AO分型：A型18例；B3型1例；C型12例）和32例接受石膏治疗的患者（AO分型：A型19例；B1型1例；C型12例）。这一系列显示，髓内固定组在随访2个月、6个月和12个月时，屈伸角度显著增加，在随访12个月后，末次（12个月）的DASH显著降低，石膏组有5例主要和5例轻微的延迟并发症，髓内固定组前2个月有7例轻微并发症［3例有桡神经炎，1例复杂性区域疼痛综合征（CRPS），1例扳机指，1例手指僵硬］，无严重或延迟并发症，包括无螺钉穿入DRUJ，无须内固定取

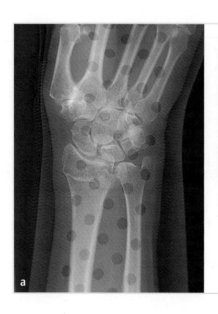
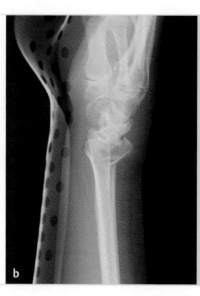

图8.5 58岁女性桡骨远端骨折患者术前腕关节前后位（a）和侧位（b）损伤X线片（图片由Virak Tan，MD.提供）

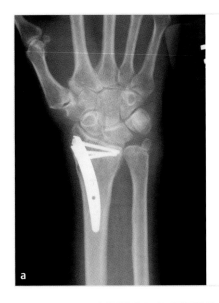
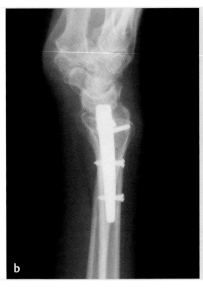

图8.6　58岁女性桡骨远端背侧移位骨折闭合复位微型髓内固定术后5个月腕关节前后位（a）和侧位（b）X线片（图片由Virak Tan，MD.提供）

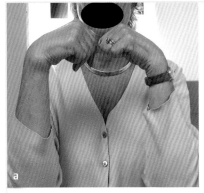
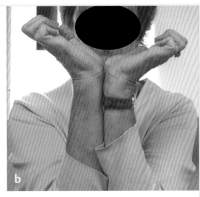
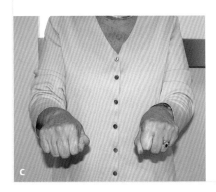
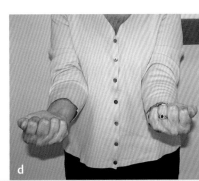

图8.7　用微型髓内钉复位和内固定术后5个月显示的双侧腕部运动范围，包括屈曲（a）、伸展（b）、内旋（c）和旋后（d）

出。其他许多小型研究报告了桡骨远端骨折固定的使用效果。Hardman等对髓内固定进行的系统评价确定了14项研究，涉及357例患者，平均年龄为63.7岁（标准差11.3岁）。该系列中有11个使用了微型髓内钉，两个使用了Sonoma WRx，其中一个报告了Targon DR的结果。对功能评分、活动度（ROM）、握力、影像学表现和并发症进行了评估。在10项研究（169例患者）中，DASH的报告平均平均值为6.33分（标准差8.45分）。3项研究（72例患者）使用Mayo评分，总平均值为93.17（标准差7.66），两项研究（97例患者）使用Gartland和Werley，总平均值为2.32（标准差1.37）。在研究中报告了影像学结果（10个研究中报告了桡骨高度，12个报告了掌倾角，6个报告了尺骨变异）并汇总在一起；作者评论说，桡骨高度是恢复到最接近解剖值的值（平均8.98mm；正常值11～12mm）。汇总ROM值，显示出平均110°±17°的屈曲/背伸和46°±11°的桡尺偏。平均旋前角度为139°±12°。在并发症方面，桡神经刺激最为常见，占11.4%（39例患者），占所有并发症的58%。所有这些病例都是短暂的，无须进一步干预即可解决。据报道只有1例内固定取出，并且拆除是应患者要求的。没有肌腱断裂的病例，肌腱刺激发生率为0.88%（3例）。

8.5 T形空心钉：手术技术

手术可在全身麻醉或局部麻醉下使用止血带进行。在透视引导下，进行闭合复位，如果需要，可使用经皮1.6mm克氏针作为操纵杆来恢复掌倾角。或者可以使用Kapandji针技术暂时固定放置空心钉的位置（图8.8）。如果骨量充足，则在一个2.0cm的切口内将2个T形空心钉穿过桡骨茎突放置。对于单纯的桡骨茎突骨折，可以使用单个T形空心钉（图8.9）。一个不太常见的位置是通过桡骨远端的背侧唇，也使用2.0cm的切口。切开后，将软组织直接切开，保护桡神经浅支。在桡骨茎突上方的切口处，第一背侧间室通常被切开，以便于放置空心钉。在预期的空心钉放置位置插入光滑的1.0mm导针，并使用透视调整放置位置。接触到骨皮质时，导针停止前进。沿每根导针应用空心测量尺，并选择适当长度的空心钉。可提供40～70mm的空心钉，每个以5.0mm的长度递增。测量之后，在将空心钉推进到导针前，将导针向后退10mm，以避免导针扭转或在尖端附近弯曲。旋进空心钉，直到尾端的螺纹几乎与骨皮质齐平，取出组织保护套筒及导针，仅将空心钉留在原位。通过透视评估复位和固定。

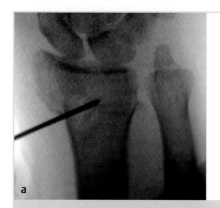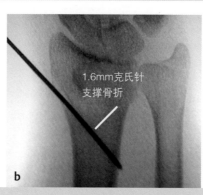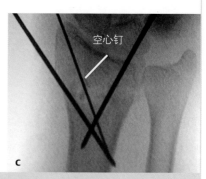

图8.8 复位前插入（a）和放置1.6mm的克氏针（b）作为控制骨折的操纵杆，以及临时性骨折复位和空心钉导针（c）穿过桡骨茎突的放置（图片由John S. Taras, MD.提供）

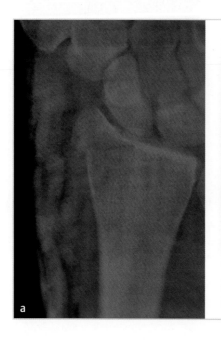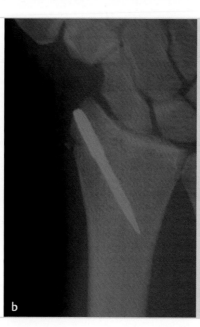

图8.9 单个T形空心钉治疗的骨茎突骨折。术前（a）和术后（b）正位X线图像（图片由John S. Taras, MD提供）

拔出Kapandji针，松止血带，闭合切口，掌侧石膏托固定。

8.6　T形空心钉：结果

据报道，经T形空心钉固定治疗的24例AO分型A2型、A3型和B1型桡骨远端骨折患者的平均随访时间为25个月。ROM已记录但未报告。报告了掌倾角和桡骨高度的影像学结果。术前平均掌倾角为−19.4°（−38.7°～12.0°），术前平均桡骨高度为4.3mm（−18.0～15.0mm）。没有报告术后即刻和最终的影像掌倾角和桡骨高度平均值。但是，应注意的是，对术后即刻和最终的X线片进行了评估，结果显示，除1名患者外，其余所有患者均保持了复位。DASH用于评估术后功能，最终平均得分为4.3分（范围为0～35分）。DASH为35分的患者需要在术后6个月内行腕管切开；该患者直到桡骨远端骨折手术后4个月才出现腕管综合征的症状。关于并发症，术后2年，有1例（4%）桡骨高度下降，但是握力和ROM良好，DASH为2.5分。一名患者报告了短暂的桡神经感觉异常，一名患者需要腕管切开。一名患者在初次手术后6个月要求进行选择性的内固定取出，而一名患者在初次手术后3年进行了内固定取出，原因是在运动时出现空心钉旋入部位疼痛，等级达到10级。该患者的症状在空心钉取出后缓解，术后DASH为0分。

8.7　髓内支架装置：手术技术

患者仰卧位进行手术。可以使用止血带；或者可在切口处浸润1%利多卡因和1/100 000的肾上腺素。进行闭合或经皮复位骨折。然后使用1.6mm克氏针经背侧、桡骨尺侧及桡侧插入桡骨掌侧，形成"笼式"的临时固定。放置导针时，请勿干扰扩孔或IM笼的放置。将导针沿背掌方向放置，从Lister结节附近开始，导针的顶点位于软骨下骨下方（图8.10）。根据尺寸模板选择大小合适的植入物，该尺寸模板还指定切口的位置，该位置的长度为2.5cm，并且可以由外科医生决定背侧或轴向方向的选定。切开后钝性分离至骨骼，保护皮下神经。插入一个定制的自固定式牵开器，并使用2.5mm的钻头对背皮质穿孔，然后将其朝远侧指向目标导针。插入一

根导针并使5.0mm的钻头通过（图8.10）。经透视确认后，使用可折叠的插管铰刀扩髓，注意保留骨膜内皮质骨（图8.11）。取出扩髓装置，将植入物放置，撑开支架并锁定在适当的位置。然后在皮质上放置一个两孔垫圈，并放置两枚皮质螺钉，以固定垫圈和植入物（图8.12）。经皮插入2.7mm空心螺钉，穿过这些碎片并穿过所有4层可扩张的笼式植入物，将关节碎片保持在复位后位置。远端皮质可以由外科医生决定，尽管这样做可能没有机械上的好处。有一个270°可用于螺钉插入，经皮或小切口放置固定螺钉可放置在桡茎突、背侧皮质、尺背侧或尺掌侧。螺钉放置的两个标准位置是桡茎突和背侧位置。放置导针并透视确认笼中所有4片叶子的接合之后，测量导针，然后用空心钻通过保护性软组织套筒钻孔，插入空心固定螺钉（图8.13）。缝合切口，掌侧石膏托固定。术后换药，并指示患者去除石膏，以被动活动和主动辅助腕式功能锻炼。进行抗阻力性锻炼6周，或通过X线检查证实治愈为止。

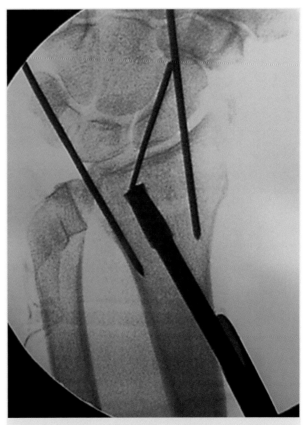

图8.10　正位X线片，临时固定、导针位置、空心钻位置（版权所有Scott Wolfe，MD）

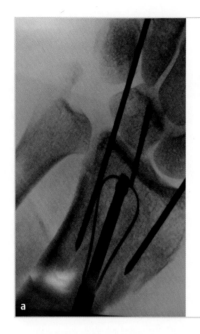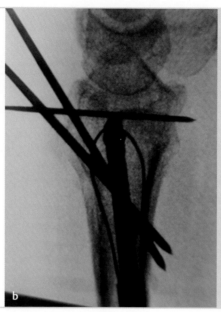

图8.11 正位（AP）（a）和侧位（b）透视图像，铰刀安装到位，临时克氏针和导针保持在原位（版权所有Scott Wolfe, MD）

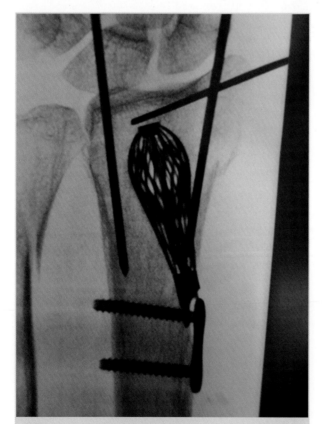

图8.12 桡骨远端的髓内支架系统的正位（AP）透视在适当位置撑开，并用垫圈和两枚螺钉将近端固定。在固定螺钉之前，克氏针保持在原位（版权所有Scott Wolfe, MD）

8.8 桡骨远端系统

髓内网：结果

迄今为止，关于桡骨远端系统髓内网内植物（Conventus公司）的数据仅发表了两项研究结果。最大的一项研究是多中心系列研究包含100名桡骨远端骨折患者，分属骨折类型：27例AO A2型；38例AO A3型；6例AO型B1,5例B2型和1例B3型；19例AO C1型；5例AO C2型。所有病例均接受桡骨远端骨折复位固定治疗，采用桡骨远端系统的髓内网内植物。在这项研究中，患腕活动度范围测量对比健侧正常手腕得出百分比。第2周时腕关节屈伸平均为正常水平的50%，第12周时屈腕平均为正常水平的75%。旋前和旋后在第2周时分别提高到正常的88%，在第12周时提高到85%。桡偏和尺偏在第2周时接近60%，在第12周时接近78%。直到1年为止一直在不断改善，但是大部分恢复是在12周内完成的。据报道，其功能效果极佳（12个月时的DASH平均值为9分，12个月时患者的平均腕关节评估值为11分）。报告有5种不良事件，包括2例患者神经刺激。1名患者在第8周时接受了神经松解，2名患者的症状均在第12周后得到缓解。3例患者在愈合期间因突出的螺钉而疼痛，骨折愈合后进行了螺钉拆除。髓内设备不需要取出，但是如果需要可以使用拆卸工具。总体来说，并发症发生率为5%。

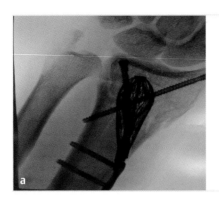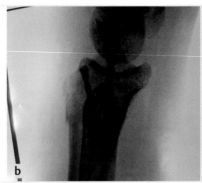

图8.13　正位（AP）（a）和侧位（b）X线图像，桡骨远端髓内支架装置和两枚空心螺钉将远端碎片固定到位（版权所有Scott Wolfe，MD）

8.9　缺陷和禁忌证

总体而言，对于髓内植入物，适当地选择与患者和骨折类型匹配的植入物对于成功治疗至关重要。对于较小的切口，游离碎片的可视化受到限制，只能依靠X线检查来评估复位和内植物放置的准确性。

剪切性骨折一般是禁忌的。T形空心钉通常不用于复杂的关节内骨折。微型髓内钉和髓内支架装置可用于某些关节内骨折，包括AO分型C1型或C2型骨折。使用髓内支架装置对治疗掌侧剪切骨折和关节边缘骨折具有挑战性，需要从解剖学角度进行复位和固定，对于所有固定系统，都有一条学习曲线。在使用5mm空心钻进行钻孔时，外科医生应确保尽可能大的钻孔角度，以使钻尖向远侧引导而不会穿透对侧皮质。整个过程都应使用透视检查，以确保正确放置导丝、钻头、铰刀等。应仔细解剖第四和第五背侧间室，并牵开肌腱，以安全地暴露背侧皮质。

8.10　结论

髓内设备为桡骨远端骨折固定提供了一种相对较新、有效且安全的选择。它们具有以下优点：较小的切口具有相当的刚性固定，减少了软组织损伤，并覆盖了内植物。已发表系列文章显示与传统的内固定相比具有较低的并发症发生率，较低的肌腱断裂和内固定取出率。与任何更新的技术一样，在髓内设备可以治疗的骨折类型的复杂性方面，存在着设备应用和局限性的学习曲线。

随着针对桡骨远端的髓内固定类型的发展，这种固定类型的适应证正在扩大。空心钉用于简单移位的关节外桡骨远端骨折，比光滑的克氏针具有更

技巧和窍门

微型髓内钉：
- 小心地放置导针，以确保顺利进行髓内钉放置。
- 在放置远侧锁定螺钉之前，请确保髓内钉在正确的位置上，避免桡腕和下尺桡关节被穿透。

T形空心钉：
- 导针会偏转弯曲，而空心钉不会。因此，与皮质接触时，导丝应停止插入。
- 在完成最后的空心钉插入之前，先将导针部分撤回，以免导针断裂或弯曲。

髓内支架装置：
- 注意减少关节骨片的"冠状移位"，以增加桡尺远端关节的稳定性。
- 使用背侧入路时，请确保切口位于背侧中线。如果进入孔偏尺侧或桡侧，则很难正确放置。
- 尽可能向近端增加切口大小，以使5mm钻头轻松打入并调节角度。
- 最初向掌侧移位的骨折，尤其是具有小关节碎片的骨折，背侧入路复位可能较为困难，因为钻头可能会推移关节碎片。
- 将起始位置设计在距乙状切迹桡侧2～3mm处，以避免打入关节。

好的把持力。髓内钉植入物可改善关节表面的固定角度软骨下支撑，可将适应证扩大到更复杂的骨折类型。具有经皮螺钉放置的髓内支架装置植入物为髓内结构增加了一定程度的碎骨片特异性固定，实现了对大量碎骨片的支撑和固定，从而更适合关节内粉碎性骨折。

致谢

感谢约翰·S. 塔拉斯（John S. Taras，MD）和维拉克·台安（Virak Tan，MD），在桡骨远端骨折髓内固定技术方面以及影像学方面的贡献。

参考文献

[1] Chen Y, Chen X, Li Z, Yan H, Zhou F, Gao W. Safety and Efficacy of Operative Versus Nonsurgical Management of Distal Radius Fractures in Elderly Patients: A Systematic Review and Metaanalysis. J Hand Surg Am 2016;41(3):404–413.

[2] Arora R, Lutz M, Hennerbichler A, Krappinger D, Espen D, Gabl M. Complications following internal fixation of unstable distal radius fracture with a palmar locking-plate. J Orthop Trauma 2007;21(5):316–322.

[3] Berglund LM, Messer TM. Complications of volar plate fixation for managing distal radius fractures. J Am Acad Orthop Surg 2009;17(6):369–377.

[4] Knight D, Hajducka C, Will E, McQueen M. Locked volar plating for unstable distal radial fractures: clinical and radiological outcomes. Injury 2010;41(2):184–189.

[5] Disseldorp DJ, Hannemann PF, Poeze M, Brink PR. Dorsal or Volar Plate Fixation of the Distal Radius: Does the Complication Rate Help Us to Choose? J Wrist Surg 2016;5(3):202–210.

[6] Ruch DS, Papadonikolakis A. Volar versus dorsal plating in the management of intra-articular distal radius fractures. J Hand Surg Am 2006;31(1):9–16.

[7] Rein S, Schikore H, Schneiders W, Amlang M, Zwipp H. Results of dorsal or volar plate fixation of AO type C3 distal radius fractures: a retrospective study. J Hand Surg Am 2007;32(7):954–961.

[8] Wei J, Yang TB, Luo W, Qin JB, Kong FJ. Complications following dorsal versus volar plate fixation of distal radius fracture: a meta-analysis. J Int Med Res 2013;41(2):265–275.

[9] Tan V, Capo J, Warburton M. Distal radius fracture fixation with an intramedullary nail. Tech Hand Up Extrem Surg 2005;9(4):195–201.

[10] Gradl G, Mielsch N, Wendt M, et al. Intramedullary nail versus volar plate fixation of extra-articular distal radius fractures. Two year results of a prospective randomized trial. Injury 2014;45 (Suppl 1):S3–S8.

[11] Gunther SB, Lynch TL. Rigid internal fixation of displaced distal radius fractures. Orthopedics 2014;37(1):e34–e38.

[12] Taras JS, Zambito KL, Abzug JM. T-Pin for distal radius fracture.

Tech Hand Up Extrem Surg 2006;10(1):2–7.

[13] Bilbrew L, Matthias R, Wright T. Cannulated Self-Drilling, Self-Tapping Pins for Displaced Extra-articular Distal Radius Fractures. J Hand Surg Am 2018;43(3):294.e1–294.e5.

[14] van Kampen RJ, Thoreson AR, Knutson NJ, Hale JE, Moran SL. Comparison of a new intramedullary scaffold to volar plating for treatment of distal radius fractures. J Orthop Trauma 2013;27(9):535–541.

[15] Burkhart KJ, Nowak TE, Gradl G, et al. Intramedullary nailing vs. palmar locked plating for unstable dorsally comminuted distal radius fractures: a biomechanical study. Clin Biomech (Bristol, Avon) 2010;25(8):771–775.

[16] Tan V, Bratchenko W, Nourbakhsh A, Capo J. Comparative analysis of intramedullary nail fixation versus casting for treatment of distal radius fractures. J Hand Surg Am 2012;37(3):460–468.e1.

[17] Hardman J, Al-Hadithy N, Hester T, Anakwe R. Systematic review of outcomes following fixed angle intramedullary fixation of distal radius fractures. Int Orthop 2015;39(12):2381–2387.

[18] Safi A, Hart R, Těknědžjan B, Kozák T. Treatment of extraarticular and simple articular distal radial fractures with intramedullary nail versus volar locking plate. J Hand Surg Eur Vol 2013;38(7):774–779.

[19] van Vugt R, Geerts RW, Werre AJ. Osteosynthesis of distal radius fractures with the Micronail. Eur J Trauma Emerg Surg 2010;36(5):471–476.

[20] Ilyas AM, Reish MW, Beg TM, Thoder JJ. Treatment of distal radius malunions with an intramedullary nail. Tech Hand Up Extrem Surg 2009;13(1):30–33.

[21] Ilyas AM. Intramedullary fixation of distal radius fractures. J Hand Surg Am 2009;34(2):341–346.

[22] Ilyas AM, Thoder JJ. Intramedullary fixation of displaced distal radius fractures: a preliminary report. J Hand Surg Am 2008;33(10):1706–1715.

[23] Taras JS, Saillant JC, Goljan P, McCabe LA. Distal Radius Fracture Fixation With the Specialized Threaded Pin Device. Orthopedics 2016;39(1):e98–e103.

[24] Strassmair MK, Jonas M, Schäfer W, Palmer A. Distal Radial Fracture Management With an Intramedullary Cage and Fragment Fixation. J Hand Surg Am 2016;41(8):833–840.

[25] Rancy SK, Malliaris SD, Bogner EA, Wolfe SW. Intramedullary Fixation of Distal Radius Fractures Using CAGE-DR Implant. J Wrist Surg 2018;7(5):358–365.

[26] Trehan SK, Orbay JL, Wolfe SW. Coronal shift of distal radius fractures: influence of the distal interosseous membrane on distal radioulnar joint instability. J Hand Surg Am 2015;40(1):159–162.

第九章　微创入路

Gustavo Mantovani Ruggiero

摘要

微创手术是外科手术的发展趋势，桡骨远端骨折手术也不例外。现在，通过10mm的切口使用钢板固定DRF是可行的。本章主要介绍目前用于DRF内固定的微创方法，讨论其起源、适应证技术、缺陷和局限性。

关键词：微创入路，微创，瘢痕，桡骨远端骨折，微创手术

9.1　引言

桡骨远端骨折的治疗在2000年初经历了一场革命，随之而来的是固定掌侧接骨板和扩展掌侧入路。在复杂骨折的治疗中，该方法能够实现解剖复位和提供更早的活动锻炼，与其他传统方法有显著差异。

在DRF手术中关节镜的使用明确了相关损伤的数量和质量，从而更好地治疗这些损伤和判断更好的术后固定化方案。

桡侧腕屈肌（FCR）延伸入路在治疗复杂DRF方面表现出了优异的效果，显示出了传统复位和固定方法所没有的解剖复位能力。然而，并发症的相关性随着技术的普及而增加，促进了解剖技术和内固定技术的发展。对使用掌侧锁定钢板治疗DRF的并发症的研究表明，在解剖、复位、钢板和螺钉的位置上存在严重的错误。该研究介绍了如何避免屈肌腱断裂的技巧，如转移局部软组织瓣覆盖和保留旋前肌的技术。

该研究所报道的并发症以及更保守的术后固定化方案的好处，引发了新的讨论，既反对扩大掌侧入路采用微创技术，更反对经皮置钉。

此外，关于单纯关节外DRF有一些重要的问题：对于我们传统使用经皮克氏针治疗简单的DRF，是否有必要采用积极的扩展手术入路来提供解剖复位和稳定固定？手术后及时活动带来的好处是否值得更激进的手术方法？更昂贵的固定方法对恢复期和经济的影响是什么？是保守治疗还是经皮固定DRF？6周的石膏固定难道没有任何并发症？在手术后立即给予患者独立的日常生活能力（DLA）与较大年龄或较年轻有多大关系？文献强调了所有这些问题，并将结果与钢板和经皮穿针进行了比较，结果各不相同，一些为钢板固定提供了证据，另一些在长期随访中显示了相类似的结果。然而，这场争论导致许多外科医生和研究人员寻求新的固定解决方案，能够提供稳定的固定并使用较少的侵入性做法。出现了几种新的固定方案，如无桥的外固定支架和不同创新性的髓内固定装置（图9.1）。髓内固定装置的效果很好，可与掌侧锁定钢板和其他经皮固定方法相媲美。缺点是内植物成本较高，掌握一种全新的技术和器械需要较长的学习曲线。这个问题的一个简单解决方案是使用众所周知的掌侧钢板，但通过微创的方法，软组织剥离更少，皮肤切口更小。

本章将重点介绍使用掌侧锁定钢板治疗DRF的微创钢板内固定（MIPO）技术，因为我们认为掌侧钢板在世界范围内是更实用的植入物，也是治疗DRF的实际金标准。

9.2　微创钢板内固定术史

在外科中总是追求最小的创伤。DRF的外科治疗也一样。2000年和2001年首次提到DRF复位固定治疗的微创入路。这些论文首次提到了微创入路的概念，并收集了减少手术暴露的不同技术。基本上都是通过使用克氏针结合小型非锁定钢板来实现固定的，并在某些情况下借助关节镜辅助关节复位。这一概念后来随着2005年DRF掌侧锁定钢板的普及而得到更新，当时所描述的技术基本上是一种"桥式"入路，有两个纵向切口以避免损伤旋前方肌（PQ）。皮肤切口的大小并不是关键，因为两个切口加在一起比单一传统FCR掌部皮肤切口要大。这项技术主要关注的是不破坏旋前方肌，这是影响术后疼痛、瘢痕形成、挛缩和功能恢复的一个重要因素。

此外作者还描述了使用传统开放方法的技术及

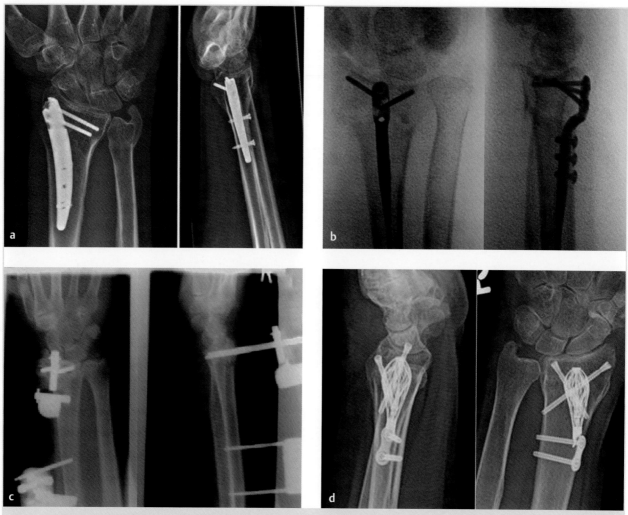

图9.1 稳定固定桡骨远端骨折（DRF）不同微创固定方法。a.桡骨远端系统（赖特医疗，孟菲斯，田纳西州，美国）。b.微创背钉板（手部创新，迈阿密，佛罗里达州，美国）。c.非桥接装置外固定。d. Conventus C age-DR产品（Conventus公司，枫林市，明尼苏达州，美国）

其对临床疗效的影响。

很快，P-sparing 入路和双皮肤切口的概念，演变为一个单一的皮肤小切口，被Strasbourg小组在一些学术报告和文献资料中广泛传播。这个小组是这项技术的最大倡导者，多年来拓展了这项技术的适应证，不仅可以应用于简单的关节外骨折，也可以应用于更复杂的骨折，甚至用于畸形矫正。更小的皮肤切口引发了人们对新的植入物的发展。

2011年，一个日本小组描述了另一种双切口MIPO技术的经验，上部采用横向切口，下部采用纵向切口。这个小组声称此项技术拥有一个更好的美

容效果，因为远端的皮肤瘢痕隐藏在腕横纹中。然而，就切口来说还是相当大的（根据纸上的图片，远端切口为30mm，近端切口为20mm），并且远端手术瘢痕与自杀的瘢痕相似，会让人误以为有自杀的经历。

与之类似的是，在2010年，我们的团队开始研究自己的MIPO技术，保留PQ和双切口：远端有一个小的横向皮肤切口（20mm），近端一个皮肤切口（5mm）。综上，两种主要的MIPO技术已经成形：单纵切口和双横切口，导致了针对两种技术的新型内固定装置的产生。

9.3 适应证

最初，MIPO技术的主要适应证是关节外可复位的DRF：典型的Colles骨折，通常采用闭合复位和经皮克氏针治疗。这种低能量损伤机制的骨折很少发生严重的相关韧带损伤。患者主要为老年人，及时的康复训练是非常重要的。

因此，提供一种微创手术和"无石膏"的术后康复对这些患者大有益处。

关节外不稳定DRF（AO型A3）是MIPO技术的主要适应证，其有两个重要原因：闭合复位的可行性和伴随损伤的低概率（图9.2）。骨折必须是可复位的，因为微创入路不能提供大量的骨折端暴露来操作骨碎片，进行复杂的切开复位操作。与经皮克氏针相比，该技术的主要优点是能够使腕部早期活动，术后不用石膏固定。如果韧带损伤需要4～6周的腕关节固定，MIPO与经皮克氏针固定相比没有优势。此外适应证还包括非移位性和稳定性骨折（AO型A2），特别是对年轻和有劳动能力的患者。在这些情况下，制动是一个社会和经济问题。MIPO技术可以提供一个很好的解决方案。在我们的病例中，我们有一些这样的患者，他们从事私人司机、外科医生、牙医和其他自由职业（图9.3）。在熟练掌握MIPO方法后，可以适用于更复杂的骨折，包括关节

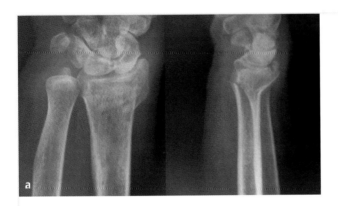
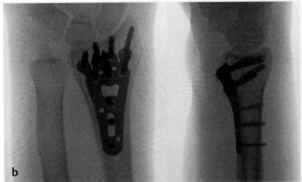
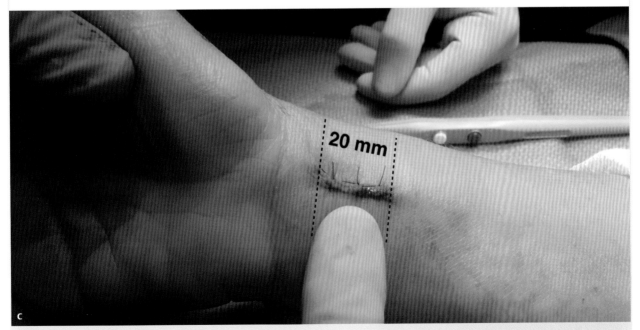

图9.2 微创钢板内固定（MIPO）术适应证：单纯关节外不稳定骨折。a. A3型桡骨远端骨折（DRF）的X线片。b.内固定及术中C臂透视。c.纵向MIPO技术的皮肤切口

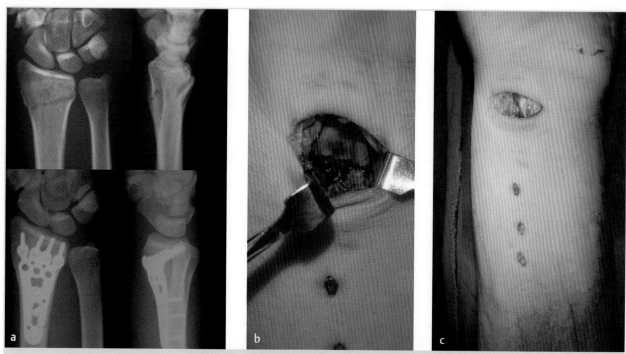

图9.3　微创钢板内固定（MIPO）术的适应证：需要立即活动的稳定且无移位的骨折。a.最初的X线片显示关节外稳定的桡骨远端骨折（DRF）和最终固定后的X线片。b.远端横向小切口MIPO技术的术中应用。c.远端和近端小切口

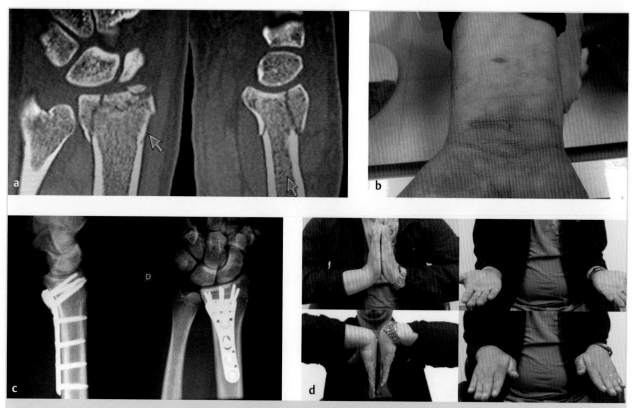

图9.4　微创钢板内固定（MIPO）术的适应证：关节内粉碎性桡骨远端骨折（DRF），采用MIPO技术和关节镜辅助复位治疗。a.DRF的CT扫描。b.1个月后的皮肤瘢痕。c.术后X线片。d.1个月后的活动范围（ROM）

内骨折，最好是简单关节内骨折（AO型C1和C2）。最近，MIPO技术结合关节镜下复位的治疗方式增加了治疗复杂关节内骨折AO型C3)的可能性，使得几乎所有骨折都可以使用该技术进行治疗（图9.4）。

复杂关节内骨折微创手术的适应证取决于外科医生的复位技术和关节镜经验，如果无法获得良好的复位，MIPO技术可以很容易地转换为传统入路。在选择合适的内植物时，最需要考虑的是骨折类型和骨碎片。粉碎性关节内骨折可能需要在桡骨远端植入大排螺钉，以提供广泛的软骨下支撑和固定不同的关节碎片。通常，这些钢板较为宽大，可能导致应用MIPO技术较为困难。新型MIPO板更小、更简单，可能无法为复杂的DRF部位的所有关节碎片提供所需的稳定性，如下面的并发症描述。

9.4　手术技术

9.4.1　纵向单切口

来自法国斯特拉斯堡的研究小组推广了以下这项技术。顺着FCR的走行设计15～20mm的切口，集中在钢板的远端位置（我们建议使用fluloroscope板在皮肤的最佳位置来确定皮肤切口）。

沿FCR线切开皮肤、解剖皮下组织，显露FCR鞘。需要注意的是，在手术过程中为了显示入路的更深层次，皮肤切口被用作一个"移动窗口"。利用皮肤的自然弹性和可移动性，将皮肤近端和远端移至常规掌侧入路通常所需暴露的所有区域（图9.5）

切开FCR鞘近端和远端，暴露FCR肌腱。向内侧牵拉FCR肌腱（这样可以自然地保护正中神经和掌部皮支），显露FCR鞘底。在近端和远端皮肤暴露处切开FCR鞘层，暴露PQ肌肉，同时维持FCR向内侧牵拉。

在旋前方肌与掌腱膜之间做一个切口。使用骨膜剥离器，清理远端桡骨掌侧骨片。使用骨膜剥离器，在旋前方肌肉下方制造一个空间，为钢板的放置做好准备，显露骨折部位进行复位。通常的复位操作和骨折部位的清理在这个时候可以很容易地完成并将钢板插入PQ下方，首先，将钢板固定在远端碎片上，利用钢板作为复位装置。然后，将钢板固定在近端，对远端碎片进行牵引和手腕屈曲复位。或者，一些外科医生更喜欢在微创入路下进行闭合复位和临时克氏针固定，然后将钢板固定在先前复位的骨折部位上（图9.7）。

钢板的定位、复位和固定根据术中C臂透视而定。近端螺钉通过旋前方肌纤维上的小切口固定在钢板上，或简单地使用血管钳固定。固定完成后，关闭皮肤切口，出于美容考虑，最好采用皮内缝合。通常，术后不需要石膏固定。

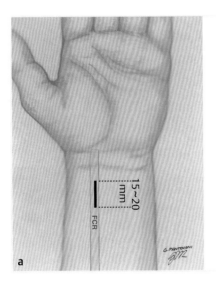
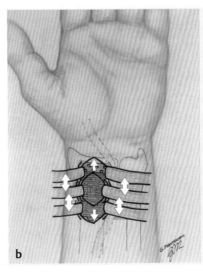

图9.5　微创钢板内固定（MIPO）术纵向切口技术

9.4.2 横向切口

第一个描述这种技术的是2011年一个来自日本的研究小组。研究表明，远端横向切口30mm左右，近端切口20mm左右。我们建议可以采用更小的皮肤切口。

基于外科医生的经验和内植物的大小（远端切口大小限制了钢板宽度），将皮肤横切15～20mm。皮肤切口切至FCR，以腕关节近端折痕上的肌腱线为中心，当无明显近端折痕时，通常在腕关节远端折痕近端15mm处解剖FCR鞘。解剖近端和远端皮下组织。打开FCR鞘，内侧牵拉肌腱，保护正中神经和掌皮支。切开FCR鞘底，显露旋前方肌肌肉，保持FCR处于内侧。沿旋前方肌纤维与掌腱膜之间的过渡，横向切开旋前方肌边缘。显露远端掌侧皮质，用骨膜剥离器在PQ下方创造一个空间。在透视下，将钢板插入旋前方肌下，并将钢板远端与远端碎片对齐（图9.6）。

骨折的复位和固定可采用两种不同的方法：首先，在透视下做远端钢板固定。在钢板远端中心孔内置入一枚长皮质螺钉作为第一枚皮质螺钉，促进钢板与远端骨片掌侧皮质的密切接触。钢板必须在解剖学上与远端碎片对齐，用锁定螺钉固定钢板远端，同时置入其他3枚或4枚螺钉。最后，将第一枚皮质螺钉更换为锁定螺钉。由于骨折移位没有完全减少，此时钢板的位置将显示其近端部分与桡骨近端碎片没有完全对齐。它位于近端碎片的内侧，远离掌侧皮质。X线透视在钢板近端长圆形孔上标记皮肤，并在FCR线上做一个3～5mm的切口（切口大小足以插入软性导向器）。用一个止血钳做钝性分离，将导向器插入长圆形孔中，透视检查钻个洞，然后进行轻度牵引，再置入一枚长皮质螺钉（20mm）。在插入皮质螺钉时，维持牵引力以矫正桡骨高度，将钢板近端贴至掌侧骨皮质，矫正骨折背侧倾斜。在达到满意的复位后，使用相同的切口固定其他远端螺钉，近端和远端切口可利用皮肤自然活动度。最后，在长条形孔上使用的第一枚长皮质螺钉必须换成长度合适的螺钉（通常为12mm或14mm）。这种复位方法是将钢板先固定到远端骨块上后，然后钢板近端最初离近端骨块掌侧皮质约1cm，用钢板矫正桡骨背侧倾斜，这就是为什么要在

钢板长条形孔上使用第一枚皮质螺钉，这枚螺钉要足够长，可以到达背侧皮质。

在近端骨折块接近钢板前，将螺钉螺纹固定在两个皮质（掌侧和背侧）上，并有足够的扭矩促进钢板贴合骨质，从而矫正桡骨背侧移位。

由于微创入路和钢板固定前需进行闭合复位和克氏针固定，因此本技术不需要骨折开放复位动作和技巧，根据复位的质量基本为钢板"原位"固定（图9.7）。我们通常建议在远端固定使用第一枚螺钉为皮质螺钉，以使钢板与远端掌侧骨片紧密接触，避免在使用钢板时发生屈肌腱并发症。

9.5 桡骨远端骨折微创钢板内固定术进展

特殊钢板

微创手术的理念越来越受到世界各国医生的欢迎。在桡骨远端骨折微创钢板内固定技术上，市场反映了这种受欢迎程度，生产了适应MIPO技术的新钢板。

纵向皮肤切口最小尺寸限制了内植物长度（图9.8b）。更小的钢板长度可以允许外科医生减少皮肤切口长度，切口已从15mm到10mm。市场上的一些公司已经提供了用于纵向切口技术的小型植入物（图9.8）。

相反，对于横切术，皮肤切口的主要限制是内植物宽度（图9.8b）。在这个方向上，这项技术设计的新型植入物是更窄的钢板。横向切口技术的另一个棘手的问题是近端螺钉的置入，几乎都是经皮置入。这样，软组织导向器和钢板系统息息相关。在近端插入螺钉时，如果螺钉从螺丝刀上松开，它就会在软组织内丢失，与整个手术相比，要找到螺钉并将其取出可能会较为困难。为了防止这些困难，MIPO技术设计一些特殊的更大的软组织保护导向器，可以插入螺钉和螺丝刀，使螺丝孔位置更容易定位，避免螺钉在软组织中从螺丝刀上分开（图9.8）。撰写本章时，另一个新型系统在欧洲市场发布，即Medartis（巴塞尔，瑞士）MIPO系统（图9.9）。使用这种新型植入物，经验丰富的外科医生可以将切口缩小到10mm以下，这将桡骨远端骨折微创钢板内固定技术带入了一个新的阶段。

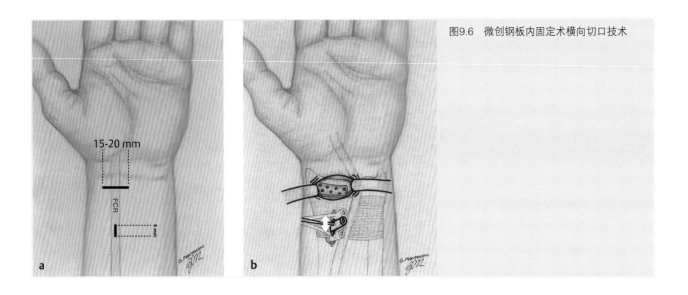

图9.6 微创钢板内固定术横向切口技术

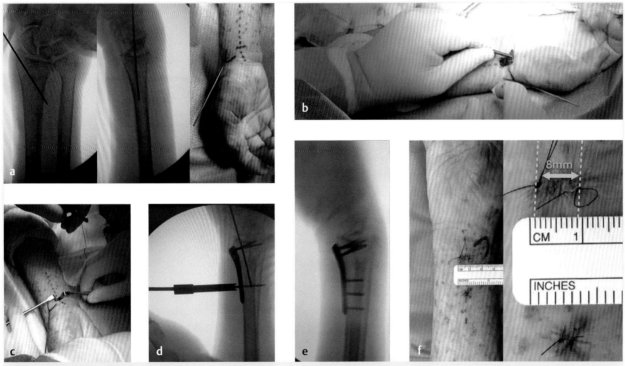

图9.7 微创钢板内固定（MIPO）术横向切口技术，先闭合复位，经皮用1根克氏针暂时固定。a.克氏针固定后透视。b.通过微创通道插入钢板。c、d.固定。e.固定后侧位片。f.最后手术切口小于10mm

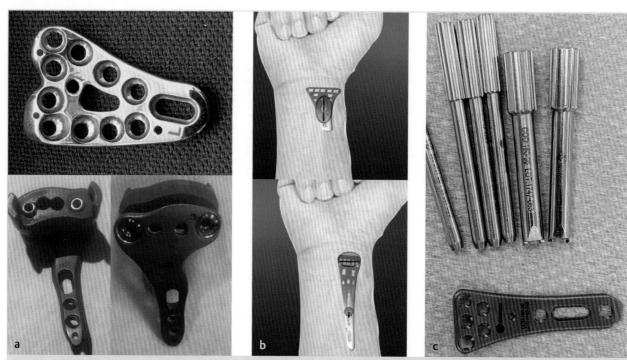

图9.8 新型桡骨远端骨折（DRF）钢板和微创钢板内固定（MIPO）术系统。a.纵向切口MIPO技术用钢板示例（美国得克萨斯州阿迪森市Osteomed银板；法国上古莱恩市Newclip绿板）。b.用于MIPO的DRF板的新设计逻辑：用于纵向技术的短钢板和用于横向技术的窄/长钢板。c.横切口MIPO技术的钢板示例：窄钢板，带有特殊的导向装置，以协助近端螺钉固定（GMReis，Campinas，SP，巴西）

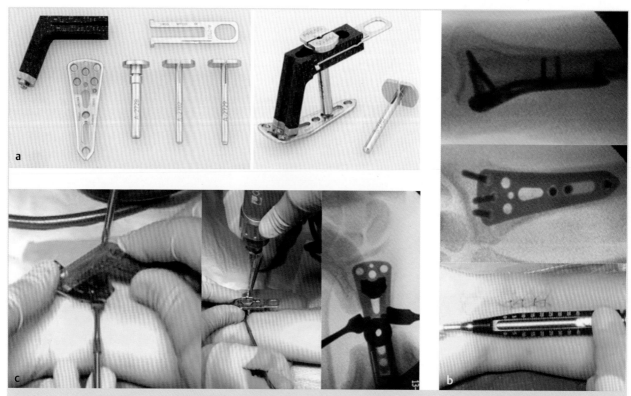

图9.9 a~c.用于微创钢板内固定（MIPO）技术的特殊桡骨远端骨折（DRF）钢板（由瑞士巴塞尔Medartis拥有所有知识产权）、第一个原型限量使用产品的图片，以及首批进行限量使用评估的临床病例之一（本文有西班牙马德里的Pedro Delgaodo博士提供）

9.6　结果、临床病例及少见的微创钢板内固定病例

文献一致显示MIPO技术与传统掌侧钢板技术的结果类似。然而，一些比较研究和早期评估的结果表明MIPO技术对于美容的好处是显而易见的，而且恢复更快。

巧合的是，根据我们的临床经验，在过去8年（2010—2018年）使用MIPO技术中，令我们印象最深刻的是在手术后第一次查房时无痛的术后恢复。

我们非常惊讶的是，在大多数病例中，在术后3～5天的第一次查房中，患者良好的活动度（ROM；超过正常ROM的70%），术后第1天起ROM的恢复与传统技术有很大不同，后者患者通常在切口愈合后2～3周达到相同的功能。这种快速恢复对老年患者和双侧骨折患者自我护理非常重要（图9.10）。文献和我们的临床经验中显示，MIPO技术和传统掌侧钢板技术的并发症是类似的，与钢板固定或骨折复杂性方面有关，但与微创入路无关。如前所述，我们不能过分重视微创手术而忽略骨折的复位和钢板的最佳位置。当技术要求无法达到最佳骨折复位和钢板固定时，必须放弃微创手术，改用传统的FCR入路。

此外一些特殊的情况必须在本章中说明。DRF对MIPO技术有良好的适应证，但如有尺骨远端骨折，需要联合固定。在一根骨上采用稳定固定方法而在另一根骨上采用不稳定固定方法是没有意义的，这就迫使患者在术后接受固定治疗。因此，我们决定使用小钢板，适当地从小切口入路固定远端尺骨骨折。如图9.11c所示，患者术后恢复迅速，无痛。尺骨的固定不是本章的主题，但做以下简短描述。它的固定由远端尺骨上2枚2.5mm锁定螺钉和一个微型T板以及近端3枚螺钉组成，使用两个位于尺侧伸屈腕肌腱之间的微型皮肤切口（15mm）（图9.11）。这项技术的主要缺陷是有可能损伤尺神经腕背支。

9.7　缺点和禁忌证

手术显露是有限的，主要的困难是解剖和避免损伤重要的解剖结构。在DRF的MIPO技术中，最危险的解剖结构是：正中神经、掌皮支、桡神经浅支和桡动脉。避免损伤这些结构的主要建议是维持FCR线切口从皮肤到骨骼。将FCR牵拉回中间，这样牵拉器就能将FCR夹在手术器械和植入物（钢板、钻头导向器、钻头、螺钉等）与神经结构（掌皮支和正中神经）之间。桡侧牵拉器保护桡侧的结构（图9.12）。在近端螺钉固定过程中，常采用软组织保护牵拉器向外侧牵拉FCR。FCR会再次出现在

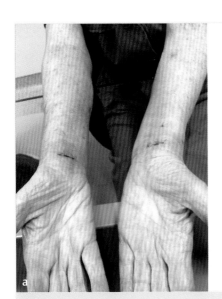
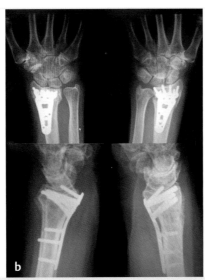
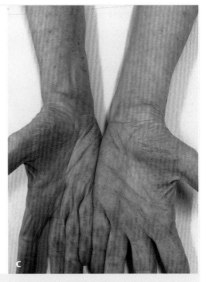

图9.10　由于日常生活能力（DLA）的快速恢复，80岁左右的双侧桡骨远端骨折（DRF）患者采用微创钢板内固定（MIPO）术的良好适应证示例。a.术后5天皮肤瘢痕的临床表现完全独立于DLA。b.骨折固定并愈合的X线片。c.术后6个月瘢痕显示出良好的美容效果

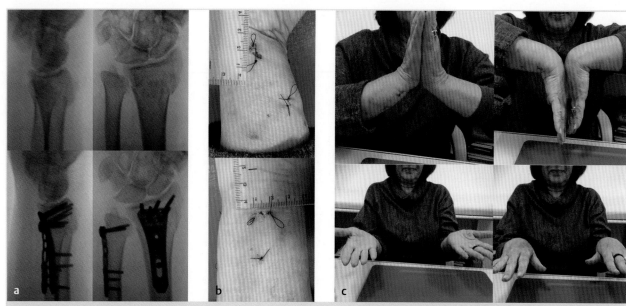

图9.11　桡骨远端骨折（DRF）和尺骨远端骨折（DUF）的小切口组合示例。a.固定前后术中透视。b.术后7天切口瘢痕小于10mm。c.术后仅7天，DLA完全独立

手术区域和神经结构之间。对于桡动脉来说风险更大；因此，千万不要忽视钻头导向器的使用。在最坏的情况下，桡动脉损伤并不像正中神经损伤那样悲惨，这也是选择FCR肌腱桡侧入路的主要原因。如前所述，随着外科医生经验的增长，我们可以大胆地使用微创技术来治疗更复杂的病例。通常指征是关节外不稳定的DRF。应用MIPO技术治疗关节内粉碎性骨折的问题在于，采用简单、小巧的特殊微创钢板时，所有骨折碎片的固定都不牢固。新型微创钢板设计用于关节外骨折，其远端螺钉较少，排列简单，可能无法覆盖桡骨远端软骨下表面的所有区域，也可能无法稳定所有关节内骨碎片。因此，复杂的多碎片关节内骨折的禁忌证更多的是关于MIPO植入而不是MIPO入路。只有掌握了微创手术技术，关节镜辅助操作，并根据骨折需要仔细调整固定方法，外科医生才能治疗这些骨折。以下是作者使用MIPO技术治疗复杂关节骨折的并发症例子（图9.13a），在关节碎片上使用经皮联合螺钉和特殊微创钢板（图9.13b）。术中透视取得了满意的结果。如图9.13c所示，我们判断稳定性足够强，可以进行快速康复，允许患者在1周后活动他的手腕。结果固定不充分，3周后出现骨折块塌陷（图9.13d）。对于这个病例，我们对植入物的选择提出质疑。也许，我们可以使用一个更坚固、更宽、更多的螺钉在更好位置的一个钢板提供更广泛的软骨下区域支持来避免失败。此外保守治疗也许是一种不错的选择，使用石膏联合外固定支架4周，可以达到和植入物一样的效果。这个病例很好地说明了MIPO技术的禁忌证及并发症。

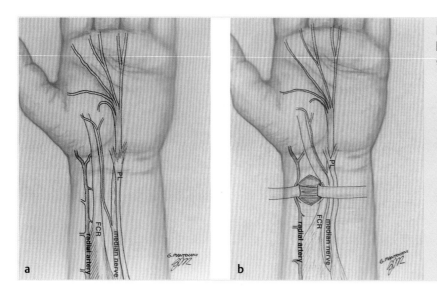

图9.12 陷阱：危险结构。a.微创通路上危险结构的关系。b.桡侧腕屈肌（FCR）内侧牵拉保护正中神经和掌皮支

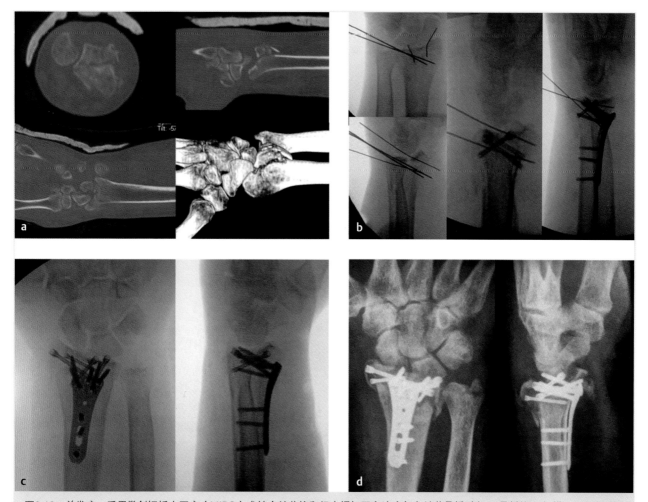

图9.13 并发症：采用微创钢板内固定（MIPO）术结合关节镜和经皮螺钉固定治疗复杂关节骨折1例。a.骨折的CT扫描。b.术中透视显示逐步复位固定。c.最后固定。d. 3周后骨折块塌陷

合适的植入物和器械，大多数DRF可以通过这种方法治疗。

纵向切口：

· 从20～30mm切口开始，在复位和钢板固定过程中练习保留旋前方肌和最低限度的软组织破坏。随着经验的增长，可以开始减小皮肤切口。

· 如果病例很复杂，记住切口是可以扩大的并且可以转换成传统切口。不要让你的患者因为小切口而造成不良的骨折复位和固定。

· 先用透视检查，确定钢板和皮肤切口的最佳位置，并确定皮肤切口位于钢板位置的中间。手术皮肤标记是非常有用的。

横向切口：

· 在开始入路前，必须减少部分骨折移位。掌侧皮质必须对齐，背侧倾斜不能太大。如果骨折在背侧移位很厉害，钢板就会离近端骨碎片太远。远端切口不能低于PQ。如果掌侧皮质不对齐，则难以通过远端横向切口将钢板插入PQ下方。这就是为什么大多数外科医生，包括本章的作者，更喜欢在MIPO入路前对移位严重的骨折进行闭合复位和克氏针暂时固定。

· 第一枚皮质螺钉用于钢板的远端，而且对于骨质疏松患者必须足够长，以穿过背侧皮质提供足够的扭矩，使钢板接触掌侧皮质。此螺钉（通常为22～24mm）将在远端其他锁定螺钉固定后更换为尺寸合适的锁定螺钉，以避免对伸肌腱造成损伤。

· 横向MIPO最棘手的部分是在前臂内侧插入近端螺钉，而不从螺丝刀上松脱。握住与螺丝刀连接的螺钉，测试螺丝刀在螺钉上的把持力。如果螺丝刀没有落下，则可以减少螺钉在插入过程中松脱的机会。另一个技巧是用3-0Vicyl线在螺钉颈上缝合，并将缝合线固定在螺丝刀上以防松动。

· 要进行横切手术，必须有一个高质量的植入物装置，能牢牢抓住螺钉头的螺丝刀，以及良好的软组织保护装置。如果现有的植入装置不能解决这些问题，则选择纵向MIPO技术。

9.8 结论

微创手术是世界各国外科专业的发展趋势。DRF掌侧锁定钢板微型化是一种可行、安全、技术上可重复的方法。术后即刻恢复，疼痛、水肿和血肿减少，因而DLA恢复更快。这项技术主要适用于关节外、不稳定和可复位的DRF；通过良好的学习曲线、

参考文献

[1] Orbay JL, Badia A, Indriago IR, et al. The extended flexor carpi radialis approach: a new perspective for the distal radius fracture. Tech Hand Up Extrem Surg 2001;5(4):204–211.

[2] Loisel F, Kielwasser H, Faivre G, et al. Treatment of distal radius fractures with locking plates: an update. Eur J Orthop Surg Traumatol 2018;28(8):1537–1542.

[3] Forward DP, Lindau TR, Melsom DS. Intercarpal ligament injuries associated with fractures of the distal part of the radius. J Bone Joint Surg Am 2007;89(11):2334–2340.

[4] Lindau T. Arthroscopic Evaluation of Associated Soft Tissue Injuries in Distal Radius Fractures. Hand Clin 2017;33(4):651–658.

[5] Arora R, Lutz M, Hennerbichler A, Krappinger D, Espen D, Gabl M. Complications following internal fixation of unstable distal . radius fracture with a palmar locking-plate.J Orthop Trauma 2007;21(5):316–322.

[6] Thorninger R, Madsen ML, Wever D, Borris LC, Rolfing JHD. Complications of volar locking plating of distal radius fractures in 576 patients with 3.2 years follow-up. Injury 2017;48(6):1104–1109.

[7] Wilson J, Viner JI, Johal KS, Woodruff M]. Volar Locking Plate Fixations for Displaced Distal Radius Fractures: An Evaluation of Complications and Radiographic Outcomes. Hand (N Y) 2018;13(4):466–472.

[8] Ruggiero GM. Saving Tendons on Distal Radius Fractures: A Simple Surgical Pearl to Prevent FPL Tendon Conflict with Volar Locking Plates. J Wrist Surg 2017;6(3):248–250.

[9] Sen MIK, Strauss N, Harvey EJ. Minimally invasive plate osteosynthesis of distal radius fractures using a pronator sparing approach. Tech Hand Up Extrem Surg 2008;12(1):2–6.

[10] Cannon TA, Carlston CV, Stevanovic MV, Ghiassi Pronator-sparing technique for volar plating of distal radius fractures. J Hand Surg Am 2014;39(12):2506–2511.

[11] Chaudhry H, Kleinlugtenbelt YV, Mundi R, Ristevski B, Goslings JC, Bhandari M. Are Volar Locking Plates Superior to Percutaneous K-wires for Distal Radius Fractures? A Meta-analysis. Clin Orthop Relat Res 201 5;473(9):3017–3027.

[12] Peng F, Liu YX, Wan ZY. Percutaneous pinning versus volar locking plate internal fixation for unstable distal radius fractures: a meta-analysis. J Hand Surg Eur Vol 2018;43(2):158–167.

[13] Dennison DG, Blanchard CL, Elhassan B, Moran SL, Shin AY. Early Versus Late Motion Following Volar Plating of Distal Radius Fractures. Hand (N Y) 2018:1558944718787880 doi:10.1177/1 55894471 8787880.

[14] Aita MA, Vieira Ferreira CH, Schneider lbanez D, et al. Randomized clinical trial on percutaneous minimally invasive osteosynthesis of fractures of the distal extremity of the radius. Rev Bras Ortop 2014;49(3):218–226.

[15] Calb1ylk M, Ipek D. Use of Different Methods of Intramedullary Nailing for Fixation of Distal Radius Fractures: A Retrospective Analysis of Clinical and Radiological Outcomes. Med Sci Monit

201 8;24:377–386.

[16] Hardman J, Al-Hadithy N, Hester T, Anakwe R. Systematic review of outcomes following fixed angle intramedullary fixation of distal radius fractures. Int Orthop 2015;39(12):2381–2387.

[17] Strassmair MK, Jonas M, Schafer W, Palmer A. Distal Radial Fracture Management With an Intramedullary Cage and Fragment Fixation. J Hand Surg Am 2016;41(8):833–840.

[18] Geissler WB, Fernandes D. Percutaneous and limited open reduction of intra-articular distal radial fractures. Hand Surg 2000;5(2):85–92.

[19] Duncan SFM, Weiland A]. Minimally invasive reduction and osteosynthesis of articular fractures of the distal radius. Injury 2001;32(Suppl 1):SA14–SA24.

[20] lmatani J, Noda T, Morito Y, Sato T, Hashizume H, Inoue H. Minimally invasive plate osteosynthesis for comminuted fractures of the metaphysis of the radius.J Hand Surg [Br] 2005;30(2):220–225.

[21] Lebailly F, Zemirline A, Facca S, Gouzou S, Liverneaux P. Distal radius fixation through a mini-invasive approach of 15 mm. PART 1: a series of 144 cases. Eur J Orthop Surg Traumatol 2013;24(6):877–890.

[22] Liverneaux P, Ichihara S, Facca S, Hidalgo Diaz JJ. [Outcomes ot minimally invasive plate osteosynthesis (MIPO) with volar locking plates in distal radius fractures: A review]. Hand Surg Rehabil 2016;35S:S80–S85.

[23] Igeta Y, Vernet P, Facca S, Naroura I, Diaz JJH, Liverneaux PA. The minimally invasive flexor carpi radialis approach: a new perspective for distal radius fractures. Eur J Orthop Surg Traumatol 2018;28(8):1515–1522.

[24] Liverneaux PA. The minimally invasive approach for distal radius fractures and malunions. J Hand Surg Eur Vol 2018;43(2):121–130.

[25] Naito K, Zemirline A, Sugiyama Y, Obata H, Liverneaux P, Kaneko K. Possibility of Fixation of a Distal Radius Fracture With a Volar Locking Plate Through a 10 mm Approach. Tech Hand Up Extrem Surg 2016;20(2):71–76.

[26] Zenke Y, Sakai A, Oshige T, et al. Clinical results of volar locking plate for distal radius fractures: conventional versus minimally invasive plate osteosynthesis.J Orthop Trauma 2011;25(7):425–431.

[27] Pire E, Hidalgo Diaz JJ, Salazar Botero S, Facca S, Liverneaux PA. Long Volar Plating for Metadiaphyseal Fractures of Distal Radius: Study Comparing Minimally Invasive Plate Osteosynthesis versus Conventional Approach.J Wrist Surg 2017;6(3):227–234.

[28] Zhang X, Huang X, Shao X, Zhu H, Sun J, Wang X. A comparison of minimally invasive approach VS conventional approach for volar plating of distal radial fractures. Acta Orthop Traumatol Turc 2017;51(2):110–117.

第十章　支撑钢板

Mitche G. Eichon，Scott G. Edwards

摘要

在桡骨远端严重的粉碎性骨折中，背侧支撑钢板是一种合理的选择。它可以通过牵引韧带充分复位小骨碎片，其并发症发生率低于外固定。这个非常适用于无须固定关节的关节内骨折，且骨折粉碎太严重而无法进行掌侧钢板固定的患者。背侧支撑钢板可以单独使用，也可以作为其他固定方法的辅助手段。根据经验，这种方法是简单而方便的。该方法要求几个月后进行第二次手术拆除内固定，大多数患者已恢复腕部运动功能。外固定仍应用于某些情况，特别是在高度污染伤口的情况下；然而，在通常使用外固定的情况下，使用支撑板是一种更好的选择。

关键词：桡骨远端骨折，桡骨远端粉碎性骨折，支撑钢板，外固定，掌侧钢板

10.1　引言

桡骨远端骨折的治疗已经从非手术治疗发展成为骨科手术中常见的手术。桡骨远端骨折的手术固定因掌侧钢板和骨碎片的特异性发生了革命性的变化，从而使桡骨远端骨折切开复位内固定成为主要方法。从那时起特别是在粉碎性骨折的治疗上，钢板的局限性变得更加明显。

标准掌侧锁定钢板不够长，无法为较大范围干骺端粉碎性骨折提供良好的稳定性。后来设计了更长的锁定钢板来延长固定干骺端粉碎性骨折，但也不能彻底解决关节内粉碎骨折或背侧缘压缩。对于这些复杂的骨折，外固定可以使骨折端延伸到一定长度，并使粉碎的骨碎片利用韧带顺行复位。外固定可以中和桡腕关节的应力，防止高度粉碎性骨折中桡骨远端的塌陷。

外固定虽然有很好的固定效果，但其并发症也较多，主要与外固定针有关。外固定针的并发症包括松动、针道感染、肌腱损伤、软组织瘢痕、骨霉菌炎和神经损伤。针道感染是最常见的问题，骨感染报道中高达一半都是外固定病例。

外固定的并发症发生率为20%~60%，随着外固定时间的延长并发症发生的风险增加。因此，通常需要在桡骨远端骨折完全愈合前取出外固定装置。

1998年，Burke、Singer和Becton等首次提出背侧支撑钢板作为桡骨远端骨折外固定的替代品。这种技术有很多名字，包括桥板、撑开板、跨跃板。背侧支撑钢板中和了骨折处的应力，并通过韧带的牵拉来促进复位。与外固定相似，但有许多独特的优点。最大的优点是没有外固定针和相关的并发症。外固定不能完全矫正掌侧倾斜，在尸体和临床研究中得到证实。背侧钢板支撑背侧皮质，使骨折愈合时掌倾角得以维持。最近对桡骨远端骨折的影像学结果进行了回顾性分析，报道桡骨远端骨折的掌倾角为7.9°，而外固定治疗的掌倾角为-5.5°。

外固定结构的强度与骨和纵向杆之间的针长度成正比。背侧支撑板本质上使这个长度能达到最小化实现最短的可能距离。钢板直接放在骨头上，钢板紧贴骨质。无骨杆距离的优势已经在体外研究中得到证明：在轴向负重、手腕屈曲和手腕背伸时，支撑钢板比外固定固定强度更好。它提供了一种更加稳定和牢固的固定，使患者几乎可以立即承受手腕上的重量。在粉碎性骨折的后期愈合中，支架的刚度对骨愈合特别重要。与外固定相比，支撑钢板的刚性可减少骨折愈合所需的时间，但是这一点还需要更多的临床研究。

对于需要暂时稳定上肢协助转移的多发性损伤患者，支撑钢板也具有优势。在多发创伤中，尽快承受骨折部位重量的能力对康复至关重要。这些患者通常住在ICU，在ICU外固定治疗困难，针道周围的污染可导致感染。

支撑钢板的主要缺点是需要二次手术拆除内固定，此外它还有肌腱撞击和神经刺激的风险。支撑钢板留在体内一段时间会损伤手腕，导致肌腱损伤。尽管在1年内会有好转，但是康复后功能不佳，术后腕关节僵硬仍需要关注。

桡骨远端骨折治疗的首要目标是在无痛情况下

达到骨折愈合。支撑钢板能帮助恢复桡腕关节的桡骨高度，使粉碎性骨折在最佳位置愈合并能使患者良好活动。背侧支撑钢板已成为桡骨远端骨折治疗的一个组成部分，在某些情况下已在很大程度上取代了外固定。外科医生应熟悉这两种技术的应用。

10.2　适应证

背侧支撑钢板主要用于桡骨远端严重粉碎并且无法置入钢板和螺钉的骨折。当螺钉无法固定骨碎片时，必须通过牵引韧带来促进骨折复位。干骺端骨丢失伴骨干延长可影响近端螺钉置入。支撑钢板的长度增长可以固定到粉碎节段近端的骨质中。背侧支撑钢板也适用于伴有背侧骨块嵌插的粉碎性骨折。它们支持背部皮质，减少背侧塌陷，恢复掌倾角。为了稳定上肢进行术后早期康复和活动时，背侧支撑钢板是一种很合适的选择。

多发伤和下肢损伤可以通过支撑钢板立即承受重量，这有助于活动和步态辅助设备的使用。同样的原则适用于需要上肢活动的双侧粉碎性桡骨远端骨折患者。

禁忌证将在下面讨论；有关适应证和禁忌证的完整列表，请参见表10.1。案例示例见图10.1、图10.2和图10.3。

10.3　手术技术

Burke和Singer对这一技术的首次描述是将支撑钢板放置在第三掌骨远端。Hanel等随后介绍了"Harbor-view method"，这是一种基于放射状的方法，利用第二背侧间室和第二掌骨。生物力学研究表明，两种钢板的位置导致的固定强度差异不大。两者都有各自的优点，可以在不同的情况下成功使用。

第二掌骨入路比第三掌骨入路在桡骨远端桡侧提供更多的牵引。这是帮助恢复桡骨高度和掌倾角

表10.1　背侧支撑钢板的适应证和禁忌证

适应证	禁忌证
严重粉碎	掌侧钢板或其他适当的固定
干骺端骨丢失	单纯掌骨骨折
长段骨干骨折	第二和第三掌骨骨折
多发伤康复	后期随访具有不确定性
双侧的早期活动	污染的开放性伤口
桡腕关节脱位	软组织覆盖率低
腕和前臂截肢	

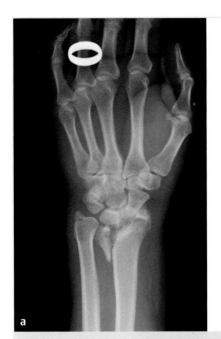
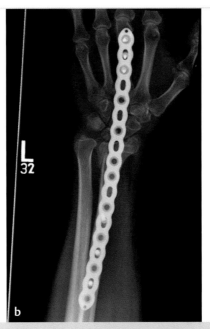
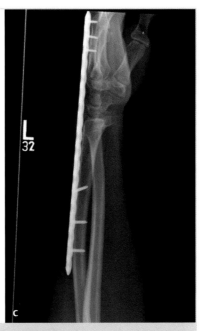

图10.1　a.桡骨远端关节内骨折伴严重粉碎和月骨小关节几乎完全脱位的前后位视图。b.在第三掌骨位置应用2.7mm弯曲支撑钢板并恢复长度和桡骨高度后6个月的术后X线照片。c.术后6个月侧位视图，桡腕关节对中，背角0°

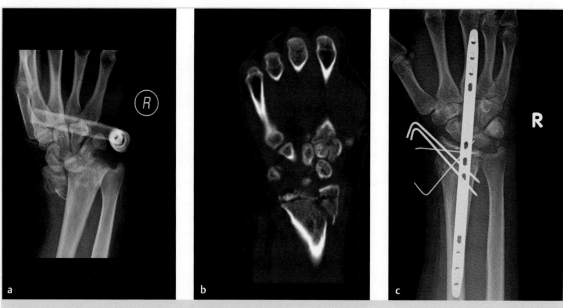

图10.2 a.桡骨远端关节内骨折伴严重粉碎和桡腕关节半脱位。b.计算机断层扫描（CT）显示关节内脱臼、粉碎和关节面凹陷。c.背部支撑钢板与桡腕关节的中和，允许克氏针的位置和关节骨碎片对齐（这些图片由格雷戈里·H·拉菲亚提供）

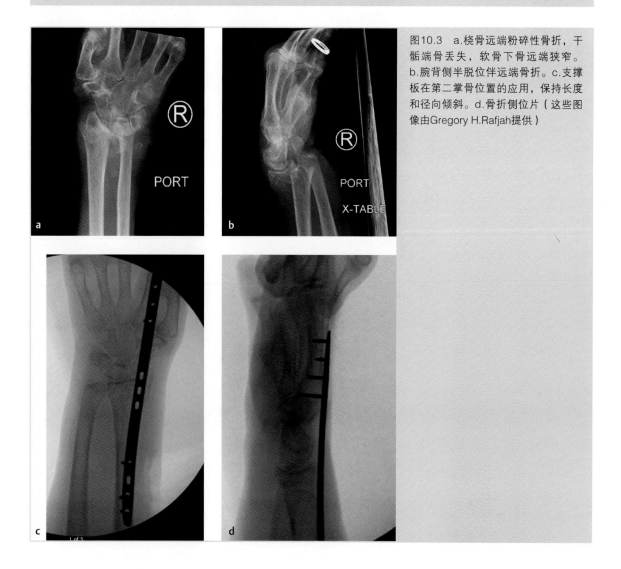

图10.3 a.桡骨远端粉碎性骨折，干骺端骨丢失，软骨下骨远端狭窄。b.腕背侧半脱位伴远端骨折。c.支撑板在第二掌骨位置的应用，保持长度和径向倾斜。d.骨折侧位片（这些图像由Gregory H.Rafjah提供）

最好的方法。这种方法的支持者还注意到，该方法由于手腕尺偏，还会增强握力。与第三掌骨入路方法相比，第二掌骨入路理论上也具有更低的肌腱卡压和更少的肌腱接触的概率；然而，支撑钢板更为突出的是可能与桡神经的浅支相接触。当使用第二间室时避开了Lister结节和EPL肌腱。这使得钢板更容易通过，并且不需要第3个切口来避开EPL肌腱。

第三掌骨是一个坚硬的结构，可能是为了钢板与桡骨更好地接触，但是临床还是有争议的。这种方法的最大优点是能够支撑背侧桡骨，并直接将桡骨与第三掌骨对齐。为了跨越手腕，钢板将覆盖Lister结节。这可能会阻碍钢板通行，增加肌腱卡压的风险。

一般选择3.5mm的动态加压板，虽然2.4mm或2.7mm的板也可以使用。而3.5mm的动态加压板更加硬，不太可能断裂，但是尺寸大的螺钉会增加掌骨骨折的风险。支撑板至少应该有12～16孔的长度，近端延伸4cm。虽然弧形的支撑钢板也经常被使用，但通常用的是直板。特殊的板材已经设计并应用，像是锥形的末端，这个设计更容易通过，还带有光滑的边缘便于移除。

10.3.1　第三掌骨技术

参见图10.4～图10.13。在桡骨中1/3做一个5cm的背侧纵向切口，靠近第一间室和第二间室肌腱的交叉处。通过将钢板置于皮肤上，并在上标记其理想位置，可以确定切口位置和钢板长度。它应向粉碎性节段近端至少延伸4cm，继续向下经过皮肤和肌肉直到到达桡骨；剥离的间隙通常是肱桡肌的尺侧。在Lister结节上做第二个长度为2～4cm的纵向切口，分离至伸肌支持带。注意不要损伤前臂和手背感觉神经分支。纵向切开第三间室，向桡侧牵拉EPL肌腱。钢板放置于切口近端，并沿第四间室的骨膜向远端延伸至第三掌骨上方。钢板将穿过Lister结节。如果在第四隔室的肌腱上有钢板撞击，阻止钢板通过，隔间可以从桡侧转移到尺侧，离开桡骨远端。此外，可以用在钢板的远端做第三个5cm的纵向切口来去除Lister结节，继续进行剥离直到到达钢板。在透视确认放置位置后，固定从掌骨开始。皮质螺钉放置在最远端或倒数第二个螺钉。注意要使钢板在掌骨上居中。然后在骨折处进行牵引，使其复位。在牵引中增加内旋可促进复位。我们不使

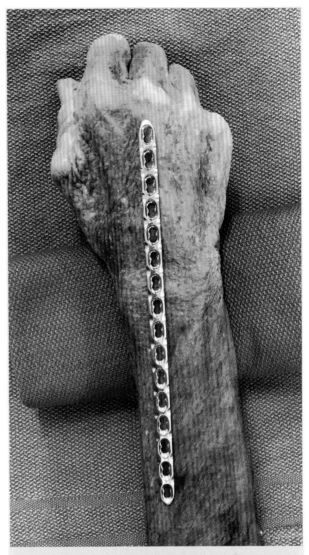

图10.4　这是一个尸体解剖，演示了第三掌骨位置桡骨远端内背侧支撑钢板的应用。在本例中，使用了16孔2.7mm锁定双压缩板（DePuy Synthes，Solothurn，瑞士）切口位置和钢板大小通过放在皮肤上的大致位置来确定

用外部重量牵引，但其他报道有使用手指夹5～7lb（1lb=454g）的重量。锁定钻头导向器提供一个稳定的桩柱来向远端推动钢板并产生牵引力。为了避免过度撑开，桡腕间隙应小于5mm。将钢板近端夹紧至桡骨近端进行临时固定，透视检查钢板放置情况，然后在近端置入皮质螺钉。推荐至少使用3个桡骨和3个掌骨锁定或非锁定螺钉。大多数作者倾向于在掌骨和桡骨分别放置1枚非锁定螺钉，然后在透视下检查钢板位置后再放置剩余的螺钉。

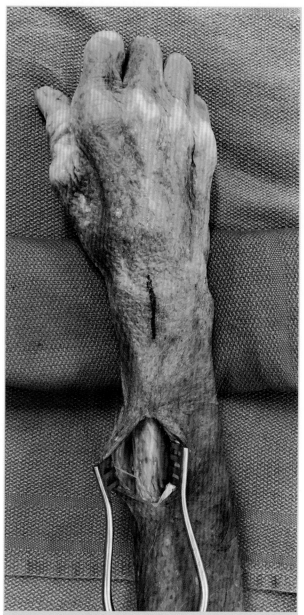

图10.5　在肱桡肌肌腱尺侧近侧切一个5cm长的切口，并向下延伸至桡骨背侧。第二间室的筋膜侧的间隙也可以使用

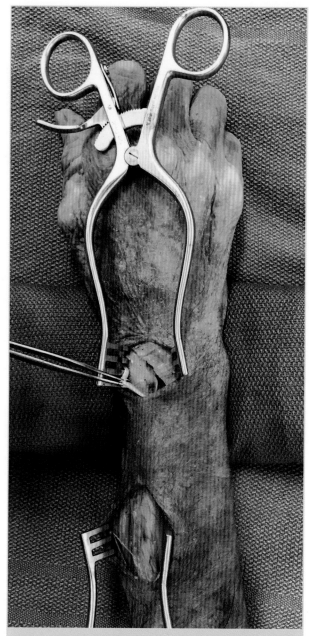

图10.6　在腕背侧做第二个3cm的切口，并仔细解剖，直到第三个间隔被看到。拇长伸肌（EPL）肌腱从筋膜室向尺侧牵拉

在这一点上，可以做小切口减少骨碎片和提供辅助固定。克氏针、空心螺钉和钢板都有报道。第三掌骨位置可能不在桡骨柱上，桡骨茎突板或克氏针通常是一个很好的选择。根据骨折情况，采用关节背侧切开术来观察关节内表面。Die-punch 骨折和关节内碎片被证实对齐，如果需要用骨质支撑，也可以使用脱矿骨基质或骨移植物。在闭合前，确保没有肌腱撞击和DRUJ不稳定。如果DRUJ是不稳

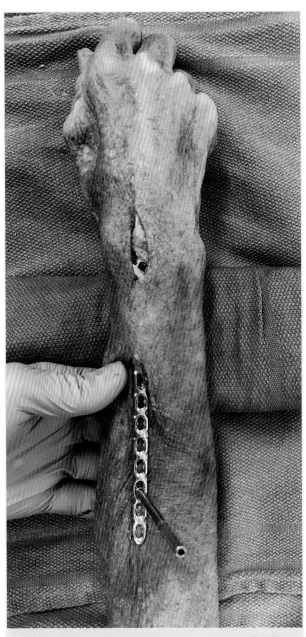

图10.7 将锁定钻头导向器放置在板中，以在插入期间提供杠杆作用。钢板从近端到远端，在第二和第三间室肌腱下。第四隔室的底可以在径向边界上升高，以允许通过。此外，Lister结节可以用咬骨钳取出

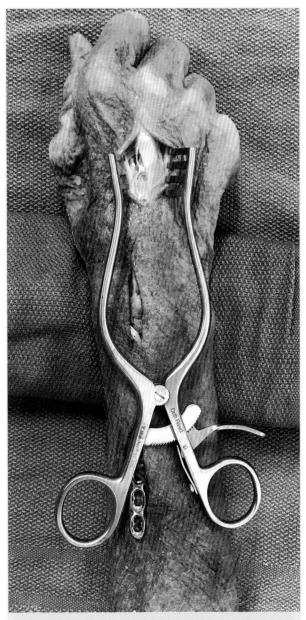

图10.8 骨折复位后，钢板在伸肌腱下向远端通过，直到与第三掌骨水平。在钢板上做一个5cm长的远侧切口，并仔细解剖。检查伸肌腱有无卡压或缩回

定的，应该进行相应的治疗，将需要更长的术后固定时间。为使患者感到舒适，患者被置于短臂夹板上。在疼痛允许的情况下，他们可以开始主动或被动地活动，通常是1～2周。适当范围的运动应该在术第1天开始。如果需要早期活动能力，他们可以立即承受5lb的重量，也可以使用拐杖。克氏针通常在术后6周取出，如果影像学显示骨折愈合，3～4个月后可取出钢板。

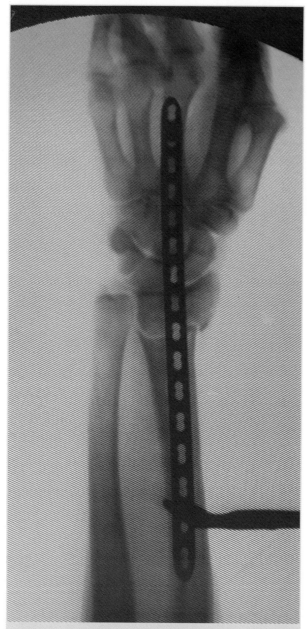

图10.9　确保钢板位于正确位置并居中，然后将皮质螺钉放置在远端或倒数第二个螺钉孔中。用钢板在骨折处施加牵引力；可使用锁定钻头导向器，以发挥杠杆作用。在透视下检查骨折情况，当牵引力足够时，将近端钢板夹在骨上。桡腕关节的间隙不应超过5mm。这是1例桡骨远端骨折以供演示

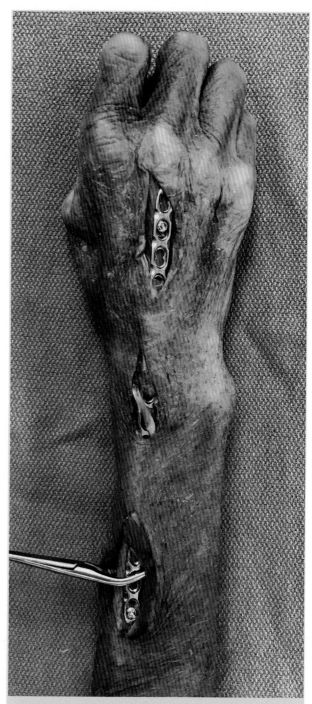

图10.10　皮质螺钉放置在近端钢板中；确保钢板位于桡骨的中心。检查荧光透视；仍然可以对钢板相对于骨骼的位置进行小的调整

10.3.2　第二掌骨技术

同样的技术用于第二掌骨位置，但有一些修改。只有两个切口因为避开了第三间室。在近端做一个5cm的纵向切口，在桡侧腕长伸肌（ECRL）和桡侧腕短伸肌（ECRB）肌腹部之间显露桡骨。如果保持这个间隔，就可以避免损伤桡神经浅支。钢

板放置在桡骨的桡背侧，并从远端刚好在骨膜上方穿过第二间室的底部。它应该通过第一、第二和第三指伸肌腱。然后在第二掌骨处显露钢板，小心保护桡神经浅支。使用上一节所述的技术，首先向远端，然后向近端牵引固定钢板。当第二掌骨与桡骨

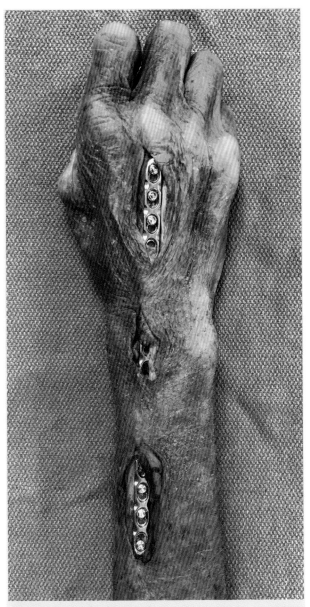

图10.11 在掌骨和桡骨各放置2枚额外的锁紧螺钉，每侧总共3个

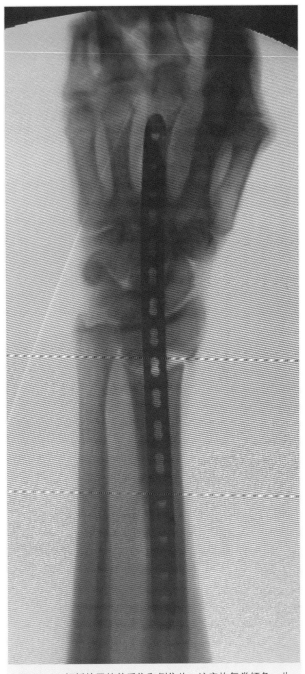

图10.12 钢板放置的前后位和侧位片。注意恢复掌倾角。此时，可以通过单独的切口进行进一步的固定

共线时，腕关节应轻微尺偏。根据需要进行辅助固定，闭合切口，患者用夹板固定。遵循上述相同的术后过程。

10.4 结果

关于背侧支撑钢板多个研究结果已经发表；然而，大多数研究是小规模的，没有前瞻性的研究直接比较支撑钢板和外固定。外固定术并发症发生率高，为20%~60%。单外固定的针道感染率高达50%，而用支撑钢板的针道感染率为1.4%。尽管大多数与外固定相关的针道感染都很轻微，但如果使用内支撑钢板可以获得足够的功能和影像学结果，就不会有这些并发症。

最近Lauder等的一项研究对支架固定后的腕关节与正常未受伤侧的腕关节的功能进行了比较，对18例患者进行了平均2.7年的随访，发现受伤的腕关节

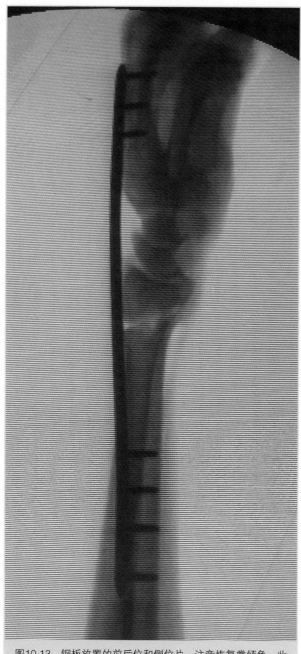

图10.13 钢板放置的前后位和侧位片。注意恢复掌倾角。此时，可以通过单独的切口进行进一步的固定

可屈曲43°，背伸46°，尺偏23°，与未受伤手相比，屈曲58°，背伸56°，尺偏29°。握力为对侧的86%。伤腕内旋为66°，外旋为71°，未伤腕内旋为73°，外旋为69°。虽然活动范围明显小于未受伤侧，但活动范围在良好功能范围内。腕关节活动的功能范围被确定为40°的屈伸和50°的旋前和旋后。另有其他15项研究报告了相似结果的内支撑板术后腕部活动范围。

支撑钢板固定后平均掌倾角范围为4.1°~7.9°，尺骨平均变异范围为-0.3~0.18mm。Huish等对比了背侧支撑钢板与外固定和掌侧钢板固定的影像学表现。各组间桡骨掌倾角相似；支撑钢板的掌倾角为7.9°，外固定为-5.5°，掌侧钢板为6°。支撑钢板愈合率为99%~100%，而外固定愈合率为96%~98%。支撑钢板的并发症包括伸肌腱粘连（1.4%~76%），肌腱断裂（0~1.6%）和需要取出钢板的感染（0~1.4%）。Dods等报道伸肌腱松解术的发生率最高为76%（19/25）；在他们的钢板取出过程中，伸肌腱的探查是常规的一部分。根据尸体研究，肌腱卡压在理论上是存在的，但在临床文献中没有报道。

其他潜在的并发症包括钢板失效（0~12%）、掌骨骨折（0~3%）和掌骨螺钉失效（0~1.4%）。钢板失效患者取出钢板的平均时间为10个月，时间远远长于传统的3~4个月。大样本研究表明钢板失效率为2%（3/144）。在同样的研究中，如果钢板放置超过16周，钢板失效率从9%增加到21%。Dodd等也发现了类似的趋势。在3例（12%）钢板断裂的患者中，钢板取出时间为13.5个月。

10.5 缺陷和禁忌证

对于桡骨远端非粉碎性骨折，可采用掌侧锁定钢板或其他固定方法固定，背侧支撑钢板并不适用。然而，对于骨质疏松症患者，可将其视为掌侧钢板的辅助治疗。如果韧带复位不能达到良好的复位，则不应将其作为唯一的固定方法。例如，掌侧月骨面或掌侧切变骨折可能需要单独切开、复位和固定。伴随的第二和第三掌骨骨折是背侧支撑钢板的禁忌证。

在选择外固定装置和背侧支撑钢板时，需要考虑社会因素。如果支撑钢板放置太久而断裂，可能会导致严重的肌腱损伤。应尽最大努力在3~4个月影像学显示骨折愈合后拆除钢板。在患者可能不会返回将钢板拆除的情况下外固定治疗方法是一个更好的选择。同样，在有可能违背医嘱的患者也不太可能在有外部固定装置的情况下这样做。有关适应证和禁忌证的完整列表，请参见表10.1。

通过适当的技术，大多数并发症都可以避免。仔细解剖是必要的，以避免损伤桡神经浅支。钢板应该首先固定在掌骨上，否则，撑开后钢板远侧与掌骨体不贴附，再钻桡骨螺钉。在骨折的每一侧至少使用3枚螺钉，并确保螺钉放置在骨的中心位置，以防止骨折。当使用第三掌骨入路时，做第3个切口来分离EPL并确认肌腱没有被卡住。为防止钢板失效，钢板厚度至少为2.4mm，应在4个月内取出。复杂性区域疼痛综合征是过度牵引的可能后果。骨折不应分离超过5mm，分离后应检查手指屈曲功能。

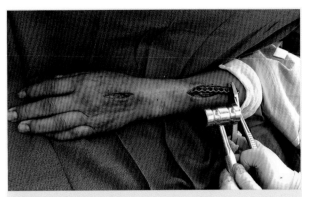

图10.14　去除带有扇形边缘的重建板可能很困难。如果"滚压"不起作用，而且钢板有一定的活动性但不自由，则可以将钢板从近端切口拿出

提示和技巧

·**钢板尺寸和切口放置**：将钢板置于皮肤上，在切开前用透视检查长度和切口位置。

·**钢板通道**：如果钢板不容易通过，首先尝试不同角度操作。伸肌支持带也可以在最近端部分切开。或者，可以从远端切口创建软组织板通道，以满足从近端切口创建的软组织板通道。导丝或缝合器可以从肌腱下的远端到近端穿过。

·**钢板固定**：钢板应始终首先固定在掌骨上，最远端或倒数第2个螺钉应首先使用。这将提供良好的板沿轴对齐，并将确保掌骨固定。如果先固定桡骨，远端掌骨无法固定时可能需要重新定位桡骨螺钉，以便掌骨固定。

·**钢板拆除**：下颌钢板和带扇形边缘的钢板可能难以拆除。钢板可以"滚动"或在其长轴上来回摇晃，直到从软组织中分离出来。如果钢板仍然没有完全脱离软组织，用钳子抓住近端钢板，轻轻地将钢板敲出近端切口（图10.14）。也可用锁定钻头导向器，尽管它可能会损坏。特别设计的支撑钢板边缘光滑，不难拆卸。

10.6　结论

对于需要桥接固定和桡腕关节中立位固定的桡骨远端粉碎性骨折，背侧支撑钢板是一种安全有效的治疗方法，术后并发症发生率较外固定低。该项技术容易掌握，多个研究表明，临床效果令人满意。在合适的患者中，外科医生应考虑使用背侧支撑钢板代替外固定。

参考文献

[1] Diaz-Garcia R], Chung KC. The evolution of distal radius fracture management: a historical treatise. Hand Clin 2012;28(2):105–111.

[2] Huish EG JI, Coury JG, lbrahim MA, Trzeciak MA. Radiographic out-comes of dorsal distraction distal radius plating for fractures with dorsal marginal impaction. Hand 2018; 13(3).

[3] Alluri RK, Bougioukli S, Stevanovic M, Ghiassi A. A biomechanical comparison of distal fixation for bridge plating in a distal radius fracture model. J Hand Surg Am 2017;42(9):748.e1–748.e8.

[4] Chhabra A, Hale JE, Milbrandt TA, Carmines DV, Degnan GG. Biomechanical efficacy of an internal fixator for treatment of distal radius fractures. Clin Orthop Relat Res 2001 ;(393):318–325.

[5] Suso S, Combalia A, Segur JM, Garcia-Ramiro S, Ramon R. Comminuted intra-articular fractures of the distal end of the radius treated with the Hoffmann external fixator.J Trauma 1993;35(1):61–66.

[6] Bishay M, Aguilera X, Grant J, Dunkerley DR. The results of external fixation of the radius in the treatment of comminuted intraarticular fractures of the distal end. J Hand Surg [Br]1994;19(3):378–383.

[7] McKenna J, Harte M, Lunn J, O'Bierne J. External fixation of distal radial fractures. Injury 2000;31(8):613–616.

[8] Klein W, Dee W, Rieger H, Neumann H, Joosten U. Results of transarticular fixator application in distal radius fractures. Injury 2000;31(Suppl 1):71–77.

[9] Kapoor H, Agarwal A, Dhaon BK. Displaced intra-articular fractures of distal radius: a comparative evaluation of results following closed reduction, external fixation and open reduction with internal fixation. Injury 2000;31(2):75–79.

[10] Hanel DP, Ruhlman SD, Katolik LI, Allan CH. Complications associated with distraction plate fixation of wrist fractures. Hand Clin 2010;26(2):237–243.

[11] Dahl J, Lee DJ, Elfar JC. Anatomic relationships in distal radius bridge plating: a cadaveric study. Hand (N Y) 2015;10(4):657–662.

[12] Burke EF, Singer RM. Treatment of comminuted distal radius with the use of an internal distraction plate. Tech Hand Up Extrem Surg 1998;2(4):248–252.

[13] Becton JL, Colborn GL, Goodrich JA. Use of an internal fixator device to treat comminuted fractures of the distal radius: report of a technique. Am J Orthop 1998;27(9):619–623.

[14] Bartosh RA, Saldana M]. Intraarticular fractures of the distal radius: a cadaveric study to determine if ligamentotaxis restores radiopalmar tilt. J Hand Surg Am 1990;15(1):18–21.

[15] Richard M], Katolik LI, Hanel DP, Wartinbee DA, Ruch DS. Distraction plating for the treatment of highly comminuted distal radius fractures in elderly patients. J Hand Surg Am 2012;37(5):948–956.

[16] Wolf JC, Weil WM, Hanel DP, Trumble TE. A biomechanic comparison of an internal radiocarpal-spanning 2.4-mm locking plate and external fixation in a model of distal radius fractures. J Hand Surg Am 2006;31(10):1578–1586.

[17] Wu JI, Shyr HS, Chao EY, Kelly PJ. Comparison of osteotomy healing under external fixation devices with different stiffness characteristics. J Bone Joint Surg Am 1984;66(8):1258–1264.

[18] Lewis S, Mostofi A, Stevanovic M, Ghiassi A. Risk of tendon entrapment under a dorsal bridge plate in a distal radius fracture model. J Hand Surg Am 2015;40(3):500–504.

[19] Hanel DP, Lu TS, Weil WM. Bridge plating of distal radius fractures: the Harborview method. Clin Orthop Relat Res 2006;445(445):91–99.

[20] Laulder A, Agnew S, Bakri K, Allan CH, Hanel DP, Huang JI. Functional outcomes following bridge plate fixation for distal radius fractures.J Hand Surg Am 2015;40(8):1554–1562.

[21] Ruch DS, Ginn TA, Yang CC, Smith BP, Rushing J, Hanel DP. Useof a F distraction plate for distal radial fractures with metaphyseal and diaphyseal comminution. J Bone Joint Surg Am 2005;87(5):945–954.

[22] Dodds SD, Save AV, Yacob A. Dorsal spanning plate fixation for distal . radius fractures. Tech Hand Up Extrem Surg 2013;17(4):192–198.

[23] Jain M], Mavani K]. A comprehensive study of internal distraction plating, an alternative method for distal radius fractures. J Clin Diagn Res 2016;10(12):RC14–RC17.

[24] Ginn TA, Ruch DS, Yang CC, Hanel DP. Use of a distraction plate for distal radial fractures with metaphyseal and diaphyseal comminution. Surgical technique. J Bone Joint Surg Am 2006;88(Suppl 1 Pt 1):29–36.

[25] Mann T, Lee DJ, DahlJ, Elfar JC. Can radiocarpal-spanning fixation be made more functional by placing the wrist in extension? A biomechanical study under physiologic loads. Geriatr Orthop Surg Rehabil 2016;7(1):23–29.

[26] Mithani SK, Srinivasan RC, Kamal R, Richard MJ, Leversedge FJ,Ruch DS. Salvage of distal radius nonunion with a dorsal spanning distraction plate. J Hand Surg Am 2014;39(5):981–984.

[27] Hayes A], Duffy PJ, McQueen MM. Bridging and non-bridging external fixation in the treatment of unstable fractures of the distal radius: a retrospective study of 588 patients. Acta Orthop 2008;79(4):540–547.

[28] Anderson JT, Lucas GL, Buhr BR. Complications of treating distal radius fractures with external fixation: a community experience. lowa Orthop J 2004;24:53–59.

[29] Ma C, Deng Q Pu H, et al. External fixation is more suitable for intra-articular fractures of the distal radius in elderly patients. Bone Res 2016;4:1601 7.

[30] Chloros GD, Wiesler ER, Papadonikolakis A, Li Z, Smith BP, Koman LA. Complex regional pain syndrome after distal radius fractures. In: Slutsky DJ, Osterman AL, eds. Fractures and Injuries of the Distal Radius and Carpus: The Cutting Edge. Philadelphia, PA:Saunders; 2009:247.

第十一章　关节镜检查

Yukio Abe

摘要

腕关节镜检查是桡骨远端关节内骨折固定的有效辅助手段。但是，由于会施加垂直牵引力，在固定钢板时会遇到麻烦。为了简化手术过程，我们开发了一种手术技术，即使用掌侧锁定钢板的钢板预置关节镜下复位术（PART）。自2005年7月以来，我们对98例桡骨远端关节外和358例关节内骨折进行了PART，取得了优良的效果。PART在桡骨远端骨折手术治疗中的优势在于：（1）与透视检查相比，可以准确复位关节内骨折块；（2）发现X线和CT无法检测到的关节内骨折块（游离体）；（3）可监测螺钉是否伸入关节面；（4）评估和治疗骨折相关的关节内软组织损伤；（5）可以清除关节内血肿。我们的结果优于非关节镜干预下使用掌侧锁定钢板固定的结果。

关键词：腕关节，桡骨远端骨折，关节内骨折，关节镜，掌侧锁定钢板，关节脱位

11.1　引言

与其他关节周围或关节内骨折类似，桡骨远端骨折（DRF）的功能结局主要受到关节外对线、关节面解剖复位、关节内软组织损伤和术后并发症的影响。从这些方面来看，腕关节镜检查被认为是DRF重要辅助治疗手段，因为只能通过腕关节镜才能精确复位关节面，并处理关节内软组织损伤。如果与经皮固定和外固定结合使用，会更方便。然而，近年来掌侧锁定钢板（VLP）固定获得了大力发展。在放置钢板过程中进行腕关节镜检查变得很麻烦，因为在手术过程中必须同时施加和释放垂直牵引力。因此，我们开发了一种基于VLP的预设关节镜下复位术（PART），该技术可以方便同时进行放置钢板和关节镜检查，并且自2005年开始使用该技术。本章节讨论了PART及其对DRF的治疗效果。

11.2　适应证

根据作者的经验，在关节外和关节内DRF中，关节内软组织损伤的发生率几乎相同。因此，腕关节镜检查可用于任何类型的DRF。但是，低活动量患者、老年关节外骨折患者、开放性骨折以及合并其他多发性骨折的DRF被认为是PART的禁忌证。

11.3　手术技术

11.3.1　术前计划

除了标准的前后位和侧位X线片外，前臂旋前和旋后45°的斜位X线片以及计算机断层扫描（CT），包括三维（3D）重建，对于DRF的手术策略制订非常有价值。尤其是包括关节面在内的3D-CT轴位图像，对于如何复位和固定关节内骨折块很有用（图11.1）。

11.3.2　准备工作和患者体位

关节镜、摄像器和关节镜设备的监视器，包括小直径30°视野的1.9mm或2.3mm关节镜、刨刀和射频设备，放置位置必须方便操作（图11.2）。患者运用全身麻醉或区域麻醉，处于仰卧位，手臂自由地悬在工作台上。上臂缠绕止血带并充气。在关节镜手术之前，通过掌侧入路来放置VLP。生理盐水可以通过掌侧切口轻易流出，特别是对于关节内骨折而言。因此，外科医生较少担心关节镜手术期间的肿胀。

我们通常使用湿关节镜技术，因为可以很容易地去除血块和碎屑，并且可以防止使用射频设备出现发热问题。但是，在湿关节镜技术中，气泡有时会形成干扰。在这种情况下，干关节镜技术就很有用。干关节镜技术也适用于处理关节内骨折块，并取出游离体，因为这样骨折块不会因水流而移动。

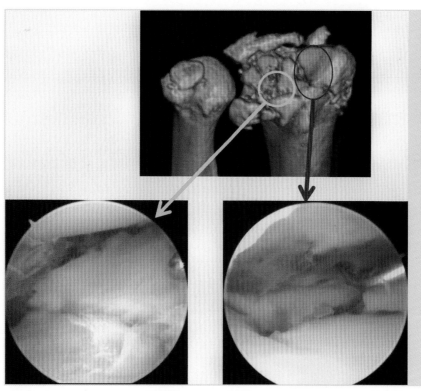

图11.1　三维计算机断层扫描（3D-CT）对于评估关节面状况，并制订复位关节内骨折块的策略非常有用。箭头指示如何通过关节镜观察关节面的粉碎

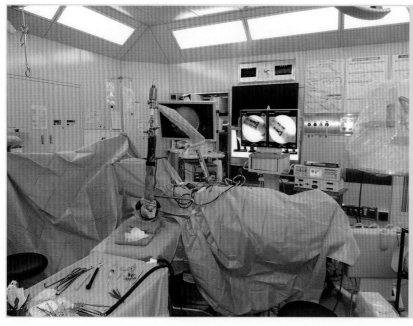

图11.2　必须方便地放置监视器、图像增强器和手术设备

11.3.3　手术入路

暴露

在桡侧腕屈肌（FCR）和动脉之间设计纵向皮肤切口（所谓的亨利入路）。切口的长度可根据掌侧皮质的粉碎严重程度而改变。对于简单的干骺端骨折，最短的切口约为2.5cm。将桡动脉向桡侧牵开，FCR肌腱与正中神经一起向尺侧牵开。向尺侧牵开拇长屈肌暴露旋前方肌，该肌肉的远端1/3对于骨折部位的暴露和复位十分重要。

骨折复位

通过骨膜剥离器来复位掌侧骨折。由于桡骨掌侧皮层通常很少粉碎，因此掌侧皮层的复位是解

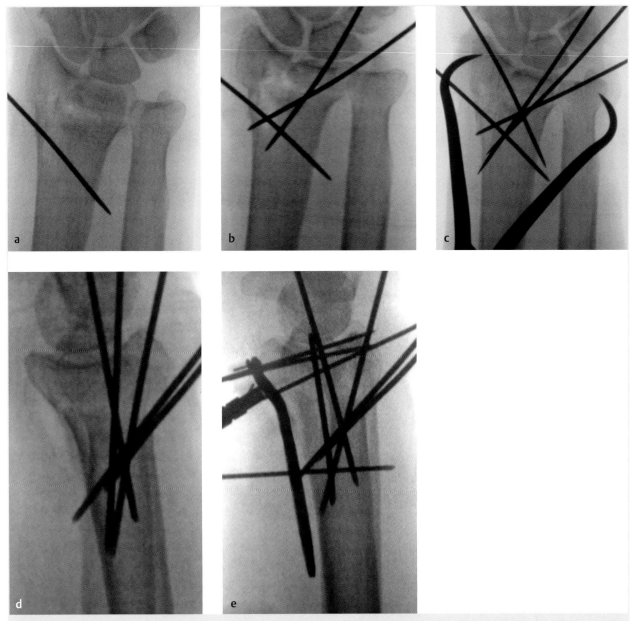

图11.3　典型C3型骨折的复位和临时钢板固定顺序。骨折复位可通过手法复位和一些局部固定达到。从桡侧（a）和背侧（b）向内钉扎。用夹钳在骨折块钉扎（c、d）。临时固定掌侧锁定钢板（VLP）（e）

剖复位的标志。如果发现掌侧皮质严重粉碎，临时使用外固定支架有利于维持术中复位。插入几个骨针，以恢复桡侧和背侧对线关系（图11.3）。在实现关节面的解剖复位后，随后在透视下用几个克氏针经皮固定骨折块。通常，对于关节内骨折，从桡侧和背侧插入至少4～5根直径为1.5mm的克氏针。克氏针的放置不应干扰VLP的放置。如果必须进行关节镜下复位关节内骨折块，则骨针对于保持对线对位关系非常重要，因为必须去除骨折块。用克氏针暂时

固定骨折后，将VLP固定在桡骨掌侧，并用穿过钢板的钉暂时固定。通过钢板的远端孔把软骨下支撑克氏针插入远端骨折块中。

腕关节镜检查

预设VLP后，将手腕悬挂在垂直牵引塔中，然后进行腕关节镜检查。通常使用两个背侧入路来评估和治疗关节内骨折块和软组织损伤，即3—4入路（拇长伸肌肌腱和伸肌总腱之间）和4—5入路（在伸肌总腱

和小指伸肌肌腱之间）。此外，有时会使用穿过FCR肌腱的掌侧入路来检查舟月骨韧带（SLIL）的掌侧撕裂和背侧骨折块。30°视野的1.9mm或2.3mm的关节镜通过3—4入路插入，并通过4—5入路插入探针或刨刀。应去除关节内血肿，以便更好地观察。彻底检查关节内状况，例如骨折块和软组织结构。

现在，手法复位无法还原的骨折块可以在关节镜下复位。必须移除阻碍关节内骨折块复位的克氏针，或将其作为操纵杆。可以通过1根插入骨折块的克氏针操纵，来复位骨折块的移位（图11.4）。分离的骨折块可通过经皮夹钳复位（图11.5）。通过使用插入在背侧或掌侧骨折部位的克氏针往上推，可以复位关节面的中央凹陷（图11.6）。太小而无法复位的游离骨块将被去除。在复位骨折块之后，再次运用克氏针临时固定。在将螺钉插入钢板远端孔后，将这些克氏针移除。

在关节镜下复位关节内骨折块后，应评估和治疗软组织损伤。一期治疗软组织损伤的必要性仍存在争议。作者目前的原则是：如果发现SLIL损伤，则需进行腕中关节镜检查，以评估舟月骨间关节稳定性。同样，如果怀疑下尺桡关节（DRUJ）不稳，则应进行DRUJ关节镜检查，以确认是否存在三角纤维软骨复合体（TFCC）的中央凹撕裂。我们治疗SLIL损伤的策略是对于Ⅲ度不稳，利用经皮钉扎固定（图11.7），修复SLIL背侧部分；对于Ⅳ度不稳，再根据Geissler分类进行腕掌间韧带增强。对于TFCC的中央凹撕裂，作者用关节镜进行了一期修复（图11.8）。这些手术基本上适用于年轻和运动活跃的患者。一旦关节内骨折块和软组织损伤得到治疗，即移除垂直牵引，VLP随后被牢固地固定在远端桡骨上。VLP的远端应与桡骨远端接触，以防止屈肌腱挛缩。自从VLP出现以来，作者很少对背侧骨缺损进行植骨。然而，人工骨填塞将有助于维持中央凹陷的关节内骨折块的复位，以及干骺端严重粉碎性骨折或合并严重骨质疏松的骨折。冲洗切口，放置引流管，并用皮下可吸收缝线闭合皮肤。

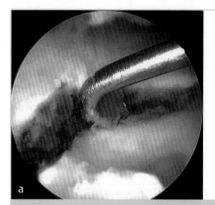 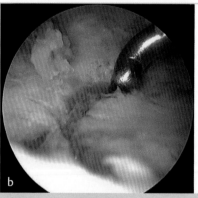 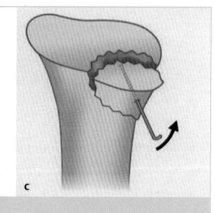

图11.4　通过操纵杆减小台阶：复位前（a）、复位后（b）、操纵杆操纵（c）

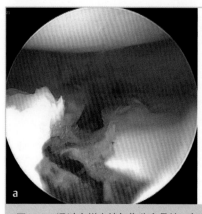 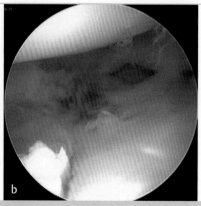 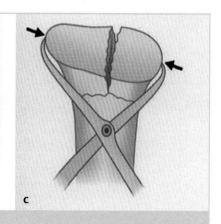

图11.5　通过巾钳夹持复位分离骨块：复位前（a）、复位后（b）、夹紧钳子（c）

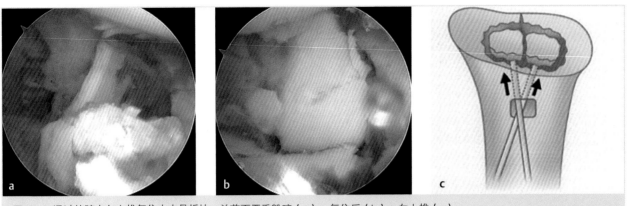

图11.6　通过从髓内向上推复位中央骨折块：关节面严重粉碎（a）、复位后（b）、向上推（c）

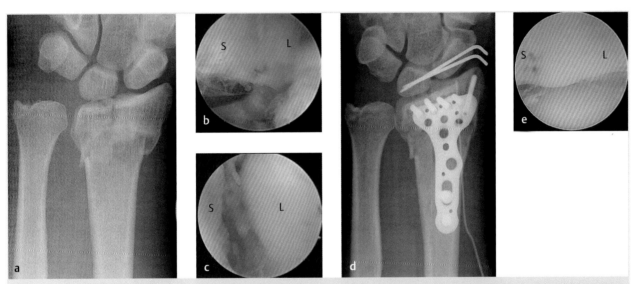

图11.7　一名47岁的男性C2型骨折患者：桡腕（a）和腕中（b）关节镜证实为Ⅲ度舟月骨韧带（SLIL）撕裂（c）。用掌侧锁定钢板（VLP）固定骨折（d）；舟月骨间关节同时用2根克氏针固定。初次手术后6个月去除钢板，证实SLIL已完全治愈（e）。L，月骨；S，舟状骨

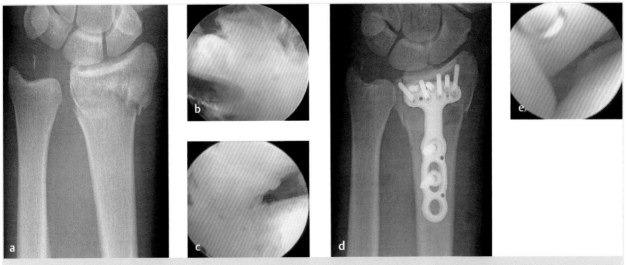

图11.8　一名18岁的男性C1型骨折患者伴有完全性三角纤维软骨复合体（TFCC）中心凹撕裂（a），如远端尺桡关节（DRUJ）关节镜所示（b）。骨折用掌侧锁定钢板（VLP）固定，关节镜下经骨韧带修复（TF）固定TFCC中央凹陷撕裂（d）。初次手术后6个月，在取板时通过DRUJ关节镜检查证实了TFCC中央凹陷已经愈合（e）

11.3.4 术后护理

VLP可提供牢固的固定，因此可以允许早期康复。手术后立即使用夹板，术后第1天，将夹板取下并开始腕部主动活动。从治疗第2天开始进行被动运动和抓握锻炼。鼓励患者在日常生活中使用患手。对于尺骨受伤的患者，例如尺骨远端骨折、尺骨茎突骨折和TFCC修复，直到手术后3周才开始前臂旋转锻炼。

11.4 结果

11.4.1 腕关节镜的优势

从2005年7月到2017年11月，作者对449例DRF患者的456个腕关节进行了PART，包括关节外骨折和关节内骨折。包括110名男性和339名女性，年龄为16～86岁（平均年龄为62岁）。作者使用AO / ASIF（国际骨科内固定协会/内固定研究协会）分类系统对所有骨折进行分类。骨折类型包括8例A2型、90例A3型、1例B2型、15例B3型、149例C1型、26例C2型和167例C3型骨折。根据这些经验，作者认识到了DRF关节镜手术的几个优点。

第一，PART中可以在透视下实现关节面的解剖复位，然后通过关节镜检查确认复位。在此过程中，作者认识到透视和关节镜下的关节面复位精度不同（图11.9）。作者发现在透视下复位后，302例关节内骨折没有残留台阶和2mm以上的移位。然而，在关节镜下，作者发现67个腕部有2mm以上的残留台阶（22.2%），经常观察到冠状面的残留台阶。

第二，在关节镜检查期间，作者发现了术前X线和CT无法看到的骨折块（图11.10）。在358例关节内骨折中，作者通过关节镜检查可以观察到游离骨折块，包括30个松质骨碎屑（8.4%）。如果不清除这些骨折块，可能会因撞击而产生腕部疼痛。

第三，当将远端螺钉插入桡骨远端的软骨下区域时，VLP产生最大的机械支撑。如果钢板放置太远，螺钉可能会伸入关节面（图11.11）。

腕关节镜检查可以监视任何螺钉伸入关节面的情况。

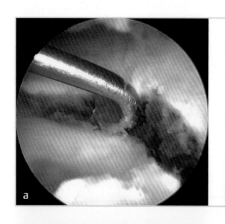
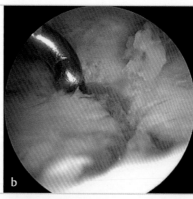

图11.9 通过关节镜（b）可以很容易地复位透视下（a）复位后的残留台阶

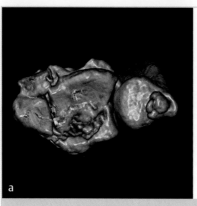
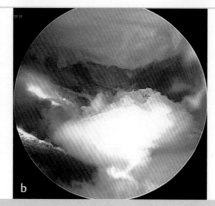
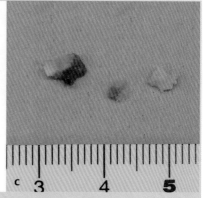

图11.10 术前在X线片和计算机断层扫描（CT）中未发现关节中的游离骨折块，但在关节镜下已识别（b）和去除（c）

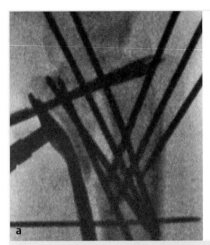
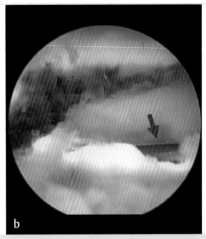
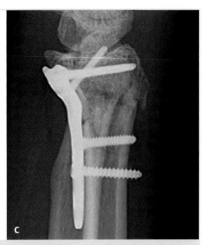

图11.11　用克氏针和掌侧锁定钢板（VLP）临时固定了C3型桡骨远端骨折（DRF）（a）。插入固定VLP的克氏针伸入关节中（b）。箭头指示用于临时固定的克氏针，该克氏针伸入关节中（b）。VLP放置在近端（c）

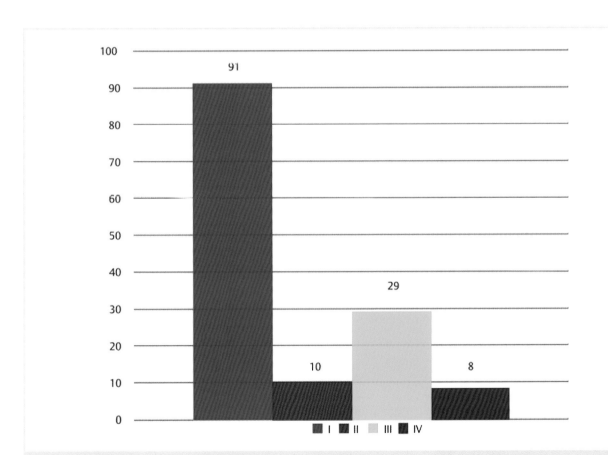

图11.12　根据Geissler分类法对桡骨远端骨折（DRF）相关的舟月骨韧带（SLIL）损伤进行分类。在456例DRF中，138例观察到SLIL（占30.3%）。Ⅰ级中央凹撕裂是最常见的。但是，37例（8.1%）中观察到严重不稳定的Ⅲ级和Ⅳ级撕裂

　　第四，腕关节镜检查关节内软组织情况是一大优势。在456个DRF中，138例（30.3%）中发现了SLIL损伤。其中，37例（8.1%）发现存在Geissler Ⅲ度或Ⅳ度不稳，5例进行了钉扎或一期修复（图11.12）。222例发现了创伤性TFCC撕裂（48.6%）。损伤类型根据Abe分类定义。关节盘撕裂是最常见的。6例中有5例的TFCC中央凹撕裂得到一期修复（图11.13）。

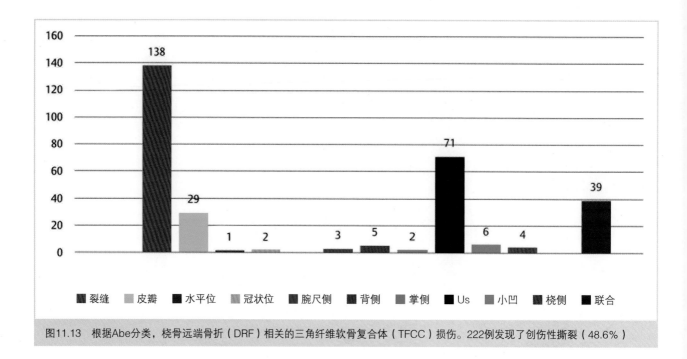

图11.13 根据Abe分类，桡骨远端骨折（DRF）相关的三角纤维软骨复合体（TFCC）损伤。222例发现了创伤性撕裂（48.6%）

另外，腕关节镜检查可以清除腕关节的血肿。这可以防止关节纤维组织形成引起的腕关节挛缩。

11.4.2 结果

对接受PART治疗的282例关节内DRF患者的282例腕关节进行了超过1年的随访。排除了双侧腕关节受累的患者。随访时间为12~72个月（平均15个月）。73名男性和209名女性的年龄为17~85岁（平均年龄为63岁）。骨折类型包括10例B3型、132例C1型、18例C2型和122例C3型。掌倾角为7.6°（范围：-5°~25°），尺偏角为26.1°（范围：18°~33°），尺骨变异为1.4mm（范围：-3~8.5mm）。腕部的平均伸展范围为69°（范围：50°~85°），平均屈曲范围为64°（范围：35°~85°），前臂的平均旋前范围为83°（范围：70°~90°），平均旋前范围为89°（范围：75°~95°）。对侧的平均握力为91.3%（范围：38%~133%）。根据Mayo改良手腕评分，最终结果为214例优秀（75.9%），63例良好（22.3%），4例一般（1.4%）和1例不良（0.4%）。在最后一次随访中，上肢功能评分为3.4分（范围：0~33.0分）。并发症很少：远端骨折严重移位5例，拇长伸肌肌腱断裂2例，复杂性区域疼痛综合征1例。这8例患者的最终结果为4例良好，3例一般和1例差。

11.5 并发症

作者从未出现过关节镜下复位术的严重并发症，例如肌腱断裂、严重神经血管损伤或骨筋膜室综合征。有几例患者手术后抱怨腕背部麻木。但是，症状在3~6个月有所改善。

11.6 结论

腕关节镜检查是DRF手术治疗的可行辅助手段，尤其是因为它可以评估关节内骨折块的复位和软组织损伤情况。同时VLP固定和关节镜检查是一个问题，因为在手术过程中必须施加和释放垂直牵引力。作者开发了PART来克服这些困难，并获得了良好的结果。

参考文献

[1] Catalano LW Ⅲ, Barron OA, Glickel SZ. Assessment of articular displacement of distal radius fractures. Clin Orthop Relat Res 2004;(423):79–84.

[2] Cheng HS, Hung LK, Ho PC, Wong J. An analysis of causes and treatment outcome of chronic wrist pain after distal radial fractures. Hand Surg 2008;13(1):1–10.

[3] Fernandez DL, Geissler WB. Treatment of displaced articular fractures of the radius. J Hand Surg Am 1991;16(3):375–384.

[4] Geissler WB, Freeland AE, Savoie FH, McIntyre LW, Whipple TL. Intracarpal soft-tissue lesions associated with an intra-articular fracture of the distal end of the radius. J Bone Joint Surg Am 1996;78(3):357–365.

[5] Knirk JL, Jupiter JB. Intra-articular fractures of the distal end of the radius in young adults. J Bone Joint Surg Am 1986;68(5):647–659.

[6] Lindau T, Arner M, Hagberg L. Intraarticular lesions in distal fractures of the radius in young adults. A descriptive arthroscopic study in 50 patients. J Hand Surg [Br] 1997;22(5):638–643.

[7] Mehta JA, Bain GI, Heptinstall RJ. Anatomical reduction of intra-articular fractures of the distal radius. An arthroscopically-assisted approach. J Bone Joint Surg Br 2000;82(1):79–86.

[8] Richards RS, Bennett JD, Roth JH, Milne K Jr. Arthroscopic diagnosis of intra-articular soft tissue injuries associated with distal radial fractures. J Hand Surg Am 1997;22(5):772–776.

[9] Trumble TE, Schmitt SR, Vedder NB. Factors affecting functional outcome of displaced intra-articular distal radius fractures. J Hand Surg Am 1994;19(2):325–340.

[10] Wadsten MA, Buttazzoni GG, Sjödén GO, Kadum B, Sayed-Noor AS, Sayed-Noor AS. Influence of cortical comminution and intra-articular involvement in distal radius fractures on clinical outcome: a prospective multicenter study. J Wrist Surg 2017;6(4):285–293.

[11] Del Piñal F. Technical tips for (dry) arthroscopic reduction and internal fixation of distal radius fractures. J Hand Surg Am 2011;36(10):1694–1705.

[12] Doi K, Hattori Y, Otsuka K, Abe Y, Yamamoto H. Intra-articular fractures of the distal aspect of the radius: arthroscopically assisted reduction compared with open reduction and internal fixation. J Bone Joint Surg Am 1999;81(8):1093–1110.

[13] Lindau T. Arthroscopic evaluation of associated soft tissue injuries in distal radius fractures. Hand Clin 2017;33(4):651–658.

[14] Ruch DS, Vallee J, Poehling GG, Smith BP, Kuzma GR. Arthroscopic reduction versus fluoroscopic reduction in the management of intra-articular distal radius fractures. Arthroscopy 2004;20(3):225–230.

[15] Abe Y, Tsubone T, Tominaga Y. Plate presetting arthroscopic reduction technique for the distal radius fractures. Tech Hand Up Extrem Surg 2008;12(3):136–143.

[16] Abe Y, Yoshida K, Tominaga Y. Less invasive surgery with wrist arthroscopy for distal radius fracture. J Orthop Sci 2013;18(3):398–404.

[17] Abe Y. Plate presetting and arthroscopic reduction technique (PART) for treatment of distal radius fractures. Handchir Mikrochir Plast Chir 2014;46(5):278–285.

[18] Abe Y, Fujii K. Arthroscopic-assisted reduction of intra-articular distal radius fracture. Hand Clin 2017;33(4):659–668.

[19] del Piñal F, García-Bernal FJ, Pisani D, Regalado J, Ayala H, Studer A. Dry arthroscopy of the wrist: surgical technique. J Hand Surg Am 2007;32(1):119–123.

[20] Abe Y, Doi K, Hattori Y, Ikeda K, Dhawan V. A benefit of the volar approach for wrist arthroscopy. Arthroscopy 2003;19(4):440–445.

[21] Abe Y, Doi K, Hattori Y, Ikeda K, Dhawan V. Arthroscopic assessment of the volar region of the scapholunate interosseous ligament through a volar portal. J Hand Surg Am 2003;28(1):69–73.

[22] Abe Y, Tominaga Y, Yoshida K. Various patterns of traumatic triangular fibrocartilage complex tear. Hand Surg 2012;17(2):191–198.

第十二章　前缘骨折

Jorge L. Orbay，*Gabriel Pertierra*

摘要

掌侧缘骨折（VMF）起源于桡骨月骨窝的掌缘。尽管发生率很低，但X线常常漏诊VMF，导致未经手术治疗。但是，及时治疗VMF对于恢复腕关节功能至关重要。小的无血供的移位的骨折块复位失败可能会导致灾难性的结果（例如骨折块吸收和腕关节半脱位），需行腕关节融合术。当前治疗VMF的技术包括Kirschner针（克氏针）或螺钉固定、张力带固定、特定骨折块的钢板和模块化钢板延伸固定。无论如何，VMF治疗中最重要的因素是及时发现和有效治疗。为了有效治疗VMF，本章的作者建议使用延伸FCR（桡侧腕屈肌）入路，以实现最佳的手术可视化，并使用掌侧钩板固定。

关键词：桡骨远端（前部，掌部）边缘骨折，掌侧缘骨折块，掌侧钢板，掌侧锁定钢板，分水岭线，月骨窝，延伸FCR入路，钩板，楔形截骨术

12.1　引言

12.1.1　背景

前缘骨折块，也称为掌缘或掌侧缘骨折（VMF）块，是发生在月骨窝掌侧缘上的小骨折块，这使桡骨远端骨折的治疗变得复杂。因为它们的体积小，以及远端位置难于固定。它们并不常见，其真正发病率尚不清楚，但估计占桡骨远端骨折的1%～5%。尽管月骨窝的掌缘很小，但它是桡腕关节的关键部位，并且在保持关节稳定性方面至关重要。无法正确处理VMF会导致并发症，尤其是腕关节半脱位（图12.1a、b）。在掌侧钢板出现后，很快就发现掌侧固定角钢板常常无法稳定掌侧缘骨折块。最近几年，人们对这一问题的认识和了解不断

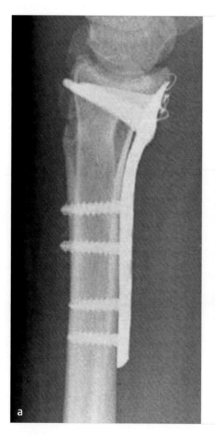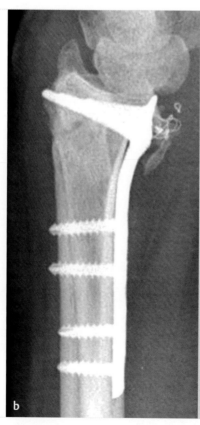

图12.1　因未能成功处理掌侧缘骨折（VMF）块而导致的腕关节半脱位。掌侧钢板固定后（a）。VMF固定失败会导致骨折块吸收、塌陷和掌侧半脱位（b）

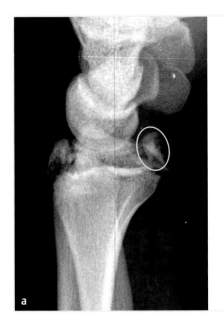
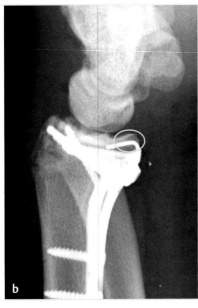

图12.2 掌侧缘骨折（VMF）块旋转导致背侧骨折脱位。术前（a）。掌侧钢板和钩板固定后（b）。红线代表掌侧面

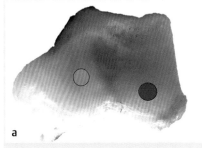
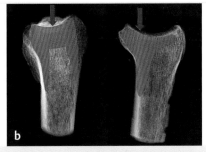
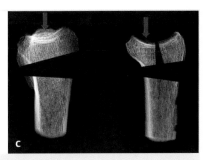

图12.3 a.关节力的中心。b、c.软骨下钢板支撑的骨小梁导致舟状骨窝（左）和月骨窝（右）的载荷和骨折模式不同

提高，并且促进了新型治疗技术的发展。

12.1.2 分类

根据桡骨远端骨折类型和出现的时机进行对VMF分类。它们可能作为关节粉碎性骨折，出现在背侧或掌侧骨折中，或以撕脱性损伤出现在背侧骨折脱位中（图12.2a、b）。VMF的存在会增加掌侧骨折的不稳定性。这种损伤很不稳定，可能需要支撑钢板固定和/或直接去除骨折块。在背侧骨折或背侧骨折脱位中，桡尺韧带的拉动使VMF块旋转，需要去除骨折块才能进行复位。仅在腕关节半脱位明显时才能发现（图12.1a、b）。初始骨折后超过4周发现的掌侧缘骨折被认为是晚期。早期诊断和治疗的患者预后要好于晚期诊断或初始治疗失败的患者。

12.1.3 解剖与生物力学

舟状骨窝和月骨窝的功能不同。舟骨窝的几何中心与桡骨干矢状面的中心线一致，并且有2根发达的小梁骨柱将关节负荷传递至背侧和掌侧桡骨皮质。舟骨力的中心与舟骨窝的几何中心重合。这使得大部分由舟状骨构成的骨折块相对稳定，易于通过内固定装置来固定。另外，月骨窝的几何中心在矢状面上相对于桡骨中心线偏移，并且只有一个发达的小梁骨柱将所有关节负荷传递到掌侧皮质。力的中心朝向关节面的掌侧方向，并且与几何中心不一致。这种特点使得月骨窝掌侧骨折块相对不稳定，特别是掌侧缘骨折块，导致骨性支持十分有限。因此，关节负荷会在骨折表面处产生剪切力（图12.3a～c）。

舟状骨窝凹面的方向比月骨窝的方向更靠掌侧方向（掌侧倾斜），这使得月骨窝成为掌侧移位的重要限制因素。此外，由于施力的质心位于掌侧，月骨窝的掌缘常导致腕关节脱位。

从远端观察桡骨时（图12.4），月骨窝相对于舟状骨窝向掌侧延伸。窝间沟是位于舟状骨和月骨窝

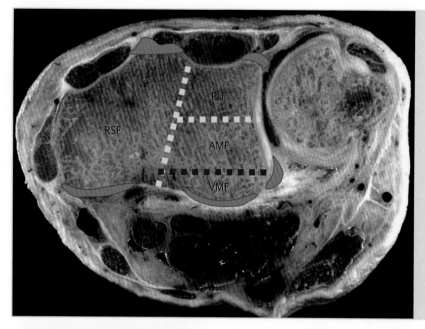

图12.4 蓝色区域表示韧带。黄色虚线表示典型的骨折线，该骨折线将桡骨舟状骨段（RSF）、后月骨段（PLF）和前内侧段（AMF）分开。红色虚线表示掌侧缘骨折（VMF）块可能起源的区域

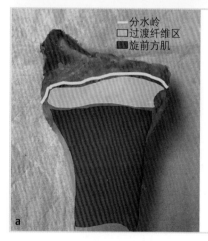
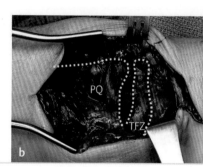

图12.5 a.在尸体标本上标记了分水岭线（WL），过渡纤维区（TFZ）和旋前方肌（PQ）。b.术中观察到两个结构之间的背侧移位骨折

之间的桡骨掌表面上的纵向凹槽。它限制了月骨窝的横向或桡侧移动，使其底部变窄，并容易骨折。掌侧缘骨折的骨折线从窝间沟向内侧或尺侧方向延伸，将掌侧边缘与远端桡骨分开。

桡骨远端的掌侧面有一个称为分水岭线的横脊（图12.5a）。在腕部伸展过程中，它能够使手指屈肌和伸肌滑动，并从桡骨结节向月骨窝掌侧缘延伸。该脊靠近月骨窝掌缘上的关节线（近端2～3mm），并构成了掌侧缘骨折块。

月骨窝掌侧缘的血液供应取决于桡骨骨内血管。掌侧缘骨折块很小，远端被透明软骨覆盖，掌侧被掌侧关节囊和桡骨短韧带起始部位覆盖。掌侧缘骨折块通常是无血供的，因为通常没有逆行血管穿过软组织附着物，向近端穿行。当骨折不稳定时，骨折块的血液供应不足，使其不易于愈合。当骨折稳定后，通过一期骨愈合或爬行替代的血运重建可使其发生再血管化。

掌侧锁定钢板固定后，通过锁定螺钉或栓钉固定骨折块，将应力集中在掌侧缘骨折处。钢板表面的支撑足以稳定一些中等或较大尺寸的掌侧缘骨折块，但不足以稳定小骨折块。分水岭线的存在限制了钢板的放置，因为远端放置会危及屈肌腱。钢板必须位于分水岭线近端至少2～3mm处，以防止屈肌腱损伤。因此，除了钢板支撑外，处理小的掌侧缘骨折块时还会使用其他固定策略。为此，外科医生使用了克氏针、单独螺钉、张力带固定以及钩板固定。延长型钩板不同于用于特定骨折块的钩板，这些是用于较大的掌尺侧骨折块的单独植入物。

VMF的固定必须足够稳定且坚固，使其能够愈合，并且必须放置较低以防止屈肌腱损伤。克氏针和螺钉的刚性不足，除非它们靠近掌侧钢板的远端边缘以增加稳定性，并且它们容易刺激肌腱。由于骨折块的大小，很难将张力带绑扎到掌侧钢板上。该技术也缺乏刚性，因为通常是在关节囊组织或韧带中进行的，并且不能抵抗轴向载荷（图12.1a、b）。将钢板的支撑表面延伸到分水岭线的远端，会增加肌腱损伤的风险，不能抵抗轴向载荷，也无法提供较小或粉碎性掌侧缘骨折块所需的刚性。可以通过钩板（Skeletal Dynamics，LLC；美国佛罗里达州迈阿密）直接固定该骨折块。该装置是掌侧钢板的扩展，可通过用两个刚性尖齿将VMF块串起来提供稳定性，并有效抵抗轴向载荷（图12.6a～d）。它通过可调节机制和固定螺钉固定在掌侧钢板上。不幸的是，它必须越过分水岭线才能固定掌侧缘。屈肌腱损伤的风险一直存在，必须密切关注以早发现屈

肌腱刺激的情况，必要时在骨折愈合后去除钩板。

12.2　适应证

任何带有VMF的桡骨远端骨折都非常不稳定，应考虑进行手术治疗。通常，VMF不会移位且难以在术前发现。通常在不稳定性桡骨远端骨折的手术治疗时才发现它们。因为它们没有移位，而且外科医生能够复位移位较大的桡骨骨折块，所以掌缘骨折线看起来是没有大碍的。但是，外科医生必须认识到危险，并加以解决。VMF总是发生在月骨窝上。它太小而不能被掌侧钢板支撑（图12.6a～d），因此需根据所用的掌侧钢板来差异性固定。并非所有的掌侧月骨骨折块都应被称为VMF块，只是指那些不能单独靠钢板支撑稳定的骨折块。骨折块尺寸较大，且不能通过钢板有效支撑时，才被认为是VMF。远端支撑钢板才能够充分稳定掌侧月骨骨折

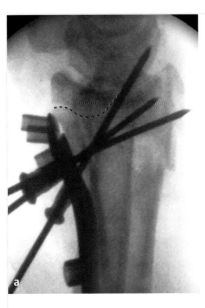
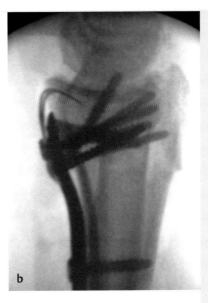
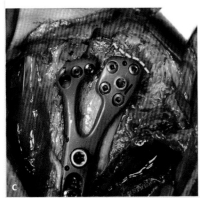
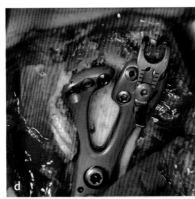

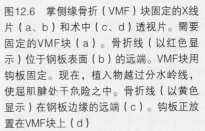

图12.6　掌侧缘骨折（VMF）块固定的X线片（a、b）和术中（c、d）透视片。需要固定的VMF块（a）。骨折线（以红色显示）位于钢板表面（b）的远端。VMF块用钩板固定。现在，植入物越过分水岭线，使屈肌腱处于危险之中。骨折线（以黄色显示）在钢板边缘的远端（c）。钩板正放置在VMF块上（d）

块。因此，只有更小的骨折块被认为是VMF。

放置钢板后，外科医生必须检查掌侧月骨骨折块的支撑是否足够稳定。如果骨折线靠近钢板远端边缘，则必须通过合适的固定来解决问题。

12.3　手术技术

VMF的治疗首先是合适的手术暴露。当务之急是要看到并获取掌侧桡骨的更多信息，同时能够处理其他受伤部位。屈肌腱和尺神经血管束之间的入路无法治疗桡骨远端骨折。理想的远端入路是延伸FCR（桡侧腕屈肌）入路，因为它可以使该区域全面暴露。这种Henry远端入路可在不过度张紧的情况下，使屈肌腱和正中神经向尺侧牵开。通过在舟骨结节和斜脊上向远侧松解FCR腱鞘来完成。这种手术入路可轻松接近月骨窝的掌缘，从而可接近VMF块。为了能看到这些骨折块，有必要将所有软组织从分水岭线附近剥离。为此，在骨膜上沿分水岭线在桡骨［过渡纤维区（TFZ）］处切一个横向切口（图12.5a、b）。然后向近端延伸到旋前方肌的桡侧缘。翻开旋前方肌和TFZ作为软组织皮瓣。这样可以暴露掌侧桡骨，同时保持掌侧腕部韧带的止点完整。此外，通过松解肱二头肌腱并翻转近端桡骨骨折块，延伸FCR入路可处理大多数复杂的背侧移位的桡骨远端骨折掌侧骨折块。

一旦桡骨已经暴露并复位，并且已经应用了锁定钢板，则外科医生必须检查是否存在掌侧缘骨折。骨折线足够远，以至于不能提供支撑时，应将其视为掌侧缘骨折，并进行相应的治疗。理想情况下，VMF的固定是手术的最后一步，因为在应用钢板之前很难评估骨折块的稳定性。现在，外科医生必须决定固定方法。所有植入物的放置位置应尽可能低。因为分水岭线必须跨过，所以植入物也应尽可能窄，且边缘不能锋利。使用钩板时，外科医生必须谨慎。钩板必须固定骨折块，并且植入物的底部必须正确放置，以便使用螺钉将其固定在钢板上。复位工具和电钻导向器可简化此步骤。最后，将TFZ缝合在分水岭远侧，在植入物上形成一个软组织覆盖层，从而最大限度地减少了肌腱刺激的可能性。

塌陷的VMF块的姑息性治疗

如果VMF处理不当，骨折块塌陷和吸收会产生灾难性结果，例如关节不稳定和腕关节半脱位。如果发生这种情况，仅通过钩板和骨移植进行简单的固定很少有效。因此，通常必须进行姑息性手术，包括部分或全部腕关节融合术。另外，我们更喜欢利用掌侧开放楔形截骨术。该手术沿背面方向重新恢复剩余的关节面，从而提供掌侧稳定性，并将关节负荷重新分配到剩余的关节面（背面）。使用开放楔形截骨术还可以恢复桡骨长度，并且需要使用松质骨自体移植。楔形截骨术可减少掌侧月骨关节面上的负荷。如果通过楔形截骨术改善了生物力学环境，则可以再次固定和植骨治疗掌侧缘骨折。

使用FCR入路，并在侧位透视下将克氏针平行于关节面插入，用作矢状面矫正的指南。然后使用小型锯横向并平行于克氏针截取远侧桡骨，留下皮质背侧铰链以使远侧骨折旋转成伸展状态。矫正的目的是至少使残留的月骨窝凹陷保持掌侧倾斜（最好是轻度向背侧）。可以同时解决桡骨倾角，并优先考虑恢复桡骨长度。然后将掌侧钢板定形，以复位其掌倾，使该板放置在桡骨掌侧表面。放置钢板后，将松质自体移植物放入开口楔形骨缺损中。

12.4　结果

2016年开展的一项研究表明，掌侧钢板加额外钩板治疗的单侧桡骨远端骨折合并VMF的19/21例患者均取得了成功，并在最终随访中复位维持。这21例患者中，17例是外科医生运用钩板治疗VMF合并桡骨远端骨折。在所有这些病例中，17例均恢复良好。在这21例病例中，有4例接受了掌侧钢板和额外钩板治疗，作为先前手术治疗的桡骨远端骨折的二次或翻修手术，其中VMF移位。在这4例翻修案例中，有2例未能治愈（失败率为50%）。在本研究中，尽管越过分水岭线，但没有发生屈肌腱并发症。实际上，这种情况将会移除钩板。钩板固定似乎最好在一期VMF中使用。使用钩板无法可靠地挽救失效的VMF。

12.5 陷阱与禁忌证

掌侧固定角钢板的任何禁忌情况也是钩板的禁忌。出现VMF块明显吸收的骨折也是禁忌证。

技巧和窍门

· 使用延伸FCR入路。

· 钢板放置后，在术中识别VMF。

· VMF固定方法应尽可能低矮，以免刺激肌腱。

· 如果有屈肌腱刺激的迹象，请密切随访并取出植入物。

12.6 结论

VMF已被证明是一个巨大难题，通过使用掌侧锁定钢板引起了外科界的关注。了解腕关节的生物力学、血液供应和解剖结构是正确治疗的关键。延伸FCR入路允许接近桡骨尺骨面，而不会在正中神经上施加张力，并且可以治疗其余的骨折块。必须认识到VMF的存在，但是X线检查通常无法识别其存在。术中检查骨折线，通常可以明确问题所在。有多种固定VMF的方法，而钩板延伸具有许多优点。可以在术中决定使用它，固定非常可靠，并且肌腱刺激和取出植入物的并发症并不常见。

参考文献

[1] Pattee GA, Thompson GH. Anterior and posterior marginal fracture-dislocations of the distal radius. An analysis of the results of treatment. Clin Orthop Relat Res 1988(231):183–195.

[2] Marcano A, Taormina DP, Karia R, Paksima N, Posner M, Egol KA. Displaced intra-articular fractures involving the volar rim of the distal radius. J Hand Surg Am 2015;40(1):42–48.

[3] Beck JD, Harness NG, Spencer HT. Volar plate fixation failure for volar shearing distal radius fractures with small lunate facet fragments. J Hand Surg Am 2014;39(4):670–678.

[4] O'Shaughnessy MA, Shin AY, Kakar S. Volar marginal rim fracture fixation with volar fragment-specific hook plate fixation. J Hand Surg Am 2015;40(8):1563–1570.

[5] Teunis T, Bosma NH, Lubberts B, Ter Meulen DP, Ring D. Melone's concept revisited: 3D quantification of fragment displacement. J Hand Microsurg 2016;8(1):27–33.

[6] Medoff RJ. Essential radiographic evaluation for distal radius fractures. Hand Clin 2005;21(3):279–288.

[7] Melone CP Jr. Open treatment for displaced articular fractures of the distal radius. Clin Orthop Relat Res 1986;(202):103–111.

[8] Berglund LM, Messer TM. Complications of volar plate fixation for managing distal radius fractures. J Am Acad Orthop Surg 2009;17(6):369–377.

[9] Orbay JL, Rubio F, Vernon LL. Prevent collapse and salvage failures of the volar rim of the distal radius. J Wrist Surg 2016;5(1):17–21.

[10] Mandziak DG, Watts AC, Bain GI. Ligament contribution to patterns of articular fractures of the distal radius. J Hand Surg Am 2011;36(10):1621–1625.

[11] Majima M, Horii E, Matsuki H, Hirata H, Genda E. Load transmission through the wrist in the extended position. J Hand Surg Am 2008;33(2):182–188.

[12] Clement H, Pichler W, Nelson D, Hausleitner L, Tesch NP, Grechenig W. Morphometric analysis of lister's tubercle and its consequences on volar plate fixation of distal radius fractures. J Hand Surg Am 2008;33(10):1716–1719.

[13] Soong M, Earp BE, Bishop G, Leung A, Blazar P, Blazar P. Volar locking plate implant prominence and flexor tendon rupture. J Bone Joint Surg Am 2011;93(4):328–335.

[14] Orbay JL, Gray R, Vernon LL, Sandilands SM, Martin AR, Vignolo SM. The EFCR approach and the radial septum-understanding the anatomy and improving volar exposure for distal radius fractures: imagine what you could do with an extra inch. Tech Hand Up Extrem Surg 2016;20(4):155–160.

[15] Henry MH. Distal radius fractures: current concepts. J Hand Surg Am 2008;33(7):1215–1227.

[16] Orbay JL, Mijares MR. History and complications of volar locking plate fixation for distal radius fractures. J Minim Invasive Orthop Surg 2015;75:S1–S8. ISSN: 13423991.

[17] Orbay J, Shah A, White BD, Patel A, Vernon L. Volar plating as a treatment for distal radius fractures. Plast Reconstr Surg Glob Open 2016;4(9):e1041.

[18] Harness NG, Jupiter JB, Orbay JL, Raskin KB, Fernandez DL. Loss of fixation of the volar lunate facet fragment in fractures of the distal part of the radius. J Bone Joint Surg Am 2004;86-A(9):1900–1908.

第十三章 桡骨远端背缘骨折伴桡腕骨折脱位

Rohit Garg，*Jesse Jupiter*

摘要

涉及剪切力损伤或桡腕骨折脱位相关的桡骨远端背缘骨折属于不稳定损伤，建议进行手术固定。对于这些骨折类型，首选背侧入路。本章概述了许多此类损伤的案例，并介绍了其手术修复技术。

*关键词：*桡骨远端骨折，桡腕骨折脱位，背侧入路，骨折块特异性固定

13.1 引言

桡腕骨折脱位是复杂的损伤，其特征为桡腕关节脱位（图13.1）。重要的是要将其与Barton骨折或反向（背侧）Barton骨折区分开来（图13.2）。Barton骨折涉及桡骨远端关节面的剪切骨折，骨折块附着在腕骨上。另外，移位的骨折块形成桡骨远端关节面的主要部分。相反，桡腕骨折脱位是高能量损伤，伴有韧带破裂。它通常伴有皮质边缘和/或尺骨茎突骨折（图13.1）。根据国际骨科内固定协会（AO）的分类，部分桡骨远端骨折归为B型。B2.1型骨折涉及桡骨远端背侧。B2.2型骨折中，背缘骨折与桡骨茎突骨折有关。在B2.3型骨折中，背缘骨折也与桡骨茎突骨折有关，其不稳定性比B2.2型骨折和桡腕脱位更大。

桡腕骨折脱位是罕见的损伤，其实际发生率存在争议，范围为0.2%~20%。这种发生率的广泛差异很可能是由于缺乏严格的定义，并将桡腕脱位与其他损伤（包括Barton骨折）合并在一起。此外，非常远端的严重移位的桡骨远端关节内骨折可能类似于桡腕脱位（图13.3）。脱位可以是背侧或掌侧，然而背部损伤更为常见。这些是高能量损伤，主要发生在30多岁的年轻男性中。研究已报道出现骨折和脱位、开放性损伤、肌腱断裂和神经血管损伤。受伤的确切机制尚不清楚。据推测与旋转力有关，与下尺桡关节（DRUJ）损伤的高发生率相一致。

Dumontier等提出了将这些损伤分为两类。1型桡腕脱位主要是韧带损伤，有一个较小（小于舟状骨窝宽度的1/3）或没有桡骨茎突骨折块。这些脱位非常罕见，占本队列中的7/27例。作者认为，在该组患者中，所有掌侧桡腕韧带均撕裂，韧带损伤最常表现为关节囊撕脱。韧带损伤使1型损伤变得不稳定。2型桡腕脱位与桡骨茎突骨折有关，其累及舟骨窝宽度的1/3。该骨折通常包括所有舟骨窝，并可能延续到桡骨远端背缘。掌侧桡腕韧带附着在桡骨茎突上，合并骨膜撕脱。作者建议，对于1型损伤，需修复掌侧韧带结构；对于2型损伤，需固定桡骨茎突骨块。

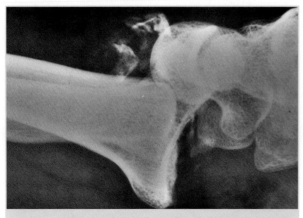

图13.1　腕骨相对于桡骨的背侧脱位，皮质边缘和桡骨茎突骨折

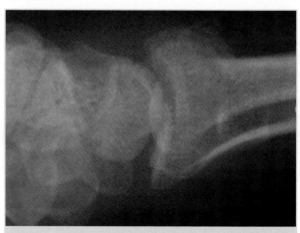

图13.2　桡骨远端关节面的背侧剪切骨折（反向Barton骨折）

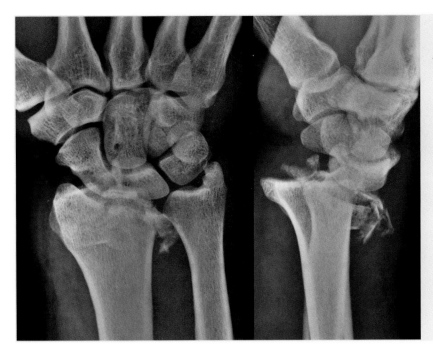

图13.3　极远端严重移位的桡骨远端关节内骨折的前后位（PA）和侧位X线片，类似于桡腕脱位

还建议采用背侧入路进行背侧剪切骨折固定（反向Barton骨折）和关节面重建（图13.2）。Lozano-Calderón等描述了20例伴有桡腕半脱位或脱位的背侧剪切骨折患者。作者发现，这些骨折包括背侧骨块，这些骨块与：（1）中央撞击；（2）桡骨远端关节面受压；（3）合并桡尺韧带断裂的桡腕脱位，以及桡尺韧带起源部位的月骨掌侧部分骨折、桡腕关节脱位合并桡月韧带撕裂或桡骨远端月骨窝掌侧缘桡月韧带起点处撕脱骨折。作者建议采用背侧入路以复位背侧剪切骨折，并重建关节面，以治疗中央撞击。对于合并背侧剪切骨折的桡腕脱位，建议采用联合掌侧入路，修复背侧韧带和小撕脱性骨折。

13.2　适应证

建议进行手术，因为这些损伤属于高能量损伤且不稳定。应进行彻底的病史和体格检查，以发现任何相关的神经血管损伤。由于大多数桡腕脱位是背侧，伴有桡骨茎突骨折和背侧皮质边缘骨折，因此优选采用背侧入路。类似地，背侧入路用于治疗背侧剪切骨折（反向Barton骨折）和关节面重建。这些骨折可能伴有尺骨茎突撕脱和/或DRUJ破裂。如果桡骨骨折固定后出现严重不稳定，建议重新固定尺骨茎突和/或三角纤维软骨复合体（TFCC）。如果有正中神经损伤的迹象，则应使用其他掌侧入路将其

减压。还应评估每位患者的腕骨损伤。

13.3　手术技术

13.3.1　案例1

一名30岁的男性从高处摔下，并出现桡骨远端骨折。前后位（PA）和侧位X线片显示右腕有复杂的桡腕骨折脱位（图13.4）。矢状二维计算机断层扫描（2D-CT）图像显示了桡骨远端错位、桡骨背侧剪切骨折（图13.4）。3D-CT重建显示桡骨的掌侧边缘完整，背侧剪切性骨折块（图13.4）。在所有术前影像中还可以看到尺骨茎突骨折。注意水平骨折线涉及整个舟状骨窝，并一直延伸到背侧皮质边缘。建议进行手术固定。使用标准的手腕背侧入路，在桡骨远端纵向切开，并与第三掌骨对齐。从背侧第三间室中分出拇长伸肌，牵开背侧第二和第四间室以暴露（图13.5）。背侧边缘和桡骨茎突骨折清晰可见。通常情况下，关节囊会撕裂（图13.5），但如果关节囊是完整的，则应进行与背缘平行的关节囊切开术，以检查关节面，并寻找任何相关的腕关节损伤。此时应复位腕骨，固定粉碎的骨折块。在这种情况下，使用0.062in（1in=2.54cm）光滑的克氏针临时固定桡骨茎突骨折，并通过术中透视检查证实关节复位（图13.5）。如果背缘骨折块足够大，则可以使用克氏针进行临时固定。如果它们太小，可以用

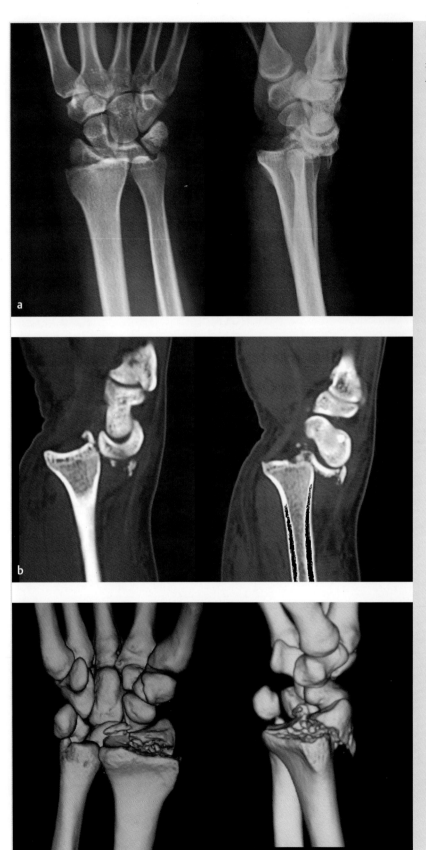

图13.4 a~c. X线、二维计算机断层扫描（2D-CT）矢状面图像和三维计算机断层扫描（3D-CT）重建显示了桡骨茎突和背侧皮质边缘骨折

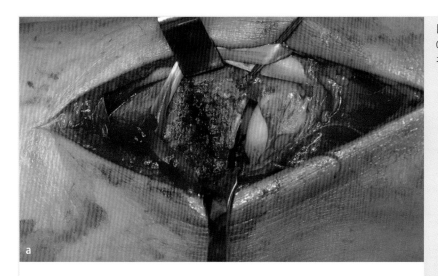

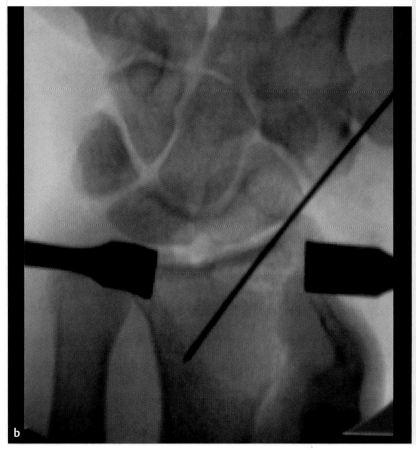

图13.5　a、b.通过标准背侧入路，使用0.062in克氏针临时固定桡骨茎突骨折（手在图像右侧）

缝合锚钉或穿骨缝合线固定。然后使用桡骨背侧远端钢板进行骨折块特异性固定（图13.6）。使用桡侧支撑钢板和2.4mm背侧钢板。使用可吸收缝合线修复关节囊（图13.6）。8个月的随访显示出功能良好，但腕部伸直和屈曲有所减弱（图13.7）。许多钢板可用于这些骨折。最新设计的钢板具有可变角度的锁定螺钉。背侧钢板应尽可能向远侧放置。这些钢板可能需要塑形，以适合桡骨远端和桡骨茎突。

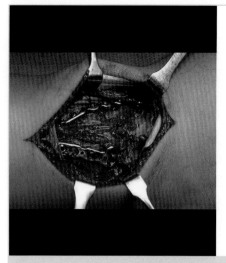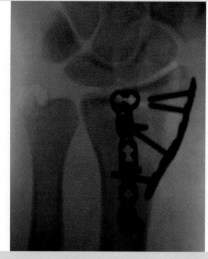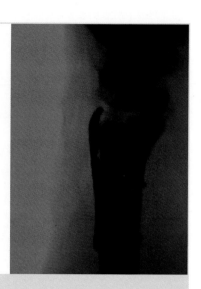

图13.6 使用钢板完成的骨折块特异性固定。使用可吸收缝合线缝合关节囊

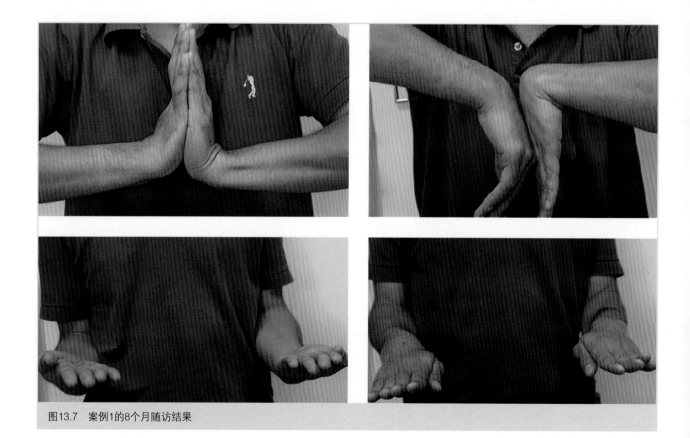

图13.7 案例1的8个月随访结果

13.3.2 案例2

一名34岁的男性劳动者因脚手架跌倒而出现桡腕脱位，并伴有桡骨茎突、桡骨远端皮质边缘和尺骨茎突骨折（图13.8）。使用如上所述的标准背侧入路，并使用3.0mm空心螺钉固定桡骨茎突，并使用背侧桡骨远端钢板支撑背侧皮质边缘（图13.9）。固定桡骨骨折后检查DRUJ稳定性，不稳定。通过尺侧切口，使用带垫圈的空心螺钉对尺骨茎突进行单独固定（图13.9）。术后活动范围良好（图13.10）。

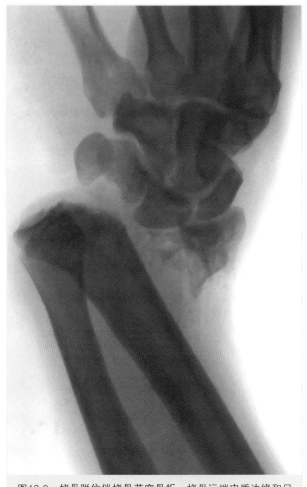

图13.8　桡骨脱位伴桡骨茎突骨折、桡骨远端皮质边缘和尺骨茎突骨折

13.3.3　案例 3

这是桡腕背侧骨折脱位的另一个例子，桡骨茎突骨折累及整个舟状骨窝、背侧皮质边缘和尺骨远端（图13.11）。使用标准的背侧入路来实现桡骨远端骨折块特异性固定。使用了桡侧支撑板和2.4mm L形背侧钢板（图13.12a）。首先将一个足够长的可与皮层接合的非锁定标准螺钉穿过椭圆形孔，但没有完全拧紧。术中透视证实骨折复位和钢板位置。如有必要，可以调整钢板的位置，使其尽可能位于远端和居中，然后可以拧紧螺钉。一旦钢板的位置令人满意，就应该用近端螺钉（锁定）将其固定。然后将螺钉插入钢板的远端孔（板的L部分）。可变角度锁定钢板应用于桡侧柱（图13.12）。将锁定螺钉插入钢板的远端锁定孔中。这些螺钉的位置应在软骨下骨的下方（图13.12）。这些螺钉的尖端不应穿透乙状切迹。螺钉稍微短一点是安全的，并且不应钻通对侧皮质（图13.12）。在钢板的近端螺丝孔中放置螺钉（图13.12）。术中透视获得真实的关节图像，以确认没有螺钉穿透关节面。此时，检查DRUJ稳定性。沿着尺骨远端做一个单独的尺侧切口，用钩板固定尺骨远端（图13.12）。

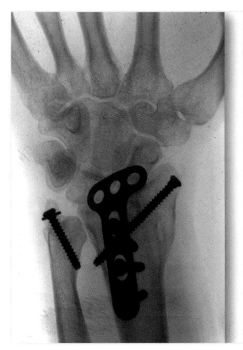
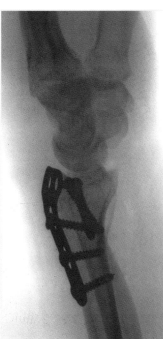

图13.9　桡骨骨茎突用3.0mm空心螺钉固定，尺骨茎突使用带垫圈的空心螺钉固定。桡骨远端背侧钢板用于支撑皮质边缘

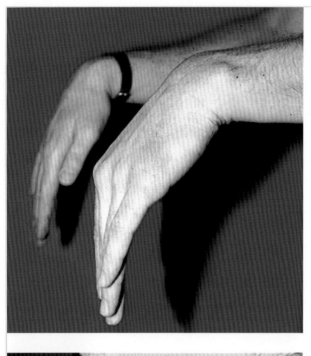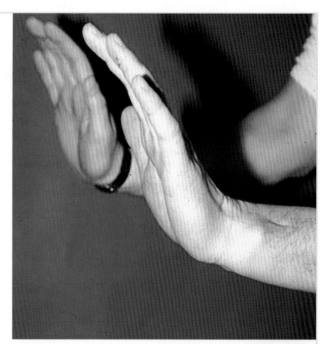

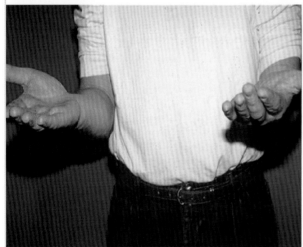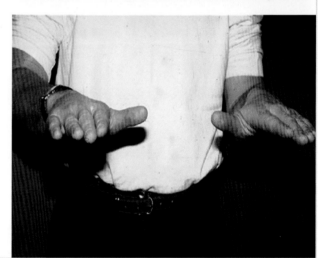

图13.10 案例2的随访活动度（ROM）

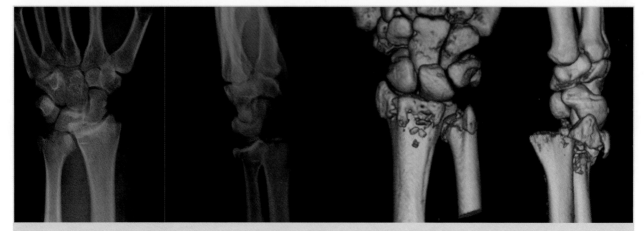

图13.11 桡腕骨折脱位伴桡骨茎突骨折，累及整个舟状骨窝、背侧皮质边缘和尺骨远端

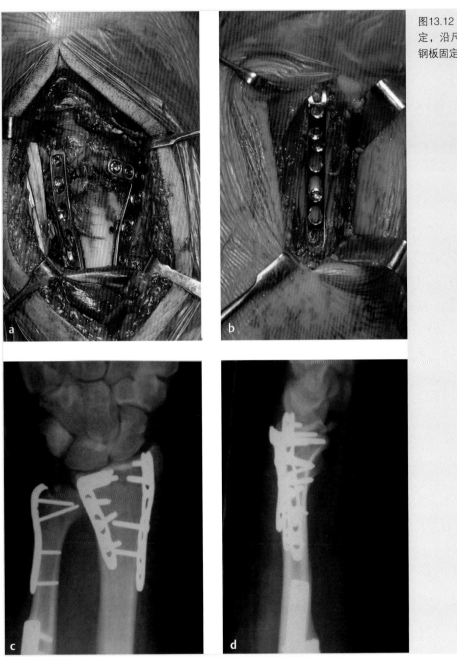

图13.12　a~d.桡骨远端的骨折块特异性固定，沿尺骨远端的单独尺侧切口用于放置钢板固定尺骨远端

13.3.4　案例 4

一名42岁的因自行车事故造成的背侧剪切骨折的男性患者，伴有中央撞击和桡骨茎突骨折（图13.13）。采用背侧入路重建关节面并实现骨折块特异性固定（图13.14）。

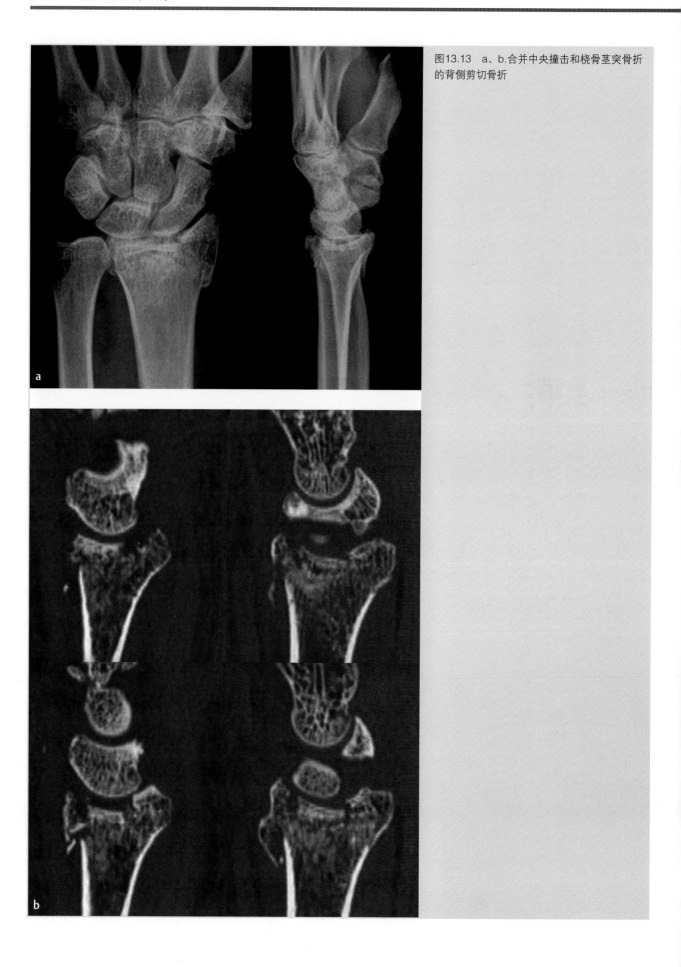

图13.13　a、b.合并中央撞击和桡骨茎突骨折的背侧剪切骨折

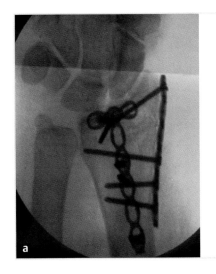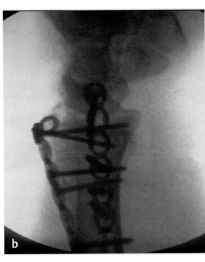

图13.14　a，b.背侧入路用于重建关节面，并实现骨折块特异性固定

13.4　结果

文献报道，桡腕骨折脱位会导致腕关节屈曲/伸直范围丢失30%～40%。关节面不平整、神经功能缺损、腕骨骨折和残留尺侧移位会导致不良结局。慢性桡腕和远端桡尺关节不稳，或尺骨移位在1型桡腕骨折脱位中更为常见。文献报道短期预后良好。创伤后关节炎在这些患者中十分常见，可能与长期关节不匹配有关。短期随访中，创伤后关节炎不一定会引起手腕疼痛。通过设计新的钢板，根据我们的经验，不再需要取出背侧钢板。

技巧和窍门

·术前CT扫描（包括3D重建）通常有助于制订治疗方案和手术计划。

·识别需要额外的掌侧入路治疗的正中神经卡压。

·注意腕骨间韧带是否受伤。

·骨折固定后需要评估腕骨稳定性。对于腕骨不稳，可能需要其他掌侧入路来修复掌侧关节囊和韧带。

·尺骨茎突和/或TFCC可能需要重新固定，以防止DRUJ不稳定。

13.5　结论

桡骨远端骨折或与桡腕脱位是不稳定的损伤，建议手术治疗。最好采用桡骨远端入路，并可以固定桡腕骨折脱位、背侧剪切骨折、关节面重建、舟骨骨折和其他腕骨损伤，以及桡骨远端尺背侧骨折块移位。需要评估DRUJ的稳定性，通常需要单独的尺侧切口，来重新固定尺骨茎突和/或TFCC。对于固定后的腕骨不稳和/或正中神经损伤，需要单独的掌侧切口来修复掌侧关节囊和韧带，并使正中神经减压。

参考文献

[1] Dunn AW. Fractures and dislocations of the carpus. Surg Clin North Am 1972;52(6):1513–1538.

[2] Moneim MS, Bolger JT, Omer GE. Radiocarpal dislocation--classification and rationale for management. Clin Orthop Relat Res 1985;(192):199–209.

[3] Dumontier C, Meyer zu Reckendorf G, Sautet A, Lenoble E, Saffar P, Allieu Y. Radiocarpal dislocations: classification and proposal for treatment. A review of twenty-seven cases. J Bone Joint Surg Am 2001;83-A(2):212–218.

[4] Mudgal CS, Psenica J, Jupiter JB. Radiocarpal fracture-dislocation. J Hand Surg [Br] 1999;24(1):92–98.

[5] Ilyas AM, Mudgal CS. Radiocarpal fracture-dislocations. J Am Acad Orthop Surg 2008;16(11):647–655.

[6] Nyquist SR, Stern PJ. Open radiocarpal fracture-dislocations. J Hand Surg Am 1984;9(5):707–710.

[7] Fernandez DL. Irreducible radiocarpal fracture-dislocation and radioulnar dissociation with entrapment of the ulnar nerve, artery and flexor profundus II-V-case report. J Hand Surg Am 1981;6(5):456–461.

[8] Lozano-Calderón SA, Doornberg J, Ring D. Fractures of the dorsal articular margin of the distal part of the radius with dorsal radiocarpal subluxation. J Bone Joint Surg Am 2006;88(7):1486–1493.

[9] Penny WH Ⅲ, Green TL. Volar radiocarpal dislocation with ulnar translocation. J Orthop Trauma 1988;2(4):322–326.

第十四章　严重关节骨折的多平面固定

Peter C. Rhee，Alexander Y. Shin

摘要

　　严重粉碎性桡骨远端骨折可能在恢复关节面和解剖对齐方面存在巨大挑战。要成功治疗这些骨折，需要彻底理解骨韧带和骨折块，以及必须减轻的变形力。尽管掌侧锁定钢板（VLP）可用于处理大多数桡骨远端骨折，但在复杂的粉碎性骨折中应避免使用。在这种情况下，外科医生必须熟悉各种手术方法，并准备治疗不稳定骨折块的替代方法。

　　关键字：粉碎性桡骨远端骨折，联合入路，关节内骨折，尺骨背角骨折，掌侧缘

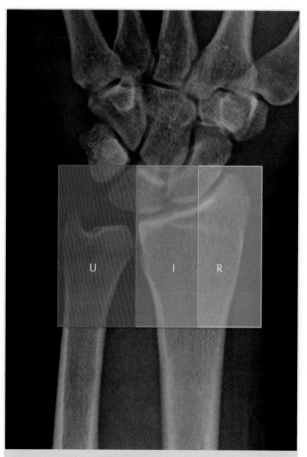

图14.1　桡骨远端骨折的柱模型。中间柱（I）、桡侧柱（R）和尺侧柱（U）

14.1　引言

　　掌侧锁定钢板（VLP）固定可用于大多数桡骨远端骨折的手术治疗，可以有效固定较大的骨折块。即使在粉碎性骨折的情况下，VLP的固定角度结构也能提供牢靠的固定，通过将力从远端骨折块传递到桡骨干掌侧骨皮质。但是对于多段桡骨远端骨折，特别是在明显关节粉碎性骨折的情况下，这个钢板的使用就存在局限性。复杂桡骨远端骨折的成功手术治疗需要多种手术方法，此外还要熟悉多种固定方法，包括多平面骨折块特异性（F-S）固定方法。

14.1.1　了解骨折特征

　　多段桡骨远端骨折会产生特征性骨折块。Melone指出，桡骨远端的关节内骨折通常会产生冠状面骨折线，该骨折线将月骨背侧和掌侧分开。Teunis等回顾了41例桡骨远端关节内骨折（AO分型C3型）的计算机断层扫描（CT）结果，发现93%的骨折块（*n* = 38）符合Melone分布。Rikli和Regazzoni起初把桡骨远端分为两柱，桡侧柱和中间柱，包含骨和韧带

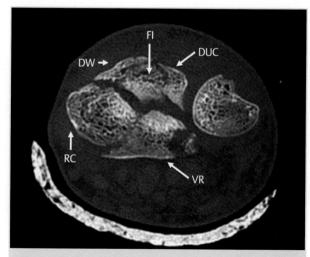

图14.2　粉碎性桡骨远端关节内骨折中的常见骨折块。多段桡骨远端骨折的关节面的轴位计算机断层扫描图像显示了掌侧缘（VR）、尺骨背角（DUC）、游离关节内（FI）、背侧壁（DW）和桡侧柱（RC）骨折块

结构，为桡腕和下尺桡关节（DRUJ）提供稳定性。Medoff进一步对这两柱的常见骨折块进行分类（图14.1）。中间柱由掌侧缘、尺骨背角、背侧壁和游离的关节内骨折块组成，而桡侧柱只由桡骨茎突骨折块构成（图14.2）。

桡骨远端关节内骨折发生在韧带附着部位的固有薄弱点区域。Mandziak等回顾了100例桡骨远端关节内骨折的CT扫描图像，以确定骨折线的常见模式和位置。他们指出，骨折部位通常发生在韧带附着部位。类似地，Bain等利用CT扫描检查了42例桡骨远端关节内骨折，在85%的病例（84例骨折线中的71例）中观察到了韧带破裂，从而形成了3个特征性骨折块，包括桡骨茎突、月骨的背侧或掌侧关节面骨折。考虑到尽管有明显的粉碎性骨折，但韧带的起始部位相对得以保留，作者建议将骨折块的概念转变为骨韧带，在手术中应予以考虑重建。

了解骨折块及其在桡腕和远端尺桡关节稳定性方面的作用，对于成功重建复杂的桡骨远端骨折至关重要。Teunis等利用定量CT评估了41例桡骨远端骨折中桡骨茎突（桡侧柱）、月骨掌侧面（掌侧缘）和月骨背侧（背尺侧角和背侧壁）的关节面积。他们注意到平均关节面积分别减少了：月骨掌侧面减少39%、桡骨茎突减少37%以及月骨背侧面减少24%。作者得出的结论是，桡骨茎突和掌侧骨折块的解剖重建可能是恢复桡腕关节稳定性的关键因素。但是，掌侧和尺骨背角骨折块会形成乙状切迹和月骨关节面。因此，两个骨折块对于维持桡腕和远端桡尺关节稳定性是必不可少的。不幸的是，掌侧和尺骨背角骨折块常常会发生畸形，并且仅靠韧带修复术和手法复位无法还原。

14.1.2 掌侧锁定钢板固定的局限性

尽管VLP用途广泛，但它可能无法为多段桡骨远端骨折中的所有关键骨折块提供稳定性。Harness等最初描述了VLP的局限性，VLP放置在旋前窝和月骨掌侧缘的交界处，即所谓的分水岭线，有7名患者出现固定丢失和桡腕不稳。Beck等进一步指出，用于VLP固定的月骨面掌侧皮质长度少于15mm或月骨面塌陷大于5mm的合并桡骨茎突和月骨面骨折（AO分型B3.3型）可能由于放置而失败的风险。在这些情况下，除了VLP外，还应采用其他固定方法来固定不稳定的掌侧缘骨折，或利用其他形式的固定技术，例

如F-S固定、外固定或撑开桥接钢板固定。

14.1.3 F-S固定的原理

由于单个植入物或技术无法重建所有不稳定的桡骨远端骨折，因此出现了F-S固定的概念。F-S固定涉及应用个性化的植入物以及使用相应的手术暴露，来固定所有不稳定的骨折块，其骨折块内的足印区极小。这些植入物创造了一种多平面、负载分担的结构，可在解剖学上修复关节面，同时提供足够的稳定性以允许手术后立即活动。尽管很小，但低矮的F-S植入物可以为粉碎性桡骨远端骨折，特别是尺骨背角骨折提供稳定性。Dodds等开展了尸体生物力学研究，比较了F-S重建的三部分和四部分桡骨远端骨折的稳定性，在每个骨折块中使用0.062in克氏针进行外固定。虽然两种形式的固定在三部分骨折中均提供了相同的稳定性，但与外固定的桡骨远端四部分骨折相比，F-S固定在所有6个运动轴上均具有更高的稳定性。Taylor等在尸体生物力学研究和模拟的AO分型C2型骨折中比较了固定角度VLP与F-S植入物的稳定性。作者指出，尽管两组之间的失败负荷没有显著差异，但FS组与VLP组相比，在循环负荷中，尺骨背角骨折块的固定明显更坚硬。

14.2 适应证

桡骨远端骨折的手术治疗指征包括复位后桡骨缩短>3mm，背侧倾斜>10°，关节内移位或下移>2mm。当骨折太小而无法通过VLP进行螺钉固定时，或者当骨折线向分水岭线远端时，则表明需要F-S固定进行桡骨远端骨折重建。在许多情况下，如果需要复位和稳定关节内游离骨折块，或在初次VLP固定后尺骨背侧或桡侧柱骨折块仍然不稳定，则使用VLP。

14.3 手术技术（作者偏爱）

14.3.1 术前计划

牵引或复位X线片（前后位、侧位和斜位视图）比未复位的图像更能显示骨折块。较复杂的骨折可能需要矢状位和冠状位CT图像才能清楚地描绘出骨折类型（图14.3）。随着人们越来越多地将CT与X线相关联，对CT的需求减少了。但是，对于骨折块

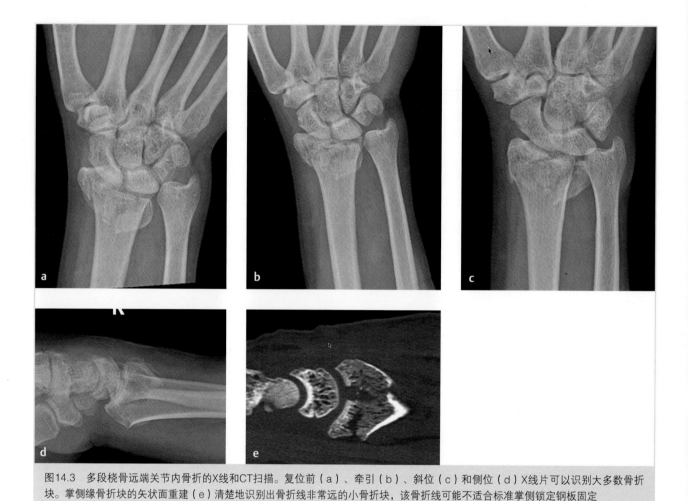

图14.3 多段桡骨远端关节内骨折的X线和CT扫描。复位前（a）、牵引（b）、斜位（c）和侧位（d）X线片可以识别大多数骨折块。掌侧缘骨折块的矢状面重建（e）清楚地识别出骨折线非常远的小骨折块，该骨折线可能不适合标准掌侧锁定钢板固定

未明确识别或异常骨折，或担心伴有腕骨损伤的骨折，应进行CT扫描检查。

14.3.2 重建顺序

重建的顺序从掌侧缘骨折块开始，并逐步复位所有不稳定的骨折块（图14.4）。掌侧缘骨折块是中间柱的其他骨折块复位的基石。通过将其连接到桡舟韧带上，它还具有复位腕骨的功能。下一个要处理的骨折块是尺骨后角骨折块。请注意，复位掌侧缘和尺骨背角骨折块可恢复月骨和乙状切迹的关节面。然后进行关节内游离骨折块的复位，然后复位并固定背侧骨折块。此时，中间柱已完全重建，然后可以复位桡侧柱骨折块（茎突），并将其支撑在中间柱上，从而完成桡骨远端的重建。最后，如

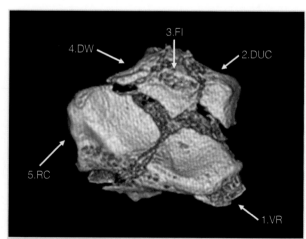

图14.4 重建粉碎的桡骨远端骨折的顺序。逐步重建掌侧缘（VR）、尺骨背角（DUC）、游离关节内（FI）、背侧壁（DW）和桡侧柱（RC）骨折块

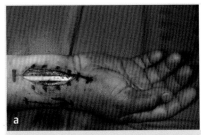
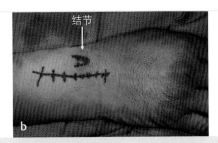
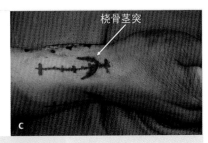

图14.5　用于处理多节段桡骨远端骨折的切口。桡侧腕屈肌入路（a）、背侧入路（b）和直接桡侧入路（c）

果DRUJ不稳定，则可以处理涉及尺骨远端或三角纤维软骨复合体（尺骨柱）的骨折和软组织损伤。但是，这将在第19章中进一步讨论。

术前检查正常的未受伤的手腕非常有帮助。它可以比较DRUJ的运动和稳定性。当计划F-S固定时，了解腕部血管以及切口的位置至关重要。由于可能需要使用多个切口来处理各个骨折块，因此在划定桡动脉和尺动脉的血管区域时，切口应该是纵向的。根据作者的经验，手腕上最多可以做4个纵向切口，不会出现皮肤坏死或切口问题。这些切口包括掌侧切口、背中线切口、桡侧切口，以及必要时的尺侧切口（图14.5）。每个骨折块都会详细介绍具体方法。

14.3.3　掌侧缘骨折块的处理

可采用桡侧腕屈肌（FCR）入路或尺背侧入路来完成桡骨掌侧，特别是掌侧缘骨折块的手术治疗。FCR入路可略微移至FCR尺侧，注意不要损伤正中神经的掌侧皮肤分支，以便在掌侧和桡侧入路之间形成更大的皮肤桥。皮肤切口符合腕部远端皮纹，并根据骨折的范围向近端延伸。沿桡骨分离皮瓣，以显示FCR肌腱鞘，然后将其切开到尽可能远的位置，以使FCR肌腱充分牵开，注意不要分开桡掌韧带。根据需要将肱动脉分开，以复位向近端移位的桡侧柱骨折块。

掌侧缘骨折的另一种治疗方法是尺侧入路，切口在FCU肌腱桡侧1cm。在这种方法中，屈肌腱和正中神经向桡侧牵开，尺神经血管束向尺侧牵开。旋前方肌纵向劈开，并向桡侧牵开，露出掌侧缘骨折块。根据作者的经验，这种方法对桡骨远端较宽的患者的较小的掌侧缘骨折块很有用，而传统的FCR入路可能会限制暴露。

掌侧缘骨折块通常会根据受伤模式不同而受到撞击、扭曲、翻转或扩大。首先进行纵向牵引和掌侧皮质的重新排列。可以用复位钳来帮助减小骨折块。然后可将克氏针暂时从桡骨茎突（如果未粉碎）穿到近端桡骨，以暂时保持复位。掌侧缘骨折块并不会很不稳定，并需要将其固定在适当位置，同时弯曲手腕以防止骨折块伸展。在桡骨远端的掌侧面上，评估掌侧骨折块与桡骨远端干骺端的位置，以确认已实现足够的复位，没有发生掌侧骨折块相对于桡骨近端桡骨的冠状面移位。

在骨折块复位后，如果该骨折块足够大，则可以用VLP完成掌侧骨折块的固定。当将VLP用作多切口F-S固定的一部分时，外科医生必须考虑到空间来容纳可能放置的其他螺钉/销钉。例如，VLP可能会阻挡从桡骨背面放置的螺钉。此外，如果需要将尺骨背角骨折块固定，则应首先将穿过VLP的尺侧螺钉插入掌侧骨折块中，这样就可以复位尺骨背角骨折块，而不会受到长螺钉的阻碍（图14.6）。

对于远端掌侧缘骨折块，存在几种选择：克氏针和VLP的组合、掌侧环和掌侧钢板（图14.7）。这些技术中的每一种先前均已描述，不是本章节的重点。固定掌侧缘的关键点是解剖复位，因为它是所有其他骨折块复位的基石，而且需要被复位到低角度，以防止对拇长屈肌腱或趾长屈肌腱损伤。从最简单的技术开始，并在需要时再进行更困难的技术。在放置VLP固定掌侧缘骨折块之前，应先从背侧和桡侧入路了解所需的钢板。

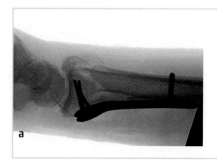
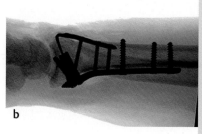

图14.6　掌侧锁定钢板固定，以及随后的特定尺侧钢板，用于固定不稳定的尺骨背角骨折块。首先插入掌侧锁定钢板，以稳定较大的掌侧缘骨折块，并预先放置短的远排螺钉（a），以免妨碍尺骨背角骨折块的复位，而需要补充特定骨折块的固定螺钉（b）

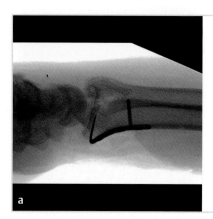
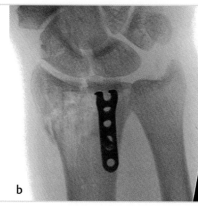

图14.7　掌侧缘骨折的特定固定。掌侧钢板的侧位（a）和前后位（b）片（TriMed Inc，瓦伦西亚，美国加利福尼亚州）

14.3.4　尺骨背角骨折块的处理

尺骨背角骨折块是掌侧缘骨折块之后要处理的第2个骨折块。尺骨背角段通过中央正中的背侧纵向切口靠近腕骨，向尺骨至Lister结节。尽管尚有关于使用关节切开术与使用间接手段（如透视检查）来评估复位是否充分的争议，但我们的经验是通过背侧关节切开术直接观察关节复位情况。尽管可以进行关节镜检查评估关节融合度，甚至协助复位，但需要多平面固定的严重粉碎性桡骨远端骨折必须采用背侧入路。因此，优选通过关节切开术直接观察。

切开皮肤后，小心翼翼地翻开皮瓣，并保留桡动脉和尺动脉的穿支，以供应各自的血管。打开第三伸肌间室，并通过在3—4和4—5伸肌隔室之间分离，来创建基于尺骨的皮瓣（图14.8）。重要的是，要暴露小指伸肌肌腱，因为尺骨背角骨折块位于第5个伸肌间室底部。运用骨间神经切除术，不仅是为了缓解潜在的疼痛，而且是为了防止由于关节切开术或放置钢板而引起的创伤性神经瘤。如Berger等所述，进行保留韧带的关节囊切开术，以暴露桡腕关节。如果需要处理腕骨，则可以通过劈开背侧腕间韧带，来进行保留韧带的关节囊切开术，而且整个腕骨都可以暴露。

牵引指骨可用于观察和触诊桡腕关节面，以评估关节内骨折块和脱位（图14.9）。关节面的观察存在一个悖论：可以看到的关节面越多，意味着背侧骨折块没有被还原，而当背侧骨折块复位时，更难以观察桡骨远端关节面。

尺桡韧带将尺骨背角骨折块附着在尺骨远端，而尺骨背角骨折块没有与腕骨相连的韧带。因此，无法通过纵向牵引力复位错位的尺骨背角骨折块。定位针有助于将骨折块固定在适当位置，并确定将克氏针插入骨折块中的位置。如果损伤严重，则

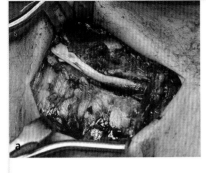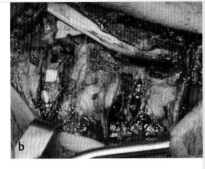
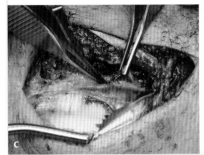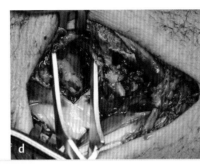

图14.8　桡骨远端关节面的背侧入路。第三伸肌间室被分开，以暴露拇长伸肌肌腱（暴露肌腱）（a），从第三至第五伸肌间室分离尺侧伸肌皮瓣（b），进行骨间神经的神经切除术（c）将关节切开，以进入桡腕关节（d）

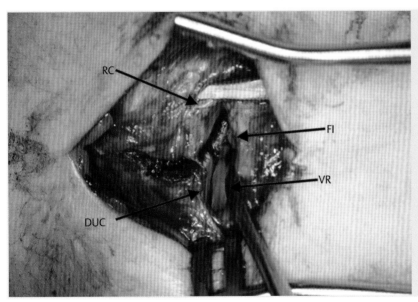

图14.9　观察关节内骨折块。通过背侧腕关节切开术，可以看到掌侧缘（VR）、尺骨背角（DUC）、游离关节内（FI）和桡侧柱（RC）骨折块，以评估移位并进行直接开放复位

可以使用同种异体骨移植物填塞缺损，以帮助维持复位。复位是否充分可以直接看到，也可以用工具来触及。可以解剖重建月骨关节面，或者间接复位乙状切迹。类似于茶杯手柄折断的概念，如果准确地复位了手柄的一部分，那么其他折断部位也将复位。一旦尺骨背角骨折块复位，可以通过克氏针固定或插入F-S植入物（图14.10）。

14.3.5　游离关节内骨折块的处理

通常来说，游离关节内骨折块需要还原和稳定。这些都可以通过背侧关节切开术观察到。复位这些骨折块可能非常具有挑战性，因为它们经常受

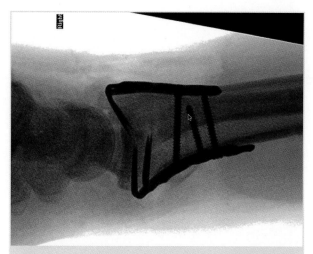

图14.10　尺骨背角骨折块的固定。用骨折特异性植入物（背侧钩板，TriMed Inc.，巴伦西亚，加利福尼亚，美国）固定不稳定的尺骨背角骨折块

到撞击和旋转。应该清除并去除非常小的骨折块，以防止出现有症状的游离体。较大的骨折块应复位并稳定。在巨大冲击的情况下，纵向牵引和缺损处植入同种异体骨，可帮助准确复位关节内骨折块。重要的是，要确保使用足够的同种异体骨来支撑游离关节内骨折块。可以使用软骨下克氏针、穿过VLP的螺钉或F-S植入物固定关节内骨折。通常与背侧壁骨折块固定在一起。当这些被牢固地固定时，关节内骨折块也会复位。

14.3.6　背侧壁骨折块的处理

背侧壁骨折块的大小可以从薄壳到较大的骨折块。必须调整固定技术。对于薄壳骨折块，可以使用缝合线、克氏针、背侧支撑板或F-S植入物。对于较大的骨折块，可以使用F-S植入物，例如背侧钩板、克氏针或背侧支撑板。

14.3.7　桡侧柱骨折块的处理

重建桡骨的最后一步是复位并固定桡侧柱骨折块。桡侧柱的手术入路可以通过掌侧扩展入路（掌侧和桡侧联合入路）或直接桡侧入路。掌侧和桡侧联合入路方法需要做横穿桡动脉的切口，由于暴露

有限，准确放置钢板可能存在困难。作者倾向于使用直接桡侧入路，以便更容易地放置钢板/钉。但是，直接桡侧入路可能使桡神经浅表支（SBRN）处于危险之中，并增加了潜在损伤切口问题的风险。为了减少切口愈合问题，请勿损伤皮瓣和桡动脉下方的软组织。外科医生决定采用何种入路，通常取决于外科医生的经验和偏爱，以及桡骨骨折的特征。有趣的是，在本章作者开展的400多个病例中，没有发现明显的切口问题。

进行直接桡侧切口，并翻开皮瓣。识别SBRN，并根据通过手术区域的方向选择牵开方向。有时，SBRN在暴露范围内会出现分支，可以松解神经，增加近端的暴露，以确保其在牵开时的安全性。确定第一和第二伸肌间室，并在这些伸肌室之间触诊桡骨茎突。第一间室的血管网向远端保留1~1.5cm，而第一间室的近端被分开（图14.11）。向背侧牵开拇长展肌和拇短伸肌，暴露出桡侧腕屈肌。如果该肌腱尚未分开，则此时其插入桡骨茎突的位置会抬高。

利用克氏针或使腕关节尺偏，可以复位桡骨茎突，并且可以从桡骨茎突的远端在第一和第二伸肌间室之间放置1根临时的克氏针，穿过骨折块到完整的桡骨干尺侧。可以从背侧进行关节切开术，直接观察到关节复位是否充分，可以通过掌侧入路或通过透视间接评估桡侧柱和中间柱的复位情况。一旦确定了复位的合适性，就可以用额外的抗旋转克氏针或F-S植入物最终固定桡侧柱（图14.12）。

14.3.8　最终步骤

一旦所有骨折块都复位并固定，并确认尺骨柱的稳定性，然后用无菌盐水大量冲洗切口。在止血带仍然膨胀的情况下，用不可吸收的2-0缝合线缝合关节切开的关节囊，然后用拇长伸肌（EPL）修复关节囊，并防止磨损伸肌间室。

如果考虑到术前肿胀，可在止血带放气之前临时用缝合线/缝钉缝合背侧和掌侧皮肤切口。止血带放气并止血，随后用不可吸收4-0缝合线进行水平褥式缝合桡侧切口。接下来缝合背侧切口。如有必

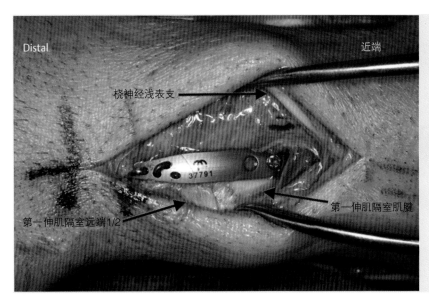

图14.11　桡侧柱骨折的直接桡侧入路。第一伸肌隔室（EC）的远端1/2完好无损，而近端1/2被分开，以容纳桡骨上的钢板。术中注意桡神经浅表支（SBRN）

图中标注：
- Distal
- 近端
- 桡神经浅表支
- 第一伸肌隔室远端1/2
- 37791
- 第一伸肌隔室肌腱

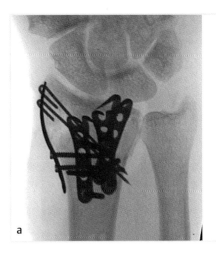
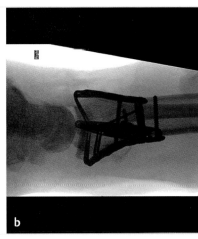

图14.12　骨折特异性植入物来固定桡侧柱。桡侧柱骨折块固定后的中间柱重建的前后位（a）和侧位（b）透视图像

要，可放置背侧引流管。最后，闭合掌侧切口。用夹板在前臂旋转中立位固定手腕和DRUJ。如果在DRUJ发现松弛，则前臂可以旋前45°。手术后抬高四肢，立即开始手部活动。

14.4　使用骨折块特异性植入物进行多平面钢板固定的结果

14.4.1　功能结果

F-S固定治疗复杂的桡骨远端骨折后，腕部活动范围和患者报告的功能预后评分都可以获得满意的结果。Konrath和Bahler指出，AO分型A型（n=4）、B型（n=4）和C型（n=19）骨折F-S固定后，平均腕关节掌曲为54°，背伸为61°，桡偏为18°，尺偏为25°，平均握力为未受伤对侧的83%。在平均随访29个月（范围：24～36个月）时，上肢功能评分（DASH）平均为17分，而患者手腕评估（PRWE）平均评分为19分。Benson等报道了85例桡骨远端关节内骨折，分别为AO分型B型（n=9）和C型（n=76），这些骨折均通过专用的F-S固定（TriMed Inc.，加利福尼亚州，巴伦西亚，美国）。在平均32个月的临床随访中，DASH的平均

评分为9分，腕屈、腕伸和握力分别为未受伤手腕的5%、91%和92%。此外，Saw等平均随访了10个月（范围：6～25个月），观察到21例关节内骨折，AO分型C2型（$n=10$）和C3型（$n=12$）的PRWE平均评分为20分（范围：2～68分）。

14.4.2 影像学结果

尽管早期康复，但多平面F-S固定桡骨远端骨折仍能获得令人满意的影像学结果。Konrath和Bahler最初报道了他们的研究结果，包括27例桡骨远端骨折、23例关节内骨折和4例关节外骨折，观察到所有骨折均在6周内完成了影像学上的愈合，其中96%的骨折（25例中有24例）的掌倾角为0°或更大，而没有证据表明术后初期和最终随访的X线片上存在复位丢失。同样，Gavaskar等开展了纳入105例桡骨远端骨折的前瞻性研究，其中包括F-S固定系统（2.4mm锁定桡骨远端系统，印度Synthes）重建的AO分型C1型（$n=41$）、C2型（$n=31$）和C3型（$n=33$）骨折。他们指出，所有患者在最初随访至术后1年，均出现了放射学上的愈合，没有发生骨折移位。74名患者（71%）实现了关节面的解剖重建。

14.4.3 并发症

桡骨远端骨折的治疗中使用F-S固定可能会导致一些轻微和严重并发症。Galle等报道了61例VLP 桡侧柱钢板（RCP，$n=55$）、背侧锁定钢板固定和RCP（$n=3$），或单独使用RCP（$n=3$）固定AO分型A型（5，8%）、B型（13，21%）和C型（43，71%）骨折。尽管作者没有发现肌腱磨损的案例，但有症状的患者中有28%（$n=17$）的患者需要移除RCP。Konrath和Bahler指出，在F-S固定后27例患者中有8例出现桡神经浅支支配区（SBRN）区域麻木，其中7例患者的麻木感在3个月后完全消失，1例患者麻木持续存在。3例患者需要去除钢板，其中2例是由于F-S植入物太靠近DRUJ的缘故。同时，Saw等报道4名在1周内症状消失的患者，2名需要取出钢板的患者出现暂时性中枢神经感觉异常。最后，Landgren等指出，F-S固定（$n=13$）与VLP（$n=13$）相比，并发症更多，包括暂时性SBRN神经炎（$n=6$）、正中神经病变（$n=2$）、复杂性区域疼痛综合征、桡侧植入物松动、肌腱炎、皮肤粘连和需要肌腱移位的EPL破裂（每种各$n=1$）。

14.4.4 骨折块特异性固定与掌侧锁定钢板固定的比较

F-S固定的好处在不适合VLP固定的复杂多段桡骨远端骨折的重建中得到最好的体现。Landgren等比较了49例桡骨远端骨折的患者的临床和影像学结果，其中AO分型A型和C型分布均匀，随机分为VLP（$n=24$）组或F-S固定组（$n=25$）。在12个月的随访中，两组之间的握力、腕部活动范围或快速DASH均无显著差异。相反，Sammer等指出，与VLP组（$n=85$）相比，F-S固定组（$n=14$）掌倾的矫正明显更差，其平均值分别为-10°和10°。此外，VLP组术后6个月的握力、桡偏、尺偏和腕部屈伸活动度明显好转，而在12个月时，腕部屈伸、前臂旋前和旋后存在显著差异。作者建议优先进行F-S固定以治疗粉碎性关节内AO分型C型骨折（$n=11$或占F-S固定的79%，$n=39$或占VLP的46%）。

14.5 陷阱和禁忌证

尽管F-S固定是可用于重建高度粉碎性桡骨远端骨折的强大工具，但该技术存在一些缺陷。当利用F-S固定来稳定小的骨折块时，这些骨折块在植入物插入期间会进一步移位。因此，骨折块至少应为7mm宽、5mm长以及背侧至掌侧的尺寸为4mm，以避免医源性骨折粉碎或固定丢失（图14.13）。此外，理解桡骨远端的功能解剖学还有一个陡峭的学习曲线，将F-S植入物用于复杂的桡骨远端骨折重建治疗需要大量经验。F-S固定的禁忌证包括与严重骨质疏松症相关的骨折、桡骨干骺区节段性骨缺损、骨折粉碎不能够直接观察。

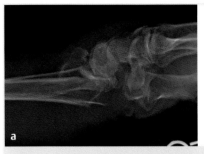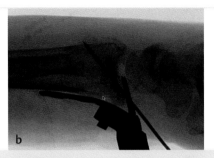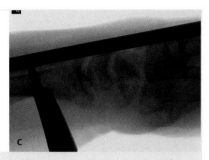

图14.13　运用特异性固定的小掌侧缘骨折块的医源性骨折。高度粉碎的桡骨远端骨折的前后位X线片（a）。尝试对小掌侧缘骨折进行特异性固定，导致骨折粉碎（b），因此需要背侧钢板固定（c）

技巧和窍门

· 在做第一个案例之前，请了解植入物和手术技术。

· 从更简单的案例开始，以获取各种方法和植入物的经验。

· 了解所有手术方法和相关的手术解剖结构。

· 了解柱和骨折重建的顺序：

　- 中间柱：

　　○掌侧缘。

　　○尺骨背角。

　　○关节内游离。

　　○背侧壁。

　- 桡侧柱/茎突。

　- 尺骨柱。

· 在做切口之前，计划手术暴露。

· 对于游离关节内骨折块，用骨移植物保持复位。

· 慎重考虑最终植入物的位置和构造，谨慎地放置多个钢板。

· 将止血带时间保持在2h以下。

· 细致地解剖和分离皮瓣，以最大限度地降低多切口入路的切口愈合问题。

· 一些复杂的关节内骨折不适合VLP或F-S固定；因此，如果需要，准备桥接钢板或外固定。

14.6　结论

　　多段桡骨远端骨折的外科治疗可能会带来许多挑战，特别是当所有不稳定的骨折块无法通过一种植入物、技术或方法有效固定时。了解构成桡骨远端骨折的常见骨折块的功能解剖结构，对术前计划和术中决策有益，以逐步重建高度粉碎性桡骨远端骨折。成功的复杂桡骨远端骨折的外科治疗要求多种手术方法和技术，尤其是单独使用F-S植入物，或作为VLP固定的辅助手段进行多平面固定。

参考文献

[1] Schneppendahl J, Windolf J, Kaufmann RA. Distal radius fractures: current concepts. J Hand Surg Am 2012,37(8).1718–1725.

[2] Rhee PC, Medoff RJ, Shin AY. Complex distal radius fractures: an anatomic algorithm for surgical management. J Am Acad Orthop Surg 2017;25(2):77–88.

[3] Medoff RJ. Essential radiographic evaluation for distal radius fractures. Hand Clin 2005;21(3):279–288.

[4] Teunis T, Bosma NH, Lubberts B, Ter Meulen DP, Ring D. Melone's concept revisited: 3D quantification of fragment displacement. J Hand Microsurg 2016;8(1):27–33.

[5] Zumstein MA, Hasan AP, McGuire DT, Eng K, Bain GI. Distal radius attachments of the radiocarpal ligaments: an anatomical study. J Wrist Surg 2013;2(4):346–350.

[6] Melone CP Jr. Articular fractures of the distal radius. Orthop Clin North Am 1984;15(2):217–236.

[7] Rikli DA, Regazzoni P. Fractures of the distal end of the radius treated by internal fixation and early function. A preliminary report of 20 cases. J Bone Joint Surg Br 1996;78(4):588–592.

[8] Mandziak DG, Watts AC, Bain GI. Ligament contribution to patterns of articular fractures of the distal radius. J Hand Surg Am 2011;36(10):1621–1625.

[9] Bain GI, Alexander JJ, Eng K, Durrant A, Zumstein MA. Ligament origins are preserved in distal radial intraarticular two-part fractures: a computed tomography-based study. J Wrist Surg 2013;2(3):255–262.

[10] Harness NG. Fixation options for the volar lunate facet fracture: thinking outside the box. J Wrist Surg 2016;5(1):9–16.

[11] Beck JD, Harness NG, Spencer HT. Volar plate fixation failure for volar shearing distal radius fractures with small lunate facet fragments. J Hand Surg Am 2014;39(4):670–678.

[12] Harness NG, Jupiter JB, Orbay JL, Raskin KB, Fernandez DL. Loss of fixation of the volar lunate facet fragment in fractures of the distal part of the radius. J Bone Joint Surg Am 2004;86-A(9):1900–1908.

[13] Konrath GA, Bahler S. Open reduction and internal fixation of unstable distal radius fractures: results using the trimed fixation system. J Orthop Trauma 2002;16(8):578–585.

[14] Gerostathopoulos N, Kalliakmanis A, Fandridis E, Georgoulis S. Trimed fixation system for displaced fractures of the distal radius. J Trauma 2007;62(4):913–918.

[15] Dodds SD, Cornelissen S, Jossan S, Wolfe SW. A biomechanical comparison of fragment-specific fixation and augmented external fixation for intra-articular distal radius fractures. J Hand Surg Am 2002;27(6):953–964.

[16] Taylor KF, Parks BG, Segalman KA. Biomechanical stability of a fixed-angle volar plate versus fragment-specific fixation system: cyclic testing in a C2-type distal radius cadaver fracture model. J Hand Surg Am 2006;31(3):373–381.

[17] Taylor GI. The angiosomes of the body and their supply to perforator flaps. Clin Plast Surg 2003;30(3):331–342.

[18] Inoue Y, Taylor GI. The angiosomes of the forearm: anatomic study and clinical implications. Plast Reconstr Surg 1996;98(2):195–210.

[19] Tordjman D, Hinds RM, Ayalon O, Yang SS, Capo JT. Volar-ulnar approach for fixation of the volar lunate facet fragment in distal radius fractures: a technical tip. J Hand Surg Am 2016;41(12):e491–e500.

[20] Moore AM, Dennison DG. Distal radius fractures and the volar lunate facet fragment: Kirschner wire fixation in addition to volar-locked plating. Hand (N Y) 2014;9(2):230–236.

[21] Rhee PC, Shin AY. Management of complex distal radius fractures: review of treatment principles and select surgical techniques. J Hand Surg Asian Pac Vol 2016;21(2):140–154.

[22] O'Shaughnessy MA, Shin AY, Kakar S. Volar marginal rim fracture fixation with volar fragment-specific hook plate fixation. J Hand Surg Am 2015;40(8):1563–1570.

[23] O'Shaughnessy MA, Shin AY, Kakar S. Stabilization of volar ulnar rim fractures of the distal radius: current techniques and review of the literature. J Wrist Surg 2016;5(2):113–119.

[24] Benson LS, Minihane KP, Stern LD, Eller E, Seshadri R. The outcome of intra-articular distal radius fractures treated with fragment-specific fixation. J Hand Surg Am 2006;31(8):1333–1339.

[25] Thiart M, Ikram A, Lamberts RP. How well can step-off and gap distances be reduced when treating intra-articular distal radius fractures with fragment specific fixation when using fluoroscopy. Orthop Traumatol Surg Res 2016;102(8):1001–1004.

[26] Berger RA, Bishop AT, Bettinger PC. New dorsal capsulotomy for the surgical exposure of the wrist. Ann Plast Surg 1995;35(1):54–59.

[27] Saw N, Roberts C, Cutbush K, Hodder M, Couzens G, Ross M. Early experience with the TriMed fragment-specific fracture fixation system in intraarticular distal radius fractures. J Hand Surg Eur Vol 2008;33(1):53–58.

[28] Gavaskar AS, Muthukumar S, Chowdary N. Fragment-specific fixation for complex intra-articular fractures of the distal radius: results of a prospective single-centre trial. J Hand Surg Eur Vol 2012;37(8):765–771.

[29] Galle SE, Harness NG, Hacquebord JH, Burchette RJ, Peterson B. Complications of radial column plating of the distal radius. Hand (N Y) 2018.

[30] Landgren M, Abramo A, Geijer M, Kopylov P, Tägil M. Fragmentspecific fixation versus volar locking plates in primarily nonreducible or secondarily redisplaced distal radius fractures: a randomized controlled study. J Hand Surg Am 2017;42(3): 156–165.e1.

[31] Sammer DM, Fuller DS, Kim HM, Chung KC. A comparative study of fragment-specific versus volar plate fixation of distal radius fractures. Plast Reconstr Surg 2008;122(5):1441–1450.

第十五章　腕部开放性骨折和骨缺损的处理

Rames Mattar Junior，Emygdio Jose Leomil de Paula，Luciano Ruiz Torres，Tiago Guedes da Motta Mattar，Gustavo Bersani Silva

摘要

由于合并了高能量创伤导致的骨和软组织损伤，开放性骨折的处理仍然具有挑战性。污染和组织损伤容易导致感染风险升高。治疗原则包括迅速诊断、清创、复位和固定骨折、软组织修复或重建，以及节段性骨缺损的连续治疗。外固定装置通常在复杂情况下使用。早期治疗软组织（肌肉、肌腱、周围神经）和骨损伤可以使功能效果最佳。骨关节损伤的治疗包括骨折复位和稳定、韧带修复，以及通过常规或血管化的骨移植物治疗节段性骨缺损。应首先或尽早治疗肌腱、肌肉和周围神经损伤。如有必要，应修补动脉和静脉。软组织修复或重建对于获得满意的治疗效果至关重要。应尽早，最好在创伤后72h内利用局部带蒂或游离皮瓣覆盖创面。Gustilo和Anderson将开放性骨折分为3种类型：Ⅰ型、Ⅱ型和Ⅲ型。手腕部Gustilo Ⅲ型开放性骨折推荐进行抗生素预防治疗（第一代头孢菌素）。重建手术的禁忌证很少，通常与患者的临床状况有关。由熟练的手外科医生进行早期专业治疗可以显著改善治疗效果、降低感染率、缩短住院时间，并获得更好的功能和美学效果。

关键词：腕部开放性骨折，骨骼稳定，软组织修复，神经损伤，血运重建，局部皮瓣，游离皮瓣

15.1　引言

由于合并了不同程度的骨和软组织损伤，开放性骨折的处理仍然具有挑战性。污染的组织损伤容易导致较高的感染风险。大约25%的多发伤患者会出现手腕和手部损伤。据Schädel-Höpfner和Siebert，以及Ciclamini等报道，手或腕部简单骨折是常见受伤形式（2%～16%），其次是软组织损伤（2%～11%）。截肢的严重病例很少（0.2%～3%）。这些损伤在年轻人（20～40岁）中发病率很高，并且摩托车事故导致的手部创伤的发生率增加。在多发伤的患者中，手腕或手部受伤经

常被忽视。

骨科治疗方案必须基于高级生命支持方案，并应立即注意恢复气道、呼吸和循环。同样，骨科、创伤和手外科医生应将每位患者及其临床病情视为唯一，并制订个体化治疗方案。高能量损伤会引起促炎细胞因子的局部和全身释放，这通常会导致全身性炎症反应综合征。

损伤的治疗基于手术创伤最小，减少手术时间、失血和组织损伤。对于更严重的患者，应使用外固定支架稳定骨折。在开放性骨折中，必须考虑到创伤的机制和能量。细致的临床检查对于无意识的患者至关重要，且具有挑战性。影像学检查应在急诊室进行。应优先治疗威胁生命的损伤，多学科医疗团队应根据以下原则决定开放性骨折的治疗时机和方法：保护生命、保护组织以及恢复功能。

局部治疗的原则包括冲洗、清创、软组织修复或重建、复位和固定骨折以及治疗节段性骨缺损。尽早充分清创可降低感染风险。在没有可预测的功能损害的情况下，很少有手腕结构可以牺牲。因此，外科医生必须根据每种情况决定清创和保留多少。软组织（肌肉、肌腱、周围神经）的一期和早期修复或重建可提供最佳功能结果。血供良好的小段骨缺损（小于6cm）可以用常规的骨移植治疗。较大的节段性缺损（超过10cm）和血供不足的区域最好用血管化骨移植治疗。

关于如何定义和分类手腕开放性骨折尚无共识。从临床角度来看，因相似的解剖结构，手腕开放性骨折具有相似的特征。Gustilo和Anderson提出了开放性骨折最常用的分类。此分类主要基于切口的大小和污染存在与否：

·Ⅰ型：切口小于1cm，软组织损伤小，无挤压伤。Ⅰ型骨折通常是骨折块刺穿皮肤时，由内而外发生。

·Ⅱ型：切口超过1cm，轻度或中度挤压伤，中度骨折和中度污染。没有广泛的软组织损伤。

·Ⅲ型：由高能量创伤引起的广泛软组织损伤，高度污染的切口。严重的粉碎性和不稳定性骨

折。有3种子类型：

- Ⅲ-A：尽管广泛损伤，仍保留了软组织。

- Ⅲ-B：软组织缺损。经过冲洗和清创术后，有骨段裸露，需要皮瓣治疗（皮肤、肌肉或肌皮皮瓣）。

- Ⅲ-C：与动脉撕裂相关的开放性骨折。无论软组织损伤的程度如何，都必须进行动脉修复。

Swanson等根据切口大小、污染程度和宿主因素，对手部开放性骨折进行分类。他们根据骨折分类或稳定性决定是否稳定骨折，Ⅰ型就一期闭合切口，Ⅱ型就延迟闭合切口：

- Ⅰ型：清洁切口，无全身性疾病。

- Ⅱ型：受污染的切口，治疗延后超过24h或严重的全身性疾病。

McLain等和Duncan等修改了Gustilo和Anderson提出的开放性骨折分型。McLain等提出分类：

- Ⅰ型：撕裂伤小于1cm，无污染，挤压伤或骨折。

- Ⅱ型：撕裂伤大于1cm，无污染，挤压伤或骨折。

- Ⅲ型：撕裂伤大于10cm，污染，挤压伤，粉碎性/节段性骨折，爆炸伤和所有的火器伤。

Duncan等提出的分类：此分类的原则是缩小Gustilo - Anderson分类的切口大小，以适用于手部开放性骨折：

- Ⅰ型：小于1cm的清洁撕裂伤（穿刺伤口），无挤压伤或组织缺失。

- Ⅱ型：少于2cm的清洁撕裂伤，无挤压伤或组织缺失。

- Ⅲ-A型：大于2cm的撕裂伤，切口污染，穿透伤或射击伤。

- Ⅲ-B型：Ⅲ-A型，有骨膜分离或剥离。

- Ⅲ-C型：Ⅲ-B型伴有神经血管损伤。

Duncan等报道Gustilo-Anderson Ⅲ型手部开放性骨折的感染率为3.5%。Capo等报道的感染率仅为1.4%，即使Gustilo-Anderson Ⅲ型开放性骨折的比例很高（145例中有91例）。Saint-Cyr和Gupta发现，通过植骨治疗手部严重开放性骨折，感染率为0。Bannasch等开展的回顾性研究发现，手部开放性骨折（133例）和闭合性骨折（299例）之间的感染率无显著差异。Ketonis等通过系统综述发现，手部开放性骨折的感染率仍然较低。清创的时机不会改变

感染率，大多数感染可以仅用抗生素治疗。我们认为，腕部开放性骨折的情况与手部相似。

在许多国家/地区，超过50%的腕部开放性骨折是由摩托车或机动车事故造成的，这些事故释放大量能量，导致骨骼和软组织受到严重损伤。骨膜和骨折内的髓内血液供应会减少。这可能会导致组织坏死，无论原因是直接创伤还是继发性缺血。无血供的骨骼、软组织损伤和污染使腕部开放性骨折的治疗成为一项挑战。开放性骨折表明腕骨和软组织已暴露于非无菌环境中。皮肤缺损较大或软组织缺失可能会导致严重的病原体和异物污染切口。在这些损伤的一期治疗中，积极的感染控制和切口处理通常优先于骨折固定。在更复杂和更严重的情况下，建议使用外固定装置治疗局部或全身性损伤。

遭受严重损伤后，软组织坏死和污染会引起由免疫细胞和大量分子介导的炎症反应，这些介质增加了软组织的通透性，并促进吞噬作用。组织内的血肿会形成死角，成为细菌生长的理想培养基。

革兰阳性杆菌、葡萄球菌和链球菌是手部和腕部开放性骨折中最常见的病原体。医院获得性感染通常涉及葡萄球菌和革兰阴性杆菌（假单胞菌、克雷伯杆菌、不动杆菌）。受土壤污染的切口通常涉及革兰阴性杆菌和厌氧细菌。在水生环境中获得的感染通常涉及产气单胞菌、假单胞菌和分枝杆菌。受唾液（人咬）感染的切口可能涉及艾肯氏菌和厌氧菌。动物叮咬可能导致有氧细菌和厌氧细菌的混合感染。猫和狗的叮咬可能导致巴斯德氏菌的感染。失活和坏死组织会引起梭菌性气体坏疽。

应根据可能的传染源，并根据切口污染的性质，尽快开始经验性抗生素治疗，直到最终的培养和敏感性试验确定为止。术前、术中和术后至少5天应给予静脉抗生素。切口仍处于开放状态时，必须继续使用抗生素（Ⅰ型和Ⅱ型一期缝合，Ⅲ型延迟缝合）。

Nylén和Carlsson将延迟治疗与感染风险增加联系起来。Swanson等认为手部开放性骨折的感染率较高与切口污染、全身性疾病（营养不良、糖尿病、肾或肝功能衰竭、恶性肿瘤）、免疫缺陷、药物、酒精或烟草滥用以及延迟治疗超过24h有关。

我们没有关于在腕部开放性骨折中使用抗生素的具体数据。因此，我们使用相同的开放性骨折治疗原则，但增加了一些手部开放性骨折的特定概

念。一些文献报道了抗生素治疗手外伤的重要性。Sloan等指出预防性抗生素治疗可降低远端指骨开放性骨折的感染风险。然而，Peacock等认为对于中等程度污染和适当清创的手部开放性切口，无须进行抗生素预防治疗。同样，Suprock等认为手指开放性骨折冲洗和清创术后，未显示出预防性抗生素治疗的益处。其他作者强调在骨折的处理中必须进行清创术，并且抗生素不能替代清创术。对于手和腕部Ⅲ型开放性骨折，应建议预防用抗生素，这是我们的看法。第一代头孢菌素可以治疗污染小的切口。氨基糖苷类药物应用于污染较严重的切口。对于厌氧菌感染，青霉素是首选药物。预防性抗生素的使用时间不应超过48～72h。如果没有临床感染迹象，对于复杂的手和腕部开放性外伤，将抗生素治疗延长至5天以上似乎没有什么益处。

15.2 适应证

腕部开放性骨折通常是由高能量创伤引起的。一期或早期治疗均能提供最佳的功能效果。这些病变的治疗属于急诊，应主要在急救中心由训练有素的人员进行。冲洗和清创术应当尽早进行。骨关节损伤的治疗包括通过常规或血管化的骨移植进行骨折复位和稳定、韧带修复和治疗节段性骨缺损。应首先或尽早治疗肌腱、肌肉和周围神经的损伤。如有必要，应修补动脉和静脉。软组织修复和骨膜重

建对于获得满意的效果至关重要。应尽早，最好在创伤后的72h内进行局部、带蒂或游离皮瓣覆盖。

15.3 手术技术

15.3.1 骨折治疗

骨折的解剖复位可促进骨愈合，能尽早活动，并达到最佳功能效果。

与闭合性骨折相比，Gustilo Ⅰ型损伤的感染率非常低。固定方法和策略取决于骨折的类型。大多数情况下，Ⅰ型开放性骨折粉碎程度小、切口清洁和软组织血供良好，可通过钢板和螺钉复位和固定。

Gustilo Ⅱ型开放性骨折的感染率更高，骨折粉碎程度更高，软组织损伤程度也更大（图15.1a～h）。对于切口污染，且组织活力受到更大损伤的患者，应立即冲洗和清创，并用外固定支架或夹板稳定，然后在受伤后几天进行切口闭合和内固定，具体取决于切口情况。如果认为是清洁切口，则可以进行骨折的内固定，必要时甚至可以植骨。在多发伤患者中，骨折用外固定进行稳定。

在Ⅲ型骨折中，治疗原则与Ⅱ型骨折大致相同。值得注意的是，有必要修复Ⅲ-C型骨折相关动脉损伤，此步骤应在清创术和骨折稳定后立即进行。皮瓣术可用于某些血管修复延迟的患者。同样取决于软组织损伤的范围，应在血管重建的同时进行覆盖。

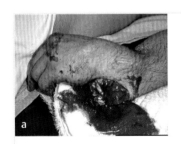
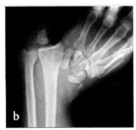
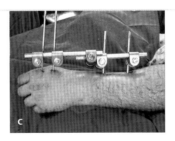
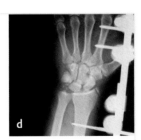
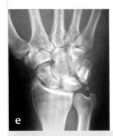
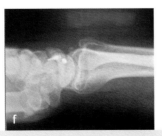
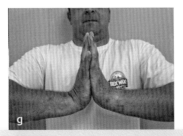
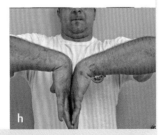

图15.1 左腕开放性月骨舟状骨骨折背侧脱位。a、b.临床和影像学表现。c、d.清创、复位和临时固定。e～h.随访6年后的影像学和临床表现

15.3.2 软组织修复

软组织损伤对于手外科医生而言是非常复杂的挑战。软组织修复应遵循阶梯治疗，包括切口缝合（清创后）、皮肤移植（受体床合适）、局部皮瓣（保留局部解剖结构）和游离皮瓣。毁灭性创伤后软组织重建通常需要大手术，而这些手术在临床情况不稳定或临界性患者中无法早期开展。任何重大重建手术的第一步都是一期清创和骨骼复位。彻底清除所有坏死组织并冲洗切口，以清除碎屑和细菌定植，防止感染。根据患者的临床病程和局部切口情况，推迟或尽快进行所有其他重建手术。在这种情况下，经过充分清创后，真空辅助封闭治疗系统已成为重要的临时工具，可提供"桥梁"，直到可以安全地进行最终手术。

在更复杂的情况下，皮肤和骨骼暴露缺失，皮瓣的选择将取决于局部解剖结构、运用局部皮瓣的可能性（较小的皮肤缺损）以及吻合血管蒂的生存力（游离皮瓣）（图15.2a～e）。这些方案取决于患者的临床状况和手术团队的经验。我们更喜欢使用带蒂或游离皮瓣，因为在大多数情况下，这些方式不留区域死角，而且这些皮瓣可以方便二次手术进行。我们认为，与皮瓣相比，肌肉或肌皮瓣会脱离，并且滑移面不足。关于带蒂皮瓣，最常用的选择是桡前臂皮瓣（带血管或穿支皮瓣）、背尺侧皮瓣和后方骨间动脉皮瓣。至于游离皮瓣，有很多选择，但我们偏爱外侧前臂皮瓣以减少皮肤缺失，而大腿前外侧皮瓣则用于更大的缺损。当出现复合缺损时（例如骨骼和软组织），可以使用嵌合瓣。在这些情况下，可能会使用骨皮或皮肌皮瓣（例如腓骨、肋骨、外侧肱骨、股内侧髁的骨皮瓣）（图15.3a～d）。

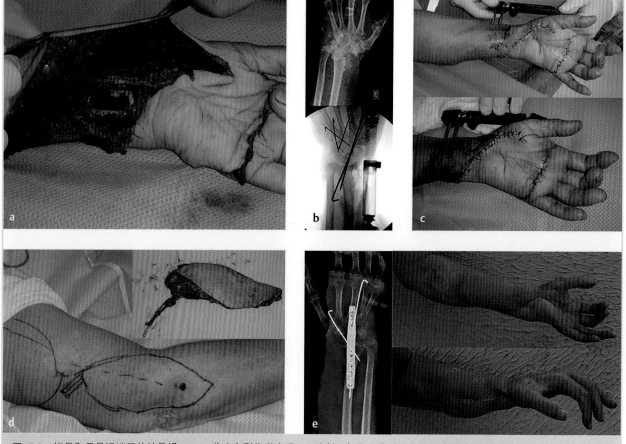

图15.2 桡骨和尺骨远端开放性骨折。a、b.临床和影像学表现。c.清创、复位和临时稳定后的术后效果。第7天皮肤坏死。d.计划侧臂皮瓣覆盖软组织缺损。e.随访8年的影像学和临床表现

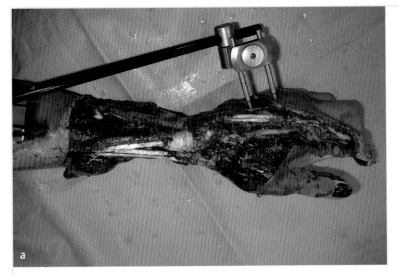
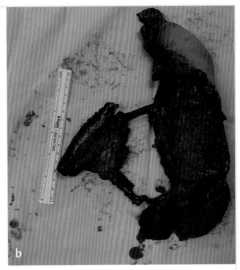
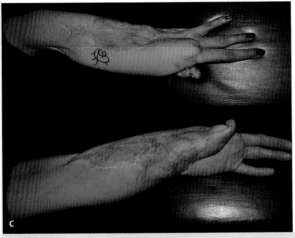
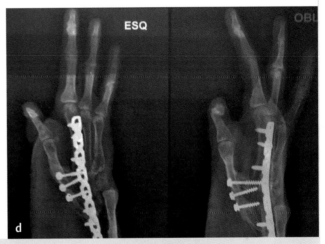

图15.3　一名20岁的左上肢开放性骨折女性患者。a. Gustilo Ⅲ-B 桡骨远端开放性骨折、腕骨和掌骨缺损。b.嵌合的骨肌皮瓣（游离的背阔肌肌皮瓣连接到肋骨瓣，两者均取自同一供体部位，一期关闭）。c.晚期随访患者。d. X线的最终外观。在显微外科手术的骨重建后，可能会发生手腕和拇指关节融合

15.3.3　神经损伤

在严重上肢开放性骨折的治疗中，应修复或重建周围神经。全身状况、多发性损伤以及确定神经组织生存能力方面的困难，可能会阻碍最终治疗。动物模型和临床病例分析发现，在适当条件下进行一期或延迟缝合已证明优于二期修复或移植。根据治疗原则，稳定的患者可在创伤后几天接受延迟手术，但神经修复手术应尽快进行，最好在4天以内。在某些罕见的情况下，由于病变的严重程度或局部状况不佳，应延期神经修复。在这些情况下，手术越早进行，对患者越有利。

15.3.4　肌腱

前臂、腕部或手的掌侧和/或背侧肌腱损伤的严重程度和位置（肌腱、肌腱肌肉过渡区、撕裂、撕脱）有所不同。简单检查手指的姿势，并进行临床检查（肌腱张力、前臂压力测试）对于正确诊断很有用。治疗方法可能包括一期修复，延迟一期修复或二期修复，具体取决于损伤和患者的总体状况。如果可能的话，进行早期修复或一期重建可获得更好的功能结果。根据损伤控制方案的原则，采用两阶段方法，即先放置硅树脂棒，然后进行游离肌腱移植，这是在更复杂的情况下存在肌腱缺失的治疗选择。

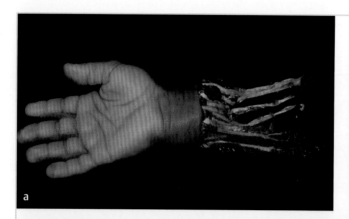
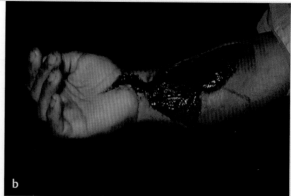
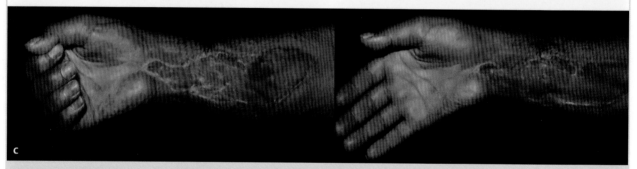

图15.4　年轻男性被截肢。a.中臂的撕脱型截肢。b.再植手术的早期结果。骨骼、血管、肌腱和神经得到一期修复。c.后期随访，具有良好的功能和美学效果。几天后，植皮覆盖其余的软组织缺损。骨骼没有暴露，骨骼缩短后可用健康肌肉覆盖。d.见到的金属是微血管钳

15.3.5　截肢和血运重建

创伤可导致前臂、手腕、手或手指水平的完全截肢或血运重建。在最初的临床检查中，应仔细分析四肢的灌注状态。手指的颜色、松弛度和温度通常足以确定灌注状态。对于患有低血压或低血容量性休克的患者，多普勒超声可能会更好地评估血管完整性。血流动力学稳定的患者，病灶仅受轻微污染，是血运重建的理想适应证。传统上来说，可在热缺血6h内或冷缺血12h内进行血运重建。对于手指再植，可以耐受更长的缺血时间。如果患者的临床情况稳定，应立即再植（图15.4a～c）。在某些特殊情况下，应强调截肢，例如上肢双侧病变、下肢严重病变或有截瘫风险的患者。在这种情况下，应尽一切努力保护上肢。在某些情况下，两队外科医生分别治疗受伤的部位可能会减少手术时间。多发伤患者的临床护理和麻醉的进步使早期和有效的临床治疗成为可能，从而使得在治疗早期阶段可以进行更多的重建手术。在截肢或血运重建中，需要修复所有受损结构来促进最佳功能效果。

15.4　结果

不同程度的局部和全身受累的腕部开放性骨折患者在三级创伤转诊中心接受了更好的治疗。

2010年以来，巴西圣保罗建立了由擅长显微手术处理复杂性病变的手外科医生组成的创伤部门，我们见证了治疗效果的显著改善、感染率降低、住院时间缩短、功能和美学结果得到改善。我们的经验强调了创伤急性期进行充分治疗的重要性，这是因为存在一个多学科协作的治疗中心，包括了重建显微外科受过培训的手外科医生。

15.5 陷阱

腕部开放性骨折应视为急诊，并可能需要复杂的重建技术。多学科支持团队和手外科医生必须经过培训，以遵守损伤控制方案，尽早进行治疗。这样的要求加强了建立覆盖整个人群的三级创伤中心的重要性。

重建手术的禁忌证很少见，通常与患者的临床状况有关。终止重建手术计划的决定始终是由多学科决定的。同样，对于开放性骨折治疗后产生的不良功能结果，包括僵硬、感觉丧失、疼痛和/或感染（骨髓炎），截肢或其他侵袭性治疗手段的决定并不简单，应咨询多名专家（手外科医生、传染病专家、康复专家、心理学家）。

技巧和窍门

- 彻底清创后，大量冲洗切口。
- 确保末梢良好灌注。
- 稳定所有骨折。
- 尽早检查和修复血管、神经和肌腱病变。
- 软组织覆盖，请记住，可能需要后续治疗（建议使用皮瓣）。
- 24～48h后再次检查。
- 如果无法尽早进行全面治疗，请准备最终治疗方案。

15.6 结论

由于合并了不同程度的骨骼和软组织损伤，腕部开放性骨折和骨缺损的治疗面临挑战。这些骨折应视为紧急情况，可能需要复杂的重建技术。污染和组织损伤容易导致较高的感染风险。局部治疗的原则包括迅速诊断、冲洗、清创、复位和固定骨折、软组织修复或重建以及治疗节段性骨缺损。通常在更复杂的情况下，使用外固定装置。重建手术的禁忌证很少见，通常与患者的临床状况有关。由熟练的手外科医生进行的早期专业治疗可以显著改善治疗效果，降低感染率，缩短住院时间，并获得更好的功能和美学效果。

参考文献

[1] Schädel-Höpfner M, Siebert H. [Operative strategies for hand injuries in multiple trauma. A systematic review of the literature]. Unfallchirurg 2005;108(10):850–857.

[2] Ciclamini D, Panero B, Titolo P, Tos P, Battiston B. Particularities of hand and wrist complex injuries in polytrauma management. Injury 2014;45(2):448–451.

[3] American College of Surgeons. Advanced Trauma Life Support (ATLS) for Doctors. 7th ed. Chicago, IL: American College of Surgeons; 2004.

[4] Hildebrand F, Pape HC, Krettek C. [The importance of cytokines in the posttraumatic inflammatory reaction]. Unfallchirurg 2005;108(10):793–794, 796–803.

[5] Giannoudis PV, Mallina R, Harwood P, Perry S, Sante ED, Pape HC. Pattern of release and relationship between HMGB-1 and IL-6 following blunt trauma. Injury 2010;41(12):1323–1327.

[6] Giannoudis PV. Surgical priorities in damage control in polytrauma. J Bone Joint Surg Br 2003;85(4):478–483.

[7] Green D, Hotchkiss R, Pederson WC. Green's Operative Hand Surgery. 5th ed. Philadelphia, PA: Churchill Livingstone; 2005.

[8] Gustilo RB, Anderson JT. Prevention of infection in the treatment of one thousand and twenty-five open fractures of long bones: retrospective and prospective analyses. J Bone Joint Surg Am 1976;58(4):453–458.

[9] Swanson TV, Szabo RM, Anderson DD. Open hand fractures: prognosis and classification. J Hand Surg Am 1991;16(1):101–107.

[10] McLain RF, Steyers C, Stoddard M. Infections in open fractures of the hand. J Hand Surg Am 1991;16(1):108–112.

[11] Duncan RW, Freeland AE, Jabaley ME, Meydrech EF. Open hand fractures: an analysis of the recovery of active motion and of complications. J Hand Surg Am 1993;18(3):387–394.

[12] Capo JT, Hall M, Nourbakhsh A, Tan V, Henry P. Initial management of open hand fractures in an emergency department. Am J Orthop 2011;40(12):E243–E248.

[13] Saint-Cyr M, Gupta A. Primary internal fixation and bone grafting for open fractures of the hand. Hand Clin 2006;22(3):317–327.

[14] Bannasch H, Heermann AK, Iblher N, Momeni A, Schulte-Mönting J, Stark GB. Ten years stable internal fixation of metacarpal and phalangeal hand fractures-risk factor and outcome analysis show no increase of complications in the treatment of open compared with closed fractures. J Trauma 2010;68(3):624–628.

[15] Ketonis C, Dwyer J, Ilyas AM. Timing of debridement and infection rates in open fractures of the hand: a systematic review. Hand (N Y) 2017;12(2):119–126.

[16] Gustilo RB, Merkow RL, Templeman D. The management of open fractures. J Bone Joint Surg Am 1990;72(2):299–304.

[17] Fitzgerald RH Jr, Cooney WP III, Washington JA II, Van Scoy RE, Linscheid RL, Dobyns JH. Bacterial colonization of mutilating hand injuries and its treatment. J Hand Surg Am 1977;2(2):85–89.

[18] Sanger JR, Yousif NJ, Matloub HS. Aeromonas hydrophila upper extremity infection. J Hand Surg Am 1989;14(4):719–721.

[19] Callaham M. Controversies in antibiotic choices for bite wounds. Ann Emerg Med 1988;17(12):1321–1330.

[20] Griego RD, Rosen T, Orengo IF, Wolf JE. Dog, cat, and human

bites: a review. J Am Acad Dermatol 1995;33(6):1019–1029.

[21] Brook I. Human and animal bite infections. J Fam Pract 1989;28(6):713–718.

[22] Arons MS, Fernando L, Polayes IM. Pasteurella multocida--the major cause of hand infections following domestic animal bites. J Hand Surg Am 1982;7(1):47–52.

[23] Gonzales MH, Bach HG, Elhassan BT, Graft CN, Weinzweig N. Management of Open fractures. J Am Soc Surg Hand 2003;3(4):208–218.

[24] Nylén S, Carlsson B. Time factor, infection frequency and quantitative microbiology in hand injuries: a prospective study. Scand J Plast Reconstr Surg 1980;14(2):185–189.

[25] Sloan JP, Dove AF, Maheson M, Cope AN, Welsh KR. Antibiotics in open fractures of the distal phalanx? J Hand Surg [Br] 1987;12(1):123–124.

[26] Peacock KC, Hanna DP, Kirkpatrick K, Breidenbach WC, Lister GD, Firrell J. Efficacy of perioperative cefamandole with postoperative cephalexin in the primary outpatient treatment of open wounds of the hand. J Hand Surg Am 1988;13(6):960–964.

[27] Suprock MD, Hood JM, Lubahn JD. Role of antibiotics in open fractures of the finger. J Hand Surg Am 1990;15(5):761–764.

[28] Cooney WP. The Wrist: Diagnosis and Operative Treatment. 2nd ed. Philadelphia, PA: Lippincott Williams & Wilkins; 2010.

[29] Hoffman RD, Adams BD. The role of antibiotics in the management of elective and post-traumatic hand surgery. Hand Clin 1998;14(4):657–666.

[30] Patzakis MJ, Wilkins J. Factors influencing infection rate in open fracture wounds. Clin Orthop Relat Res 1989;(243):36–40.

[31] Freeland AE, Jabaley ME, Burkhalter WE, Chaves AM. Delayed primary bone grafting in the hand and wrist after traumatic bone loss. J Hand Surg Am 1984;9A(1):22–28.

[32] Freeland AE. External fixation for skeletal stabilization of severe open fractures of the hand. Clin Orthop Relat Res 1987;(214):93–100.

[33] Roberts CS, Pape HC, Jones AL, Malkani AL, Rodriguez JL, Gionnoudis PV. Damage control orthopaedics. evolving concepts in the treatment of patients who have sustained orthopedic trauma. J Bone Joint Surg Am 2005;87:434–449.

[34] Braakenburg A, Obdeijn MC, Feitz R, van Rooij IA, van Griethuysen AJ, Klinkenbijl JH. The clinical efficacy and cost effectiveness of the vacuum-assisted closure technique in the management of acute and chronic wounds: a randomized controlled trial. Plast Reconstr Surg 2006;118(2):390–397, discussion 398–400.

[35] Birch R, Raji AR. Repair of median and ulnar nerves. Primary suture is best. J Bone Joint Surg Br 1991;73(1):154–157.

[36] Paul JS. Lister's: The Hand: Diagnosis and Indications. 4th ed. Philadelphia, PA: Churchill Livingstone; 2002.

[37] Hernandez JD, Stern PJ. Complex injuries including flexor tendon disruption. Hand Clin 2005;21(2):187–197.

[38] Strickland JW. Delayed treatment of flexor tendon injuries including grafting. Hand Clin 2005;21(2):219–243.

[39] Bakri K, Moran SL. Initial assessment and management of complex forearm defects. Hand Clin 2007;23(2):255–268, vii.

[40] Wei FC, Chang YL, Chen HC, Chuang CC. Three successful digital replantations in a patient after 84, 86, and 94 hours of cold ischemia time. Plast Reconstr Surg 1988;82(2):346–350.

[41] Sagraves SG, Toschlog EA, Rotondo MF. Damage control surgery— the intensivist's role. J Intensive Care Med 2006;21(1):5–16.

第十六章　桡腕脱位

Mark Henry

摘要

桡腕脱位远比单纯脱位更为普遍。两者都很容易复位，但是后者可能会被忽视。腕骨和桡骨之间的完全脱位需要腕部所有韧带（掌侧和背侧）的实体破裂或骨撕脱。桡腕半脱位可能会导致腕关节外部韧带部分破裂。伴有内部韧带断裂或桡骨远端骨折的患者可能会发生腕部外部韧带断裂。初步评估的关键要素包括损伤机制，创伤的定位以及能显示出桡腕关节不匹配或边缘小骨折块的平片。在适当的情况下，可能需要进行进一步的评估，包括CT扫描（伴有或不伴有关节造影），以显示桡腕关节不匹配、边缘小骨折块或腕关节内部韧带破裂。关节镜检查是评估腕部创伤的最完整、最准确的方法，但是在腕关节外部韧带破裂的情况下，必须将轴向牵引力降至最低。因为只要精确地维持所有骨骼关系，外部韧带就会愈合，因此大多数桡腕脱位可以通过关节镜治疗。当关键韧带附着的骨折块无法通过关节镜复位时，有限切开而直接固定的方法比较合适。固定方法包括在桡骨与边缘小骨折块的钉扎或螺钉固定。在腕关节开始活动前，可在4周内将桡腕针移除，并用夹板或石膏固定6周。强化锻炼从第8周开始逐步进行。

关键词：桡腕，外部韧带，腕关节，脱位，半脱位，关节镜，固定，钉扎，骨折，破裂

16.1　引言

单纯的桡腕脱位极为罕见，需要出现所有腕关节外部、掌侧和背侧韧带实质性破坏。背侧脱位远比掌侧脱位更常见。桡腕脱位更常见，其中一些韧带在桡骨上的止点破裂，而其他外部韧带也发生了实质性破裂（图16.1）。掌侧外部韧带是抵抗背侧移位（占总数的61%）和掌侧（占总数的48%）移位的最重要的稳定结构。背侧外部韧带对限制背侧移

位（占总数的2%）和掌侧移位（占总数的6%）的贡献很小。这些是高能量创伤，通常与高处跌落、剧烈运动冲击或车辆事故有关。腕关节专家通常不是第一个与患者见面的医务人员，急救人员通常会在现场复位关节脱位。因此，他们可能无法充分意识到受伤的严重性，并且无法认识到实际上已经发生的韧带破坏（图16.2）。外部韧带破裂的最大风险是伴有更明显的桡骨远端骨折、腕骨骨折（最常见的是月骨）或腕骨间脱位（图16.3）在不恢复桡腕精确位置关系的情况下治疗损伤，可能会导致慢性腕关节半脱位、不稳定甚至创伤后关节炎（图16.4）。单纯韧带损伤或合并掌侧缘骨折块引起的长期关节不稳定和半脱位的方向通常是尺侧脱位（图16.5）。所有腕部创伤必须进行全面评估，积极寻找韧带损伤的证据，以确保进行合适的治疗。

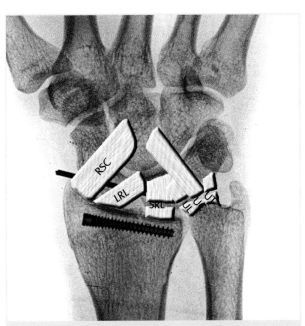

图16.1　桡腕脱位可与桡骨茎突骨折同时发生，其位于桡舟韧带（RSC）和桡尺长韧带（LRL）的起点，而剩余的掌侧外部韧带在中部破裂：桡尺短韧带（SRL）、尺月韧带（UL）、尺舟韧带（UC）和尺三角韧带（UT）

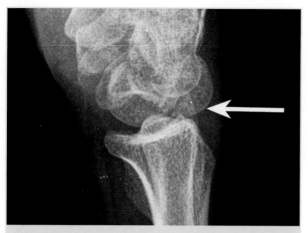

图16.2 必须仔细检查X线平片，以评估所有关节匹配度。放射科医生会认为这张X线片是正常的，但是很容易地看到近端舟状骨（箭头）向桡骨背侧上方移位，存在桡腕和月骨周围脱位

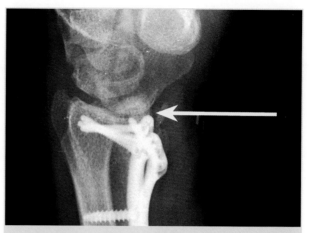

图16.3 尽管导致腕骨半脱位的最常见的掌侧骨折块位置是月骨窝，仅有舟状骨半脱位（箭头）而月骨位于正常位置也是可能的

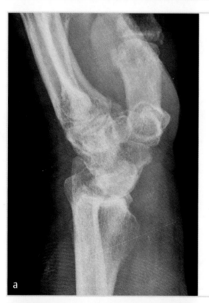

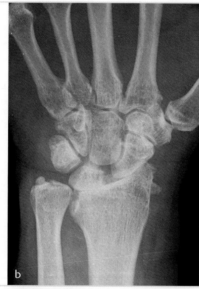

图16.4 无桡骨远端骨折的桡腕脱位的后遗症包括月骨掌侧和尺侧半脱位（a）、整个桡腕关节面的透明软骨缺失（b），但腕中关节软骨存在，这与舟月骨间塌陷形成鲜明对比

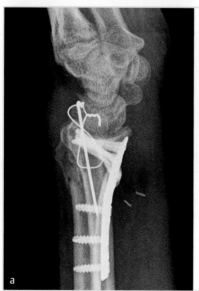

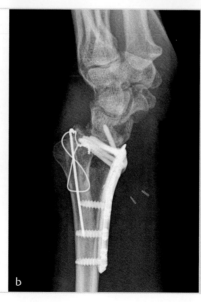

图16.5 关键掌侧缘骨折块的晚期缺血性坏死在术后6周出现（a），最终可能导致（b）腕关节半脱位，以及内部韧带破裂无法愈合

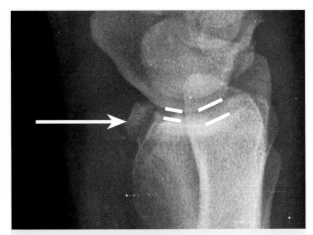

图16.6　近排腕骨相对于桡骨远端关节面（图示）不一致，外部韧带附着点的桡骨远端边缘骨折块（箭头）向掌侧半脱位

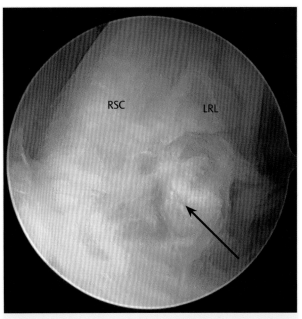

图16.7　失效的情况，最常见的是桡舟韧带（RSC）保留桡骨远端的附着点，而桡月长韧带（LRL）则将其作为起点（箭头）

16.2　适应证

　　桡腕脱位和骨折脱位从根本上说需要外科手术，单靠夹板固定是不够的。手术的指征来自术前评估，包括损伤的信息。除了全面了解损伤机制，并针对手腕外伤的局部表现进行全面检查之外，外科医生还应仔细阅读X线片。在极少数情况下，即使腕部脱位也能获得X线片，损伤很明显。大多数时候，外科医生看到的是复位后的X线片。具体适应证是桡腕关系不匹配，以及桡骨远端边缘周围的小骨折块（图16.6）。单纯脱位没有骨折块，桡腕关系可能看起来完全一致。在这种情况下，有必要进一步检查。腕关节注射局部麻醉剂可以减轻创伤后疼痛，使检查者可以进行韧带应力测试。计算机断层扫描（CT）可显示二维X线片上未发现的关节细微不一致或边缘骨折。可以进行关节造影对比检查，以显示韧带完全破裂的部位。关节镜检查是确定手腕外伤的模式和程度的最终评估工具（图16.7）。

16.3　手术技术

　　尽管在历史文献中，外科医生主张采用开放手术进行组织解剖，以到达深部损伤部位，但这样做没有任何好处。同样，直接缝合韧带组织（运用或不运用锚钉）是不必要的，只要能够在早期愈合期间恢复并固定桡骨和腕骨之间的空间关系即可。可以通过关节镜进行评估、复位和骨折稳定，对于较大的骨折块，也可以通过有限切开方式来进行螺钉或钢板固定。

　　每个外科医生都有喜好的关节镜设置方式。理想的工作环境允许对高架吊臂，而不是在桌子上的牵引塔进行牵引。如果所有外部韧带断裂，应将纵向牵引力减至最小，以免对神经造成牵引损伤（图16.8）。对于体形较大的患者，可以使用2.3mm关节镜；而对于体形较小的患者，则应使用1.9mm关节镜，以避免对透明软骨的医源性伤害。一旦关节清除了血肿和血块，可根据外科医生的喜好使用湿式或干式关节镜，但在完全外部韧带破裂的情况下应格外小心，以避免过多的液体渗出。应保持流入压力设定最小。腕中关节镜检查（使用腕中桡骨和腕中尺骨入路）透明软骨损伤、远端外部韧带持续性损伤，以及舟月骨间内韧带的应力测试，以避免遗漏相关的损伤。腕关节镜检查用于确认或识别桡骨的边缘骨折，并指导关节融合术的复位和骨折块的复位，然后进行固定。可以使用关节镜清除进入关节的韧带组织，以避免碰撞阻碍复位，并使断端复原回适当的位置，以帮助后续愈合（图16.9）。可以使用各种入路，包括标准3—4和4—5入路、1—2入路和桡侧腕屈肌（FCR）入路。标准入路用于检查

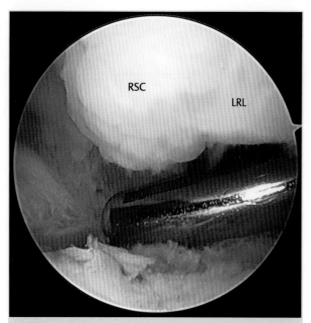

图16.8 当所有掌侧外部结构破裂时，厚而坚固的韧带的广泛撕裂将拉离桡骨边缘：桡舟韧带（RSC），桡尺长韧带（LRL）

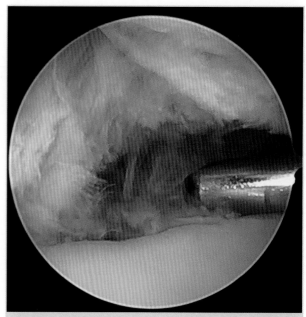

图16.9 1—2入路非常适合用于复位边缘骨折块，以及清除破裂的韧带组织，而使其不插入关节

掌侧外侧韧带和边缘骨折块（图16.10）。FCR入路用于检查背侧外侧韧带和边缘骨折块（图16.11）。1—2入路是检查韧带组织，并复位固定边缘骨折块的最有用的入路（图16.12）。1—2入路也可以用来检查背侧外侧韧带，以代替FCR入路。

　　大多数边缘骨折块太小，以至于只能容纳0.7~1mm的Kirschner针（克氏针）进行固定，因此可用的最小螺钉也偏大。桡骨茎突较大的骨折脱位可合并桡舟韧带和桡尺长韧带损伤，需运用更坚固的螺钉固定（图16.1）。当与桡骨远端骨折相关时，月骨窝的掌缘处的大骨折块可用小钢板和螺钉固定（图16.13）。在其余部分，小骨折块仅需要有限固定，因为脱位不取决于小骨折块，而是取决于腕骨与桡骨干骺端之间的关系（图16.14）。较大的克氏针（1.4mm）从桡侧向近端插入，可防止复位丢失，并可以轻松地治疗相关的内部韧带损伤（图16.15）。螺钉固定是永久的。克氏针通常4周后取出，但可以保留6周，因为夹板连续固定的总时间应为6周。在那时，开始对腕部进行运动疗法。从第8周开始轻度强化，此后逐渐增强。直到12周后，才能恢复剧烈运动和繁重劳动。

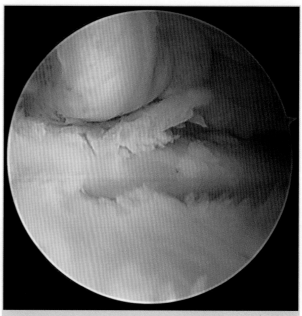

图16.10 标准的桡腕背侧入路用于显示掌侧韧带起始部位的掌侧缘桡骨骨折块

16.4 结果

　　最大的手腕专科队列研究之一纳入了随访23年的27例病例（4例掌侧和23例背侧），证明了这种损伤模式的相对罕见性。作者将损伤模式归为Ⅰ

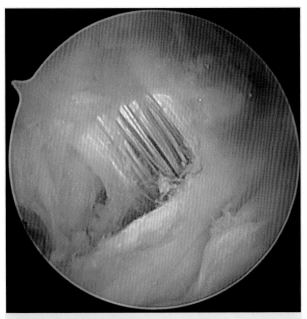

图16.11　桡侧腕屈肌（FCR）入路很好地显示了背侧外侧韧带，但仅在滑膜组织被清除之后

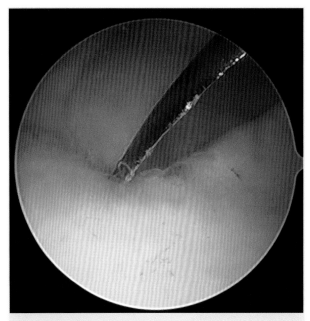

图16.12　使用成角或弯曲的器械（通常通过1—2入路进行操作）通过对侧入路观察手术目标进行三角定位，有助于复位边缘骨折块

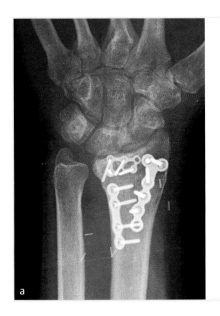

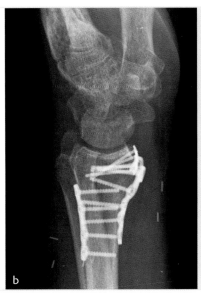

图16.13　a、b.当维持整个桡腕复位取决于分水岭线远端的非常小的骨折块时，为了获得足够的稳定性，需要使用几块小钢板

型（纯脱位或仅有桡骨茎突一小部分骨折）或Ⅱ型（大于桡骨茎突宽度1/3的单个骨折块）。在27个月的随访中，7名Ⅰ型患者表现出平均27kg的握力强度，运动范围为旋前76°、旋后66°、屈曲54°和伸直54°。在51个月的随访中，13名Ⅱ型患者表现出38kg的握力强度，运动范围为旋前53°、旋后76°、屈曲51°和伸直56°。

另一项纳入20例桡腕背侧骨折脱位的队列研究报道：握力为对侧平均值的85%；运动范围为旋前87°、旋后85°、屈曲59°、伸直56°；DASH（上肢功能评分）平均得分15分；修订Mayo手腕得分为75分。

一家大专院校在长达31年的随访期间纳入26例病例，17例可以追踪到6个月随访的患者中，有6例最终需要融合术。

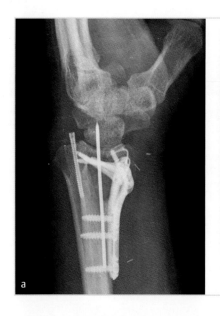
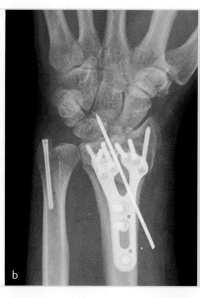

图16.14 a、b.当桡腕脱位合并高度粉碎性桡骨远端骨折时，即使采用专门的固定方法（例如钩板）也可能无法抵抗半脱位，以至于用1.4mm克氏针（Kirschner针），以保持关节匹配性

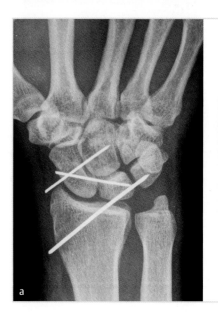
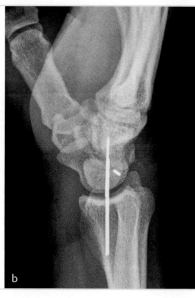

图16.15 a、b.当桡腕脱位合并内部韧带完全破裂时，维持复位取决于1.4mm Kirschner针（克氏针）固定桡腕关系，以及1.1mm克氏针固定腕骨间关系

16.5 陷阱和禁忌证

桡腕脱位和骨折脱位是腕关节的主要不稳定创伤，需要治疗。稳定治疗的唯一禁忌证是极端医学缺陷，严重麻醉风险的患者，或者是精神病患者，预计出现手术并发症的结局将比最初的疾病结局要差。

与这种损伤模式相关的主要陷阱就是根本没有考虑到它。外科医生很少有机会看到处于脱位位置的腕部X线片。一旦复位，放射检查结果可能会非常微妙。临床评估和使用辅助成像将使外科医生认识到外部韧带损伤。当伴有更明显的桡骨远端骨折或内部韧带损伤时，遗漏外部韧带损伤的可能性会更大，因为外科医生会注意后者，这似乎完全符合损伤机制，并解释了检查时发现的创伤表现（图16.3）。

技巧和窍门

　　腕关节镜检查中使用最多的两个入路是3—4入路和4—5入路，这两个入路都是检查腕关节中部至掌侧部分的有用入路（图16.10）。然而，它们彼此靠得太近，并且指向相似的方向，以至于当从另一个方向观察时，它们只能用作外科手术入路。当观察入路和手术入路彼此相距很远，并且从更宽的会聚角度接近目标时，可以最好地完成操作。最好使用具有狭窄曲线或钩形轮廓的工具复位边缘桡骨骨折块，该工具拥有尖端，可以有效地复位骨折块，通常通过1—2入路引入（图16.12）。然后，可以用小克氏针（0.7～1mm）将复位的骨折块固定在适当的位置。在腕骨脱位与桡骨远端骨折重合的情况下，腕骨相对于桡骨的不稳定性通过1.4mm克氏针固定近排腕骨与桡骨干骺端，恢复正确的关节解剖关系来解决（图16.14）。

参考文献

[1] Dumontier C, Meyer zu Reckendorf G, Sautet A, Lenoble E, Saffar P, Allieu Y. Radiocarpal dislocations: classification and proposal for treatment. A review of twenty-seven cases. J Bone Joint Surg Am 2001;83-A(2):212–218.

[2] Freeland AE, Ferguson CA, McCraney WO. Palmar radiocarpal dislocation resulting in ulnar radiocarpal translocation and multidirectional instability. Orthopedics 2006;29(7):604–608.

[3] Obafemi A, Pensy R. Palmar radiocarpal dislocation: a case report and novel treatment method. Hand (N Y) 2012;7(1):114–118.

[4] Singisetti K, Konstantinos M, Middleton A. Volar radiocarpal dislocation: case report and review of literature. Hand Surg 2011;16(2): 173–175.

[5] Lozano-Calderón SA, Doornberg J, Ring D. Fractures of the dorsal articular margin of the distal part of the radius with dorsal radiocarpal subluxation. J Bone Joint Surg Am 2006;88(7):1486–1493.

[6] Mudgal CS, Psenica J, Jupiter JB. Radiocarpal fracture-dislocation. J Hand Surg [Br] 1999;24(1):92–98.

[7] Souer JS, Davis JS, Marent M, Ring D. Case reports: volar marginal articular fractures with loss of articular apposition. Hand (N Y) 2010;5(2):195–199.

[8] Takase K, Morohashi A. A case of acute dorsal radiocarpal dislocation with radial styloid fracture. Eur J Orthop Surg Traumatol 2013;23(2, Suppl 2):S197–S201.

[9] Watanabe K, Nishikimi J. Transstyloid radiocarpal dislocation. Hand Surg 2001;6(1):113–120.

[10] Katz DA, Green JK, Werner FW, Loftus JB. Capsuloligamentous restraints to dorsal and palmar carpal translation. J Hand Surg Am 2003;28(4):610–613.

[11] Ilyas AM, Mudgal CS. Radiocarpal fracture-dislocations. J Am Acad Orthop Surg 2008;16(11):647–655.

[12] Woon CY, Baxamusa T. A stepwise approach to management of open radiocarpal fracture-dislocations: a case report. J Hand Surg Asian Pac Vol 2017;22(3):366–370.

[13] Ilyas AM, Williamson C, Mudgal CS. Radiocarpal dislocation: is it a rare injury? J Hand Surg Eur Vol 2011;36(2):164–165.

[14] Apergis E, Dimitrakopoulos K, Chorianopoulos K, Theodoratos G. Late management of post-traumatic palmar carpal subluxation: a case report. J Bone Joint Surg Br 1996;78(3):419–421.

[15] Enoki NR, Sheppard JE, Taljanovic MS. Transstyloid, translunate fracture-dislocation of the wrist: case report. J Hand Surg Am 2008;33(7):1131–1134.

[16] Garcia-Paredero E, Cecilia D, Sandoval E. Acute dorsal radiocarpal dislocation associated with scapholunate ligament avulsion: a proposal for surgical treatment. Plast Reconstr Surg 2010;125(1):24e–25e.

[17] Shunmugam M, Phadnis J, Watts A, Bain GI. Lunate fractures and associated radiocarpal and midcarpal instabilities: a systematic review. J Hand Surg Eur Vol 2018;43(1):84–92.

[18] Jebson PJ, Adams BD, Meletiou SD. Ulnar translocation instability of the carpus after a dorsal radiocarpal dislocation: a case report. Am J Orthop 2000;29(6):462–464.

[19] Arslan H, Tokmak M. Isolated ulnar radiocarpal dislocation. Arch Orthop Trauma Surg 2002;122(3):179–181.

[20] Maschke SD, Means KR Jr, Parks BG, Graham TJ. A radiocarpal ligament reconstruction using brachioradialis for secondary ulnar translation of the carpus following radiocarpal dislocation: a cadaver study. J Hand Surg Am 2010;35(2):256–261.

[21] Naranja RJ Jr, Bozentka DJ, Partington MT, Bora FW Jr. Radiocarpal dislocation: a report of two cases and a review of the literature. Am J Orthop 1998;27(2):141–144.

[22] Hardy P, Welby F, Stromboni M, Blin JL, Lortat-Jacob A, Benoit J. Wrist arthroscopy and dislocation of the radiocarpal joint without fracture. Arthroscopy 1999;15(7):779–783.

[23] Smith DW, Henry MH. Comprehensive management of associated soft tissue injuries in distal radius fractures. J Am Soc Surg Hand 2002;2:153–164.

[24] Potter MQ, Haller JM, Tyser AR. Ligamentous radiocarpal fracture-dislocation treated with wrist-spanning plate and volar ligament repair. J Wrist Surg 2014;3(4):265–268.

[25] Brown D, Mulligan MT, Uhl RL. Volar ligament repair for radiocarpal fracture-dislocation. Orthopedics 2013;36(6):463–468.

[26] Kamal RN, Bariteau JT, Beutel BG, DaSilva MF. Arthroscopic reduction and percutaneous pinning of a radiocarpal dislocation: a case report. J Bone Joint Surg Am 2011;93(15):e84.

[27] del Piñal F, García-Bernal FJ, Pisani D, Regalado J, Ayala H, Studer A. Dry arthroscopy of the wrist: surgical technique. J Hand Surg Am 2007;32(1):119–123.

[28] Yuan BJ, Dennison DG, Elhassan BT, Kakar S. Outcomes after radiocarpal dislocation: a retrospective review. Hand (N Y) 2015;10(3): 367–373.

第十七章　掌侧钢板固定的常见错误

Robert J. Medoff，　James M. Saucedo

摘要

自掌侧锁定钢板问世以来，桡骨远端骨折的治疗发生了显著变化。随着掌侧钢板手术数量的增加，术后并发症的类型和性质也发生了变化。其中许多并发症是可以避免的，多是由于与手术入路有关的技术错误、对骨折类型或机制的误读、复位不完全或手术技术错误所致。暴露不足或不当可能会导致神经损伤、复位不良、植入物定位不良、关节穿透、内固定物突出或固定不当。钢板放置过于靠近远端会导致关节穿透、钢板刺激和肌腱问题；而钢板放置过于近端会导致支撑不充分和钢板抬离造成固定不稳。另一种术后常见并发症是螺钉或钉子位置、长度的错误。此外，过分依赖植入物进行复位或放大掌侧钢板的适应证，包括所有复杂骨折类型、小边缘碎片、广泛粉碎性骨折和某些剪切骨折，这些都可能会导致灾难性的失败。掌侧锁定钢板是治疗许多桡骨远端骨折的有效工具，但适当的暴露、复位和手术技术对于避免影响结局的错误至关重要。

*关键词：*桡骨远端骨折，掌侧钢板，错误，并发症，发病率，失败，肌腱断裂，内固定物滞留，突出，神经损伤，复位不良，疼痛，再次手术

我们不能用我们创造时使用的相同思维来解决我们的问题。——阿尔伯特·爱因斯坦

近15年来桡骨远端骨折的治疗发生了巨大的变化，掌侧钢板固定已成为一种新的治疗标准。毫无疑问，随着采用切开复位和掌侧钢板固定治疗的患者数量的增加，骨折并发症的特征和性质也发生了变化。虽然桡骨远端骨折相关的一些发病率明显与受伤本身的类型和复杂性相关，但是许多仅仅是由于掌侧钢板固定方法或技术错误造成的临床失败是可以避免的。

17.1　背景

一些临床研究比较了掌侧钢板固定与其他"更传统"治疗方法的临床结果。虽然临床结果显示大部分掌侧钢板固定治疗在术后早期（术后12周）有改善，但在远期效果上很少有优越性。Wei等前瞻性随机将患者分为掌侧钢板内固定、外固定或桡侧柱内固定，发现两组内固定在6周后早期均有改善，但在1年后的结果评分无差异。

Zhang等对6项研究共计445例患者进行了荟萃分析，比较了外固定支架和掌侧钢板内固定术。虽然掌侧钢板固定在早期临床表现较好，但在12个月时效果是相同的。此外，掌侧钢板组术后并发症再手术次数较高。

Karatana等前瞻性研究，随机选取130例患者进行经皮穿针治疗或掌侧钢板内固定术。尽管掌侧钢板内固定早期临床评分较好，握力改善，但1年的临床结果无明显差异。3例掌侧钢板的并发症包括拇长伸肌断裂、屈肌腱病变导致的钢板拆除和晚期关节塌陷伴关节内穿透。

最后，Arora等前瞻性地将73例65岁或以上的患者随机分配到掌侧钢板固定组或非手术治疗组。尽管在前6周内，接受手术治疗的患者在上肢功能评分（DASH）以及手腕评估（PRWE）评分更好，但6周后未见差异。同时掌侧钢板组并发症发生率高出近3倍（36%）。这些研究表明，要重视掌侧钢板固定技术的并发症。

桡骨远端骨折掌侧锁定钢板内固定时，各种错误容易引起并发症的发生。很多都是可以避免的，有些与手术技术有关，有些与钢板本身的设计局限性有关。具体错误类别包括手术暴露不充分或不适当、内固定物相关问题、肌腱病变和复位不充分和/或固定问题（表17.1）。认识到这些错误有助于避免并发症的发生。

表17.1　掌侧钢板固定错误的分类

- 手术技术错误
- 暴露不充分
- 神经损伤
- 复位不到位
- 屈肌腱病变/断裂
- 钢板设计缺陷
- 板位置旋前肌止点嵴或掌侧或掌侧缘
- 软骨下支撑不足/远端骨折块移位
- 突出的内固定
- 内固定滞留
- 螺钉尖端突出
- 尝试拉住背侧骨折块
- 螺钉长度不正确
- 术中X线片判读不当
- 复杂、远端、粉碎性骨折类型
- 关节内复杂病变，掌侧钢板固定无效
- 极远端骨折线，掌侧钢板支撑不足
- 合并尺侧柱损伤
- 钢板宽度过大或过小
- 复位不充分
- 关节面不一致
- 桡骨缩短
- 冠状位对线不良
- 钢板长度或放置不当
- 软骨下螺钉/立柱距离软骨下太远
- 钢板长度不足
- 患者/生理问题
- 患者不依从
- 畸形
- 重度骨质疏松

17.2　手术操作错误

暴露

大多数桡骨远端骨折采用掌侧入路显露。掌侧正中神经的皮支位于桡侧腕屈肌（FCR）肌腱和掌长肌之间的皮下组织中，由于切口过于尺侧，存在损伤的危险，会导致痛性神经瘤和手掌麻木。将FCR切口与传统腕管入路相结合会穿过该神经，可能导致神经被切断和患肢疼痛（图17.1）。此外，神经失用症或感觉神经损伤可由皮肤切口过度牵拉或延伸引起。

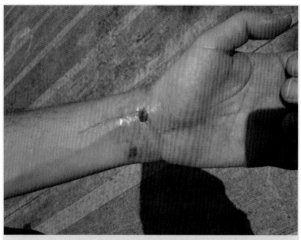

图 17.1　联合桡侧腕屈肌入路和标准腕管暴露导致切断正中神经的掌皮支和产生神经瘤

暴露不充分，尤其是对于体形较大或存在大面积肿胀的患者，可能导致复位、钢板定位和固定牢固的问题（图17.2）。此外，过度牵开以便看见尺侧可能导致正中神经的医源性损伤。远端松解FCR或使用尺间肌间隙松解FCR肌腱有助于充分暴露桡骨远端骨折。

一些损伤类型，如桡侧柱大面积粉碎性骨折、背侧粉碎性骨折、极分离性骨折或乙状切迹碎裂，使用掌侧接骨板固定暴露不充分，可能需要充分暴露。

17.3　内固定物相关错误

尽管安全和充分显露对于桡骨远端骨折的手术治疗至关重要，但适当的内固定物的选择和定位也很重要。在错误位置使用钢板可能导致并发症的发生，从轻微的内固定物刺激到严重的并发症，如肌腱断裂或骨折塌陷。钢板远端将锁定螺钉过于近地放置在较软的干骺端骨中，而不是致密的软骨下表面支撑。尤其是在骨质疏松的患者中，远端骨块下沉可导致复位失败、缩短和背侧成角。此外，远端骨折块可能从钢板远端漂移，导致钢板"抬离"，进而使屈肌腱紧挨钢板远端边缘导致磨损，最终断裂（图17.3）。此外，还可能发生下尺桡关节（DRUJ）功能障碍，导致前臂旋转功能丧失或早期关节疾病。

对X线片的误读也可能导致意外的关节穿透。应常规使用10°侧位X线片来确认锁定远端螺钉在软骨下骨后方的正确位置，特别是在关节面尺侧2/3（图17.4）。

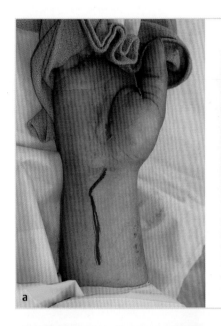
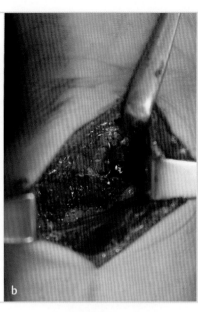

图 17.2　掌尺侧入路：皮肤切口（a）；使用掌侧撑开器（TriMed）直接进入掌尺侧切口（b）

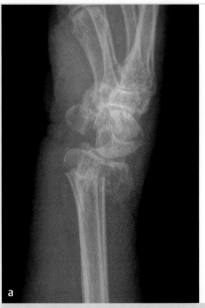
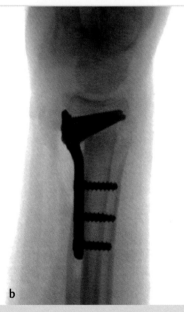
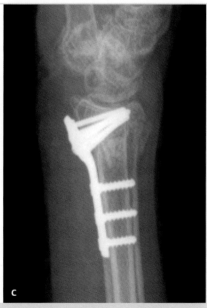

图17.3　定位错误。 a.受伤后侧位X线片。b.尽管复位是解剖学上的，且腕关节面侧位对齐和泪滴角接近正常，但锁定的远端固定距离软骨下骨近端太远，导致关节表面的支撑无效。c.远端碎片向近端漂移并背离钢板移位（骨折背侧移位，泪滴角降低），使屈肌腱受到钢板边缘的磨蚀

　　螺钉穿透桡腕关节甚至DRUJ是另一个技术错误（图17.5）。标准固定角钢板具有针对锁定立柱接触面的单一特定几何结构，只有当放置在桡骨掌侧表面的单一特定位置时，才能实现最佳软骨下支撑。钢板的形状可以影响远端固定螺钉的位置，因为干骺端曲线的变化决定了钢板设计在骨上的自然位置。相比之下，钢板设计带有万向锁定螺钉，允许更大的灵活性，因为外科医生可以将每枚远端锁定螺钉以最佳方向贴合软骨下表面。这也使钢板位置能在更宽范围内提供更均匀的软骨下支撑（图17.6）。

　　尽管在板位置方面更为灵活，但可变角度锁定设计也有其自身的一系列问题。对于较大的插入角度范围，需要非常小心以避免桡腕甚至DRUJ的穿透。切线位片和旋前斜位片等附加位片可帮助识别是否侵犯乙状切迹和DRUJ（图17.7）。

　　此外，术中对DRUJ的稳定性和响动进行临床评估有助于避免出现无法识别的残余关节不稳、关节不协调和意外的螺钉穿透。

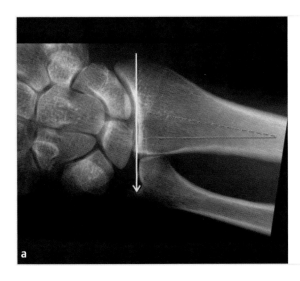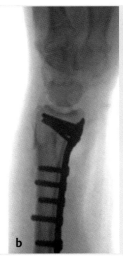

图 17.4 10°侧位X线片：（a）将前臂抬高约10°，使桡腕关节的尺侧2/3与X线束轴线对齐。（b）该视图可准确评估锁定远端固定与软骨下骨之间的距离

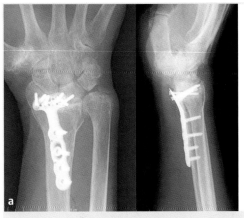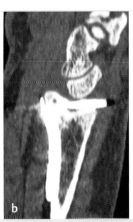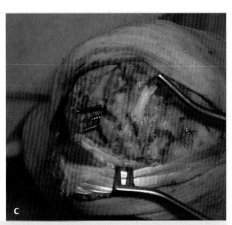

图 17.5 定位错误导致远端锁定螺钉穿透关节（由Jesse Jupiter，MD提供）。（a）术后前后位和侧位X线片显示钢板应用过远且过于偏向远端立柱导致螺钉穿透关节。（b）CT扫描证实关节穿透。（c）手术时通过关节直接暴露证实关节穿透

患者的骨骼大小和形状各不相同，在一个特定的人群中，没有一块钢板能够完全符合所有的形态。在体形较大的患者中，标准植入物可能会使桡骨远端部分暴露在外，需要更宽的钢板设计或额外的固定。相比之下，在体形娇小的个体中，标准钢板尺寸可能突出到骨边缘之外导致硬物刺激（图17.8）。通过详细的术前评估和确定手术时可用的植入物尺寸，这些问题很容易避免。

17.4 肌腱并发症

17.4.1 屈肌腱断裂和刺激

在1998年以前，很少有文章描述与桡骨远端骨折相关的屈肌腱并发症；Rymaszewski在1987年指出"Colles骨折后屈指肌腱磨损断裂非常罕见"。但目前肌腱病变已被公认为掌侧钢板固定的并发症。尽

管Orbay在2000年提出掌侧入路可以"安全应用内固定器械"，但长期临床经验已证实掌侧入路并不是完全没有医源性肌腱并发症的发生（图17.9）。

Soong等在一系列采用掌侧锁定钢板治疗的桡骨远端骨折中，研究了钢板位置（掌侧或背侧嵴远端）与肌腱并发症的关系。这些作者的结论是，在这些位置放置会导致屈肌腱损伤和断裂的风险升高。其他几项研究支持了接骨板位置与屈肌腱病变和断裂之间的这种相关性。因此，掌侧接骨板应避免延伸至掌侧或掌嵴远端；如果需要将接骨板放置在该位置进行固定，应计划后续拆除。此外，带有近端倾斜的锁定螺钉的远端钢板可能会使远侧碎片因腕背屈而滑落，且提供不了与远端倾斜的锁定螺钉相同角度的软骨下支撑（图17.10）。

尽管这些研究强调了接骨板位置的重要性，但屈肌腱刺激、磨损和断裂的病因可能并不简单。特

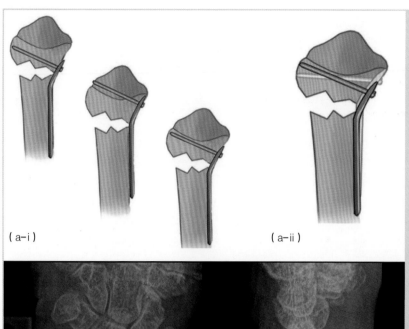

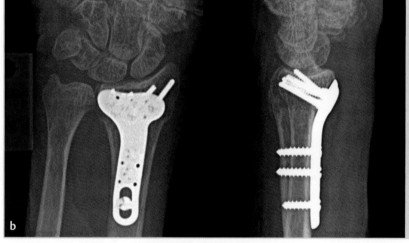

图17.6 可变锁定掌侧钢板设计。（a-i）标准固定角钢板根据接骨板的位置，将固定钉定位在远端骨折块的某个位置。钢板位置太近可能无法提供足够的软骨下支撑。位置太靠近远端会有关节穿透的风险。（a-ii）万向锁定设计允许在钢板位置范围内独立放置每个远端支撑柱。（b）万向锁定接骨板，软骨下均匀支撑

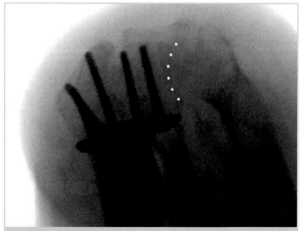

图17.7 评估远端锁定螺钉的位置和背侧穿透的切线图；该片还提供了乙状切迹的图像

定钢板设计以及骨折复位质量也被认为是与屈肌腱病变相关的重要影响因素。Limthongthang等研究了5种接骨板设计与屈肌腱的接近程度，并得出结论，

所有这些都引起了关于拇长屈肌肌腱突出的问题。Selvan等检查了3种不同固定角钢板设计中钢板位置与骨折复位在钢板突出上的关系；他们得出结论，骨折复位和钢板位置对钢板突出均有统计学和临床显著影响。

Mehrzad和Kim回顾了一组使用Stryker（StrykerInc.，Mahwah，NJ）或Acu-Loc（AcumedInc.，Hillsboro，or）固定角度钢板治疗的60例患者和另一组使用TriMed（TriMedInc.，SantaClarita，CA）可变角度锁定钢板治疗的148例患者之间的并发症发生率。内固定物相关并发症的再手术率存在统计学差异，Stryker/Acu-Loc组中需要再次手术的占12%，而TriMed可变角度锁定板中需要再手术的占0。他们得出的结论是，万向锁定钢板更为灵活，避免了屈肌腱问题。尽管Cross等报告了2例掌侧钢板固定术后屈肌腱断裂的病例，结论是2例均在"解剖位置"愈合，没有发生钢板剥离，但仔细判读X线片发现，1例接骨板设计延伸超

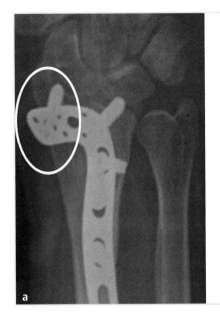

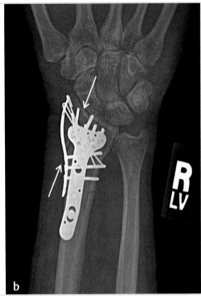

图17.8　钢板尺寸不当。a.如果钢板过宽，突出于桡侧（椭圆形），可能会引起软组织刺激；如果突出于尺骨头，可能会干扰下尺桡关节（DRUJ）的功能。（David Ruch，MD）。b.太小的钢板可能会留下无支撑的碎片；在这种情况下，需要一桡侧柱钢板来固定不稳定的桡侧柱碎片（箭头）

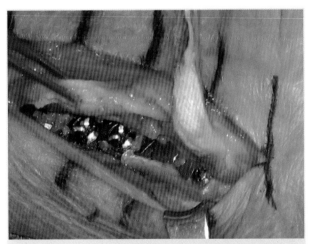

图 17.9　与钢板边缘的磨损导致的肌腱断裂

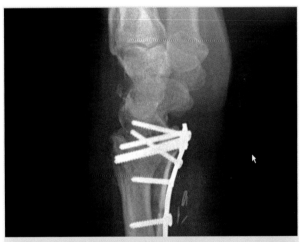

图17.10　钢板和螺钉的位置。位于旋前方肌止点远端嵴远端的钢板可能会导致屈肌腱磨损，因此应在骨愈合后取出。此外，远端锁定螺钉的钢板在抵抗背屈背移方面存在生物力学缺点；这会导致复位失败和螺钉穿透（本图片由 David Ruch，MD 提供）

过掌侧缘，1例远端骨折块背侧移位，暴露接骨板边缘。

　　Kara等认为，延伸至掌缘的钢板极易引起肌腱炎和肌腱断裂，应予拆除。Tokunaga等回顾了32例桡骨远端骨折的治疗；采用Acu-Loc钢板治疗的16例患者均出现5例屈肌腱损伤。在Soong等的文章中，将钢板位置与屈肌腱病变相关联，其中接受DVR（DePuy Synthes Trauma，West Chester，PA）钢板治疗的93例患者没有发生屈肌腱断裂，然而接受Acu-Loc钢板治疗的72例患者均发生了屈肌腱断裂。这些研究表明，钢板的设计可能是影响屈肌腱病变的重要因素。

　　复位的质量和固定的稳定性对于避免屈肌腱病变也很重要。锁定钉的位置离关节表面太远可能导致远端碎片离开稳定位置；当远端碎片在近端和背侧漂移时，远端边缘锋利的钢板可能导致屈肌腱磨损。腕背侧半脱位未矫正、泪滴角未复位和腕关节排列不齐都会导致钢板"抬离"。

　　其他较不常见的技术错误也可导致屈肌腱病变。Yamazaki等报告了1例螺钉头突出的迟发性屈肌腱断裂。Bhattacharyya和Wadgaonkar报告了3例患者微型钻导向器滞留，需要再次手术，其中1例伴有屈肌腱完全断裂。

17.4.2 伸肌腱损伤及断裂

虽然有人提出掌侧钢板可以避免许多伸肌腱并发症，但临床研究表明这些并发症也会发生。背侧肌腱受伤多由过度穿入的钻头或螺钉引起，这也是拇长伸肌腱损伤的最常见原因（图17.11）。

在评估螺钉长度时，依靠单一的侧位片可能失误。由于桡骨远端背侧面是不规则四边形，在侧位X线片上，从皮质突出的螺钉也可能表现为骨内。放置在Lister结节附近的螺钉特别容易发生这种错误，在被X线检查确认前可能会突出4mm。为了克服此缺点，应该考虑实时透视或轴向切向透视（图.17.7）。此外，Wall等提出，只需75%的前后距离进行固定就可以满足生物力学要求。

一些桡骨远端骨折类型包括按骨折机制分类，仅从掌侧固定并不稳定（图17.12）。试图用从掌侧插入的拉力螺钉对背部碎片进行拉合，通常会导致螺钉过度渗透背侧皮质，使得突出的带有锋利切槽的螺钉尖端靠近滑动的肌腱。诸如背侧剪切骨折或乙状切迹粉碎等骨折类型往往不能通过掌侧入路固定来稳定；在这种情况下，背侧固定是必要的。

锁定的软骨下螺钉不会引起背侧内固定物突出的问题。固定桡干的过长的螺钉可能引起激惹、滑膜炎和疼痛（图17.13）。使用带有近端骨干单毫米增量螺钉的植入系统有助于避免这个问题。

17.5 复位和固定不充分

并非所有的桡骨远端骨折都能用掌侧钢板治疗，认为这种方法可以治疗所有损伤的观点是错误的。当准确置于软骨下骨的表面深部时，软骨下锁定钉或固定钉的远端倾斜可以提供关节的支撑，维持桡骨长度，并防止背侧移位和塌陷。然而，并不是所有的骨折移位都是典型的背侧成角和关节外骨折类型。掌侧不稳定的骨折移位可以由不同机制引起（即掌侧剪切），这种机制不能通过软骨下的支撑固定螺钉来稳定。

在这种情况下，应该考虑其他类型的固定。如果使用掌侧钢板，则应将其置于足够远的位置，为远端骨块碎片提供掌侧支撑，有效地将其夹在远端锁定螺钉和远端钢板边缘之间。如果需要固定在非常远端的位置，则应考虑后续的钢板取出手术，

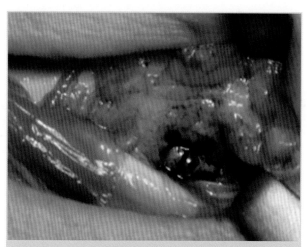

图17.11 背侧皮质螺钉穿透导致伸肌腱断裂。（这张图片由医学博士David Ruch提供）

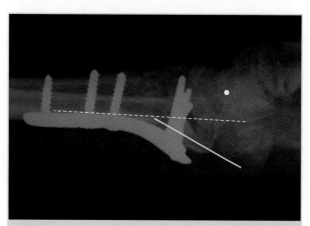

图17.12 掌侧板稳定性不佳。注意头状骨中心从桡骨干的掌侧皮层延长参照线（虚线）向背侧移位，泪滴角明显减小。如果背侧稳定性不受掌侧钢板控制，则应考虑附加背侧固定或桥接钢板

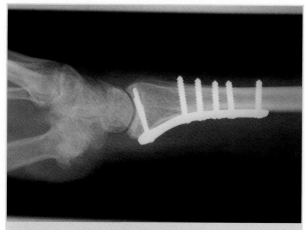

图17.13 近端突出的螺钉。精确地测量并使用带有1mm增量的内固定系统应该可以避免这个问题

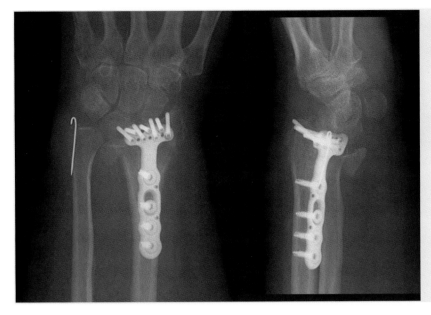

图17.14　钢板边缘临界角骨块移位导致固定失效。月骨掌侧面支持不足，尤其是掌侧边缘骨量过少，可导致临界角严重破坏

以避免与突出的内植物相关的软组织并发症。涉及掌侧边缘一小部分的极远端骨折，如泪滴骨块的粉碎，碎骨块有向钢板边缘移动的高风险，可能导致灾难性的掌侧不稳定和复位丢失。在这些情况下，应考虑一种不同的治疗方法（图17.14和图17.15）。

严重粉碎性骨折仅靠掌侧钢板可能无法充分控制。在这些高度不稳定的多关节损伤中，可能需要对单个骨折元素进行固定，如桡侧柱、背缘和壁、中间柱和DRUJ。包含桡侧柱广泛粉碎性骨折的情况可能无法通过掌侧钢板的一两枚螺钉充分稳定，可能需要附加使用专用的桡侧柱钢板、销钩或骨移植进行固定。如果留有腕侧位参照线的对位缺失，可能表明需要专门稳定背侧骨块。在这些复杂的情况下，外科医生应准备替代或补充方案，如骨移植、特殊骨块的固定、外固定或桥接钢板（图17.16）。

要避免因固定不当引起的并发症，首先需要仔细识别各种可能增加骨折移位风险的因素。根据Medoff的建议，对X线片的准确评估包括基本的X线测量，如泪滴角、前后位片和侧位片的腕关节间隙是否均匀、腕侧位参照线、前后距以及必要时增加计算机断层扫描。综上所述，这些措施对判断外伤引起的多平面不稳定是非常重要的。

掌侧锁定钢板的优点之一是简化了许多桡骨远端骨折的固定。无论是好是坏，它已经被提倡作为一种复位工具，这有时会导致复位太依赖于钢板。有些复位不良非常明显，如向背侧的倾斜成角矫正不完全，桡骨轴向长度或掌倾角复位不充分，以及关节面复位

不佳。关于它们的影响已经做了详细的描述。

然而，冠状面复位不良可能难以识别（图17.17）。前后位片中DRUJ间隙增宽或远端骨块桡侧移位以及沿外侧柱的皮质线偏移会提示这一问题。如果不加以纠正，有助于稳定DRUJ的正常骨间膜的静息张力就会丢失，从而可能导致DRUJ不稳定。有时，冠状面复位不良也可导致干骺端长钉碰撞尺骨头，产生疼痛和前臂旋转时的"咔嗒"声，并影响活动。

有几种方法可以用来矫正冠状面复位不良。一种简单的选择是增加桡侧柱钢板，以恢复平整的桡侧边缘。另一种方法是松开钢板近端，用牵引力将骨块分离，用骨钳将钢板的桡侧推至桡骨干的尺侧缘。或者，当实施纵向牵引时，椎板扩张器可以使尺桡骨干彼此分离。无论采用哪种方法来矫正骨干的轴线以及正常的径向弓，都需要将读片识别确认作为第一步。

掌侧缘的轴向不稳定会被忽略，但它会影响临床结果。在这种情况下，会出现泪滴角的减小并同时出现向腕侧位参照线的背侧移位，以及一个相应的腕关节不稳模式。这些细微的复位不良表现提示关节面未完全恢复，腕关节的排列仍有异常。掌侧锁定钢板可能不能充分治疗这些涉及掌侧缘的复杂并且不稳定的骨折类型，因此需要进一步应用附加或替代固定来恢复关节面和腕关节轴线，如掌侧的支撑销钩、钩板、背侧固定、植骨、外固定或桥接钢板。

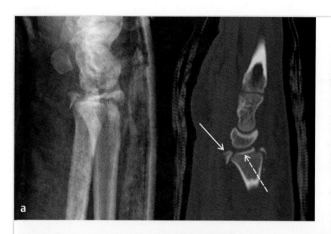
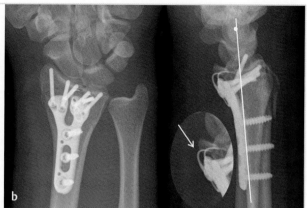
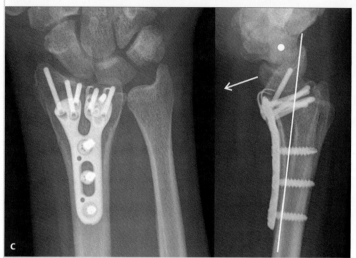
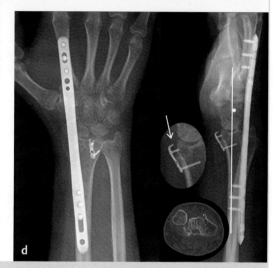

图17.15　不适合应用掌侧钢板。极远端或粉碎性骨折应考虑其他的治疗方法，如桥接钢板或特定部位骨块内固定。a.损伤：CT扫描显示软骨下放置远端锁定螺钉及掌侧钢板只能支持没有受伤的骨质（虚线箭头表示）；不稳定的掌侧缘骨块（实心箭头）对使用掌侧钢板而言距离太远。b.初步固定：应用一个掌侧钢板，在这种情况下在钢板表面增加一个钩的附件。获得腕侧位参照线的复位（头状骨中心与参照线对齐）。然而，这个钢板表面附加钩子的设计不支持掌侧面，仅对骨块提供微小的支撑（插图箭头）。c.随访：腕骨和掌侧缘骨块由于无掌侧支撑，向掌侧移位（箭头所指），注意明显地向腕侧位参照线的掌侧移位（头状骨中心移至参照线掌侧）。d.翻修手术：之前应用的掌侧钢板已取下，应用桥接钢板和特定部位骨块固定钢板。桥接钢板恢复了正常的腕侧位参照线（头状骨中心与参照线对齐）；然而，掌侧缘骨块的支撑和固定不足（上插图，箭头）仍然存在。结果，掌侧缘骨块移位（下插图），骨块嵌入乙状切迹，导致完全不能旋后的临床表现

17.6　结论

毫无疑问，掌侧钢板内固定在过去20年中显著改变了桡骨远端骨折的治疗。虽然长期的研究，特别是在老年人群中，质疑了掌侧钢板固定的临床效果是否优于传统的治疗方法，但许多研究似乎证实掌侧钢板固定与传统的治疗方法相比，可以加快患者的康复。

尽管有这些优点，越来越多的证据表明掌侧钢板固定并不是没有问题。虽然掌侧钢板显示出较好的术后早期临床效果，但比较研究显示并发症和二次手术的发生率高于传统治疗方法。在许多病例中，并发症是由技术上的错误或不适当的适应证引起的。与手术入路、骨折复位、误用、使用不当等相关的错误常导致已经报道的并发症。全面了解应用这种内固定方法的相关解剖、手术方法、损伤类型和内固定的生物力学原理，对取得最佳临床效果至关重要，并且这也强调了桡骨远端内固定并非是简单地在桡骨掌侧面放置钢板和螺钉。

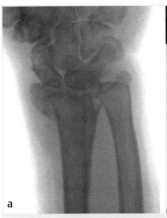
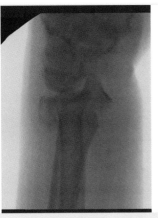
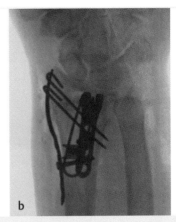
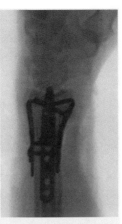

图17.16　复杂的关节内粉碎性骨折。a.老年患者桡骨远端多关节粉碎性骨折，关节高度不稳定3周。术中尝试应用掌侧钢板恢复稳定性失败。b.应用特定部位骨块内固定装置治疗，使用桡侧柱内固定、掌侧钢板、背侧支撑销钩和骨移植；桥接钢板和外固定是替代方案

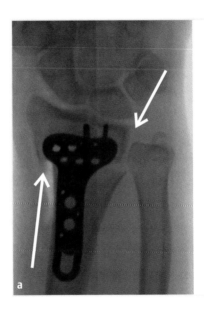
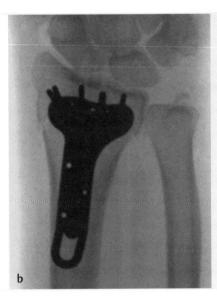

图17.17　冠状面复位不良。a.通过皮质边缘的偏移和下尺桡关节（DRUJ）的加宽（箭头所指）可以识别冠状位复位不良。如果不及时治疗，可能会导致DRUJ功能障碍和不稳定。b.手术时纠正了冠状动脉错位

参考文献

[1] Wei DH, Raizman NM, Bottino CJ, Jobin CM, Strauch RJ, Rosenwasser MP. Unstable distal radial fractures treated with external fixation, a radial column plate, or a volar plate. A prospective randomized trial. J Bone Joint Surg Am 2009;91(7):1568–1577.

[2] Li-hai Z, Ya-nan W, Zhi M, et al. Volar locking plate versus external fixation for the treatment of unstable distal radial fractures: a meta-analysis of randomized controlled trials. J Surg Res 2015;193(1):324–333.

[3] Karantana A, Downing ND, Forward DP, et al. Surgical treatment of distal radial fractures with a volar locking plate versus conventional percutaneous methods: a randomized controlled trial. J Bone Joint Surg Am 2013;95(19):1737–1744.

[4] Arora R, Lutz M, Deml C, Krappinger D, Haug L, Gabl M. A prospective randomized trial comparing nonoperative treatment with volar locking plate fixation for displaced and unstable distal radial fractures in patients sixty-five years of age and older. J Bone Joint Surg Am 2011;93(23):2146–2153.

[5] Henry AK. Extensile Exposures, 2nd ed. Edinburgh: Chirchill Livingstone; 1973: 90–110.

[6] Orbay JL. The treatment of unstable distal radius fractures with volar fixation. Hand Surg 2000;5(2):103–112.

[7] Orbay JL, Fernandez DL. Volar fixation for dorsally displaced fractures of the distal radius: a preliminary report. J Hand Surg Am 2002;27(2):205–215.

[8] Nishiwaki M, Welsh M, Gammon B, Ferreira LM, Johnson JA, King GJW. Distal radioulnar joint kinematics in simulated dorsally angulated distal radius fractures. J Hand Surg Am 2014;39(4):656–663.

[9] Medoff RJ. Radiographic evaluation and classification of distal radius fractures. In: Slutsky D, Osterman AL, eds. Distal Radius Fractures and Carpal Injury: The Cutting Edge. Philadelphia, PA: Elsevier; 2009:19–31.

[10] Klammer G, Dietrich M, Farshad M, Iselin L, Nagy L, Schweizer A. Intraoperative imaging of the distal radioulnar joint using a modified skyline view. J Hand Surg Am 2012;37(3):503–508.

[11] Rausch S, Marintschev I, Graul I, et al. Tangential view and

intraoperative three-dimensional fluoroscopy for the detection of screw-misplacements in volar plating of distal radius fractures. Arch Trauma Res 2015;4(2):e24622.

[12] Rymaszewski LA, Walker AP. Rupture of flexor digitorum profundus to the index finger after a distal radial fracture. J Hand Surg [Br] 1987;12(1):115–116.

[13] Ashall G. Flexor pollicis longus rupture after fracture of the distal radius. Injury 1991;22(2):153–155.

[14] Lugger LJ, Pechlaner S. Tendon rupture as a complication after osteosynthesis of distal radius. Unfallchirurgie 1984;10(5):266–270.

[15] Takami H, Takahashi S, Ando M. Attritional flexor tendon ruptures after a malunited intra-articular fracture of the distal radius. Arch Orthop Trauma Surg 1997;116(8):507–509.

[16] Bell JS, Wollstein R, Citron ND. Rupture of flexor pollicis longus tendon: a complication of volar plating of the distal radius. J Bone Joint Surg Br 1998;80(2):225–226.

[17] Valbuena SE, Cogswell LK, Baraziol R, Valenti P. Rupture of flexor tendon following volar plate of distal radius fracture. Report of five cases. Chir Main 2010;29(2):109–113.

[18] Lifchez SD. Flexor pollicis longus tendon rupture after volar plating of a distal radius fracture. Plast Reconstr Surg 2010;125(1): 21e–23e.

[19] Ishii T, Ikeda M, Kobayashi Y, Mochida J, Oka Y. Flexor digitorum profundus tendon rupture associated with distal radius fracture malunion: a case report. Hand Surg 2009;14(1):35–38.

[20] Berglund LM, Messer TM. Complications of volar plate fixation for managing distal radius fractures. J Am Acad Orthop Surg 2009;17(6):369–377.

[21] Casaletto JA, Machin D, Leung R, Brown DJ. Flexor pollicis longus tendon ruptures after palmar plate fixation of fractures of the distal radius. J Hand Surg Eur Vol 2009;34(4):471–474.

[22] Adham MN, Porembski M, Adham C. Flexor tendon problems after volar plate fixation of distal radius fractures. Hand (N Y) 2009;4(4):406–409.

[23] Yamazaki H, Hattori Y, Doi K. Delayed rupture of flexor tendons caused by protrusion of a screw head of a volar plate for distal radius fracture: a case report. Hand Surg 2008;13(1):27–29.

[24] Suppaphol S, Woratanarat P, Channoom T. Flexor tendon rupture after distal radius fracture. Report of 2 cases. J Med Assoc Thai 2007;90(12):2695–2698.

[25] Cross AW, Schmidt CC. Flexor tendon injuries following locked volar plating of distal radius fractures. J Hand Surg Am 2008; 33(2):164–167.

[26] Duncan SF, Weiland AJ. Delayed rupture of the flexor pollicis longus tendon after routine volar placement of a T-plate on the distal radius. Am J Orthop 2007;36(12):669–670.

[27] Arora R, Lutz M, Hennerbichler A, Krappinger D, Espen D, Gabl M. Complications following internal fixation of unstable distal radius fracture with a palmar locking-plate. J Orthop Trauma 2007;21(5):316–322.

[28] Satake H, Hanaka N, Honma R, et al. Complications of distal radius fractures treated by volar locking plate fixation. Orthopedics 2016;39(5):e893–e896.

[29] Monaco NA, Dwyer CL, Ferikes AJ, Lubahn JD. Hand surgeon reporting of tendon rupture following distal radius volar plating. Hand (N Y) 2016;11(3):278–286.

[30] Selvan DR, Machin DG, Perry D, Simpson C, Thorpe P, Brown DJ. The role of fracture reduction and plate position in the aetiology of flexor pollicis longus tendon rupture after volar plate fixation of distal radius fractures. Hand (N Y) 2015;10(3):497–502.

[31] Selvan DR, Perry D, Machin DG, Brown DJ. The role of postoperative radiographs in predicting risk of flexor pollicis longus tendon rupture after volar plate fixation of distal radius fractures— a case control study. Injury 2014;45(12):1885–1888.

[32] Kitay A, Swanstrom M, Schreiber JJ, et al. Volar plate position and flexor tendon rupture following distal radius fracture fixation. J Hand Surg Am 2013;38(6):1091–1096.

[33] Soong M, Earp BE, Bishop G, Leung A, Blazar P. Volar locking plate implant prominence and flexor tendon rupture. J Bone Joint Surg Am 2011;93(4):328–335.

[34] Limthongthang R, Bachoura A, Jacoby SM, Osterman AL. Distal radius volar locking plate design and associated vulnerability of the flexor pollicis longus. J Hand Surg Am 2014;39(5):852–860.

[35] Mehrzad R, Kim DC. Complication rate comparing variable angle distal locking plate to fixed angle plate fixation of distal radius fractures. Ann Plast Surg 2016;77(6):623–625.

[36] Kara A, Celik H, Oc Y, Uzun M, Erdil M, Tetik C. Flexor tendon complications in comminuted distal radius fractures treated with anatomic volar rim locking plates. Acta Orthop Traumatol Turc 2016;50(6): 665–669.

[37] Tokunaga S, Abe Y. Asymptomatic flexor tendon damages after volar locking plate fixation of distal radius fractures. J Hand Surg Asian Pac Vol 2017;22(1):75–82.

[38] Bhattacharyya T, Wadgaonkar AD. Inadvertent retention of angled drill guides after volar locking plate fixation of distal radial fractures. A report of three cases. J Bone Joint Surg Am 2008;90(2):401–403.

[39] Wall LB, Brodt MD, Silva MJ, Boyer MI, Calfee RP. The effects of screw length on stability of simulated osteoporotic distal radius fractures fixed with volar locking plates. J Hand Surg Am 2012;37(3):446–453.

[40] Thomas AD, Greenberg JA. Use of fluoroscopy in determining screw overshoot in the dorsal distal radius: a cadaveric study. J Hand Surg Am 2009;34(2):258–261.

[41] Maschke SD, Evans PJ, Schub D, Drake R, Lawton JN. Radiographic evaluation of dorsal screw penetration after volar fixed-angle plating of the distal radius: a cadaveric study. Hand (N Y) 2007;2(3):144–150.

[42] Beck JD, Harness NG, Spencer HT. Volar plate fixation failure for volar shearing distal radius fractures with small lunate facet fragments. J Hand Surg Am 2014;39(4):670–678.

[43] Pienaar G, Anley C, Ikram A. Restoration of teardrop angle (TDA) in distal radius fractures treated with volar locking plates. SA Ortho J. 2013;12(3):32–34.

[44] Riggenbach MD, Conrad BP, Wright TW, Dell PC. Distal oblique bundle reconstruction and distal radioulnar joint instability. J Wrist Surg 2013;2(4):330–336.

[45] Ross M, Di Mascio L, Peters S, Cockfield A, Taylor F, Couzens G. Defining residual radial translation of distal radius fractures: a potential cause of distal radioulnar joint instability. J Wrist Surg 2014;3(1):22–29.

[46] Lichtman DM, Wroten ES. Understanding midcarpal instability. J Hand Surg Am 2006;31(3):491–498.

[47] Taleisnik J, Watson HK. Midcarpal instability caused by malunited fractures of the distal radius. J Hand Surg Am 1984;9(3):350–357.

第十八章　尺骨远端骨折

Christopher Klifto，David Ruch

摘要

尺骨远端骨折常与桡骨远端骨折同时发生，如果不及时治疗，可能导致不良的预后。尺骨远端骨折可分为尺骨茎突骨折、尺骨头骨折和干骺端骨折。固定方法包括克氏针、钢板和加压螺钉。如果出现畸形愈合或不愈合，可以采用Sauve-Kapandji或Darrach等补救手术。如果补救也失败了，后期可以尝试尺骨头关节假体成形术。总之，尺骨骨折经过恰当的治疗其结果是令人满意的。

关键词：桡骨远端骨折，桡骨远端畸形愈合，关节内截骨术，关节镜，腕关节疼痛

18.1　前言

尺骨茎突、尺骨头骨和干骺端骨折未经处理将导致骨不愈合率升高，这与下尺桡关节（DRUJ）不稳定有关。与桡骨远端骨折相比，这些损伤常被忽视。关于尺骨茎突内固定的作用存在争议，一些外科医生认为常规修复降低了出现症状性不稳定或骨不连的风险，而另一些人则认为这样会增加手术时间、瘢痕、风险和植入物突出，因为出现不稳定的概率很低——至少在桡骨远端骨折采用切开复位和内固定的情况下是如此。

如果尺骨远端骨折未得到治疗，特别是尺骨茎突骨折可能导致骨不连和DRUJ不稳定。虽然大多数尺骨远端骨折很少导致长期问题，但最近的文献致力于研究哪些尺骨远端骨折需要手术治疗以及它们的长期预后。

尺骨远端骨折最常发生于手腕伸直的旋后位。由于尺骨远端和DRUJ的复杂解剖结构，这些损伤可以造成临床症状。了解如何恰当治疗尺骨骨折要了解一个复杂的DRUJ解剖的详细知识。DRUJ的稳定性是由骨性结构和软组织的约束构成的，这些因素错综复杂。骨稳定结构包括尺侧头和桡骨的乙状切迹。由于腕关节需要通过DRUJ完成旋转，在尺桡骨之间，存在曲度不匹配情况。桡骨相对侧的弧度大于尺骨头的弧度。这就允许尺骨头掌侧移位并旋后和尺骨头移向背侧并旋前的动作。

标准的X线片包括后前位、侧位、斜位的X线片常能显示病变；然而，计算机断层扫描可用于检查关节面，磁共振成像可用于检查三角纤维软骨复合体（TFCC）的完整性。尺骨远端骨折的治疗比较困难，可分为尺骨茎突骨折、尺骨头关节骨折、尺骨颈/尺骨干骨折和畸形愈合。

18.2　手术指征

尺骨茎突骨折／骨不连

在这些损伤中，由于关节不稳定会影响结果，因此评估DRUJ的稳定性至关重要。骨折可能是撕脱性骨折，通常不影响DRUJ的稳定性，也可能是茎突基底骨折，更容易影响稳定性。如果桡尺韧带附着在碎片上，那么关节将表现不稳定。如果尺骨茎突底部的骨折移位超过2mm，那么手术干预可能是必要的，而通过尖端的骨折更可能是稳定的。骨折桡侧移位表明桡尺韧带断裂，这常引起DRUJ的不稳定。

骨不连的修复指征包括骨不连骨块的修复，当骨块较大且存在不稳定性时。如果碎片很小，可以切除，桡尺韧带可以直接固定到隐窝。如果疼痛是主要的症状，没有伴随的不稳定，那么在关节镜的帮助下，碎片可以被移除，以评估TFCC和韧带结构。

尺骨头骨折累及关节面。它们可能单独出现，也可能与尺骨茎突骨折和尺骨干骨折同时发生。尺骨颈／尺骨干骨折发生在尺骨头关节面4cm内。这些骨折常与桡骨远端骨折合并发生，如果桡骨远端骨折矫正后复位稳定，可以非手术治疗，但由于不稳定可能需要内固定。

桡骨远端或尺骨远端骨折不愈合可导致DRUJ退行变。挽救手术的适应证包括前臂旋转疼痛、肿胀、握力下降、僵硬、保守治疗失败（包括注射和支具）。挽救手术旨在通过切除远端尺骨、融合关节或替换尺骨来消除远端尺骨与桡骨之间的关节。

远端尺骨假关节成形术的适应证包括有严重的DRUJ关节炎。假关节成形术仅限于保守治疗失败后（如物理治疗，包括支具制动，至少4~6个月）。

18.3 手术技术

18.3.1 入路

大多数尺骨远端病变可以通过同一个手术入路进行。在尺骨远端设计位于DRUJ背侧的Z形切口，辨别和保护尺神经背侧感觉支，切开第五间室的伸肌支持带。接下来，在伸肌支持带和尺侧腕尺伸肌（ECU腱鞘底部）之间暴露一个区间，但不损害ECU肌腱鞘。通过从4—5间室设计一个尺侧瓣来打开背侧关节囊。切口起于尺骨颈，并延伸至4—5室间隔。切口沿桡腕关节继续，并沿背侧桡三角韧带向远端和尺侧延伸至三角骨，同时保留了背侧韧带。接下来辨认TFCC和尺骨茎突、尺腕关节和尺骨颈。

18.3.2 尺骨茎突骨折技术

尺骨茎突基底骨折的修复方法有多种，包括采用保守治疗的旋后支具、克氏针（K-wire）、张力带钢丝、缝合或螺钉固定以及桡骨延长。如果术中评估发现前臂中立或旋前位不稳定，但前臂旋后稳定，患者可使用旋后位长臂支具制动6周。上述旋后位支具通常是通过作业治疗定制的，需要佩戴6周的时间。克氏针可经皮放置或小切口放置以保护尺神经背侧感觉支。它们通常留在皮肤外面，6周后被移除。张力带固定采用1根或2根斜克氏针穿过尺骨

茎突尖部，24号不锈钢丝或缝合线环绕在钢针的顶端，并通过尺侧颈部的一个钻孔进行8字捆扎。缝合锚可以用类似的方式使用。缝合锚钉放置在尺骨茎突骨折形成的缺损处，环绕尺骨茎突，或穿过茎突，如果骨块足够大，可以通过缝合而不使茎突断裂。随后向尺骨近端钻孔，将锚钉缝合线通过钻孔绑定（图18.1）。茎突也可以用无头加压螺钉固定。茎突可经皮打入导针克氏针复位或为了保护背部尺神经感觉支做一个小切口。然后沿着导针旋入空心钉固定骨折碎片（图18.2）。

桡骨延长是一种较新的治疗不稳定的技术，使用标准的掌侧Henry入路，首先将远端骨折块进行临时固定，然后桡骨被延长并固定在近端同时收紧TFCC。

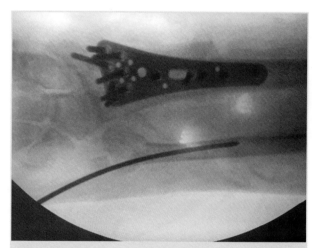

图18.1　克氏针（K-wire）用于尺骨茎突和尺骨远端的固定

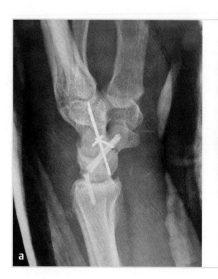
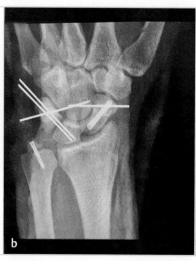

图18.2　a、b.用于尺骨茎突固定的无头加压螺钉

18.3.3　尺骨头骨折

尺骨头骨折移位或不稳定可用无头加压螺钉或克氏针固定。尺骨头骨折延伸至骨干时可用髁钢板固定，而包括尺骨茎突在内的骨折可用张力带钢丝治疗。对于不能复位或不稳定的尺骨远端颈 / 干骨折，可用髁钢板或张力带钢丝进行治疗，并辅助骨块内螺钉固定。

18.3.4　尺骨远端关节内粉碎性骨折

如果尺骨远端关节内粉碎性骨折的骨折类型是可复位的，可以采用上述任何一种治疗方法。有时，这些骨折最好采用保守治疗，采用肘上石膏固定于前臂旋后位，或辅以可移除的克氏针。如果尺骨无法修复或将来发生畸形愈合/关节炎，治疗包括尺骨头的置换、尺骨头的全部/部分切除、DRUJ固定术和远端尺骨颈切除（Sauvé-Kapandji pro.）或尺骨头切除术（Darrach手术）。有许多可供选择的补救式式，但Sauvé-Kapandji和Darrach术式是最常用的。

Sauvé-Kapandji手术通常在背侧进行，切口位于第五伸肌间室上方，从尺骨茎突水平向近端延伸。小指伸肌（EDQ）肌腱被拉开，伸肌支持带和DRUJ囊作为尺侧皮瓣被提起。有多种固定方法可供选择，但作者更倾向于在ECU腱鞘下放置2根平行的克氏针，随后用2枚3.5mm空心螺钉于尺骨头在中立位时替换克氏针。切除1cm的尺骨颈，将骨移植物放置于关节融合术部位。使用尺侧屈腕肌（FCU）的远端肌腱条来稳定近端尺骨残端。

Darrach手术是除Sauvé-Kapandji技术以外的另一种备选方案。采用同样的方法，保持尺骨茎突附着物，同时暴露尺骨远端3cm。尺骨茎突在其基部截骨并留在原位，截骨后的骨膜袖套予以缝合以稳定尺骨残端。软组织的稳定则采用ECU或FCU肌腱稳定尺骨近端（图18.3）。

当远端尺骨无法修复时，最合适的治疗是关节成形术。关节成形术也可用于创伤后关节炎 / DRUJ挛缩的患者。这是一个有吸引力的选择，因为软组织稳定手术的结果不可预期。关节成形术的好处是恢复了负荷传导和防止桡尺骨撞击。临床有多种植入假体可供选择，如有或没有颈圈部分的尺骨头全部或部分置换，无连接的和有连接的DRUJ关节成形等。

上述背侧入路也适用于尺骨头成形手术。如果桡骨远端存在畸形愈合，那么在关节成形术的同时应进行截骨矫形。不管使用哪种假体，软组织的张力必须保持平衡，避免假体植入后张力过大。尺骨头暴露后，使用Hohmann牵开器于尺骨干下方，准备好不同尺寸的扩孔钻头。使用矢状锯截除尺骨头，尺骨头截除后，测量后插入假体模型以确认合适的型号。然后逐层关闭DRUJ关节囊。

18.4　结果

Frykman报道了61%的桡骨远端骨折合并有尺骨茎突的骨折。尺骨茎突骨折的预后令人满意，即使发生茎突骨不连，如果关节是稳定的，也不会导致尺侧疼痛的症状。然而，在这类损伤中，评估DRUJ的稳定性尤为重要，因为关节稳定性关乎临床结果。如果桡尺韧带附着于骨折块，那么这个关节就会发生不稳。当尺骨茎突骨折位于基底，且发生移位超过2mm时，有必要行手术治疗。而当骨折位于尖

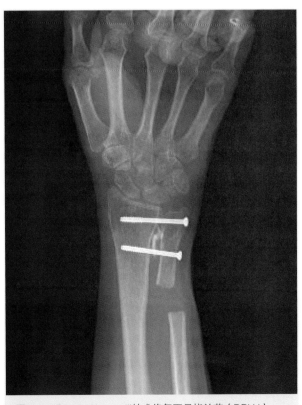

图18.3　Sauvé-Kapandji技术修复下尺桡关节（DRUJ）

部时，关节稳定性通常不会受到影响。当尺骨茎突骨折块向桡侧移位时，往往提示桡尺韧带附着处发生分离而导致DRUJ不稳。不管采用何种治疗方法，骨折并不总是能够达到愈合，但是骨折在正确的位置会发生纤维连接，这通常也能够很好地在保持关节稳定的同时解除症状。更新的研究评估了桡骨延长后DRUJ的稳定性，其结果前途广阔。但是该技术目前缺乏远期结果。

Sauvé-Kapandji的术式对于桡骨畸形愈合和尺骨骨折有效。Guo等发现15例创伤关节炎患者术后有13例效果优良且未发生重大并发症。Taleisnik报道了24例患者行Sauvé-Kapandji术后疼痛消失，无并发症且关节活动得以改善。尺骨近端并发症也很少。而Stem的报道结果却出乎意料。Darrach术式的预后比Sauvé-Kapandji术式更加不可预测，且不同作者报道的结果并不一致。该术式适用于一系列关节内骨折创伤后的关节退行性改变或关节不匹配，不适用于类风湿性关节炎的患者。治疗结果与近端尺骨在前方、后方以及冠状位的稳定性有关，不稳定的尺骨断端会导致明显的疼痛和无力感。对功能要求较高的患者更是如此。Dingman评估了骨膜外与骨膜下两种不同的截骨方法、斜行截骨、是否截除茎突、截骨量等因素，发现这些因素中除了截骨方式，其他因素均与结果无相关性。他建议只截除乙状切迹附近的尺骨，采用骨膜下截骨方式是最理想的，因为那些发生骨膜下成骨反应的患者结果更佳。

我们没有关于尺骨头置换的远期结果。生物力学研究表明，能恢复优良的动力，早期临床结果很有前景。Van Schoonhoven分析了23例使用陶瓷假体和钛杆的成形术，结果乐观，病例中只有2例需要翻修，并且最终改善了腕关节症状，提高了下尺桡关节的稳定性。鉴于尺骨头置换技术的发展才刚起步，尚缺乏远期疗效的研究。大多数有关尺骨头置换的文献报道的都是关节炎患者，术后关节活动度和疼痛都得到了长足的改善。研究显示，手术次数影响手术结果，第一次关节成形术结果要优于再次关节成形术。当软组织缺乏限制关节活动的稳定性时，不宜使用标准的尺骨头置换，而是需要一个连接假体。连接假体也一样只有少数研究结果但早期结果非常好。研究显示，没有发生假体植入失败的情况，并发症也很少。需要完善远期随访研究，以加深对该假体的使用时间和并发症等的理解。

18.5　误区

尺骨头骨折需要避免的一个误区就是没有判断关节存在不稳定。如果经过充分的诊断和治疗，患者通常恢复良好。尺骨远端置换手术时，近端尺骨没有恢复稳定性将导致尺骨撞击及肌腱断裂等并发症。部分尺骨头置换的禁忌证为存在尺骨正变异或曾经进行尺骨头切除的患者。关键还要评估软组织的情况，如果存在显著的组织缺损，那么非限制性尺骨头置换会缺乏稳定性，此时需要使用限制性假体。

要点与技巧

尺骨茎突：

· 旋后位支具制动6周常能获得良好的结果和稳定性。如果还需要进一步稳定，尺骨头骨折可以使用克氏针或加压螺钉固定。

尺骨头：

· 克氏针固定通常能够提供可靠的稳定性，但钢板固定对于粉碎性骨折可能是必要的。

尺骨干：

· 薄钢板通常能提供足够的固定，如果放置得恰当，可能同时满足骨折愈合与内植物无症状。

Sauvé-Kapandji：

· 将尺骨近端稳定在融合的DRUJ能够防止术后的并发症。

Darrach：

· 将尺骨远端（从近端尺侧向远端桡侧）斜行截骨。向尺骨施加合拢的应力检查有无桡骨的撞击现象。

尺骨远端成形术：

· 适当的软组织平衡与限制对于成功的结果是必要的。

18.6　结论

尺骨远端骨折通常合并桡骨远端骨折。当关节存在不稳定时，没有处理的骨折会导致结果差，症状持续，并且可能需要再次手术。尺骨远端骨折可以被分为尺骨茎突、尺骨头和干骺端骨折3类。如果骨折处理不当，可能会发生骨不连或畸形愈合。治疗视损伤的类型而定，固定方法有克氏针、钢板和加压螺钉。如果畸形愈合或骨不连进一步发展，则需要补救手术，如Sauvé–Kapandji和Darrach手术。有时骨折类型为高度粉碎型，无法复位，此时则需要一期行尺骨头成形术。尺骨头成形术还适用于挽救手术失败的患者。总之，如果尺骨骨折处理恰当，结果还是满意的。尺骨头成形术的远期研究尚缺乏，但早期研究是很有前景的。

参考文献

[1] May MM, Lawton JN, Blazar PE. Ulnar styloid fractures associated with distal radius fractures: incidence and implications for distal radioulnar joint instability. J Hand Surg Am 2002;27(6):965–971.

[2] Frykman G. Fracture of the distal radius including sequelae—shoulder-hand-finger syndrome, disturbance in the distal radio-ulnar joint and impairment of nerve function. A clinical and experimental study. Acta Orthop Scand 1967; (Suppl 108):3.

[3] Ozasa Y, Iba K, Oki G, Sonoda T, Yamashita T, Wada T. Nonunion of the ulnar styloid associated with distal radius malunion. J Hand Surg Am 2013;38(3):526–531.

[4] Wang JP, Huang HK, Fufa D. Radial distraction to stabilize distal radioulnar joint in distal radius fixation. J Hand Surg Am 2018;43(5):493.e1–493.e4.

[5] Guo Z, Wang Y, Zhang Y. Modified Sauve-Kapandji procedure for patients with old fractures of the distal radius. Open Med (Wars) 2017;12:417–423.

[6] Taleisnik J. The Sauvé-Kapandji procedure. Clin Orthop Relat Res 1992; (275):110–123.

[7] George MS, Kiefhaber TR, Stern PJ. The Sauve-Kapandji procedure and the Darrach procedure for distal radio-ulnar joint dysfunction after Colles' fracture. J Hand Surg [Br] 2004;29(6):608–613.

[8] Hartz CR, Beckenbaugh RD. Long-term results of resection of the distal ulna for post-traumatic conditions. J Trauma 1979;19(4):219–226.

[9] Dingman PV. Resection of the distal end of the ulna (Darrach operation); an end result study of twenty four cases. J Bone Joint Surg Am 1952;34 A(4):893–900.

[10] van Schoonhoven J, Fernandez DL, Bowers WH, Herbert TJ. Salvage of failed resection arthroplasties of the distal radioulnar joint using a new ulnar head prosthesis. J Hand Surg Am 2000;25(3):438–446.

[11] Galvis EJ, Pessa J, Scheker LR. Total joint arthroplasty of the distal radioulnar joint for rheumatoid arthritis. J Hand Surg Am 2014;39(9):1699–1704.

[12] Kachooei AR, Chase SM, Jupiter JB. Outcome assessment after Aptis distal radioulnar joint (DRUJ) implant arthroplasty. Arch Bone Jt Surg 2014;2(3):180–184.

第十九章　桡骨远端骨折伴下尺桡关节不稳

Shohei Omokawa，*Takamasa Shimizu*，*Kenji Kawamura*，*Tadanobu Onishi*

摘要

本章介绍下尺桡关节（DRUJ）不稳伴桡骨远端骨折的病理机制、诊断和治疗方案。其病理机制包括：（1）三角纤维软骨复合体（TFCC）深层韧带部分断裂；（2）桡骨远端关节外干骺端移位；（3）乙状切迹关节内台阶形成；（4）尺骨茎突基底骨折移位。术前和术中评估可用于诊断伴发TFCC撕裂和DRUJ不稳。DRUJ增宽（>4mm）是关节不稳的一个指标，桡骨远端固定后的人工应力测试为区分DRUJ不稳定的程度提供了一个实用的筛选试验。桡骨远端干骺端不完全复位导致DRUJ不稳定。关节镜下桡腕关节钩拉试验可以诊断TFCC的中央窝撕脱损伤，而DRUJ关节镜在1.9mm视野下可直视尺桡韧带的尺侧止点，这是TFCC的深部韧带部分。DRUJ关节镜也可用于评估乙状切迹处关节间隙的存在。在伴有TFCC韧带完全撕裂的情况下，我们建议开放或关节镜下修复撕裂的韧带。对于桡骨远端骨折精确复位后尺骨茎突基底骨折移位，我们建议使用加压装置（克氏针和钢丝）固定骨折。术后上臂支具制动3周可用于治疗TFCC韧带部分撕裂。

关键词：下尺桡关节，不稳定性，桡骨远端骨折

19.1　介绍

三角纤维软骨复合体（TFCC）撕裂是与桡骨远端骨折相关的最常见的软组织损伤，而TFCC深部韧带断裂被认为可导致下尺桡关节（DRUJ）不稳。此外，骨块移位会影响DRUJ稳定性。桡骨远端关节外和乙状切迹关节内台阶形成会改变DRUJ运动机制，导致DRUJ不稳。本章的目的是描述与桡骨远端骨折相关的DRUJ不稳的病理机制，并讨论评估治疗急性或慢性DRUJ不稳的患者的策略。

19.2　DRUJ 不稳的病理机制

19.2.1　Metaphyseal 骨折移位

桡骨远端关节外错位会影响下尺桡关节运动学和关节负重学。体内运动学研究发现桡骨远端骨不愈伴背侧干骺端成角会减少DRUJ接触面积，导致背侧尺桡韧带（RUL）延长。以前的尸体研究调查了干骺端错位对DRUJ稳定性的影响，发现3mm的桡侧短缩，10°的背侧和掌侧成角，或2mm的桡侧移位可以导致DRUJ不稳。这些生物力学研究表明，微小的干骺端错位可以影响DRUJ稳定性，这可能导致腕尺侧问题。尽管对可接受的干骺端复位方面尚无共识，但仍需要精确的桡骨远端干骺端解剖复位，以避免运动员和其他患者在治疗中遗留DRUJ不稳。

19.2.2　伴发 TFCC（下尺桡韧带）撕裂中断

下尺桡关节本身是不稳定的，因为乙状切迹的半径曲率（18mm）是尺骨头的2倍（8mm）。因此，韧带和囊状结构在维持这个复杂关节的稳定性方面起着重要作用。TFCC的深层韧带部分是维持DRUJ稳定的主要结构，这些纤维组织附着于尺侧中央窝，连接前臂旋转轴，在旋前时是最大的等距和最小的长度变化。附着于尺骨茎突基底的RUL浅层纤维提供稳定性。其他韧带结构包括腕尺韧带复合体（UCL）和尺侧腕伸肌（ECU）腱鞘底部（尺侧副韧带）。

在桡骨远端骨折患者中，当高能量损伤DRUJ的韧带结构，并使桡骨与尺骨头分离时，TFCC的深层韧带部分通常与尺骨中央窝分离，伴或不伴尺骨茎突骨折。韧带完全断裂导致DRUJ不稳定。TFCC损伤发生率与关节内受累和骨折移位的严重程度有关。一项长期前瞻性队列研究显示，对于桡骨远端骨折未治疗的外周TFCC撕裂的自然过程，没有明显的不良主观结果。然而，比起试图处理慢性不稳定，早期认识和治疗DRUJ不稳定可能会导致更好的临床结果。

19.2.3　尺骨茎突骨折

桡骨远端骨折中，51%～56%病例伴发尺骨茎突骨折，其中25%骨不连。由于其解剖位置接近TFCC，尺骨茎突基底骨折也可能与TFCC深部撕裂有关，导致DRUJ不稳。然而，先前的研究认为尺骨茎突骨折是影响DRUJ不稳的不良预后因素。当桡骨远端采用坚强内固定时，大多数尺骨茎突骨折不影响预后功能。只有在桡骨远端骨折精确复位和坚强内固定后发生尺骨茎突基底部骨折移位，才可能导致DRUJ不稳，因为这些骨折通常与TFCC撕裂移位有关。

19.2.4　乙状切迹关节内移位

在55%～65%桡骨远端骨折移位患者中，骨折线可延伸至乙状切迹。这大部分与桡骨远端尺背侧骨块有关，在X线斜旋前位时最易发现。冠状面骨块进入乙状切迹在X线上很难识别。事实上，Rozental等在65%的病例中使用计算机断层扫描（CT）发现骨折延伸至乙状切迹，但仅有35%的病例在X线检查时发现。Nakanishi等通过3D-CT分析了DRUJ的骨折类型和移位程度，报道83%的桡骨远端关节内骨折累及DRUJ。在他们的研究中，28%的腕部伴有多发骨折，骨折线延伸至乙状切迹远端的骨折是最常见的纵向骨折类型。作者认为，当伴有明显的关节内移位时，手术干预DRUJ可能是有益的。尽管以前的研究已经解决了涉及桡腕关节的关节内畸形愈合的问题，但对DRUJ残留的间隙和台阶的关注较少。关于

DRUJ关节内畸形愈合如何影响临床结果缺乏证据。当移位的乙状切迹骨块未治疗时，残留的关节不稳定或不协调可能导致DRUJ退行性关节炎，导致症状性问题。未来的前瞻性研究可以阐明残留的乙状切迹畸形愈合如何影响功能预后。

19.3　病例展示

一名27岁男性，桡骨远端掌侧缘骨折，行切开复位和掌侧内固定（图19.1）。术后6个月，患者主诉腕尺侧痛（VAS：60分；DASH：37分；PRWE：65分）和前臂旋后受限。尺骨凹陷征及尺骨头钢琴键征均为阳性。CT显示在乙状切迹处关节内塌陷，我们注意到尺骨背侧半脱位。磁共振成像（MRI）显示在尺骨窝高信号强度的病变和液体聚集在DRUJ脂肪抑制T2加权像。我们进行了DRUJ关节镜检查，随后进行了TFCC切开修复和切除DRUJ中的骨性突起。这个骨性突起（关节内塌陷）阻碍了尺骨头在乙状切迹掌侧的活动，是限制前臂旋前的原因。DRUJ伴发明显的滑膜炎和关节内瘢痕形成。使用缝合锚定系统将TFCC重新连接到尺骨窝。术后3年，患者手腕痛和残疾降至最低（VAS：7分；DASH：10分；PRWE：19分），前臂旋后功能改善。

19.4　伴TFCC撕裂及DRUJ不稳定的诊断

虽然很难准确诊断RUL撕裂，但术前和术中评估能诊断伴发TFCC撕裂和DRUJ不稳定。术前正位片DRUJ增宽的证据可以用来确定DRUJ不稳定。桡骨远端内固定后进行手工应力测试，可为鉴别DRUJ不稳定性提供一种实用的筛选试验。然而，外科医生应该注意到，不稳定的最重要原因是桡骨远端骨折干骺端不完全复位。不仅残留短缩和背侧倾斜成角，而且远端骨块的桡侧移位也会导致DRUJ不稳定。桡腕关节关节镜下钩试验可准确诊断TFCC的中央窝分

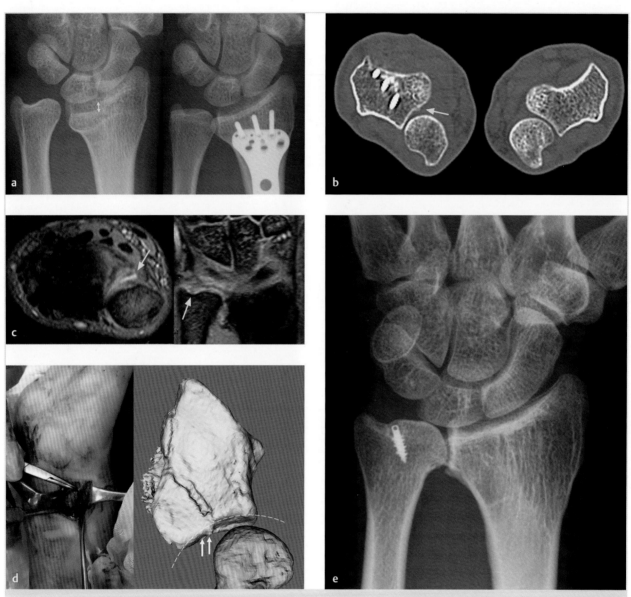

图19.1 a.27岁男性桡骨远端掌侧缘骨折的正位X线片（左）。箭头表示掌侧骨块关节面塌陷。切开复位掌侧钢板内固定术后X线片（右）。b.计算机断层扫描（CT）图像显示乙状切迹处关节内塌陷和尺骨背侧半脱位（左），与对侧（右）比较。箭头表示关节内移位处骨性突起。c.磁共振成像显示下尺桡关节内液体聚集（下尺桡关节；左箭头），脂肪抑制T2加权像显示尺骨窝高信号灶（右箭头）。d.三角纤维软骨复合体（TFCC）切开修复和切除DRUJ骨性突起（左）。CT图像中的箭头（右侧）显示前臂旋后时骨性突起，阻碍尺骨头移动至乙状切迹掌侧。e.术后X线片显示使用缝线锚定系统TFCC重新附着至尺骨窝

离损伤。最后，DRUJ关节镜可以提供直视下RUL连接至尺骨。在这里，我们列出这些术前和术中评估的细节。

19.4.1　X线片术前评估

　　Fujitani等应用掌侧锁定钢板系统治疗不稳定的桡骨远端骨折。在163例桡骨远端骨折中，11例（6.7%）出现完全撕裂，表现为DRUJ不稳定。使用多元逻辑回归分析，作者发现标准化DRUJ间隙的影像学发现是一个重要的危险因素，当DRUJ扩大的比率增加1%时，相对不稳定的风险增加50%。标准化间隙的临界值为15%，显示最高的诊断准确率。由于标准化DRUJ间隙的计算方法是DRUJ间隙距离相对于尺桡骨近端骨块宽度的分数，因此，对于尺桡骨

近端骨块宽度为20mm的患者，实际DRUJ间隙等于3.0mm（20×0.15=3.0mm）。作者发现，DRUJ间隙每增加1mm，RUL撕裂的风险就增加5倍（图19.2和图19.3）。

CT和CT关节造影

如上所述，3D-CT可以对延伸至乙状切迹的骨折进行精确的评估。虽然CT可用于评估DRUJ一致性，但患者DRUJ移位和关节一致性的正常范围存在较大差异，这使得CT难以对有症状的患者进行评估。Moritomo等基于桡骨平面CT关节造影对TFCC中央窝病变进行分类。作者表明，检测中央窝撕裂，CT造影有很高的特异性（90%和100%）、阳性预测值（89%和100%）用于3型（中央窝圆形缺损）和4型（一个大面积缺损整体尺侧嵌插）撕裂，而敏感性3型撕裂仅为35%，4型撕裂为22%。他们认为，与传统方法相比，桡骨平面CT关节造影可以提高检测撕裂的特异性。

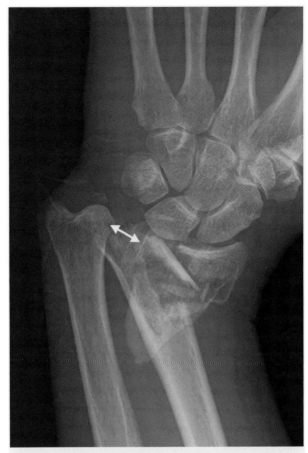

图19.2　正位X线显示DRUJ增宽（箭头）。大于4mm的DRUJ间隙表明尺桡韧带（RUL）撕裂

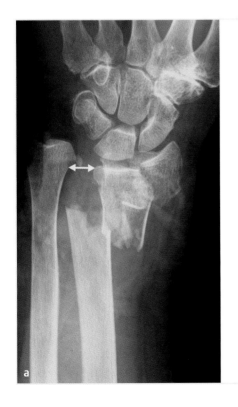
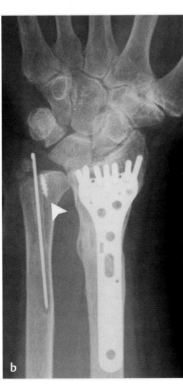

图19.3　a.术前正位片显示DRUJ增宽（箭头）。b.术后正位片显示切开复位并通过锚定系统缝合尺桡韧带（箭头）

磁共振成像（MRI）

MRI可用于评估TFCC韧带撕裂和尺骨隐窝的局灶性病变，表现为脂肪饱和T2加权像冠状面高强度信号。然而，在不同的研究中诊断敏感性和特异性是不同的，分别为17%~94%和75%~94%。桡侧缘和尺侧隐窝之间的低信号带缺乏连续性，能够帮助区分TFCC韧带完全或部分撕裂。

尺骨头半脱位可以预测腕关节在旋前位时，MRI横断面会显示下尺桡韧带撕裂。一项评估尺骨头半脱位的回顾性研究显示，TFCC隐窝撕裂患者的平均背侧半脱位率为16%，而对照组为4%。

19.4.2 术中评估

激发试验

麻醉前评估（尺骨隐窝征）

尺骨隐窝是尺茎突基底部和尺侧腕屈肌腱之间的凹陷，是TFCC附着的深部部分。当无尺骨茎突骨折时，尺骨隐窝阳性征（尺骨隐窝剧烈压痛）提示TFCC中心窝撕裂；压痛的程度可与对侧比较。采用尺侧隐窝征检测隐窝破裂和/或尺三角韧带损伤的敏感性为95%，特异性为87%。

钢板固定后评估（DRUJ触诊）

一旦桡骨骨折通过钢板达到固定，外科医生就可以通过手动测试评估DRUJ的不稳定性。有一项针对尸体腕关节的生物力学研究表明，与其他手动压力测试相比，DRUJ挤压试验是评估不稳定性最准确的方法。DRUJ挤压试验是一种被动活动试验，通过前臂中立位来检查DRUJ的背外侧松弛性。以DRUJ挤压试验作为诊断TFCC完全外周撕裂，其敏感性为59%，特异性为96%。

Nakamura提出了使用DRUJ挤压试验评估DRUJ不稳定性的标准。当掌背侧都有明显的不稳定且无终点时，为3级不稳。2级不稳是指主检者发现不稳定性时，无论掌侧还是背侧方向都没有终点，1级不稳是指受检侧的不稳定性大于健侧。2级和3级的不稳定性可能提示完全的RUL撕裂。Onishi等建议，在挤压试验中应将腕骨顶住桡骨，以提高准确性和可靠

性；这已经在尸体标本的生物力学研究中得到证实（图19.4）。

在前臂旋前或旋后位分别对DRUJ进行激发试验，可以检测出RUL的某一部分（掌侧或背侧）被破坏。当前臂最大旋后位时尺骨头发生向掌侧异常移位，怀疑RUL在背侧深部有撕裂；当前臂最大旋前位时发生尺骨头背侧移位，则怀疑RUL在掌侧深部撕裂。一项尸体生物力学研究表明，腕部位置对DRUJ松弛度有显著影响：在UCL切除以前，DRUJ在腕部伸展时比在中立位置时更稳定。UCL切除后，两组间无显著性差异。这些结果表明，腕部伸展时的挤压试验可以检测到UCL的撕裂。RUL切除后，DRUJ松弛度在腕关节桡偏时明显低于中立位。但在切除ECU腱鞘底层后，DRUJ松弛度就没有显著性差异了。DRUJ

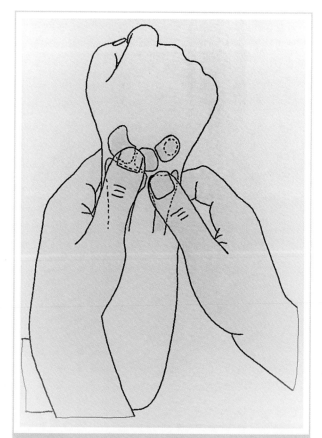

图19.4 DRUJ挤压试验示意图。请注意，检验者用一只手握住桡腕关节，用另一只手移动尺骨

在腕关节桡偏时的稳定性是由ECU腱鞘底部的紧张提供的。因此，腕部桡偏的挤压试验也可用于检测ECU底部的破坏。当检查者在检测过程中发现腕部桡偏时DRUJ不稳定，可以怀疑ECU底部发生撕裂。

关节镜

桡腕关节镜

TFCC（隐窝病变）隐窝附着部位的撕裂可以通过关节镜间接评估。尸检结果表明，钩拉试验对TFCC隐窝分离的诊断具有较高的敏感性、特异性和可靠性。这个和另外两个试验将进一步讨论。

·蹦床征：Hermansdorfer和Kleinman描述的蹦床试验，检查关节软骨盘的弹性。在4—5或6R入路用探针，在3—4入路用关节镜。用探针对TFCC施加按压负荷来测试关节盘的弹性，一个阳性的体征是正常组织张力的丧失和一个"蹦床效应"。尸体评估显示蹦床试验观察者间的可信度（Cohen kappa）较低（0.16），诊断隐窝撕裂的敏感性和特异性分别为43%和83%。

·钩拉试验：关节镜下钩拉试验，如Ruch等所述，通过在6R入口插入探针，利用探针的钩部对TFCC的茎突旁凹陷施加桡侧导向的牵引力。如果探针钩拉时TFCC软骨盘发生过度运动，则判断为阳性。尸体评估显示，钩拉试验对孤立的隐窝撕裂诊断具有较高的敏感性和特异性（分别为90%和90%），观察者之间的可信度（Cohen kappa）为0.87。

·漂浮征：Takeuchi和Fujio描述的漂浮征，使用关节镜全半径刨削刀对TFCC软骨盘施加吸力。阳性表现为在吸力过程中TFCC软骨盘发生漂浮。作者报告了试验敏感性为98%，特异性为91%，观察者间可信度为0.87。

DRUJ关节镜检查

用1.9mm的关节镜直接观察TFCC的下表面，可以诊断小凹撕裂。一旦1.9mm关节镜插入关节，使用21-G针头将TFCC软骨盘在尺侧头上方抬起，在TFCC和尺侧头之间形成间隙，观察尺侧的RUL插入尺骨隐窝的止点。当RUL发生断裂时，撕裂的韧带遗迹可能回缩到尺骨头的掌侧（图19.5）。外科医生可以通过

观察乙状切迹的关节面来确定骨折线的移位和DRUJ中是否存在任何游离的骨折碎片。

19.4.3　DRUJ造影术

Shigematsu等报道了术中DRUJ造影对桡骨远端骨折患者的疗效。RUL完全撕裂的诊断准确率为77%，阳性发现表现为尺骨隐窝存在的造影剂堆积。

19.5　TFCC撕裂和DRUJ不稳的治疗

虽然长期未治疗的外周型TFCC撕裂不会导致不良结果，但早期鉴别和治疗急性DRUJ不稳定可能会带来更好的结果。而不是试图处理慢性不稳定带来的临床后果。如果外科医生能在桡骨远端骨折手术中证实有移位的RUL完全撕裂，那么TFCC一期修复可能是一种适当的治疗选择，有助于患者在手部治疗期间的术后恢复。

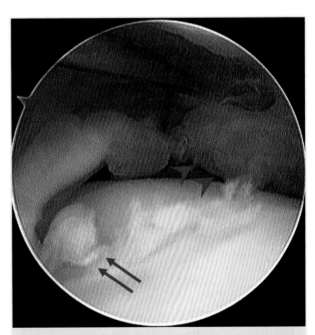

图19.5　关节镜下异常的下尺桡关节（DRUJ）显示尺桡韧带（RUL）完全脱离。箭头表示尺骨隐窝和韧带撕裂。箭头描绘的是撕裂后的回缩至掌侧的残余部分

作者推荐的修复方法如下：

TFCC完全撕裂

治疗策略见图19.6。当DRUJ间隙大于4mm时，外科医生高度怀疑是RUL完全撕裂。如果MRI诊断为完全的隐窝撕裂，我们建议缝合撕裂的韧带。在术中手动应力测试中，当DRUJ非常不稳定，没有终点时，我们建议使用桡腕关节镜或DRUJ关节镜来确认TFCC的完全撕裂。当确认后，我们建议开放修复RUL或关节镜缝合撕裂的韧带。当损伤伴有移位的尺骨茎突基底骨折时，我们建议使用克氏针和加压钢丝固定骨折部位。术后建议使用过肘位石膏托固定3周，腕部支具继续制动2个月。

TFCC的部分韧带撕裂

在桡骨远端坚强内固定后的人工应力测试中，DRUJ不稳定但有终点时，我们建议使用桡腕关节镜或DRUJ关节镜来确认TFCC的部分韧带撕裂。确认后，我们建议使用过肘位石膏托固定3周后，断臂支具继续制动2个月。

19.6 结论

· 与桡骨远端骨折相关的DRUJ不稳定的病理机制包括：（1）TFCC韧带深支部分断裂；（2）桡骨远端关节外干骺端骨折移位；（3）乙状切迹关节内台阶；（4）尺骨茎突基底骨折移位。

· 虽然很难准确诊断RUL撕裂，但术前和术中评估可用于诊断伴发的TFCC撕裂和DRUJ不稳定。DRUJ间隙变宽（>4mm）是关节不稳定的指标，桡骨远端固定后的手动应力测试为鉴别DRUJ不稳定程度提供了一种实用的筛选试验。桡骨远端干骺端复位不全导致DRUJ不稳定。关节镜下桡腕关节探针检查能准确诊断TFCC的隐窝撕裂损伤，DRUJ关节镜检查能直观显示RUL的尺侧附着部位。

· 对于伴有TFCC韧带完全撕裂的病例，我们建议开放或关节镜下修复撕裂的韧带。对于移位的尺骨茎突基底骨折，我们建议使用加压装置固定骨折。

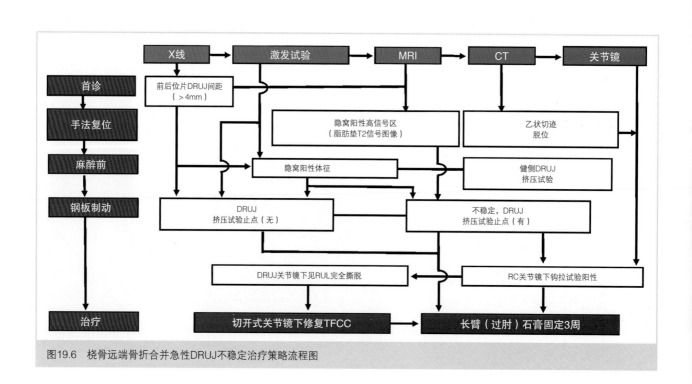

图19.6 桡骨远端骨折合并急性DRUJ不稳定治疗策略流程图

参考文献

[1] Geissler WB, Freeland AE, Savoie FH, McIntyre LW, Whipple TL. Intracarpal soft-tissue lesions associated with an intraarticular fracture of the distal end of the radius. J Bone Joint Surg Am 1996;78(3):357–365.

[2] Lindau T, Adlercreutz C, Aspenberg P. Peripheral tears of the triangular fibrocartilage complex cause distal radioulnar joint instability after distal radial fractures. J Hand Surg Am 2000;25(3):464–468.

[3] Richards RS, Bennett JD, Roth JH, Milne K Jr. Arthroscopic diagnosis of intra-articular soft tissue injuries associated with distal radial fractures. J Hand Surg Am 1997;22(5):772–776.

[4] Varitimidis SE, Basdekis GK, Dailiana ZH, Hantes ME, Bargiotas K, Malizos K. Treatment of intra-articular fractures of the distal radius: fluoroscopic or arthroscopic reduction? J Bone Joint Surg Br 2008;90(6):778–785.

[5] Ruch DS, Yang CC, Smith BP. Results of acute arthroscopically repaired triangular fibrocartilage complex injuries associated with intra-articular distal radius fractures. Arthroscopy 2003;19(5):511–516.

[6] Böhringer G, Schädel-Höpfner M, Junge A, Gotzen L. Primary arthroscopic treatment of TFCC tears in fractures of the distal radius Handchir Mikrochir Plast Chir 2001;33(4):245–251.

[7] Hagert E, Hagert CG. Understanding stability of the distal radioulnar joint through an understanding of its anatomy. Hand Clin 2010;26(4):459–466.

[8] Xing SG, Chen YR, Xie RG, Tang JB. In vivo contact characteristics of distal radioulnar joint with malunited distal radius during wrist motion. J Hand Surg Am 2015;40(11):2243–2248.

[9] Crisco JJ, Moore DC, Marai GE, et al. Effects of distal radius malunion on distal radioulnar joint mechanics—an in vivo study. J Orthop Res 2007;25(4):547–555.

[10] Saito T, Nakamura T, Nagura T, Nishiwaki M, Sato K, Toyama Y. The effects of dorsally angulated distal radius fractures on distal radioulnar joint stability: a biomechanical study. J Hand Surg Eur Vol 2013;38(7):739–745.

[11] Nishiwaki M, Welsh M, Gammon B, Ferreira LM, Johnson JA, King. GJ. Volar subluxation of the ulnar head in dorsal translation deformities of distal radius fractures: an in vitro biomechanical study. J Orthop Trauma 2015;29(6):295–300.

[12] Dy CJ, Jang E, Taylor SA, Meyers KN, Wolfe SW. The impact of coronal alignment on distal radioulnar joint stability following distal radius fracture. J Hand Surg Am 2014;39(7):1264–1272.

[13] Rozental TD, Bozentka DJ, Katz MA, Steinberg DR, Beredjiklian PK. Evaluation of the sigmoid notch with computed tomography following intra-articular distal radius fracture. J Hand Surg Am 2001;26(2):244–251.

[14] Omokawa S, Abe Y, Imatani J, Moritomo H, Suzuki D, Onishi T. Treatment of intra-articular distal radius fractures. Hand Clin 2017;33(3):529–543.

[15] Daneshvar P, Willing R, Pahuta M, Grewal R, King GJ. Osseous anatomy of the distal radioulnar joint: an assessment using 3-dimensional modeling and clinical implications. J Hand Surg Am 2016;41(11):1071–1079.

[16] De Smet L, Fabry G. Orientation of the sigmoid notch of the distal radius: determination of different types of the distal radioulnar joint. Acta Orthop Belg 1993;59(3):269–272.

[17] Kleinman WB. Stability of the distal radioulna joint: biomechanics, pathophysiology, physical diagnosis, and restoration of function what we have learned in 25 years. J Hand Surg Am 2007;32(7):1086–1106.

[18] Nakamura T, Yabe Y, Horiuchi Y. Functional anatomy of the triangular fibrocartilage complex. J Hand Surg [Br] 1996;21(5):581–586.

[19] Moritomo H. Anatomy and clinical relevance of the ulnocarpal ligament. J Wrist Surg 2013;2(2):186–189.

[20] Mrkonjic A, Geijer M, Lindau T, Tägil M. The natural course of traumatic triangular fibrocartilage complex tears in distal radial fractures: a 13–15 year follow-up of arthroscopically diagnosed but untreated injuries. J Hand Surg Am 2012;37(8):1555–1560.

[21] Geissler WB, Fernandez DL, Lamey DM. Distal radioulnar joint injuries associated with fractures of the distal radius. Clin Orthop Relat Res 1996(327):135–146.

[22] May MM, Lawton JN, Blazar PE. Ulnar styloid fractures associated with distal radius fractures: incidence and implications for distal radioulnar joint instability. J Hand Surg Am 2002;27(6):965–971.

[23] Sammer DM, Shah HM, Shauver MJ, Chung KC. The effect of ulnar styloid fractures on patient-rated outcomes after volar locking plating of distal radius fractures. J Hand Surg Am 2009;34(9):1595–1602.

[24] Buijze GA, Ring D. Clinical impact of united versus nonunited fractures of the proximal half of the ulnar styloid following volar plate fixation of the distal radius. J Hand Surg Am 2010;35(2):223–227.

[25] Ozasa Y, Iba K, Oki G, Sonoda T, Yamashita T, Wada T. Nonunion of the ulnar styloid associated with distal radius malunion. J Hand Surg Am 2013;38(3):526–531.

[26] Zenke Y, Sakai A, Oshige T, Moritani S, Nakamura T. The effect of an associated ulnar styloid fracture on the outcome after fixation of a fracture of the distal radius. J Bone Joint Surg Br 2009;91(1):102–107.

[27] Kim JK, Koh YD, Do NH. Should an ulnar styloid fracture be fixed following volar plate fixation of a distal radial fracture? J Bone Joint Surg Am 2010;92(1):1–6.

[28] Almedghio S, Arshad MS, Almari F, Chakrabarti I. Effects of ulnar styloid fractures on unstable distal radius fracture outcomes: a systematic review of comparative studies. J Wrist Surg 2018;7(2):172–181.

[29] Mulders MAM, Fuhri Snethlage LJ, de Muinck Keizer RO, Goslings JC, Schep NWL. Functional outcomes of distal radius fractures with and without ulnar styloid fractures: a meta-analysis. J Hand Surg Eur Vol 2018;43(2):150–157.

[30] Wijffels MM, Keizer J, Buijze GA, et al. Ulnar styloid process nonunion and outcome in patients with a distal radius fracture: a meta-analysis of comparative clinical trials. Injury 2014;45(12):1889–1895.

[31] Sawada H, Shinohara T, Natsume T, Hirata H. Clinical effects of internal fixation for ulnar styloid fractures associated with distal radius fractures: a matched case-control study. J Orthop Sci 2016;21(6):745–748.

[32] Nakanishi Y, Omokawa S, Shimizu T, Nakano K, Kira T, Tanaka Y. Intra-articular distal radius fractures involving the distal radioulnar

joint (DRUJ): three dimensional computed tomography-based classification. J Orthop Sci 2013;18(5):788–792.

[33] Forward DP, Davis TR, Sithole JS. Do young patients with malunited fractures of the distal radius inevitably develop symptomatic post-traumatic osteoarthritis? J Bone Joint Surg Br 2008;90(5): 629–637.

[34] Mehta JA, Bain GI, Heptinstall RJ. Anatomical reduction of intraarticular fractures of the distal radius. An arthroscopicallyassisted approach. J Bone Joint Surg Br 2000;82(1):79–86.

[35] Del Piñal F, Studer A, Thams C, Moraleda E. Sigmoid notch reconstruction and limited carpal arthrodesis for a severely comminuted distal radius malunion: case report. J Hand Surg Am 2012;37(3): 481–485.

[36] del Piñal F, Klausmeyer M, Moraleda E, et al. Vascularized graft from the metatarsal base for reconstructing major osteochondral distal radius defects. J Hand Surg Am 2013;38(10):1883–1895.

[37] Ross M, Allen L, Couzens GB. Correction of residual radial translation of the distal fragment in distal radius fracture open reduction. J Hand Surg Am 2015;40(12):2465–2470.

[38] Fujitani R, Omokawa S, Akahane M, Iida A, Ono H, Tanaka Y. Predictors of distal radioulnar joint instability in distal radius fractures. J Hand Surg Am 2011;36(12):1919–1925.

[39] Park MJ, Kim JP. Reliability and normal values of various computed tomography methods for quantifying distal radioulnar joint translation. J Bone Joint Surg Am 2008;90(1):145–153.

[40] Lo IK, MacDermid JC, Bennett JD, Bogoch E, King GJ. The radioulnar ratio: a new method of quantifying distal radioulnar joint subluxation. J Hand Surg Am 2001;26(2):236–243.

[41] Wechsler RJ, Wehbe MA, Rifkin MD, Edeiken J, Branch HM. Computed tomography diagnosis of distal radioulnar subluxation. Skeletal Radiol 1987;16(1):1–5.

[42] Moritomo H, Arimitsu S, Kubo N, Masatomi T, Yukioka M. Computed tomography arthrography using a radial plane view for the detection of triangular fibrocartilage complex foveal tears. J Hand Surg Am 2015;40(2):245–251.

[43] Zimmermann R, Rudisch A, Fritz D, Gschwentner M, Arora R. MR imaging for the evaluation of accompanying injuries in cases of distal forearm fractures in children and adolescents. Handchir Mikrochir Plast Chir 2007;39(1):60–67.

[44] Oneson SR, Timins ME, Scales LM, Erickson SJ, Chamoy L. MR imaging diagnosis of triangular fibrocartilage pathology with arthroscopic correlation. AJR Am J Roentgenol 1997;168(6): 1513–1518.

[45] Haims AH, Schweitzer ME, Morrison WB, et al. Limitations of MR imaging in the diagnosis of peripheral tears of the triangular fibrocartilage of the wrist. AJR Am J Roentgenol 2002;178(2): 419–422.

[46] Blazar PE, Chan PS, Kneeland JB, Leatherwood D, Bozentka DJ, Kowalchick R. The effect of observer experience on magnetic resonance imaging interpretation and localization of triangular fibrocartilage complex lesions. J Hand Surg Am 2001;26(4): 742–748.

[47] Anderson ML, Skinner JA, Felmlee JP, Berger RA, Amrami KK. Diagnostic comparison of 1.5 Tesla and 3.0 Tesla preoperative MRI of the wrist in patients with ulnar-sided wrist pain. J Hand Surg Am 2008;33(7):1153–1159.

[48] Ehman EC, Hayes ML, Berger RA, Felmlee JP, Amrami KK. Subluxation of the distal radioulnar joint as a predictor of foveal triangular fibrocartilage complex tears. J Hand Surg Am 2011;36(11): 1780–1784.

[49] Tay SC, Tomita K, Berger RA. The "ulnar fovea sign" for defining ulnar wrist pain: an analysis of sensitivity and specificity. J Hand Surg Am 2007;32(4):438–444.

[50] Moriya T, Aoki M, Iba K, Ozasa Y, Wada T, Yamashita T. Effect of triangular ligament tears on distal radioulnar joint instability and evaluation of three clinical tests: a biomechanical study. J Hand Surg Eur Vol 2009;34(2):219–223.

[51] King G, McMurtry RY. Physical examination of the wrist and hand. In: Gilula LA, Yin Y. eds. Imaging of the Wrist and Hand. Philadelphia: WB Saunders; 1996:5–18.

[52] Cooney WP, Bishop AT, Linscheid RL. Physical examination of the wrist. In: Cooney WR, Linscheid RL, Dobyns JH, eds. The Wrist, 1st ed. Philadelphia: Lippincott Williams and Wilkins: 1998:236–261.

[53] Nakamura T. Pathology, diagnosis and treatment of distal radioulnar joint instability. J Jpn Orthop Assoc 2008;80(2):90–90.

[54] Onishi T, Omokawa S, Iida A, et al. Biomechanical study of distal radioulnar joint ballottement test. J Orthop Res 2017;35(5): 1123–1127.

[55] Trehan SK, Wall LB, Calfee RP, et al. Arthroscopic diagnosis of the triangular fibrocartilage complex foveal tear: a cadaver assessment. J Hand Surg Am 2018;43(7):680.e1–680.e5.

[56] Hermansdorfer JD, Kleinman WB. Management of chronic peripheral tears of the triangular fibrocartilage complex. J Hand Surg Am 1991;16(2):340–346.

[57] Takeuchi H, Fujio K. Diagnostic accuracy and reliability of arthroscopic "floating sign" for ulnar foveal avulsion injury of the TFCC. The Journal of Japanese Society for Surgery of the Hand 2014;31(3):173–175.

[58] Nakamura T, Matsumura N, Iwamoto T, Sato K, Toyama Y. Arthroscopy of the distal radioulnar joint. Handchir Mikrochir Plast Chir 2014;46(5):295–299.

[59] Yamamoto M, Koh S, Tatebe M, et al. Importance of distal radioulnar joint arthroscopy for evaluating the triangular fibrocartilage complex. J Orthop Sci 2010;15(2):210–215.

[60] Shigematsu K, Omokawa S, Takaoka T, Suzuki J, Okuda M. Efficacy of DRUJ arthrography for detecting deep portion tears of triangular fibrocartilage complex. The Journal of Japanese Society for Surgery of the Hand 2001;17(5):558–561.

[61] Gong HS, Cho HE, Kim J, Kim MB, Lee YH, Baek GH. Surgical treatment of acute distal radioulnar joint instability associated with distal radius fractures. J Hand Surg Eur Vol 2015;40(8):783–789.

第二十章　老年人桡骨远端骨折

Rohit Arora，Markus Gabl

摘要

桡骨远端骨折是典型的骨质疏松性骨折。考虑到老年人的预期寿命不断增加，适当处理这些骨折就变得越来越重要。一般来说，对解剖偏差的容忍度较高，这主要是由于功能需求的减少。手术适应证应包括患者的年龄、功能需求（恢复运动活动）、患者的舒适度（短的固定时间）、损伤前的日常活动水平、生活方式要求（外观）、目前的医疗状况、骨质疏松症的分期等因素。如果决定手术，掌侧锁定钢板固定向背侧移位的桡骨远端骨折是合适的治疗选择。牵引钢板、关节成形术、采用Sauvé-Kapandji技术的骨短缩和掌侧钢板固定是治疗DRF的替代方法。

关键词：桡骨远端骨折，骨质疏松，老年人，治疗，老年创伤

20.1　介绍

桡骨远端骨折（DRF）是典型的骨质疏松性骨折。传统上，对老年DRF患者采用闭合复位和石膏固定治疗。考虑到老年人预期寿命的增加，适当处理这些骨折是越来越重要的。治疗老年人的主要目标是恢复腕部功能，使其迅速恢复活跃和独立的生活方式。

手术或非手术治疗骨质疏松性DRF的决策是困难的。这些决定通常是根据相对年轻患者的治疗数据做出的。一些作者建议，不稳定的DRF应该非手术治疗，因为骨折复位和X线解剖定位与老年人更好的功能预后无关。另外，有几个病例系列记录了在老年人群中使用锁定钢板进行背侧移位的DRF的并发症发生率非常低，内固定的效果良好。

对单个患者的功能的影响是可变的并且可能难以预测。实际上，由于功能需求的减少，对解剖偏差的容忍度更高。DRF是一个很好的例子，它说明了老年患者的决策应该有很大的不同：

· 老年患者是一个需求多样化的异质性群体。

· 并发症会增加围术期的风险。

· 骨折不愈合的后果是很难预测的，通常临床意义不大（图20.1）。

20.2　适应证

目前，对于老年人中不稳定DRF的最佳治疗还没有共识。手术或非手术治疗的决策必须涉及患者的一般健康状况（如原有疾病、日常活动水平、独立生活、照顾他人）和功能需求（如体育活动、练习瑜伽、使用助行器）。有些患者需要一个外观上可以接受的姿势，没有明显的畸形，这应该被纳入进一步治疗的考虑之中。除了上述与患者相关的因素外，与骨折相关的因素可能会引导进一步的治疗选择。当背侧倾角不超过20°，桡骨缩短不超过3mm，关节内台阶不超过2mm时，骨折的初步复位被认为是可以接受的。在前臂石膏固定后未能保持骨折的复位位置，在1或2周内复位失败，就被认为是骨折不稳定。骨质疏松症使干骺端骨小梁减少。因此，骨质疏松性DRF常常表现为较大的干骺端骨缺损或空洞，增加骨折的不稳定性。Nesbitt等报道年龄是预测继发性移位和不稳定的唯一有统计学意义的危险因素，而采用闭合复位和固定治疗DRF。年龄大于58岁的患者，因无法接受放射学检查而发生移位的风险增加。Sakai等报道了远端骨折片移位增加与较低的骨密度（BMD）之间存在显著的相关性。

对于掌侧移位的DRF，腕关节紧随着掌侧骨折碎片导致相对不稳定，合并尺骨远端骨折和累及三柱不稳定的骨折，开放性骨折，我们推荐标准的手术固定，即使是老年人。

20.3　处理办法

支撑板作为一种治疗方案在第10章中提到。

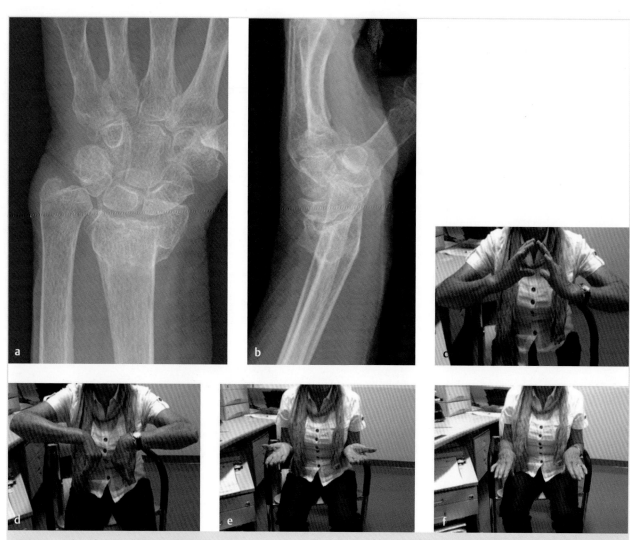

图20.1　一名77岁女性，桡骨远端骨折（DRF）。保守治疗后前后位（a）和侧位（b）X线片。尽管畸形愈合，但临床疗效满意，主观疗效好（c~f）

20.3.1　闭合复位和石膏固定

目前的DRF非手术治疗方案包括在急诊科局部或全身麻醉下进行骨折复位，然后用腋下石膏托固定。在原发性肿胀减轻后，在1或2周时将该板转换为完整的肘部以下石膏托。一期复位术后2周内可发生二期移位。在这些病例中，重复操作，特别是在骨质疏松的骨头中，是不建议的，并且与1型复合性区域疼痛综合征（CRPS）的发病率相关，因此不建议使用。总体来说，手腕用腕关节中立位的前臂石膏固定5周。早期鼓励主动和被动手指运动。术后5周开始治疗，包括腕关节主动辅助运动和握力增强。

20.3.2　闭合复位及经皮克氏针固定

仅克氏针固定可能不足以维持关节和干骺端的稳定，因为克氏针不是承重装置。另外，需要用前臂夹板来抵消干骺端的弯曲力。钢针固定4周，前臂石膏托固定6周。经皮克氏针固定是一种相对简单的固定方法，推荐用于无干骺端粉碎性、骨质量良好的可复位的关节外DRF及简单的关节内DRF。在多节段的关节内骨折中，关节嵌塞的碎片很难通过经皮克氏针来复位这些碎片。Azzopardi等的结论是，与单纯固定石膏相比，经皮固定不稳定的关节外DRF在影像学参数上的改善微乎其微。这与老年人功能结果的改善无关。

20.3.3　外部固定

对于高度不稳定和严重粉碎性骨折，外固定支架（EF）是治疗DRF的首选方法。这种技术依赖于韧带的连接，通过纵向牵引间接地将骨折碎片拉长。在桡骨骨干和掌骨内固定的腕关节桥接植入物并不能直接解决远端骨折块的背倾和关节内骨折块的复位和维持问题。在DRF中应用EF的另一种选择是采用非桥接技术，将远端骨针置入远端骨折碎片中，而不跨越腕关节。该技术限制关节刚度，维持重建的背侧倾斜，但仅适用于远端有足够空间的骨折。

与EF相关的并发症包括针道感染和医源性桡浅神经损伤。腕关节过度伸展可能导致CRPS。通常情况下，外固定持续时间为6周。特别是在骨孔骨质量较差的情况下，骨针的松动很早就发生了，因此必须在最终骨愈合前将其取出。患有认知障碍的成年人对EF和负重或活动度（ROM）限制的治疗依从性较差，更有可能出现EF的并发症。考虑到这些问题，我们不再使用经皮克氏针固定或外固定作为治疗老年人不稳定DRF的最终选择。

20.3.4　掌侧锁定钢板固定

掌侧锁定钢板就像一个内固定器，可以支撑一般的粉碎的背侧干骺端骨折片。在生物力学研究中，掌侧锁定钢板在恢复正常的轴向力分布方面被证明是有效的，优于传统的掌侧和背侧T形钢板固定。固定螺钉锁定在钢板中，不依赖于螺纹在骨中的啮合，从而更好地固定松质骨。锁定钢板的另一个优点是，即使在非常短的远端骨折碎片中，也能提供良好的软骨下支撑。最新一代锁定板提供了方向可变的锁定螺钉，允许螺钉放置的总角度为30°。

应根据不同的骨折类型选择最合适的钢板。对于所有类型的不稳定DRF，包括关节内骨折和关节外骨折，没有一个钢板是普遍适用的或没有任何潜在并发症的。Fragment-specific固定和双层板固定技术可能有助于治疗各种类型骨折，特别是关节内骨折（图20.2）。

手术技术

手术可以在臂丛神经阻滞下进行，也可以使用全身麻醉和上肢止血带。在桡侧屈腕肌腱和桡动脉

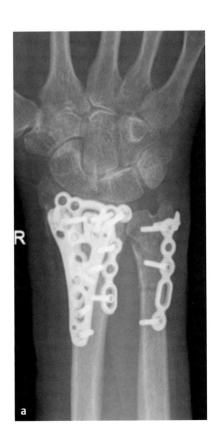
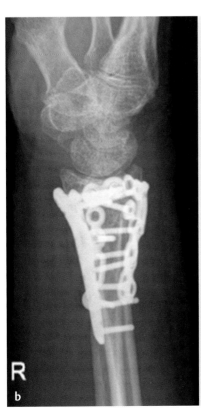

图20.2　前后位（a）桡骨远端骨折（DRF）掌背钢板固定后的外侧位（b）X线。不稳定的远端尺骨骨折也被固定，以允许术后立即手腕活动

之间的掌侧入路暴露桡骨远端。

切开旋前方肌后，暴露骨折端，仔细复位骨折碎片，因为骨质量差可能导致医源性骨折。在影像图的帮助下，骨折得到复位，并用克氏针暂时稳定。锁定钢板放置在掌侧上，并首先固定在滑动孔，以允许在影像帮助下将锁定螺钉固定在软骨下的位置。在关节内骨折中，腕关节镜可用于评估关节内台阶和相关的软组织损伤。在粉碎性关节内骨折中，锁定螺钉被放置在最远的皮质下位置，作为皮质下支撑防止骨折下沉。皮质下骨板比骨质疏松的松质干骺端骨具有更大的承载能力。尤其是可变锁定钢板系统，允许大约30°的螺钉插入，关节内螺钉放置可以很容易地进行。如果骨折不稳定需要远端放置器械，则应在发现有屈肌腱激惹的征象时考虑将内固定移除。术中，用与腕关节成20°～30°的横向倾斜的X线片检查钢板和螺钉的位置，可以发现关节内螺钉的位置或过远端的钢板位置。图20.3为检测过长的背侧螺钉。

如果可能的话，旋前方肌应重新缝合以覆盖钢板。

术后，手腕被固定在肘部以下夹板中，以减轻疼痛。术后10天，拆除缝合线，手腕被放置在一个

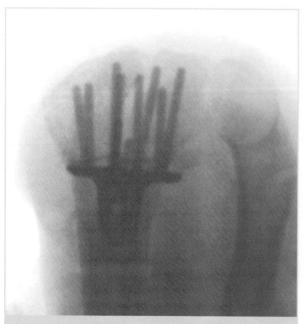

图20.3　天际线景观。在这张X线片中，掌螺丝穿透背皮质可以检测到，如果需要，立即改变。下尺桡关节（DRUJ）也可以可视化。在这种情况下，天际线视图标明掌尺碎片没有得到充分的处理

可移动的夹板中，持续1周。移除夹板后，进行主动和被动的物理治疗。关节外干骺端不需要固定，简单的关节内DRF可以在术中获得稳定的固定。

20.3.5　桡骨远端关节成形术

Herzberg等根据肱骨近端和远端骨折或股骨颈骨折中原发性半关节置换术的概念，描述了在一组老年患者中，腕部半关节成形术在多碎片和不可修复的急性DRF中的应用。研究对象平均年龄为76岁，有部分伴有其他疾病，但均与家人同住，可独立日常生活。与掌侧钢板相比，半关节置换术在日常活动中能更早地恢复到损伤前的独立性，手术时间更短，并发症更少（图20.4）。

20.3.6　采用Sauvé-Kapandji手术进行初始短缩术和手掌钢板固定

在处理合并有尺骨粉碎性骨折的复杂性桡骨远端骨折时，获得良好功能性恢复和预防术后创伤性关节炎发生的关键是恢复关节的解剖结构、修复尺骨变异和对齐桡尺关节末端。开放性骨折切口的位置通常靠近尺骨骨折部位，因此骨折部位上覆盖的软组织较少。开放性骨折的治疗原则是建议移植物上应覆盖有足够的软组织，并保留骨头的血液供应。在处理单独的闭合性桡骨远端骨折时，可以使用髂骨附属的皮髓质移植物来恢复桡骨的长度，但由于需要增加一个手术切口，手术时间延长，并且能够获得的骨移植物总量有限，因此这种手术方法并不适用于老年患者的开放性骨折治疗。供体部位的发病率高。为了解决这些问题，我们采用桡骨内固定术结合短缩术来获得足够的骨接触。前臂创伤性截肢术的治疗中也介绍了这种短缩手术的方法，该研究报道了缩短长度最高可以达到2.5cm。我们的研究结果显示，当前臂缩短的平均长度为12mm时，患者的关节活动度（ROM）、握力、疼痛感、手臂、上肢功能评分（DASH）以及Green和O'Brien评分改变均无明显统计学差异。

在进行桡骨短缩固定术治疗时，如果不进行骨移植和不处理尺骨骨折的话，可能会导致术后远期并发症，如术后创伤性关节炎、尺骨侧腕关节疼痛、DRUJ不稳定、前臂旋转受限等。通过尺骨末端骨折小碎片固定术结合短缩术来修复尺骨变异在技术上有难度。由于很难避免出现桡尺骨关节末端解

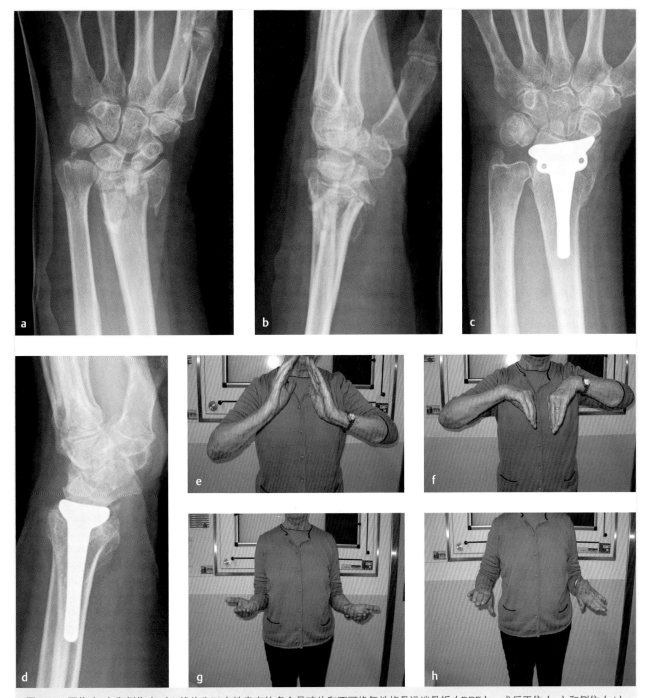

图20.4　正位（a）和侧位（b）X线片为79女性患者的多个骨碎片和不可修复性桡骨远端骨折（DRF）。术后正位（c）和侧位（d）X线片结果显示植入的半假体。（e~h）术后2个月随访结果，提示功能恢复良好

剖结构复位不成功的情况，我们采用Sauvé-Kapandji手术来避免并发症和需要二次手术的情况。与Darrach切除术相反，这种手术可以保留尺骨头为尺骨侧提供支撑点，从而增加桡骨骨折固定术的稳定性。

Sauvé-Kapandji手术还需要考虑到术后尺骨近端残端的不稳定性和疼痛感。在本研究中，我们尽可能长地保留尺骨近端残端，并用旋前方肌覆盖住残端，

所有患者均未出现尺骨近端残端的不稳定症状。体力劳动者比老年患者更容易出现尺骨撞击症状。

鉴于良好的临床和影像学预后结果，以及并发症较少，不需要进行修复手术，我们认为使用钢板固定和桡骨短缩术，结合Sauvé-Kapandji手术，是用于治疗老年患者复杂性桡骨远端骨折损伤的理想选择（图20.5）。

20.4　并发症

　　Chung等的研究针对60岁以上老年患者的5种常用治疗方案进行了系统性评价分析，包括：掌侧锁定钢板系统、非桥接性外固定、桥接性外固定、经皮克氏针固定和石膏固定术。该研究作者总结到，石膏固定术组患者的术后影像学结局最差。各手术治疗组之间患者术后的功能性结局无明显差

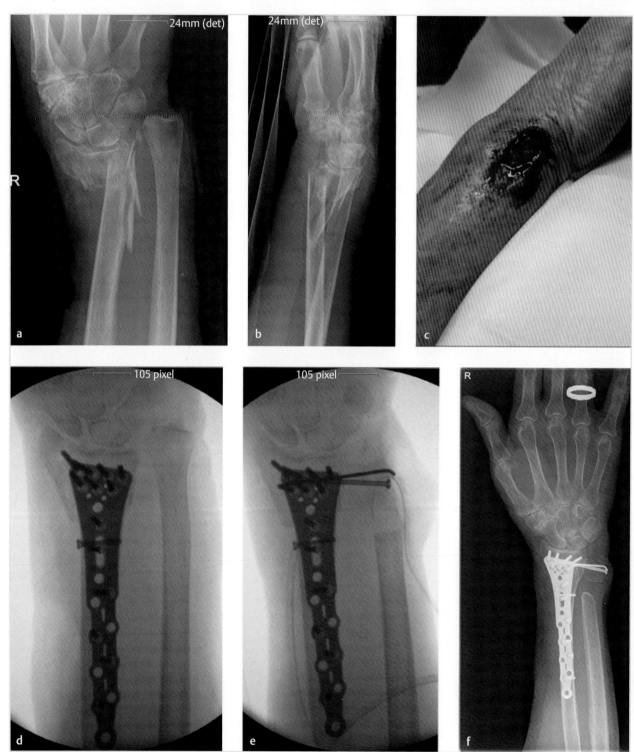

20.5　正位（a）和侧位（b）X线图像为82岁女性患者的多个骨碎片和不可修复性桡骨远端骨折（DRF）。尺侧伤口（c）。术中正位（d）X线片提示桡骨远端骨折合并有尺骨过长。为避免尺骨嵌入，以及为了能够在没有张力的情况下关闭尺骨侧伤口，我们决定实施急性期Sauvé–Kapandji手术（e）。术后13个月随访时的正位和侧位图像（f）

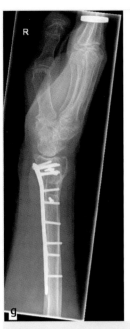
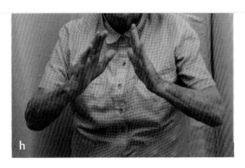
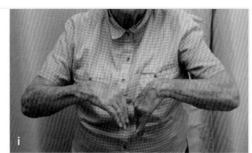
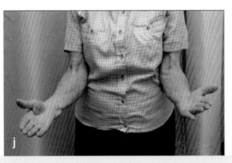
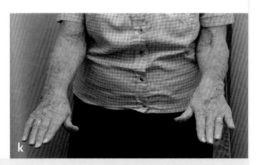

图20.5 （接上页）（g）X线结果，（h~k）临床结果

异。尽管掌侧锁定钢板组患者的术后影像学结局更好，但5种治疗方案之间患者的主动性关节活动度（ROM）、握力和DASH无统计学差异。桥接性外固定术组患者并发症最多，但不需要进行二次手术，而掌侧锁定钢板手术组患者如果出现严重并发症则需要进行二次手术。

Hinds等比较了老年患者和非老年患者在实施桡骨远端骨折钢板固定手术之后短期并发症发生率之间的差异。作者总结到，在老年患者中，桡骨远端骨折固定术后并发症发生率的增加与患者的骨质不良和健康状态差有关。

20.5 结论

为了对背侧移位型桡骨远端骨折进行分析，我们进行了一项前瞻性研究，对73名移位型不稳定性桡骨远端骨折患者进行随机分组，分别采用切开复位内固定（ORIF）、掌侧锁定钢板和闭合复位术结合石膏固定进行治疗。在整个随访期间，两组患者的关节活动度（ROM）和疼痛缓解程度无显著性差异（$P>0.05$）。手术组患者上肢功能评分（DASH）和患者自我手腕评估（PRWE）评分较低，说明术后早期阶段腕关节功能恢复更好（$P<0.05$），但在术后6个月和12个月时，两组患者之间无明显差异。然而，手术组患者所有随访时间点的握力恢复程度都显著优于非手术组（$P<0.05$）。另外，在最后一次随访中，手术组患者桡骨背侧倾斜、桡骨掌侧倾斜和桡骨缩短等指标均优于非手术组患者（$P<0.05$）。手术组存在并发症的患者数量显著高于非手术组（13：5，$P<0.05$）。在术后第12个月的随访检查中，手术组和非手术组患者的关节活动度（ROM）、疼痛评分、患者自我手腕评估（PRWE）和DASH均无明显差异。是否进行解剖结构重建对关节活动度（ROM）或日常活动（ADLs）无明显改善作用。

在治疗老年患者的桡骨远端骨折时，手术医师的主要目的是解决患者的疼痛问题，并尽可能恢复患者的手腕部功能，这样患者可以进行日常活动，例如清洁卫生和进食等日常活动。老年患者的影像学和临床功能性结局之间的相关性较差，可能与患者年龄增长之后手腕功能需求降低有关。但患者的年龄存在异质性。患者的实际年龄是一个方面，治疗医师还应该考虑患者的生物学年龄。

在非稳定性桡骨远端骨折的老年患者中，如果非手术和手术治疗的远期功能性结局无明显差异，在制订治疗计划过程中还应考虑其他多种手术因素，例如患者的年龄、功能需求（恢复体育运动）、患者舒适程度（短期固定时间）、受伤前日常活动的水平、生活方式的要求（外观）、目前的医疗条件和骨质疏松的程度等。

20.6 我们的治疗原则

以下情况建议进行手术治疗：
· 手掌移位型桡骨远端骨折。
· 前臂末端骨折。
· 开放性骨折。
· 合并其他骨折（例如因下肢骨折必须要使用拐杖）。
· 功能要求高（如体育活动和独立生活）。
· 围术期麻醉风险低。
· 并发症少。
· 要求尽早恢复到受伤前的活动。
· 患者舒适程度（无须石膏固定）。
· 外观要求高。

20.7 初次治疗

在急诊科，移位型桡骨远端骨折患者通常可以在局部或腋神经阻断麻醉条件下进行骨折复位，然后用前臂下石膏绷带进行固定。但我们对急性期桡骨远端骨折老年患者是否进行复位治疗存在争议，主要包括以下原因：石膏固定之后骨折复位失败发生率高，其中30%发生在石膏固定后10天以内，29%发生在10天以后。

在一项回顾性研究中，作者对60名低功能需求患者或在养老院生活的老年痴呆患者（患者年龄为82岁）进行了评估，分析了骨折复位结合石膏固定治疗的临床意义。所有骨折患者在局部麻醉或全身麻醉条件下进行了骨折复位，有53例骨折患者为骨连接不全性愈合。骨折愈合情况与骨折类型、初始移位情况和最终影像学检查结果等因素无明显关联。

当患者年龄大于58岁时，骨折移位和不良影像学结局的风险增加。骨密度（BMD）降低与桡骨远端骨折的不稳定相关，有50%患者在闭合性复位石膏固定术后存在二次移位的风险。

患者的年龄与骨折的不稳定性相关。复位失败的累积风险因素包括：
· 患者的年龄大于60岁。

· 背侧成角角度大于20°，或桡骨缩短达5mm。
· 背侧干骺端粉碎性骨折。
· 存在尺骨骨折或累及关节内桡腕关节损伤。

考虑到以上情况，我们对移位型桡骨远端骨折是否进行复位提出了疑问。在复位后，大部分骨折患者会出现复位失败的情况，影像学结果会发展为畸形愈合，但由于缺乏可靠的临床证据，会导致较差的功能结局。

在我们的临床实践中，只有在以下特定条件出现时我们才会通过手法复位方法对闭合性骨折进行复位：
· 单纯性骨折，背侧成角角度小于20°，并且桡骨缩短长度小于5mm，手法复位更可能获得较好的解剖学复位。
· 多发性创伤患者。

在非手术治疗和短期进行择期手术治疗的情况下，应避免采用会导致剧烈疼痛的操作。建议使用中国式手指网套牵引和肘部下石膏固定，并避免任何骨折复位操作作为急性期桡骨远端骨折的初始治疗。采用非手术方式治疗桡骨远端骨折时，在缓解水肿之后，可以更换石膏固定而不需要任何复位操作。用短臂石膏将腕部固定在中立位并维持5周。可立即开始主动性手指活动训练。在取下石膏后，建议进行物理治疗。如果采用手术方式治疗桡骨远端骨折，那么在手术时就应该取下石膏。

参考文献

[1] Chung KC, Shauver MJ, Birkmeyer JD. Trends in the United States in the treatment of distal radial fractures in the elderly. J Bone Joint Surg Am 2009;91(8):1868–1873.

[2] McQueen M, Caspers J. Colles fracture: does the anatomical result affect the final function? J Bone Joint Surg Br 1988;70(4):649–651.

[3] Rikli D, Goldhahn J, Käch K, Voigt C, Platz A, Hanson B. Erratum to: the effect of local bone mineral density on the rate of mechanical failure after surgical treatment of distal radius fractures: a prospective multicentre cohort study including 249 patients. Arch Orthop Trauma Surg 2015;135(7):1043.

[4] Handoll HHG, Madhok R. WITHDRAWN: surgical interventions for treating distal radial fractures in adults. Cochrane Database Syst Rev 2009;(3):CD003209.

[5] Beumer A, McQueen MM. Fractures of the distal radius in lowdemand elderly patients: closed reduction of no value in 53 of 60 wrists. Acta Orthop Scand 2003;74(1):98–100.

[6] Crilly RG, Delaquerrière Richardson L, Roth JH, Vandervoort AA, Hayes KC, Mackenzie RA. Postural stability and Colles'

fracture. Age Ageing 1987;16(3):133–138.

[7] Lafontaine M, Hardy D, Delince P. Stability assessment of distal radius fractures. Injury 1989;20(4):208–210.

[8] Nesbitt KS, Failla JM, Les C. Assessment of instability factors in adult distal radius fractures. J Hand Surg Am 2004;29(6):1128–1138.

[9] Sakai A, Oshige T, Zenke Y, Suzuki M, Yamanaka Y, Nakamura T. Association of bone mineral density with deformity of the distal radius in low-energy Colles' fractures in Japanese women above 50 years of age. J Hand Surg Am 2008;33(6):820–826.

[10] Azzopardi T, Ehrendorfer S, Coulton T, Abela M. Unstable extraarticular fractures of the distal radius: a prospective, randomised study of immobilisation in a cast versus supplementary percutaneous pinning. J Bone Joint Surg Br 2005;87(6):837–840.

[11] Leung F, Zhu L, Ho H, Lu WW, Chow SP. Palmar plate fixation of AO type C2 fracture of distal radius using a locking compression plate—a biomechanical study in a cadaveric model. J Hand Surg [Br] 2003;28(3):263–266.

[12] Haug LC, Glodny B, Deml C, Lutz M, Attal R. A new radiological method to detect dorsally penetrating screws when using volar locking plates in distal radial fractures. The dorsal horizon view. Bone Joint J 2013;95-B(8):1101–1105.

[13] Herzberg G, Burnier M, Marc A, Izem Y. Primary Wrist Hemiarthroplasty for Irreparable Distal Radius Fracture in the Independent Elderly. J Wrist Surg 2015;4(3):156–163.

[14] Arora R, Gabl M, Pechlaner S, Lutz M. Initial shortening and internal fixation in combination with a Sauvé-Kapandji procedure for severely comminuted fractures of the distal radius in elderly patients. J Bone Joint Surg Br 2010;92(11):1558–1562.

[15] Sabapathy SR, Venkatramani H, Bharathi RR, Dheenadhayalan J, Bhat VR, Rajasekaran S. Technical considerations and functional outcome of 22 major replantations (The BSSH Douglas Lamb Lecture, 2005). J Hand Surg Eur Vol 2007;32(5):488–501.

[16] Hinds RM, Capo JT, Kakar S, Roberson J, Gottschalk MB. Early complications following osteosynthesis of distal radius fractures: a comparison of geriatric and nongeriatric cohorts. Geriatr Orthop Surg Rehabil 2017;8(1):30–33.

[17] Arora R, Lutz M, Deml C, Krappinger D, Haug L, Gabl M. A prospective randomized trial comparing nonoperative treatment with volar locking plate fixation for displaced and unstable distal radial fractures in patients sixty-five years of age and older. J Bone Joint Surg Am 2011;93(23):2146–2153.

[18] Young BT, Rayan GM. Outcome following nonoperative treatment of displaced distal radius fractures in low-demand patients older than 60 years. J Hand Surg Am 2000;25(1):19–28.

第二十一章　关节外畸形愈合

Karl-Josef Prommersberger

摘要

关节外畸形愈合仍然是桡骨远端骨折（DRF）的常见并发症，也并非所有的DRF非解剖复位都会导致临床效果不佳，许多桡骨远端畸形愈合患者有手臂和手腕残疾。如果有必要，矫正截骨术是治疗桡骨关节外畸形愈合的最佳选择。在过去，背侧畸形愈合大多是背侧切口入路，而现在，随着锁定钢板的应用，这种钢板是设计成从掌侧切口入路复位固定背侧骨块，桡骨掌侧和背侧畸形愈合经常取掌侧切口入路进行治疗。无论实际情况如何，应该使用结构性还是非结构性骨移植尚未定论。在大多数情况下，桡骨远端会很快愈合，与使用的骨移植物是结构性还是非结构性无关。桡骨远端、尺骨远端和腕骨之间的解剖关系改善了手腕和前臂的运动和握力，减少了疼痛。从术前到术后的变化有统计学意义。此外，临床功能和影像学检查结果之间存在相关性。如果桡骨在解剖上恢复得更好，临床效果会更好。

关键词： 桡骨远端骨折，关节外畸形愈合，矫正截骨术，掌侧入路，背侧入路，结构性植骨，非结构性植骨，锁定钢板

21.1　简介

尽管桡骨远端骨折（DRF）的治疗取得了进展，但畸形愈合仍是最常见的并发症之一。桡骨远端畸形愈合（DRM）多发生于保守治疗后。目前，DRF的手术固定越来越普遍，术后畸形愈合越来越多。

DRM可以是关节外、关节内或关节内外同时存在的。在大多数关节外畸形愈合中，矢状面和冠状面成角，合并桡骨短缩相对多见，而纯矢状面旋转畸形愈合很少见。此外，桡骨远端骨折相对于骨干的旋转畸形也会出现。更多的是，远端骨块可能在矢状面和/或冠状面上有转变。很少出现仅发生半径缩短的情况。根据我们的经验，相比较掌侧位的畸形愈合，背侧的长度损失更大。

并不是所有非自然排列的DRF都会导致不良的功能结果。然而，许多合并畸形的DRF患者抱怨腕关节活动范围和前臂旋转范围减小、乏力和疼痛。在掌侧畸形愈合中，前臂旋后比旋前所受的影响更大。由于创伤后尺骨嵌塞，疼痛通常位于手腕的尺侧。许多患者，包括女性和男性，都对腕关节畸形的外观感到不满意，典型的是尺骨突出型骨折（malunited Colles型骨折）和刺刀畸形（Smith型骨折）。DRM可导致正中神经的亚临床症状，而明显的腕管综合征则不常见。

21.1.1　桡骨远端畸形愈合的生物力学

正常腕部生物力学取决于桡骨远端相对于腕骨和尺骨远端的解剖位置的维持。正常腕关节运动包括大于120°的腕关节屈曲和伸展，50°的腕桡和尺偏，以及150°的前臂旋转。桡骨远端通过手腕承载了80%的轴向负荷，尺骨远端承载20%。

DRM中的骨畸形影响了桡腕关节的正常力学，产生了伸展-弯曲运动弧的限制。此外，这种不协调不仅影响桡腕关节的正常负荷传递，而且影响整个腕关节的负荷传递。后倾的桡侧骨块通过改变腕关节背侧和尺骨的轴向负荷来减小关节接触面积。因此，桡侧关节面上的压力分布变得更加集中，可能代表腕关节的关节炎前期状态。尺骨承受的力随着桡骨的缩短和关节面的背倾而增加。随着桡骨远端骨折的角度从掌侧10°增加到背侧45°，通过尺骨的负荷从总负荷的21%增加到67%。尺骨相对桡骨延长2.5mm，尺骨承受的力从总轴向负荷的18.4%增加到41.9%。

桡骨远端骨折在矢状面和冠状面上形成阶梯可能导致屈肌腱通过腕管时的机械优势降低，从而降低握力。此外，桡骨远端的畸形也可导致正中神经压迫性神经病。

在腕中水平，桡骨远端的背倾作为对背侧旋转的腕近侧的一种适应性反应，可能导致代偿性屈曲畸形，外部腕中动力不稳定，以及背伸固定的腕关

节不对齐。

桡骨远端的倾斜和缩短可能导致桡尺接触面积的缩小和桡尺关节的不协调。桡骨短缩至尺骨远端可增加三角纤维软骨复合体的应变，并导致桡尺背韧带深部断裂。这些因素可能限制前臂旋转的幅度。

Fellmann等显示，急性DRF较好的解剖复位可以恢复更好的运动范围，而McQueen和Caspers发现，背倾超过12°的手腕的运动明显更差。Jenkins和Mintowt Czyz、Cooney等报道了握力下降与骨折畸形严重程度之间有着密切关系。Aro和koivunne发现，解剖复位良好的患者中只有4%功能不满意，而25%的患者有轻微缩短，31%的患者有桡骨严重缩短。

21.1.2 治疗方案

症状性DRM的治疗方案必须考虑患者的功能需求、患者的动机和畸形的解剖结构。固定角度装置允许稳定固定，即使是在骨质疏松性患者中，骨骼的质量也变得不那么重要。

纠正症状性畸形愈合的干预措施可分为四大领域：旨在恢复解剖关系、获得功能改善、消除疼痛和结合上述两种或多种目的的。

消除疼痛的手术包括腕关节去神经化和关节融合术。对于关节外DRM，很少有关节融合术的指征。在关节外DRM合并舟状骨游离导致腕关节塌陷的情况下，只要腕中关节完好无损，桡舟融合可减轻疼痛并保持一定程度的腕关节运动。否则整个腕关节可能需要融合。

从单纯以改善前臂旋转功能为目的的不同手术方法来看，Bowers半切关节成形术和尺骨头置换术可获得满意的效果。

桡骨和尺骨远端的截骨术可以较好地恢复桡骨远端与腕骨、尺骨远端解剖关系。

21.2 适应证和禁忌证

关节外DRM矫正截骨术的指征主要依据临床症状，而不是影像学。包括功能的限制、疼痛的严重程度、腕中关节不稳定、DRUJ相关的问题以及腕关节外观畸形。

从影像学的角度来看，没有固定的参数表明需要行桡骨矫正截骨术（RCO）的。然而，由于矢状面

上的任何角度畸形都会影响DRUJ，因此尺骨缩短仅适用于背倾小于10°的背侧畸形愈合和掌倾小于20°的掌侧畸形愈合。对于更严重的多方向畸形，需要桡骨远端开放楔形截骨或尺骨缩短的桡骨远端闭合联合楔形截骨，以恢复桡骨远端与腕骨和尺骨远端的解剖关系，作为尽可能恢复正常手腕和前臂功能的基础。仅通过RCO就可以短缩桡骨达12mm。如果桡骨短缩较大，应考虑桡骨和尺骨闭合联合楔形截骨术。

一般健康状况不佳和桡腕关节明显退行性改变是RCO的禁忌证。此外，腕关节错位固定也是一个禁忌证，因为在这种情况下，腕关节与桡骨不协调，其中头状骨的头部位于月骨的背极，患者会有持续性的疼痛。关于急性交感反射营养不良的证据是否是RCO的禁忌证，人们一直在讨论。如果反射性营养不良是由远端错位的骨折刺激正中神经引起的，RCO可以解决这个问题。手指功能减退的患者应在手术前接受物理治疗。由于锁定钢板可以更严格地固定桡骨远端，只有严重的骨质疏松症才是RCO的禁忌证。

由于桡骨和尺骨远端之间的解剖关系重建可以恢复DRUJ的稳定性，因此DRUJ的轻微不稳定不是RCO的禁忌证。在一些病例中，我们观察到有一些病例合并尺骨茎突骨不连，虽然在RCO术中没有处理尺骨茎突，但术后也愈合了。此外，明显的DRUJ不稳定也不是RCO的手术禁忌证，但是术中需要额外行尺侧稳定手术或二期手术重建DRUJ稳定，如Adam术。

对于位于乙状切迹或尺骨头的DRM合并DRUJ退行性改变，可采用RCO结合Bowers手术治疗。由于某些患者在Bowers半切人工关节置换术后持续存在问题，尺骨头置换联合RCO是目前首选的方法。

RCO术后结果总体良好，如果有良好的一般健康状况，RCO不再有年龄上限。虽然老年人的康复不如年轻患者，但他们依然可以从RCO中受益。由于桡骨远端的巨大重塑能力，儿童很少需要截骨术。这表明是否有生长停滞或重塑的时间太短而无法完全自发纠正（图21.1a～f）。

21.3 外科技术

21.3.1 关节外畸形愈合的桡骨矫正截骨术的手术时机

仍在工作或退休后仍非常活跃的患者，一旦确

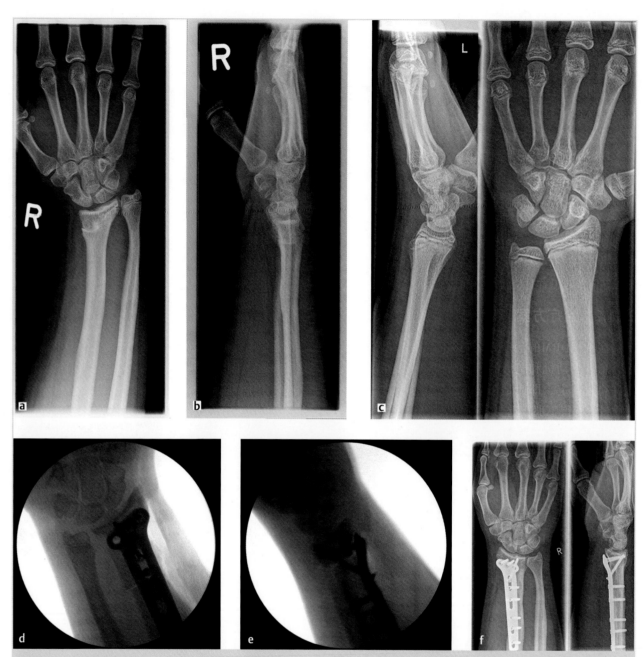

图21.1 一名15岁男孩，在11岁时发生右桡骨和尺骨脱位骨折，在用克氏针（K-wire）复位固定术后桡骨停止生长。右腕屈伸30°-0°-40°，左侧60°-0°-55°；右腕旋前40°-0°-75°，左侧80°-0°-80°。a.右腕前后位片显示桡骨生长停止，尺侧倾角为负。b.术前腕关节侧位片。c.未受伤的左手腕的X线照片显示尺骨缩短2mm，尺骨倾斜20°，桡骨关节面掌倾10°。d.术中正位透视。e.术中侧位透视显示为恢复桡骨长度所需的大结构骨移植。f.术后6个月植骨完全整合，桡骨愈合，桡骨关节面背向倾斜5°，桡骨关节面愈合，尺骨倾斜20°，尺骨中立

定符合标准且患者肿胀消退，应在骨折后尽早进行RCO。Jupiter和Ring回顾性比较了10例DRM在伤后6～14周得到纠正的患者与10例晚期（伤后30～48周）行RCO的患者结果。他们发现，早期重建在技术上更容易，缩短了病人整体的离岗（病休）时间，结果具有统计学意义。

对于退休且不太活跃的患者，不需要早期干预。就他们的个人需求而言，这些患者中的许多人获得满意的甚至是良好的临床效果。患有腕关节持续性残疾的患者可以进行晚期RCO，从而获得与早期矫正一样的手术效果。

21.3.2　术前检查

关节外DRM患者常出现相关担忧，可能会降低手术结果。因此，术前进行细致的体格检查和影像学检查势在必行。医生应该确定患者主观不适的部位，检查DRUJ的稳定性，测量手腕和前臂的运动范围，以及握力，并与对侧进行对比。DASH可用于术前评估患者的主观残疾程度，量化术后自我评定的治疗效果。

受伤和未受伤手腕的标准双平面X线片基本上足以术前设计关节外DRM（图21.2a）患者的手术治疗。与健侧的比较至关重要，特别是确定腕关节在矢状面和额面上的对线、尺侧变异和桡骨关节面倾角（图21.2b）。计算机断层扫描（CT）可能有助于发现DRUJ的退行性改变和排列不良，并评估远端骨折相对于骨干的旋转不良。如果怀疑韧带撕裂，可以通过腕关节镜检查来评估韧带和关节软骨。舟状骨在错位处沿着桡骨关节面。如果月骨的倾斜度大于桡骨远端，在矢状面上的倾斜度大于10°，则可能有舟状骨不稳。

术前绘制计划的手术操作，显示截骨术的水平、矫正角度、尺骨正位和截骨术间隙的大小。目前，外科手术的术前计划通常是在计算机上完成的。

21.3.3　手术技术

入路

数十年来，大多数外科医生认为显露桡骨远端部分治疗桡骨远端关节外的畸形愈合的RCO术的手术入路取决于关节的畸形的方向。使用经典的掌侧亨利入路治疗桡骨远端掌侧缘畸形愈合，位于背侧第

三/四伸肌间室中间的切口治疗桡骨远端背侧成角畸形。1937年，Campbell已经发表了一种截骨技术显露桡骨远端桡侧部位。在20世纪70年代，Lanz描述了一种技术使用特殊钢板和桡掌侧入路矫正桡骨远端背侧成角畸形。现在新的钢板设计出来了特别适用于背侧成角的桡骨远端骨折的掌侧固定，通过结合支撑销和螺钉与钢板锁定，通过掌侧入路纠正背侧成角的桡骨远端畸形愈合越来越受到欢迎。

RCO手术时有许多因素会影响手术入路的选择。对于背侧畸形愈合的桡骨远端，尽管采用掌侧钢板固定，使用先前的切口可以很容易显露桡骨。如果桡骨远端骨块和背侧钢板发生反向移位或者骨折矫正过度，就可能需要在桡骨掌侧做第二个切口。在罕见的情况下，需在腕尺侧或腕关节韧带做一个额外的手术与桡骨的RCO手术同期进行时，在桡骨背侧切开入路。

RCO手术应包括矫正桡骨旋转不良以及成角畸形及桡骨短缩。桡骨远端旋转畸形相对于桡骨骨干的正确矫形可以很容易地通过桡骨掌侧支撑钢板来实现。

对于桡骨远端畸形愈合合并软组织问题的患者，如拇长屈肌(FPL)撕裂伤，软组织问题可能会影响手术入路的选择。如果DRM（桡骨远端畸形愈合）伴有严重的腕管综合征，分别在腕管上方手术切开入路是有益的。如果桡骨延长并发软组织挛缩，完全切断肱桡肌肌腱的或Z形延长可能是有益的。

在哪里以及如何进行桡骨截骨？

截骨可以在骨折前方进行，也可以在其他部位进行。在许多情况下，骨折近端截骨在技术上更容易。这可能导致桡骨远端严重的驼背畸形和/或DRUJ脱位。腕掌长轴至桡骨长轴的驼背畸形可能会干扰力的传递，并可能导致去除内固定后再骨折。为了避免这些问题，可以将截骨位置定在尽可能靠近原始骨折的位置，并在术前精确规划旋转中心。旋转中心可以位于桡骨皮质边缘内侧、边缘上或边缘外侧。当桡骨需要有限的延长时，旋转中心位于骨边缘，不完全的楔形截骨术就足够了。这种情况多见于掌侧畸形愈合中。当桡骨需要大幅度延长时，旋转中心应远离骨质，需要进行全截骨术。这种情况多发生在背侧畸形愈合中。桡骨开放楔形截骨最多

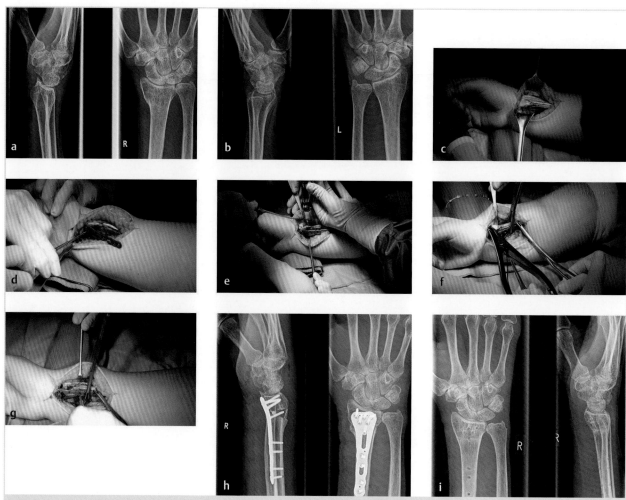

图21.2　55岁眼科医生右桡骨远端关节外畸形愈合。受伤腕关节的伸屈角度为60°−0°−40°，旋前旋后角度为70°−0°−80°，在进行眼部手术时受到限制。对侧腕关节的伸屈角度为80°−0°−80°，旋前旋后角度为90°−0°−90°，在进行眼部手术时受到限制。Extension−flexion受伤一侧的80°−0°−80°，旋前/旋后90°−0°−90°。a.受伤腕关节术前X线片显示桡骨远端关节外畸形愈合伴有严重的背侧倾斜45°。b. X线片显示未受伤的左腕桡骨远端掌倾角为10°。c.作者的背侧倾斜桡骨远端畸形愈合矫正截骨技术：在桡骨远端桡掌侧做Y形切口，Y的长腿位于桡动脉上面。第一伸肌间室和任何额外的子间室被打开。打开第三背侧间室，将伸拇长肌腱转移至皮下。将肱桡肌腱部分或者在必要时完全从桡骨剥离。将旋前方肌和拇长屈肌腱、桡动脉一起从桡侧牵拉至尺侧。d.所使用的特殊桡骨矫形钢板尽可能放置远端，并通过锁定螺钉固定。钢板远端固定后，钢板的杆从桡骨处伸出。钢板的杆与桡骨干的角度与桡骨在矢状面所必须矫正的角度相一致。e.用摆锯进行截骨，与桡骨干长轴相关的两个平面截骨角度应是计划矫正角度的一半。f.用扩张器打开截骨间隙，这使得当远端骨块到达正确的校正位置时，钢板的柄就会与桡骨轴接触。g.用两个持板钳将板暂时固定在桡骨干上。截骨间隙（远端可见）将由从髂骨切取的结构性骨移植物填充。h.术后拔除引流管后右腕X线片两个平面显示髂骨移植物，桡骨长度和形状恢复。i.桡骨矫正截骨术后1年拆除内固定

可纠正12mm桡骨短缩。桡骨短缩超过12mm时需要进行桡骨闭合楔形截骨，同时进行尺骨短缩。

如何处理截骨间隙？

长期以来，开放楔形截骨术所造成的缺损均用髂骨双皮质或三皮质松质骨移植物填充。Ring等发现松质骨移植物的使用并不影响影像学和功能结果。最近，几位作者报道了使用锁定钢板使桡骨愈合不成问题，只留下截骨间隙。另外一些人发现未植骨的梯形空洞与骨不连显著相关。一些研究者报告了骨替代物的使用。Callotaxis可以成功地用于矫正桡骨畸形，特别是年轻的生长阻滞患者。

如果将骨移植物植入空隙中，大多数外科医生会从髂骨处获取骨移植物。在1988年，Watson采用Durman所用的技术，从近端桡骨的远端纵向切取移植物。Campbell从尺骨远端获取移植物。

如何在关节外截骨术中固定桡骨？

所有用于固定急性DRF的技术，如板钉技术，也可用于RCO中固定桡骨远端。在决定如何固定桡骨时，应考虑骨存量的质量、骨移植物的质量以及损伤与RCO之间的间隔。为了避免移植失败，使用的钢板应该是坚固的，特别是在长时间的畸形愈合和骨移植物非常小的情况下。在远端骨块上植入带钉外固定支架，如果长度恢复或对位不充分，可以在术后进行调整。

作者推荐的矫形截骨术治疗桡骨远端背侧畸形愈合

在桡骨远端桡掌侧做Y形切口，Y的长腿覆盖桡动脉。掌侧Y的斜腿延伸到腕横纹正中，在那里跨过桡侧屈腕肌腱。背侧Y的斜腿在桡侧腕长伸肌腱的桡侧缘处结束。在整个手术过程中，必须小心保护与皮下组织瓣相连的桡神经浅支。第一伸肌间室和任何额外的子间室被打开。打开第三背侧间室，将拇长伸肌腱转移至皮下。将肱桡肌腱部分或者在必要时完全从止点剥离。将旋前方肌和拇长屈肌腱、桡动脉一起从桡侧牵拉至尺侧（图21.2c）。

所使用的特殊桡骨矫形钢板尽可能放置远端，并通过3个远端孔中间的锁定螺钉固定。必须根据尺倾角矫正的角度来放置钢板。因此，将钢板绕3个远端孔的中心旋转，直到桡骨的桡侧缘与钢板近端桡侧缘之间的夹角与尺倾角的矫正角度一致。钢板位置确定后，桡侧和尺侧远端拧入锁定螺钉。钢板远端固定后，钢板与桡骨干形成一个角度与掌背侧平面所必需的矫正相一致（图21.2d）。

钢板放好后，截骨位置用骨凿标记。截骨位置应该尽可能地靠近原来的骨折部位，并紧靠3枚远端螺钉的近端。用摆锯进行截骨（图21.2e）。与桡骨干长轴相关的两个平面截骨角度应是计划矫正角度的一半。这已被证明是有利的；在开放截骨时，产生了双梯形间隙，这使得骨移植物的安装和楔入变得容易。如果选择更小的角度，远端骨块需要倾斜得更多，导致腕骨长轴位于前臂长轴的掌侧。因此，通过桡腕关节的荷载传递仍然会受到影响。如果选择更大的角度进行截骨，远端骨块会变长。这样，反过来，当骨块分散开来时，就形成了驼背畸形。

骨块后皮质之间插入一个扩张器后，截骨间隙被打开了（图21.2f）。这使得当远端骨块到达正确的校正位置时，钢板的柄就会与桡骨轴接触。用两个持板钳将板暂时固定在桡骨干上（图21.2g）。从髂骨上切取的双梯形、双皮质骨块移植到扩大的间隙（图21.2h）。然而，松质骨移植就足够了。最后钢板固定到桡骨上。如果使用结构性骨移植物，则移植骨块和桡骨远端骨块由第二排螺钉上的2枚螺钉固定。伸肌支持带不用缝合，将拇长伸肌腱置于皮下。旋前方肌与肱桡肌腱松松缝合。仔细止血后关闭创口。腕关节用掌侧石膏夹板固定，直到创口完全愈合。

患者在手术后立即开始手指的主动活动。术后第1天开始肘部活动和前臂旋转。术后第2天拔除引流管，2周后拆除缝合线。通常这与石膏夹板的拆除是一致的。物理治疗包括手腕运动和前臂旋转。钢板只有在出现问题时才会拆除（图21.2i）。

21.4 结果

已经发表了200多篇关于RCO的论文。这些数据表明，RCO改善了手腕和前臂的活动以及握力，并减少了疼痛。此外，从术前到术后的变化具有统计学意义。此外，在放射学和临床结果之间有相关性。RCO术后没有或仅有轻微残留畸形的患者在伸腕和前臂旋后方面的效果明显优于严重残留畸形的患者。

即使是老年患者也能从DRM的RCO中获益。

一项关于12例荷兰患者和10例美国患者用RCO治疗DRM的长期研究结果表明，RCO可以改善腕关节功能和影像学表现，但早期的结果可以随着时间的推移而恶化，虽然桡腕关节炎概率小，但可能发生桡腕和/或腕关节排列紊乱。该研究也有一些局限性：有关节外和关节内RCO的混合，缺乏术前数据，由于该研究具有回顾性特征，且至少纳入了两家机构的患者，因此无论是手术技术还是术后方案都不规范，而且没有使用锁定钢板。Pillukat等发表了17例患者的术前、短期随访（7~44个月）和长期随访（120~254个月）数据，这些患者在一家机构中以标准化的方式用RCO治疗关节外DRM。短期和长期结果的比较显示，结果没有恶化，但握力改善有进一步的统计学意义，即使5名患者发展为骨性关节炎。

Bauer等回顾性比较了31例采用传统RCO治疗的患者与25例采用计算机辅助方法治疗的患者的结果。结果表明，计算机辅助方法缩短了手术时间，同时临床结果相似。

我们的结果

1975—1999年，我们对背侧DRM进行了195例RCO；181例采用上述方法进行。术前X线片显示关节面平均向后倾斜24°，平均尺侧倾斜13°，平均尺侧正变异6mm。术前，腕关节背伸平均44°（范围30°~50°），腕关节屈曲平均34°（范围25°~50°），前臂旋后平均66°，范围55°~90°，前臂旋前60°~90°，平均为64°。平均握力为29kg，而对侧为69kg。

在截骨术后平均54个月，腕关节的伸屈平均改善到49°，伸腕45°~55°，屈腕40°~60°。前臂旋后平均改善到78°（范围70°~90°），旋前平均改善到77°（范围65°~90°）。平均握力增加到40kg。术后X线片测量显示关节面平均掌倾7°，桡侧倾斜22°，尺侧正变异小于1mm。

21.5 缺陷

治疗急性DRF的所有并发症也可能发生在治疗关节外DRM的RCO中，如肌腱和神经刺激、血肿、感染、持续排列紊乱、复位丢失等。与急性DRF一样，RCO的骨不连发生率通常较高，RCO后的骨不连是一种严重而主要的并发症。

21.6 结论

骨折畸形愈合仍然是DRF的主要并发症。对于关节外畸形愈合，RCO是一个被广泛接受的选择。在大多数情况下，关节外畸形愈合的RCO可改善腕部和前臂的运动，增强握力，减轻疼痛。临床结果与放射学结果一致。桡骨恢复越接近解剖结构，临床结果越好。

要诀和技巧

· 决定是否为患有关节外DRM的患者进行手术取决于临床表现。换句话说，不是给X线片做手术，而是给患者做手术。

· 如何对关节外畸形愈合进行手术主要是基于两个腕关节的X线片，但最好是获得原始的骨折X线片。

· 如果桡骨茎突在前后位X线片中非常突出，则可能存在远端骨折块额外旋转畸形。考虑做一个特殊的CT来分析远端骨折块的旋转，特别是当你选择桡骨背侧入路时。

· 寻找相关的腕关节和下尺桡关节损伤并处理它们。

· 如果随着桡骨关节面的背侧倾斜，桡月角超过10°，那么可能存在舟月骨分离。

· 一个固定的腕关节排列紊乱将不会随着桡骨而纠正，患者将会持续疼痛。

· 手的功能比腕关节的功能更重要。对于手指功能受限的患者，应在RCO术前进行物理治疗。因为疼痛主要发生在尺侧，可以通过将桡骨比对侧延长一点来减少尺骨负荷，减轻疼痛。如果你不得不把桡骨延长很多（>1cm），第2天手指就会僵硬。别担心，肌肉和肌腱会适应的。如果你使用骨皮质松质骨移植治疗背侧畸形愈合，移植骨块要比桡骨薄得多，应该将移植骨块放在截骨间隙背侧一点。在关节面背侧有较多的载荷传递。

参考文献

[1] Gradl G, Jupiter J, Pillukat T, Knobe M, Prommersberger KJ. Corrective osteotomy of the distal radius following failed internal fixation. Arch Orthop Trauma Surg 2013;133(8):1173–1179.

[2] Buijze GA, Prommersberger KJ, González Del Pino J, Fernandez DL, Jupiter JB. Corrective osteotomy for combined intra- and extraarticular distal radius malunion. J Hand Surg Am 2012;37(10): 2041–2049.

[3] Del Piñal F, García-Bernal FJ, Studer A, Regalado J, Ayala H, Cagigal L. Sagittal rotational malunions of the distal radius: the role of pure derotational osteotomy. J Hand Surg Eur Vol 2009;34(2):160–165.

[4] Prommersberger KJ, Froehner SC, Schmitt RR, Lanz UB. Rotational deformity in malunited fractures of the distal radius. J Hand Surg Am 2004;29(1):110–115.

[5] Bilić R, Zdravković V, Boljević Z. Osteotomy for deformity of the radius. Computer-assisted three-dimensional modelling. J Bone Joint Surg Br 1994;76(1):150–154.

[6] Megerle K, Baumgarten A, Schmitt R, van Schoonhoven J, Prommersberger KJ. Median neuropathy in malunited fractures of the distal radius. Arch Orthop Trauma Surg2013;133(9): 1321–1327.

[7] Werner FW, Glisson RR, Murphy DJ, Palmer AK. Force transmission through the distal radioulnar carpal joint: effect of ulnar lengthening and shortening. Handchir Mikrochir Plast Chir 1986;18(5):304–308.

[8] Pogue DJ, Viegas SF, Patterson RM, et al. Effects of distal radius fracture malunion on wrist joint mechanics. J Hand Surg Am 1990;15(5):721–727.

[9] Kazuki K, Kusunoki M, Shimazu A. Pressure distribution in the radiocarpal joint measured with a densitometer designed for pressure-sensitive film. J Hand Surg Am 1991;16(3):401–408.

[10] Martini AK. Secondary arthrosis of the wrist joint in malposition of healed and un-corrected fracture of the distal radius Aktuelle Traumatol 1986;16(4):143–148.

[11] Werner FW, Palmer AK, Fortino MD, Short WH. Force transmission through the distal ulna: effect of ulnar variance, lunate fossa angulation, and radial and palmar tilt of the distal radius. J Hand Surg Am 1992;17(3):423–428.

[12] Tang JB, Ryu J, Omokawa S, Han J, Kish V. Biomechanical evaluation of wrist motor tendons after fractures of the distal radius. J Hand Surg Am 1999;24(1):121–132.

[13] Linscheid RL, Dobyns JH, Beabout JW, Bryan RS. Traumatic instability of the wrist. Diagnosis, classification, and pathomechanics. J Bone Joint Surg Am 1972;54(8):1612–1632.

[14] Taleisnik J, Watson HK. Midcarpal instability caused by malunited fractures of the distal radius. J Hand Surg Am 1984;9(3):350–357.

[15] Fernandez DL, Geissler WB, Lamey DM. Wrist instability with or following fractures of the distal radius. In: Büchler U, ed. Wrist Instability. London: Martin Dunitz 1996: 181–192.

[16] Bade H, Lobeck F. Behavior of the joint surface of the distal radio-ulnar joint in malposition of the distal radius Unfallchirurgie 1991;17(4):213–217.

[17] Adams BD. Effects of radial deformity on distal radioulnar joint mechanics. J Hand Surg Am 1993;18(3):492–498.

[18] Hagert CG. Distal radius fracture and the distal radioulnar joint—anatomical considerations. Handchir Mikrochir Plast Chir 1994;26(1):22–26.

[19] Bronstein AJ, Trumble TE, Tencer AF. The effects of distal radius fracture malalignment on forearm rotation: a cadaveric study. J Hand Surg Am 1997;22(2):258–262.

[20] Fellmann J, Kunz C, Sennwald G. Clinical and radiological results 12 years after conservative treatment of distal radius fractures. La Main 1997;2:313–319.

[21] McQueen M, Caspers J. Colles' fracture: does the anatomical results affect the final function? J Bone Joint Surg 1988;70B:649–651.

[22] Jenkins NH, Mintowt-Czyz WJ. Mal-union and dysfunction in Colles' fracture. J Hand Surg [Br] 1988;13(3):291–293.

[23] Cooney WP III, Dobyns JH, Linscheid RL. Complications of Colles' fractures. J Bone Joint Surg Am 1980;62(4):613–619.

[24] Aro HT, Koivunen T. Minor axial shortening of the radius affects outcome of Colles' fracture treatment. J Hand Surg Am 1991;16(3): 392–398.

[25] Wilhelm A. Denervation of the wrist. Tech Hand Up Extrem Surg 2001;5(1):14–30.

[26] Beyermann K, Prommersberger KJ, Krimmer H, Lanz U. Radioscapho-lunate fusion as treatment of posttraumatic radiocarpal arthrosis. Eur J Trauma 2000;26:169–175.

[27] Fernandez DL. Radial osteotomy and Bowers arthroplasty for malunited fractures of the distal end of the radius. J Bone Joint Surg Am 1988;70(10):1538–1551.

[28] van Schoonhoven J, Fernandez DL, Bowers WH, Herbert TJ. Salvage of failed resection arthroplasties of the distal radioulnar joint using a new ulnar head prosthesis. J Hand Surg Am 2000;25(3):438–446.

[29] Prommersberger KJ, van Schoonhoven J. Störungen des distalen Radioulnargelenkes nach distaler Radiusfraktur. Unfallchirurg 2008;111(3):173–184, quiz 185–186.

[30] Wada T, Isogai S, Kanaya K, Tsukahara T, Yamashita T. Simultaneous radial closing wedge and ulnar shortening osteotomies for distal radius malunion. J Hand Surg Am 2004;29(2):264–272.

[31] Adams BD, Berger RA. An anatomic reconstruction of the distal radioulnar ligaments for posttraumatic distal radioulnar joint instability. J Hand Surg Am 2002;27(2):243–251.

[32] Pillukat T, van Schoonhoven J, Prommersberger KJ. Is corrective osteotomy for malunited distal radius fractures also indicated for elderly patients? Handchir Mikrochir Plast Chir 2007;39(1):42–48.

[33] Meier R, Prommersberger KJ, van Griensven M, Lanz U. Surgical correction of deformities of the distal radius due to fractures in pediatric patients. Arch Orthop Trauma Surg 2004;124(1):1–9.

[34] Jupiter JB, Ring D. A comparison of early and late reconstruction of malunited fractures of the distal end of the radius. J Bone Joint Surg Am 1996;78(5):739–748.

[35] Athwal GS, Ellis RE, Small CF, Pichora DR. Computer-assisted distal radius osteotomy. J Hand Surg Am 2003;28(6):951–958.

[36] Prommersberger KJ, van Schoonhoven J, Laubach S, Lanz U. Corrective osteotomy for malunited, palmarly displaced fractures of the distal radius. Eur J Trauma 2001;27:16–24.

[37] Shea K, Fernandez DL, Jupiter JB, Martin C Jr. Corrective osteotomy for malunited, volarly displaced fractures of the distal end of the radius. J Bone Joint Surg Am 1997;79(12):1816–1826.

[38] Fernandez DL. Correction of post-traumatic wrist deformity in adults by osteotomy, bone-grafting, and internal fixation. J Bone Joint Surg Am 1982;64(8):1164–1178.

[39] Campbell WC. Malunited Colles' fractures. JAMA 1937;109: 1105–1108.

[40] Lanz U, Kron W. Neue Technik zur Korrektur in Fehlstellung verheilter Radiusfrakturen. Handchir Mikrochir Plast Chir 1976;8: 203–206.

[41] Viegas SF. A minimally invasive distal radial osteotomy for treatment of distal radius fracture malunion. Tech Hand Up

Extrem Surg 1997;1(2):70–76.

[42] Melendez EM. Opening-wedge osteotomy, bone graft, and external fixation for correction of radius malunion. J Hand Surg Am 1997;22(5):785–791.

[43] Prommersberger KJ, Lanz U. Corrective osteotomy for malunited Colles' fractures. Orthop Traumatol 1998;6:70–76.

[44] Prommersberger KJ, Lanz UB. Corrective osteotomy of the distal radius through volar approach. Tech Hand Up Extrem Surg 2004;8(2):70–77.

[45] Ring D, Prommersberger K, Jupiter JB. Posttraumatic radial club hand. J Surg Orthop Adv 2004;13(3):161–165.

[46] Nagy L. Malunion of the distal end of the radius. In: Fernandez DL, Jupiter JB, eds. Fractures of the Distal Radius. 2nd ed. New York: Springer; 2002:289–344.

[47] Ring D, Roberge C, Morgan T, Jupiter JB. Osteotomy for malunited fractures of the distal radius: a comparison of structural and nonstructural autogenous bone grafts. J Hand Surg Am 2002;27(2):216–222.

[48] Ozer K, Kiliç A, Sabel A, Ipaktchi K. The role of bone allografts in the treatment of angular malunions of the distal radius. J Hand Surg Am 2011;36(11):1804–1809.

[49] Mahmoud M, El Shafie S, Kamal M. Correction of dorsally-malunited extra-articular distal radial fractures using volar locked plates without bone grafting. J Bone Joint Surg Br 2012;94(8):1090–1096.

[50] Scheer JH, Adolfsson LE. Non-union in 3 of 15 osteotomies of the distal radius without bone graft. Acta Orthop 2015;86(3):316–320.

[51] Pillukat T, Mühldorfer-Fodor M, van Schoonhoven J, Prommersberger KJ. The malunited distal radius fracture—extraarticular correction without bone graft. Handchir Mikrochir Plast Chir 2018;50(3):160–168.

[52] Luchetti R. Corrective osteotomy of malunited distal radius fractures using carbonated hydroxyapatite as an alternative to autogenous bone grafting. J Hand Surg Am 2004;29(5):825–834.

[53] Yasuda M, Masada K, Iwakiri K, Takeuchi E. Early corrective osteotomy for a malunited Colles' fracture using volar approach and calcium phosphate bone cement: a case report. J Hand Surg Am 2004;29(6):1139–1142.

[54] Penning D, Gausepohl T, Mader K. Correction of malunited fractures of the distal radius. Osteosynthese Int 1997;5:143–150.

[55] Watson HK, Castle TH Jr. Trapezoidal osteotomy of the distal radius for unacceptable articular angulation after Colles' fracture. J Hand Surg Am 1988;13(6):837–843.

[56] Durman DC. An operation for correction of deformities of the wrist following fracture. J Bone Joint Surg 1935;17:1014–1016.

[57] Müller LP, Klitscher D, Rudig L, Mehler D, Rommens PM, Prommersberger KJ. Locking plates for corrective osteotomy of malunited dorsally tilted distal radial fractures: a biomechanical study. J Hand Surg [Br] 2006;31(5):556–561.

[58] Prommersberger KJ, Van Schoonhoven J, Lanz UB. Outcome after corrective osteotomy for malunited fractures of the distal end of the radius. J Hand Surg [Br] 2002;27(1):55–60.

[59] Lozano-Calderón SA, Brouwer KM, Doornberg JN, Goslings JC, Kloen P, Jupiter JB. Long-term outcomes of corrective osteotomy for the treatment of distal radius malunion. J Hand Surg Eur Vol 2010;35(5):370–380.

[60] Pillukat T, Gradl G, Mühldorfer-Fodor M, Prommersberger KJ. Malunion of the distal radius—long-term results after extraarticular corrective osteotomy Handchir Mikrochir Plast Chir 2014;46(1):18–25.

[61] Bauer DE, Zimmermann S, Aichmair A, et al. Conventional versus computer-assisted corrective osteotomy of the forearm: a retrospective analysis of 56 consecutive cases. J Hand Surg Am 2017;42(6):447–455.

[62] Prommersberger KJ, Fernandez DL. Nonunion of distal radius fractures. Clin Orthop Relat Res 2004(419):51–56.

第二十二章　关节镜引导截骨术治疗关节内畸形愈合

Francisco del Piñal

摘要

桡骨关节内畸形愈合对患者的生活会造成相当大的困扰：疼痛和活动范围受限非常常见。关节镜引导截骨术可以在最少的软骨附加损伤情况下勾画原始骨折线。手术使外科医生能够获得解剖复位，同时最大限度地减少错位骨折的可能性。根据作者的经验，如果坚持采取上述手术步骤，就可以获得良好的结果。读者应该注意的是，该手术是外科医生在面对手腕时最困难的关节镜手术之一。此外，在桡骨远端骨折的经典治疗中需要大量学习，否则我们就有可能把患者置于灾难性的境地。经典的关节镜技术（湿式关节镜）不实用；因此，熟悉干式关节镜技术是至关重要的。

关键词：桡骨远端骨折，桡骨远端畸形愈合，关节镜引导截骨术，关节镜检查，腕部疼痛

22.1　介绍

"关节镜检查是桡骨远端骨折（DRF）获得完美结果的'缺失环节'。"（Piñal in Green 2018）。

桡骨关节内畸形愈合对患者的生活会造成相

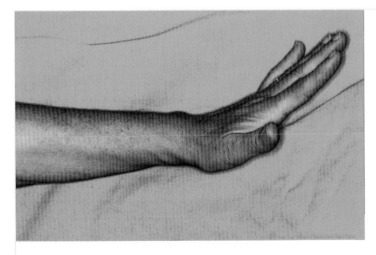
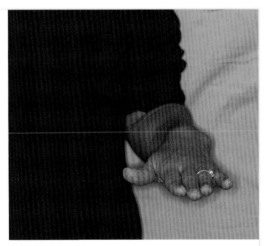
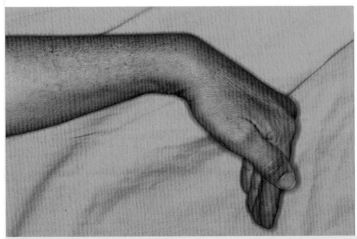
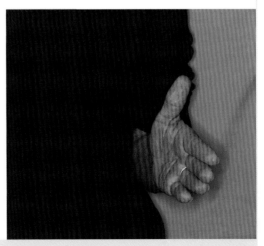

图22.1　这位50岁的女士是一名清洁工，运动频繁，她在工作时骨折，用石膏进行了治疗。在受伤后5个月的表现中，她不仅有明显的畸形和疼痛，而且活动范围也很有限（Copyright © Francisco del Piñal, MD）

当大的困扰：疼痛和活动范围受限非常常见（图22.1）。大多数畸形愈合病例是由于对原骨折的处理不当引起的，更罕见的是由于继发性塌陷造成的。前者通常是由于在处理骨折管理时没有使用关节镜作为检查工具，而是使用荧光镜。的确，恢复关节解剖是治疗DRF的主要目标。使用微型荧光镜成像是手术室内比较常见的评估骨折复位的技术。然而，有文献指出这种成像方式的局限性和较低的可靠性。

"由外而内"技术治疗关节内畸形愈合已取得了良好的效果。然而，一旦达到复位，可视化就会遇到困难，而且该程序严重依赖于透视而不是直接可视化，如前所述，这不是一种非常可靠的工具。

我们设计了一种关节镜下技术，在良好的光线和放大的情况下，我们可用骨凿精确追踪旧骨折的软骨线。这样，在截骨术中错位骨折的可能性不复存在，从而将骨不连转变为急性骨折。

22.2　适应证和禁忌证

畸形愈合的诊断依据往往来自X线平片（图22.2）。然而，计算机断层扫描（CT）在纯正交平面上的切割在决策过程中以及在关节镜检查时外科医生的定位是非常宝贵的（图22.3）。除了CT扫描的标准矢状面、冠状面和轴向切片外，我发现我所说的"关节面"非常有用。这是通过在冠状面移动

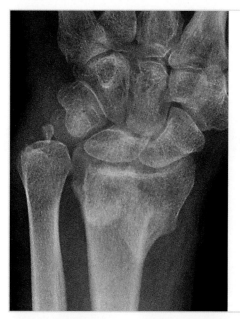
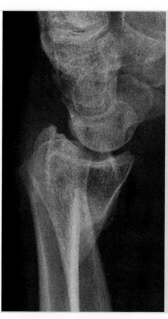

图22.2　术前影像照片
（Copyright © Francisco del Piñal, MD）

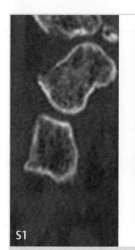
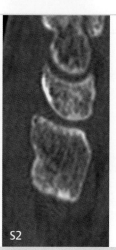
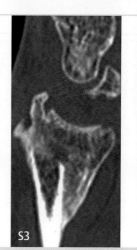
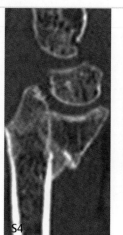
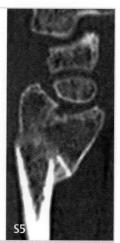

图22.3　在计算机断层扫描中，复合关节畸形和非关节畸形清晰可见。似乎能较好地保持其位置的尺背侧骨片也发生了掌侧旋转
（Copyright © Francisco del Piñal, MD）

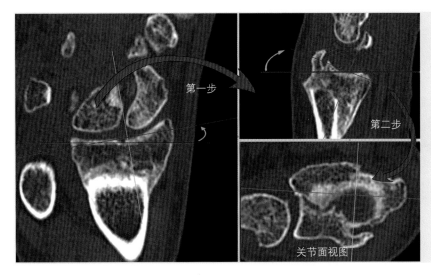

图22.4　在这个"关节面视图"中，可以看出有尺前窝和舟状窝碎片，它们非常短，但彼此相对水平（Copyright © Francisco del Piñal, MD）

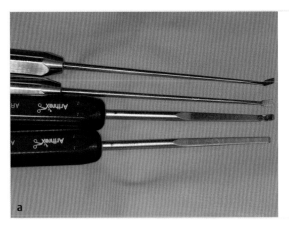
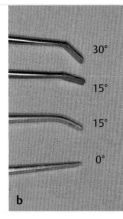

图22.5　a、b.过程中使用的仪器。从上到下：骨膜剥离器（15°和30°角）（Arthrex AR-1342-30°和AR-1342-15°，Arthrex, Naples, FL）、直弯截骨器（Arthrex AR-1770和AR-1771）（Copyright © Francisco del Piñal, MD）

轴，然后在矢状面移动轴来产生的，以便在轴向切片中对畸形关节的表面进行切向扫描（图22.4）。

　　传统上，离桡骨关节面2mm或更大的台阶被认为是截骨的指征。每名患者都应个性化考虑。对于年轻的活动期患者，即使月状面或舟状面有1mm的台阶也应考虑进行修复。另一种选择是，低需求的患者也可以从切除性关节成形术中获益。后者的术后过程要温和得多。

　　另一个需要考虑的是软骨的状态，这同样需要根据经验来做出适当的决定。一般来说，从骨折到复诊之间的时间越长，患者尝试移动关节的次数越多，留在关节内的软骨就越少。一般来说，这种手术没有确切的禁忌。骨折后超过6个月的时间、长期接受康复治疗、关节内存在硬体等因素都对关节恢复的可能性产生了影响。出于同样的原因，为了防止进一步损害，当临床发现患者存在台阶时，物理治疗应立即停止。此外，在做完CT检查准备和安排手术时，应使用夹板以减少活动。

22.3　手术技术

　　在作者的实践中，所有关节内畸形愈合患者的治疗方法都是相似的。首先，进行关节镜检查。由于引入截骨器需要较大的入口，所以最重要的是外科医生要坚持干式技术，否则，视野将常因缺乏水密性丢失。我们唯一使用的特殊器械是从肩膀和膝盖托盘借来的骨凿和骨膜剥离器。这些工具宽度均为4mm，但具有不同角度，以此进入组织较为紧密的腕部（图22.5）。

　　在止血带下，手从头顶弓上用12～15kg重量牵引，均匀施于所有手指。 与标准的关节镜检查相比，由于空间被瘢痕组织破坏，所以建立入路更为困难。一旦瘢痕组织被移除，将全面评估软骨，并决定截骨是否可行（图22.6）。基本上，如果软骨保存完好，我就会进行截骨手术。如果软骨磨损，我更喜欢进行某种形式的补救手术：理想情况为关节镜下关节成形术或带血管的软骨移植术。如果损伤是弥漫性和广泛性的，那么可以考虑关节镜下的桡尺骨融合术。通常，一旦外科医生选择了关节镜下截骨术，手就将被置于手术台上，然后进行标准的桡骨掌侧入路暴露桡骨。这是去除掌侧愈合组织所必需的，但也常因为有硬体需要移除。此外，一部分掌板将被预先用于固定。去除多余的关节骨痂将会削弱断端连接。

然而，在这个阶段不要试图释放断端，因为它们可能在关节内的错误位置断裂。手在牵引状态下，根据畸形愈合的类型和台阶的位置，进行所谓的直线截骨术或泪痕截骨术。从技术角度来看，直骨体直切口是最简单的，但是只有当骨折线竖直且与其中一个入口线保持一致时才有可能实施（图22.7）。对于那些不适合这种简单截骨术的畸形愈合（如任何冠状骨折线），会出现多个由骨凿造成的穿孔，在软骨和软骨下骨形成一条"泪痕线"，在使用骨凿撬动时极易断裂（图22.8）。考虑到手术空间的限制以及畸形愈合通常是不规则的这一事实，

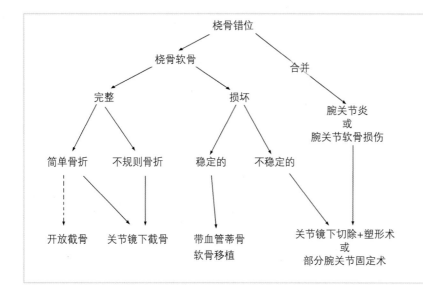

图22.6　桡骨远端关节内畸形愈合的决策树。简单的结构可能更适合开放截骨，复杂的结构常需要大面积暴露，从而形成瘢痕和碎骨片血供受损。因此，作者更倾向于关节镜引导截骨手术（Source: Modified from del Piñal et al 2013）

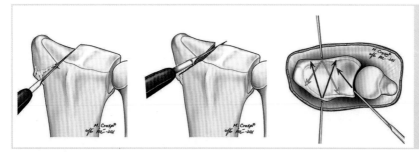

图22.7　直线截骨术
（Copyright © Francisco del Piñal, MD）

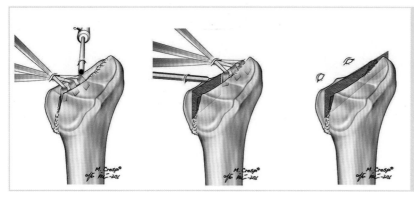

图22.8　泪痕截骨术
（Copyright © Francisco del Piñal, MD）

必须准备好使用任何一种入路、任何一种骨凿，以及线形和泪痕截骨术的组合来处理给定的畸形愈合。

当碎骨片被移动，将多余的愈合组织和纤维组织从关节内外移除，直到很容易被还原。到目前为止，该病例的处理与急性骨折一样。以下图片介绍了该病例的手术治疗要点：在图22.1～图22.20中展现。这些患者大多在手术后4个月出院。然而，我经常会告知他们，他们应该坚持每天进行数次自主锻炼，因为改善预计会在2年或更久之后发生。

综上所述，关节镜引导截骨术可以在最少的软骨附加损伤情况下勾画原始骨折线。手术使外科医生能够获得解剖复位，同时最大限度地减少错位骨折的可能性。该手术使外科医生能够获得解剖复位，同时最大限度地减少错位骨折的可能性。根据作者的经验，如果坚持采取上述手术步骤，就可以获得良好的结果。读者应该注意的是，该手术是外科医生在面对手腕时最困难的关节镜手术之一。

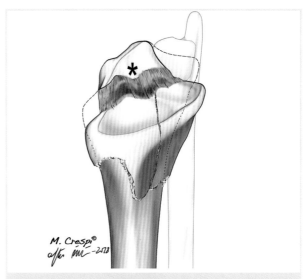

图22.9 总体来看，在图22.1～22.4中，存在非关节畸形，舟状窝和尺侧骨片愈合后对齐，但相对于尺骨缩短。此外，这两个片段与本身呈掌侧倾斜的背尺侧片段存在关节不协调（星号表示本例所有病例中后尺侧碎片的桡侧角）

（Copyright © Francisco del Piñal, MD）

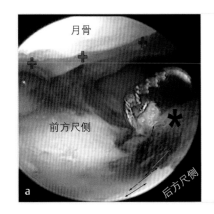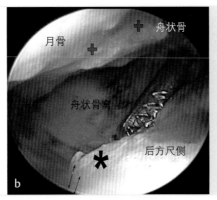

图22.10 a、b.首先，进行放射性关节镜检查，以评估重建的可行性以及桡骨软骨和腕骨的状态。标识台阶（箭头）。通常情况下，在6～8周后，断距处充满纤维蛋白，因此在切除组织之前很难判断畸形的程度。在此情况下，可从以下事实推断出：剃刀的直径为3mm，而背部的台阶要更大。"十"号标记了月骨的镜像损伤

（Copyright © Francisco del Piñal, MD）

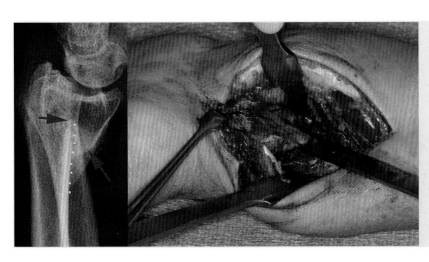

图22.11 一个8mm的超薄骨凿在前皮质上滑动，仔细重新定位它，从而将不完整的骨块与骨干分离（黄点）。不要试图用骨凿探及关节。箭头表示塌陷的程度；这两个箭头最终会恢复至桡骨处丧失的长度

（Copyright © Francisco del Piñal, MD）

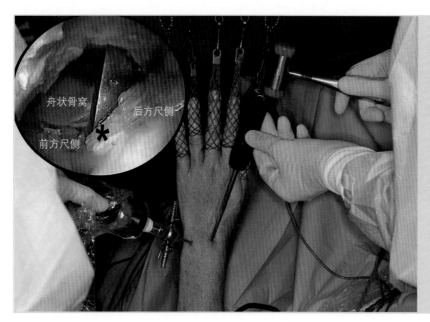

图22.12 在关节镜下，使用经介绍的骨凿通过3—4入路对尺骨后和舟状窝碎片进行切割。插图展示了相应的关节镜视野（Copyright © Francisco del Piñal, MD）

镜头在3—4入路 / 骨凿在6R入路

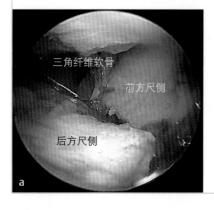

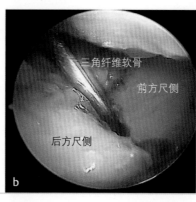

图22.13 a、b.接下来，将尺骨前片段从尺骨背侧片段中释放出来。在背景中可以看到TFC（Copyright © Francisco del Piñal, MD）

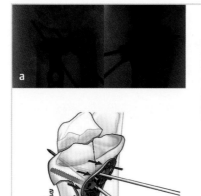

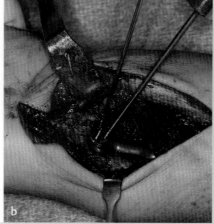

图22.14 a~c.当尺侧前和舟状窝碎片从背–尺/轴中释放出来后，坚强固定（右）于预设的钢板（左）上。这创造了一个稳定且可控的"结构"，包括舟状骨窝/尺骨前碎片和钢板。切勿过早地插入锁紧螺钉，以免妨碍随后的复位。注意，在此阶段，关节外错位常被忽略（Copyright © Francisco del Piñal, MD）

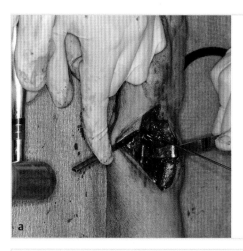

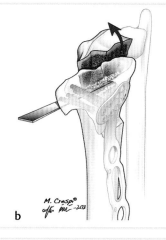

图22.15 a、b.现在，通过从桡骨缺损处引入一个4mm超薄骨凿来切断背侧干骺端，使畸形的尺骨背片段脱离骨干。然后用手掌压力旋转其背侧以减少碎片产生（Copyright © Francisco del Piñal, MD）

出现错位	错位已矫正	错位已矫正
2个桡骨平面错位	桡骨过短	桡骨长度正常

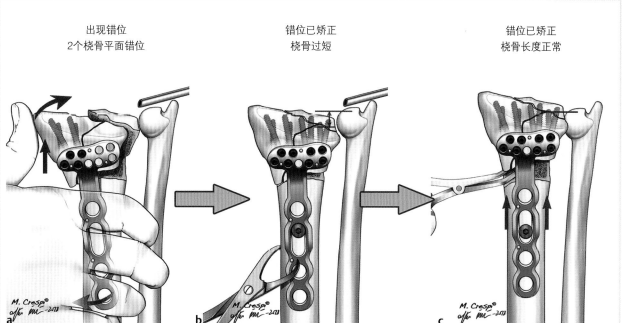

图22.16 矫正畸形的步骤总结：在关节镜控制下，"结构物"被还原为尺背侧碎片（a）。临时的克氏针被适当的锁紧螺钉取代，然后用骨钳将钢板固定于轴上（b）。最后，通过椎板扩张器分散整个关节板单元的注意力，直到掌侧皮层和尺骨变异恢复正常（c）（Copyright © Francisco del Piñal, MD）

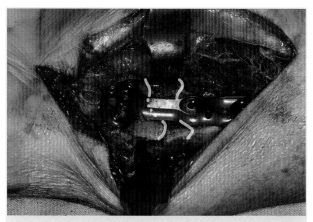

图22.17 延长线达到了由线条标记出的掌侧干骺端（Copyright © Francisco del Piñal, MD）

此外，在桡骨远端骨折的经典治疗中需要大量学习，否则我们就有可能把患者置于灾难性的境地。经典的关节镜技术（湿式关节镜）不实用；因此，熟悉干式关节镜技术是至关重要的。

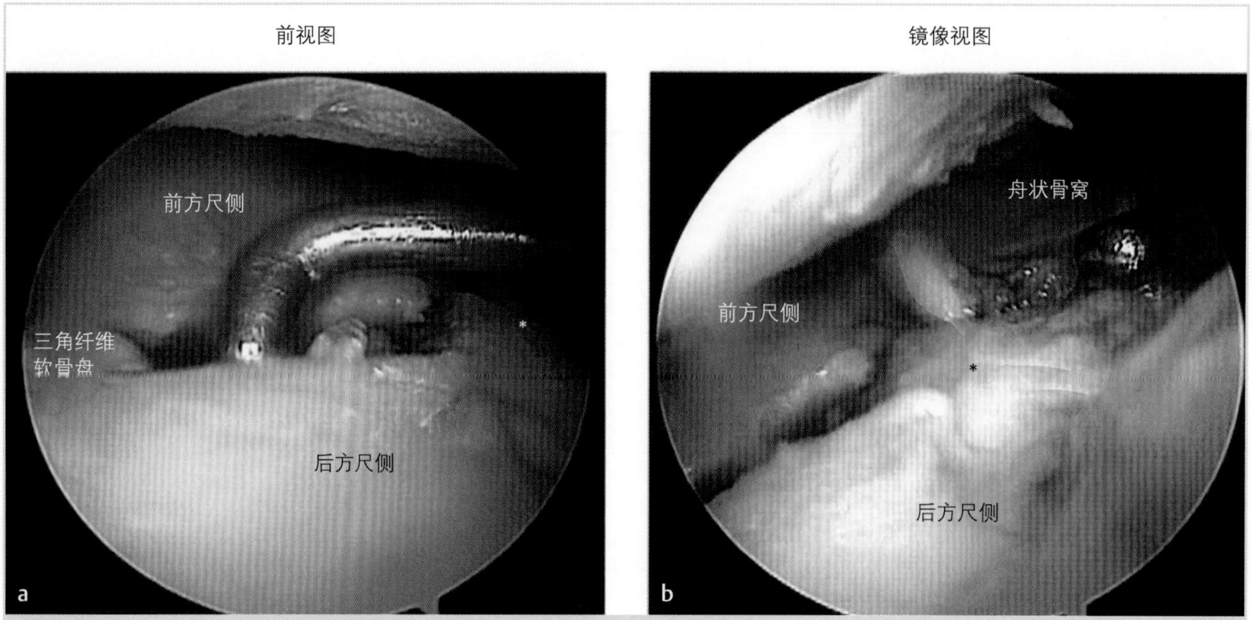

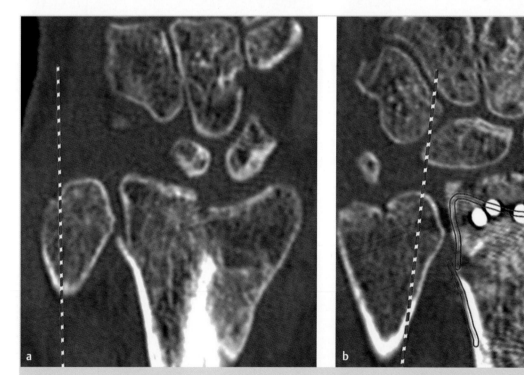

前视图　　　　　　　　镜像视图

前方尺侧

三角纤维
软骨盘

后方尺侧

舟状骨窝

前方尺侧

后方尺侧

图22.18　a、b.6R视野下的最终关节镜检查结果（Copyright © Francisco del Piñal, MD）

图22.19　a、b.冠状位CT扫描片对比。桡骨轮廓和尺骨轴线已被标记。注意尺骨变异的修正以及最重要的桡骨关节面塌陷（Copyright © Francisco del Piñal, MD）

参考文献

[1] Edwards CC II, Haraszti CJ, McGillivary GR, Gutow AP. Intra-articular distal radius fractures: arthroscopic assessment of radiographically assisted reduction. J Hand Surg Am 2001;26(6):1036–1041.

[2] Lutsky K, Boyer MI, Steffen JA, Goldfarb CA. Arthroscopic assessment of intra-articular distal radius fractures after open reduction and internal fixation from a volar approach. J Hand Surg Am 2008;33(4):476–484.

[3] Capo JT, Kinchelow T, Orillaza NS, Rossy W. Accuracy of fluoroscopy in closed reduction and percutaneous fixation of simulated Bennett's fracture. J Hand Surg Am 2009;34(4):637–641.

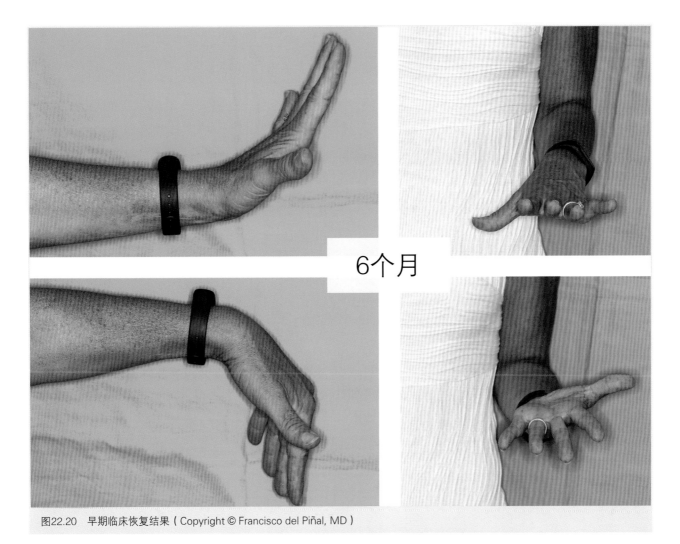

6个月

图22.20 早期临床恢复结果（Copyright © Francisco del Piñal, MD）

[4] Ring D, Prommersberger KJ, González del Pino J, Capomassi M, Slullitel M, Jupiter JB. Corrective osteotomy for intra-articular malunion of the distal part of the radius. J Bone Joint Surg Am 2005;87(7):1503–1509.

[5] Prommersberger KJ, Ring D, González del Pino J, Capomassi M, Slullitel M, Jupiter JB. Corrective osteotomy for intra-articular malunion of the distal part of the radius. Surgical technique. J Bone Joint Surg Am 2006;88(Suppl 1 Pt 2):202–211.

[6] del Piñal F, García-Bernal FJ, Delgado J, Sanmartín M, Regalado J, Cerezal L. Correction of malunited intra-articular distal radius fractures with an inside-out osteotomy technique. J Hand Surg Am 2006;31(6):1029–1034.

[7] del Piñal F, Cagigal L, García-Bernal FJ, Studer A, Regalado J, Thams C. Arthroscopically guided osteotomy for management of intra-articular distal radius malunions. J Hand Surg Am 2010;35(3):392–397.

[8] del Piñal F. Atlas of Distal Radius Fractures. New York: Thieme; 2018.

[9] del Piñal F, García-Bernal FJ, Pisani D, Regalado J, Ayala H, Studer A. Dry arthroscopy of the wrist: surgical technique. J Hand Surg Am 2007;32(1):119–123.

[10] del Piñal F. Dry arthroscopy and its applications. Hand Clin 2011;27(3):335–345.

[11] del Piñal F, Klausmeyer M, Thams C, Moraleda E, Galindo C. Arthroscopic resection arthroplasty for malunited intra-articular distal radius fractures. J Hand Surg Am 2012;37(12):2447–2455.

[12] del Piñal F, Garcia-Bernal JF, Delgado J, et al. Reconstruction of the distal radius facet by a free vascularized osteochondral autograft: anatomic study and report of a case. J Hand Surg Am 2005;30A:1200–1210.

[13] del Piñal F, Klausmeyer M, Moraleda E, et al. Vascularized graft from the metatarsal base for reconstructing major osteochondral distal radius defects. J Hand Surg Am 2013;38(10):1883–1895.

[14] Ho PC. Arthroscopic partial wrist fusion. Tech Hand Up Extrem Surg 2008;12(4):242–265.

[15] del Piñal F, Tandioy-Delgado F. (Dry) arthroscopic partial wrist arthrodesis: tips and tricks. Handchir Mikrochir Plast Chir 2014;46(5):300–306.

[16] del Piñal F. Technical tips for (dry) arthroscopic reduction and internal fixation of distal radius fractures. J Hand Surg Am 2011;36(10):1694–1705.

[17] del Piñal F, Clune J. Arthroscopic management of Intraarticular malunion in fractures of the distal radius. Hand Clin 2017;33(4):669–675.

第二十三章 治疗桡骨远端骨折的新技术

Ladislav Nagy

摘要

基于CT扫描的计算机辅助三维建模能够精确评估桡骨远端骨折的形态以及畸形愈合。三维分析、虚拟规划和三维打印技术能够用于准确地规划和演示复杂的关节内外的截骨、骨折复位和骨折内固定。与传统技术相比，这些新技术存在明显的附加价值，而且随着越来越多的数字医学被接受，创新的犹豫和对增加费用的毫无根据的疑虑将会被打消。

关键词：计算机辅助截骨术，关节内畸形愈合，桡骨远端畸形愈合，引导截骨术，虚拟计划

23.1 引言

桡骨远端几何形状的完整性，由其两个关节面和相邻关节组成，对手腕的功能有显著的影响。因此，在治疗桡骨远端骨折或畸形时，首要目标是恢复解剖结构。然而，由于桡骨具有相当复杂的三维（3D）结构，这对已改变的结构进行修复的评估理解和可行性构成了挑战。

近一个世纪以来，传统的X线是唯一的成像方法，但其由于投影效应、扭曲的角度，以及由于X线光束的发散而改变了长度关系。这一缺陷促使几位外科医生使用复杂的数学模型来弥补这一缺陷。但即使是最复杂的计算也无法弥补二维成像技术的局限性。因此，传统的X线片不能也不足以准确地描绘三维物体。

随着计算机断层扫描的出现，放射科医生得到了一个能够克服这些问题的强大的工具。然而，与传统的X线检查方法相比，CT扫描仪的输出仍然与单个平面挂钩，而无法提取所收集的全部信息。制造商和放射科医生大概耗费了30年时间才研发出较为简单的测量和3D显示。但这不是真实的3D图像，并且也无法进行交互。因此，治疗骨折或骨骼畸形的外科医生主要依靠两个垂直的图像继续来计划他们的治疗方案，只有在特殊情况下才采用通过对轴向

截面的粗糙比较，来计算出旋转形变。

虽然自20世纪90年代以来，三维模型重建、三维分析和虚拟规划技术就已经问世，但在骨科手术中仍然没有实际应用和推广。这种疏忽过去是而且现在仍然是由于费用和使用难度导致。目前后者得到了很好的解决，一方面是特定软件的可用性，另一方面是计算机技术在我们日常生活中的大规模普及。这些新技术的成本无疑高于基于经验的技术，与其他先进的技术和治疗方法一样，越来越被追求最佳效果的供应商和患者所接受。

同时，由于其他技术的进步，这种可能性进一步发展；3D打印将可以制造特定于患者的指南和辅助设备，以便在手术环境中将虚拟计划转化为现实。

23.2 适应证

该技术可用于那些需要精确的术前评估、需要虚拟复位或需要术中辅助来实现计划手术的骨折或畸形；因此，使用不是由病情决定的，而是完全取决于所需软件和硬件的可用性，以及外科医生应用这些技术和工具的意愿。

至于传统技术，畸形愈合导致运动和负荷疼痛，可作为手术指征。在关节外畸形愈合中，疼痛和功能减退主要发生在腕部的尺侧，表现为尺腕关节远端的嵌顿、不协调和/或不稳定。桡腕关节症状由关节内退行性关节炎、伴发韧带损伤和外源性腕骨不稳引起。对于非症状性关节外畸形愈合的预防性矫正，仍然没有足够的数据，而关节内骨折大于2mm的移位可能是一个更令人信服的论据，即关节前疾病。

如今，最简单的三维分析的第一步在任何地方都很容易实现。CT扫描软件可以免费下载。这样，至少虚拟桡骨可以在空间中移动并从任何角度观察。这样就能够评估畸形、骨折和碎片的方向，这是特别重要和有价值的，因为骨折平面、台阶和间隙在其真实的空间方向上被描绘出来，这是几乎与

常规投影不一致的，且因此往往被低估。

　　根据现有软件的进一步完善，可以应用越来越多的仪器：通过虚拟患侧桡骨（图23.1）可以与健侧的桡骨进行比较（图23.2）来精确计算畸形，可以将其分割成碎片来模拟截骨术，并与模板对齐，以评估矫正的可行性（图23.3）。在骨折中，碎片可以移动，直到骨折复位。

　　当虚拟模型中的这些步骤最终看起来可行且令人满意时，就完成了手术的准备工作。选择合适的植入物并在校正后的虚拟样本上进行最佳定位（图23.4）。模型中实现了植入物位置和螺钉的运动轨迹（图23.4）。然后复位过程被逆转回到术前的状态，但是现在有了前面创建的带有螺钉和截骨术轨迹的

碎片（图23.5）。围绕并沿着骨头表面，可以创建一个模具，来用作锯切的向导，为计划的钢板螺钉钻10个孔，为以后的复位引导（图23.6）。对于关节内截骨术，通常不以直线穿过关节，而是沿着所需的截骨线钻一系列紧密的网状孔。沿着这些穿孔，很容易折断骨头，形成一条弯曲的截骨线（图23.7）。在使用锁定（固定角度）钢板固定骨折/截骨术的情况下，由于螺钉的方向是预先确定的而不是可变的，因此插入准备好的孔中的螺钉也用于复位。对于其他类型的固定，复位引导是必要的。这些导向装置需要以与第一个钻孔/切割导向装置相同的方式在复位的虚拟骨骼上模拟，它们包含上述操纵杆，但是现在处于复位的位置。

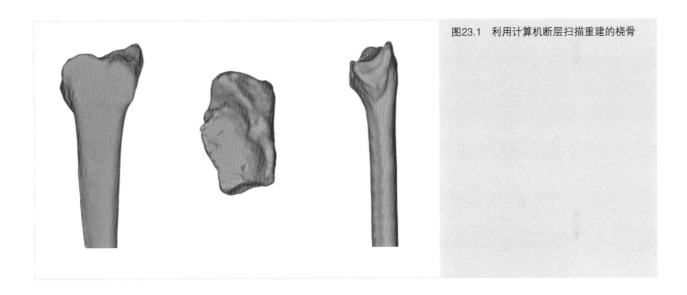

图23.1　利用计算机断层扫描重建的桡骨

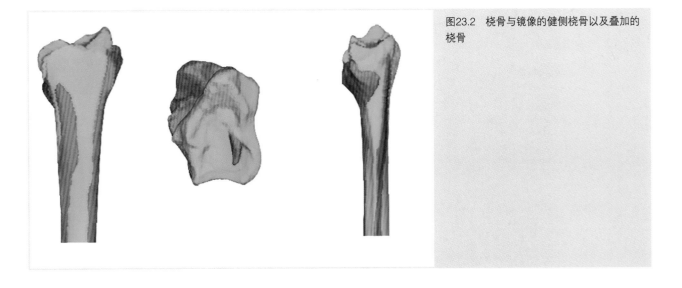

图23.2　桡骨与镜像的健侧桡骨以及叠加的桡骨

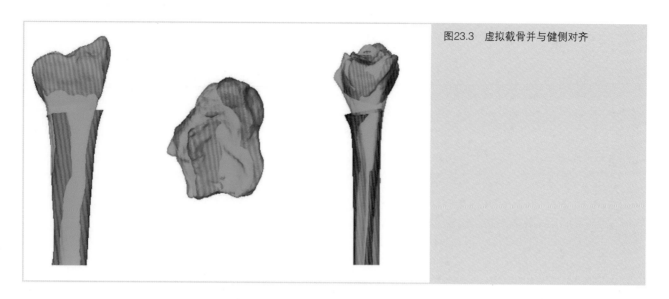

图23.3　虚拟截骨并与健侧对齐

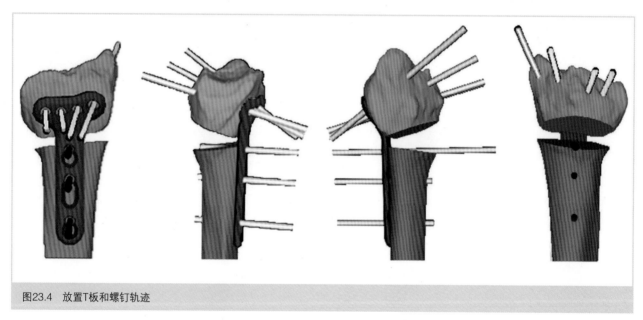

图23.4　放置T板和螺钉轨迹

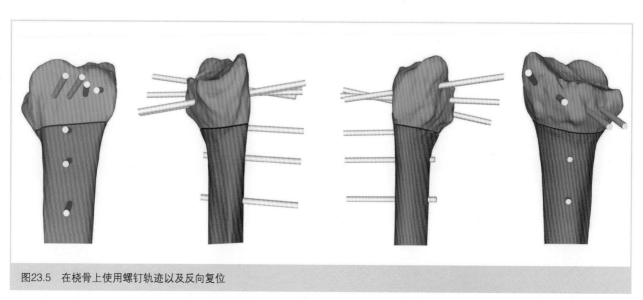

图23.5　在桡骨上使用螺钉轨迹以及反向复位

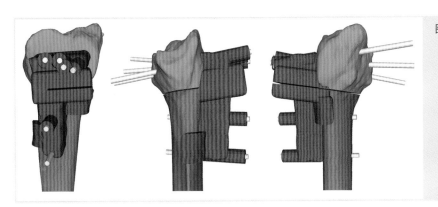

图23.6　放置面模、钻孔导向器和锯导向器

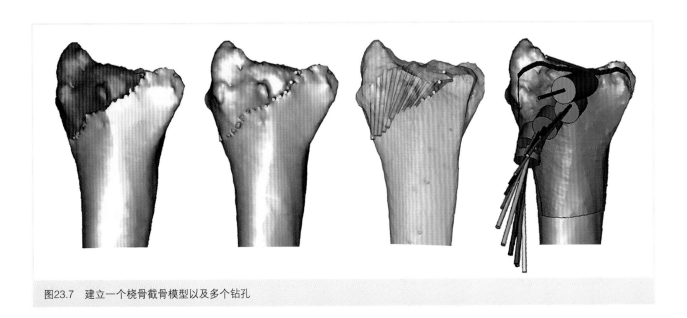

图23.7　建立一个桡骨截骨模型以及多个钻孔

23.3　外科技术

切口/入路是根据手术部位而确定的，并由定位架的位置及截骨和内固定术来计划：掌侧、背侧、桡侧或联合切口。骨头的表面必须细致地清洗，就像（记住）手术是用CT数据计划的，即设想的。因此，骨膜和软组织必须局部移除，以保证完美的契合。一旦发现一个无可争议的位置和完美的契合，定位架就被压在骨表面，并通过夹子或克氏针固定在那里。定位架上的孔用于将操纵杆正确放置到初始骨折块中，为以后的螺钉或截骨术钻孔，导向器的槽保证了完全的方向和切锯的尺寸。在定位架移除之后，截骨术完成，骨折碎片被充分移动，以保证顺利复位。沿着准备好的操纵杆的导轨下压或按照预先确定几何形状的板/螺孔固定角度的单向插入来控制和保证复位的精准。

23.3.1　关节外畸形愈合

入路通常是掌侧并切开旋前方肌来暴露桡骨远端干骺端。掌侧表面较背侧平坦，骨标志物较少，这使得定位架的准确契合更加困难。因此，对导轨的调整需要一个更大的接触面或一个包含桡骨规格的形状（图23.8）。根据我们的经验，在开始时使用具有固定螺钉插入角度的锁定钢板。因此，一旦螺钉轨迹在正确的预定方向上钻孔，就可以明确钢板的位置，并且钢板也起到复位装置的作用。然而，螺钉在桡骨远端的位置不能适应个体的形状，特别是当偏离标准解剖时。虽然使用可变角度的锁紧螺钉来调整是可能的，这也变得越来越普遍，但是这牺牲了钢板作为一个复位装置的优点，另外，在放置钢板之前必须移除导向孔的预钻孔，这似乎是多余的步骤，耗时且充满潜在误差。由于大多数关节外畸形愈合呈现"Colles畸形"，在完成截骨之前，钢板可以附着在桡骨远端碎片上，前提是只要钢板的轴和桡骨的方向在确切的畸形程度和方向上相背离（图23.9）。为了保证这一点，钢板与骨轴之间的空间位置必须由定位架决定。这将呈现楔形，因此我们称之为斜坡导向器。这种楔形定位架的下表面与桡骨远端干骺端相契合，包括一个用于部分（尺侧）截骨术的槽（图23.10），并为轴上的板孔钻导向装置。在上表面上，任何所需的钢板都可以固定，只要导向器矫形设计正确，就完全适合远端骨折（图23.11）。接触表面的小缺陷可以用咬骨钳或骨刀去除突出物。然后将远端钢板牢固地固定在远端骨折上，移除斜坡引导，完成部分截骨（图23.12）。骨折块松动后，用预先准备好的螺钉孔将钢板固定在骨折块的近端和骨干上，截骨间隙用松质骨填充（图23.13）。图23.14为关节外畸形愈合的临床病例。

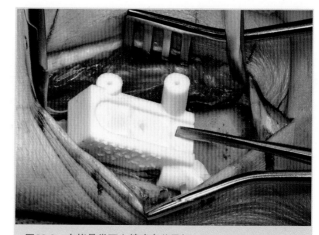

图23.8　在桡骨掌面上精确安装导杆

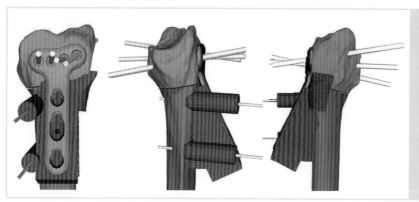

图23.9　斜坡导向器

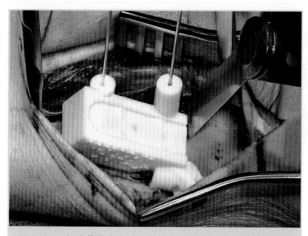

图23.10　部分截骨术

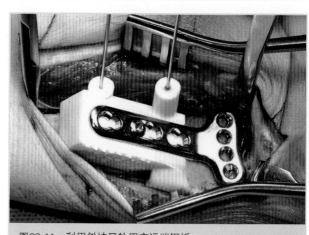

图23.11　利用斜坡导轨固定远端钢板

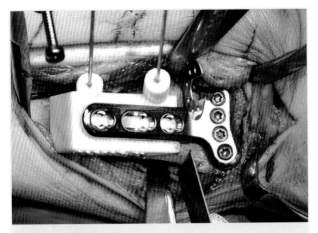

图23.12 截骨术完成

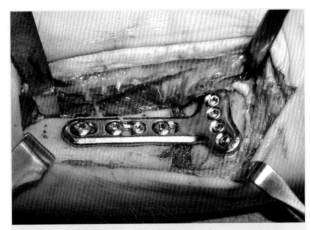

图23.13 近端钢板固定后进行植骨手术

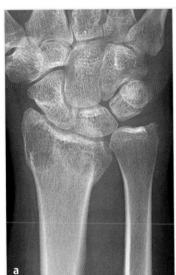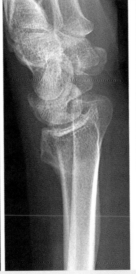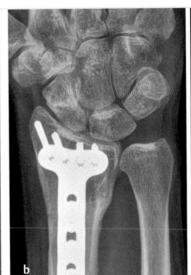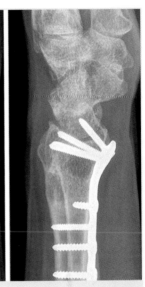

图23.14 临床病例。关节外畸形愈合。a、b. X线检查前后

23.3.2 关节内畸形愈合

在复杂、成熟的关节内畸形愈合中，3D分析和虚拟截骨术计划已经可以帮助决定是否可以进行截骨术。关节表面沿着不可接受的台阶线分开，切断间隙中的骨材料。然后使用对侧关节图像作为模板来复位骨折块（图23.15）。通常将一个或两个移位的骨折块移动到位于最佳位置的"主"片段上。在许多情况下，这导致对称的情况。在其他情况下，关节表面虽然正确恢复，但相对于轴没有正确定向，这迫使在干骺端需要同时进行关节外截骨术。定位架用于复位操纵杆（图23.16）并通过紧密网状钻孔切除这些骨折块（图23.17）或锯切（图23.18）。在截骨术和骨折块移动后（图23.19），

复位导向器滑动到复位操纵杆上（图23.20）。这确保了骨折块的正确定位以及临时固定，最终是用板或螺钉固定（图23.21）。现在，对于重建的关节表面，可以通过如上所述的干骺端截骨术来解决伴随的关节外畸形。图23.22为关节内畸形愈合的临床病例。

23.3.3 远端桡骨关节内骨折

3D分析已经可以非常有助于完全理解骨折模式。如果使用打印机实现模拟对象，则可以进一步增强对这种3D的理解。

对于添加的步骤，需要更精细的软件，其允许在有或没有模板或甚至触觉装置的帮助下单独操作分离的分段片段直至达到解剖学复位。它还可以包

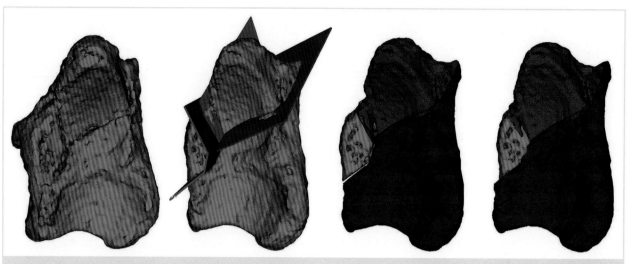

图23.15　关节内畸形愈合、虚拟关节内截骨术和复位

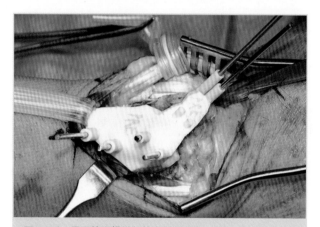

图23.16　用于放置操纵杆的表面导向器

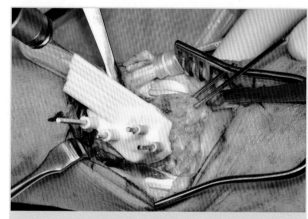

图23.17　利用多个钻孔进行截骨术

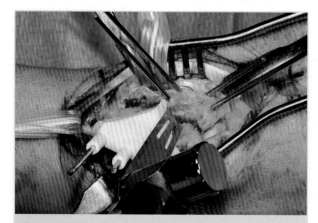

图23.18　带锯的截骨术

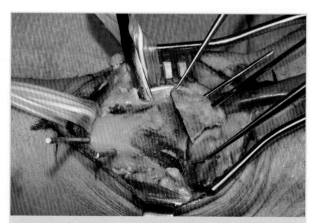

图23.19　游离骨块

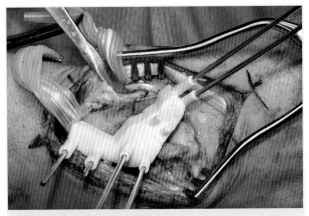

图23.20 使用操纵杆上的指南复位骨块

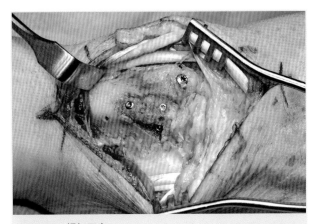

图23.21 螺钉固定

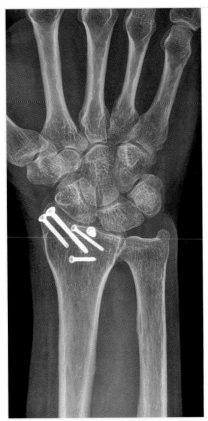

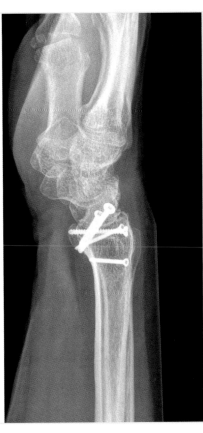

图23.22 临床病例。关节内畸形愈合。术后X线检查

括固定装置/板的数字库和用于形成表面导向器及定位架的工具，用于为植入物或操纵杆的放置准备适当的孔。这对于通过直视或术中透视无法充分控制复位的骨折尤其有用（图23.29）。这适用于掌侧入路的大多数关节内骨折（图23.23）。关节内骨折线被完整的手掌关节囊掩盖，除非通过附加/背侧入路或腕关节镜检查控制，否则无法精确复位。

精确配合的表面导向器允许将复位操纵杆引入桡骨茎突（图23.24）骨折块中并为轴向的骨折块上的板制备钻孔。如果处理背侧倾斜的泪滴状骨折，则首先将其连接到板上。为了将板固定在正确的角度，我们使用斜坡导向器来确定板的独立位置以及板头和轴的位置（图23.25）。在移除斜坡导向器之后，将板轴固定到近端主要的骨折块中的预钻孔上，将间接导致掌尺侧的骨折块的精确复位（图23.26）。然后使用桡骨茎突骨折块中的操纵杆和单独的还原导向器，将茎突骨折块移动到所需位置（图23.27）并通过板上的附加螺钉稳定（图

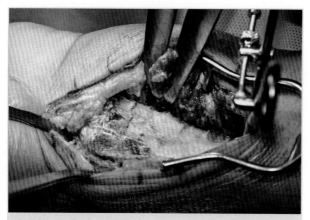

图23.23　暴露掌侧骨折线

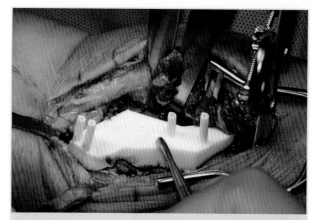

图23.24　安装操纵杆和近端板孔

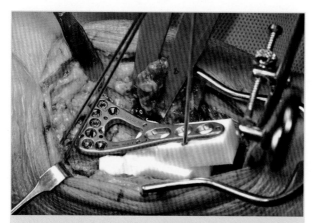

图23.25　固定在泪滴状骨块上的斜坡导向器

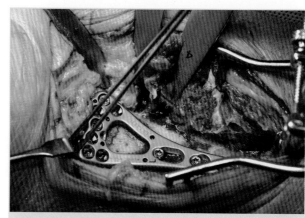

图23.26　用钢板螺钉复位泪滴状骨块

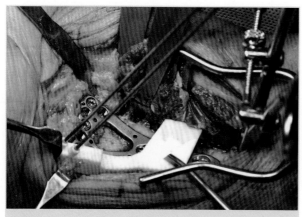

图23.27　将复位后的导向器置于茎突碎骨块上

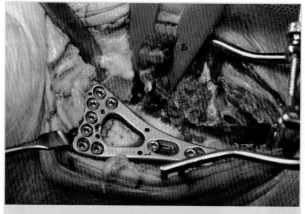

图23.28　用钢板螺钉固定桡骨茎突碎骨块

23.28）。图23.29为关节内骨折的临床病例。

　　然而，这种技术在新骨折中的经验是有限的，主要是用于执行分析所需的时间、计划，以及导向器的准备和打印。到目前为止还没有关于这方面的数据；我们在当前前瞻性研究中的经验是有效的。

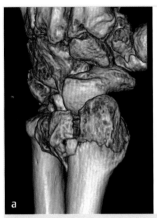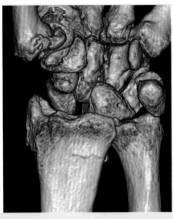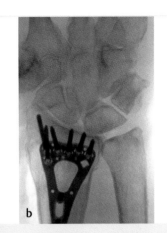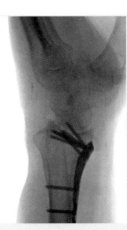

图23.29 临床病例。关节内骨折。a.术前3D-CT扫描。b.术后X线片

23.4 结果

一些作者报道了计算机辅助关节外截骨术，主要是病例报告或基于少量的患者队列研究，最近刊登了系统评估和荟萃分析，包括来自15项研究的68名患者显示手术带来了显著可靠的益处。报告了11例并发症，主要与植入物有关；但是，没有感染或骨折不愈合。由于数量较少，无法对功能进行有意义的评估。后来很少有研究比较相关患者队列研究显示计算机辅助手术可以更精确和可靠地矫正畸形、手术持续时间更短、X线照射更少、临床结果也更好，但后者不具有统计学意义。显然，对于关节内截骨术，由于没有合适的参照组，因此无法进行比较。

在我们的患者中，我们可以证明并确认该方法的可靠性和非常高的精确度：闭合楔形和单切口截骨术比开放楔形截骨术更准确。关节外截骨术显示2°~4°的残余误差，关节内矫正出现小于1mm的残余误差和5°畸形。在过去的4年中，我们机构已经充分记录了96例关节外和41例关节内模拟计划和计算机辅助桡骨远端截骨术。其中，我们有5个严重的并发症：一个钢板破裂，另一个钢板弯曲，一次矫正失败，有两例复杂性区域疼痛综合征。只有一例关节内截骨术后疼痛的患者需要行二期手腕的部分关节固定术。

23.5 意外及禁忌证

任何截骨术，手腕都应该没有营养变化和僵硬。在存在退行性关节炎的情况下，需要调整手术的适应证。良好的骨质量对于操纵杆的可靠放置和复位非常重要。长期存在的明显畸形可能导致顽固性软组织挛缩，这将阻碍复位，特别是长度恢复时。在这些情况下，优选的替代策略是：当远端桡尺关节中的软骨完整时，闭合楔形或摇动桡骨截骨术需要通过尺骨缩短截骨术来调节尺骨的长度。如果该关节出现创伤后或退行性关节炎，则需要进行假体置换。这通常允许根据校正的桡骨调整长度。

鉴于手术和导向器制造的计划是正确的，手术过程中最重要的步骤是导向器在骨骼上的完美契合。这需要对引导物覆盖的骨表面进行细致的清洁；需要移除骨膜和所有软组织，这与从软组织保留、生物手术中学到的压力形成鲜明对比。

在钻孔和锯切截骨术切口期间需要特别注意，因为导向器中工具的摩擦妨碍了对深度和阻力的感知。因此，导向器应提供合适的钻头/锯片，防止插入关节。

提示和技巧

·暴露截骨部位后，在骨表面标记导向器的轮廓，并将其位置与术前计划有关的表面位置（测量距离）进行比较。

·检查钻头、锯与导轨有关的长度，以免切割到关节内。

·截骨后，需要充分的移动碎骨块，以保证无约束的复位。

·截骨表面应该清洁和平整，完全剔除包括位于关节内骨折间隙的瘢痕组织。

23.6 结论

3D分析，虚拟计划和计算机辅助在限定时间和数量的情况下，以及在进行桡骨远端截骨术和骨接合术时是提高精确度、可靠性的有力工具。此外，它为治疗复杂的关节内畸形愈合等无法解决的临床问题开辟了新的视野。

随着易于使用的软件的传播和数字化时代外科医生的响应，迄今为止在这种手术中遇到的犹豫和胆怯正在迅速消失。因此，计算机辅助无疑将成为矫正畸形和骨折的标准。

参考文献

[1] D'Aubigne RM, Deschamps L. L'osteotomie plane oblique dans la correction des deformations des membres. Bull Mem Arch Chir 1952;8:271–276.

[2] Meyer DC, Siebenrock KA, Schiele B, Gerber C. A new methodology for the planning of single-cut corrective osteotomies of mal-aligned long bones. Clin Biomech (Bristol, Avon) 2005;20(2):223–227.

[3] Nagy L, Jankauskas L, Dumont CE. Correction of forearm malunion guided by the preoperative complaint. Clin Orthop Relat Res 2008;466(6):1419–1428.

[4] Nagy L. Malunion of the distal end of the radius. In: Fernandez DL, Jupiter JB, eds. Fractures of the Distal Radius. New York: Springer; 2002:289–344.

[5] Sangeorzan BJ, Sangeorzan BP, Hansen ST Jr, Judd RP. Mathematically directed single-cut osteotomy for correction of tibial malunion. J Orthop Trauma 1989;3(4):267–275.

[6] Sangeorzan BP, Judd RP, Sangeorzan BJ. Mathematical analysis of single-cut osteotomy for complex long bone deformity. J Biomech 1989;22(11–12):1271–1278.

[7] Christersson A, Nysjö J, Berglund L, et al. Comparison of 2D radiography and a semi-automatic CT-based 3D method for measuring change in dorsal angulation over time in distal radius fractures. Skeletal Radiol 2016;45(6):763–769.

[8] Miyake J, Murase T, Yamanaka Y, Moritomo H, Sugamoto K. Comparison of three dimensional and radiographic measurements in the analysis of distal radius malunion. J Hand Surg Am 2012;38E(2):133–143.

[9] Bindra RR, Cole RJ, Yamaguchi K, et al. Quantification of the radial torsion angle with computerized tomography in cadaver specimens. J Bone Joint Surg Am 1997;79(6):833–837.

[10] Murase T, Oka K, Moritomo H, Goto A, Yoshikawa H, Sugamoto K. Three-dimensional corrective osteotomy of malunited fractures of the upper extremity with use of a computer simulation system. J Bone Joint Surg Am 2008;90(11):2375–2389.

[11] Oka K, Moritomo H, Goto A, Sugamoto K, Yoshikawa H, Murase T. Corrective osteotomy for malunited intra-articular fracture of the distal radius using a custom-made surgical guide based on three-dimensional computer simulation: case report. J Hand Surg Am 2008;33(6):835–840.

[12] Farshad M, Hess F, Nagy L, Schweizer A. Corrective osteotomy of distal radial deformities: a new method of guided locking fixed screw positioning. J Hand Surg Eur Vol 2013;38(1):29–34.

[13] Bizzotto N, Tami I, Santucci A, et al. 3D printed replica of articular fractures for surgical planning and patient consent: a two years multi-centric experience. 3D Print Med 2015;2(1):2.

[14] Bizzotto N, Tami I, Tami A, et al. 3D Printed models of distal radius fractures. Injury 2016;47(4):976–978.

[15] Chen C, Cai L, Zhang C, Wang J, Guo X, Zhou Y. Treatment of die-punch fractures with 3D printing technology. J Invest Surg 2018;31(5):385–392.

[16] Debarre E, Hivart P, Baranski D, Déprez P. Speedy skeletal prototype production to help diagnosis in orthopaedic and trauma surgery. Methodology and examples of clinical applications. Orthop Traumatol Surg Res 2012;98(5):597–602.

[17] Athwal GS, Ellis RE, Small CF, Pichora DR. Computer-assisted distal radius osteotomy. J Hand Surg Am 2003;28(6):951–958.

[18] Miyake J, Murase T, Moritomo H, Sugamoto K, Yoshikawa H. Distal radius osteotomy with volar locking plates based on computer simulation. Clin Orthop Relat Res 2011;469(6):1766–1773.

[19] Schweizer A, Fürnstahl P, Nagy L. Three-dimensional correction of distal radius intra-articular malunions using patient-specific drill guides. J Hand Surg Am 2013;38(12):2339–2347.

[20] Zimmermann R, Gabl M, Arora R, Rieger M. Computer-assisted planning and corrective osteotomy in distal radius malunion Handchir Mikrochir Plast Chir 2003;35(5):333–337.

[21] de Muinck Keizer RJO, Lechner KM, Mulders MAM, Schep NWL, Eygendaal D, Goslings JC. Three-dimensional virtual planning of corrective osteotomies of distal radius malunions: a systematic review and meta-analysis. Strateg Trauma Limb Reconstr 2017;12(2):77–89.

[22] Bauer DE, Zimmermann S, Aichmair A, et al. Conventional versus computer-assisted corrective osteotomy of the forearm: a retrospective analysis of 6 consecutive cases. J Hand Surg Am 2017;42(6):447–455.

[23] Buijze GA, Leong NL, Stockmans F, et al. Three-dimensional compared with two-dimensional preoperative planning of corrective osteotomy for extraarticular distal radius malunion. J Bone Joint Surg 2018;100-A:1191–1202.

[24] Roner S, Vlachopoulos L, Nagy L, Schweizer A, Fürnstahl P. Accuracy and Early clinical outcome of 3-dimensional planned and guided single-cut osteotomies of malunited forearm bones. J Hand Surg Am 2017;42(12):1031.e1–1031.e8.

[25] Stockmans F, Dezillie M, Vanhaecke J. Accuracy of 3D virtual planning of corrective osteotomies of the distal radius. J Wrist Surg 2013;2(4):306–314.

[26] Vlachopoulos L, Schweizer A, Graf M, Nagy L, Fürnstahl P. Three-dimensional postoperative accuracy of extra-articular forearm osteotomies using CT-scan based patient-specific surgical guides. BMC Musculoskelet Disord 2015;16:336–344.

[27] Yoshii Y, Kusakabe T, Akita K, Tung WL, Ishii T. Reproducibility of three dimensional digital preoperative planning for the osteosynthesis of distal radius fractures. J Orthop Res 2017;35(12):2646–2651.

第二十四章 儿童桡骨远端骨折与生长障碍

AlexandriaL.Case，JoshuaM.Abzug

摘要

桡骨远端骨折是儿童最常见的骨折。绝大多数这种损伤可以非手术治疗，进行闭合复位或无须闭合复位。在需要手术治疗的情况下，大部分骨折可以通过闭合复位和经皮穿针固定获得充分稳定。很少需要钢板和螺钉固定，青少年患者可选择使用。可产生并发症，但很少见。在确认发育之前，必须密切跟踪骺板早闭的情况。如果发生骺板早闭，骺板骨桥切除术、桡骨远端和/或尺骨骺骨干固定术、桡骨矫正截骨术和/或尺骨缩短截骨术可获得良好效果。

关键词： 桡骨远端，骺板早闭，骺外，Salter-Harris，骺板骨桥切除术，骺骨干固定术，儿童，青少年，骨折

24.1 儿童桡骨远端骨折：简介

桡骨远端骨折是儿童最常见的骨折，约占儿童骨折的1/4。这些损伤最常由于跌倒，伸展的上肢伸展时触地引起，尤其是常发生在家里或家附近。桡骨远端骨折最常发生在11～14岁的男性儿童和8～11岁的女性儿童中。桡骨远端骨折的流行病学分析表明，近年来，这些损伤在儿童人群中的发病率有所上升，可能与运动参与的增加以及人群骨密度和体重指数的变化有关。

由于生长板是生长期儿童肌肉骨骼系统中最薄弱的部分，在骨骺或骨干骨化前，在生物力学上容易骨折。在生长板内，暂时钙化区特别容易受到机械应力的影响而骨折。然而，骨折离生长板近端越近，越可能出现更大的重塑潜力。因此，在治疗过程中必须考虑到的，是生长板或其附近部位的骨折。无论是骺外骨折还是骺内骨折，桡骨远端骨折最常用的名称是根据骨折的位置来确定的。

24.1.1 骺外骨折

骺外桡骨远端骨折通常累及桡骨干骺端，一般情况下可治愈，无并发症。这些骨折可根据骨皮质受累程度来进一步描述，包括不完全性或完全性骺外骨折。更具体地说，由于部分完整的皮质保留在骨折线外，不完全性骺外骨折是稳定的骨折，而完全性骺外骨折累及两个骨皮质，因此可能导致骨折不稳定。不完全性骺外骨折被进一步细分为青枝骨折或隆突骨折。青枝骨折通常是由旋转机制引起的，其中一个骨皮质被完全破坏，而另一个皮质保持完整。桡骨远端的隆突/扣状骨折在腕部受到轴向机械压力时发生。完全性的骺外骨折与过度旋转骨骼或与施加于骨骼的弯曲暴力有关。

24.1.2 干骺端骨折

桡骨远端骨折是生长期儿童最常见的骺端板骨折之一。在桡骨远端，75%～80%的桡骨纵向生长，源于桡骨远端骺板；因此，虽然骺板早闭是罕见的并发症，发生率不到7%，医生也必须采取一切预防措施，以保护生长板的发育，防止肢体功能和外观的长期缺陷。

Salter-Harris分型

在更广泛的骨骺骨折范畴内，Salter和Harris在1963年提出的一个亚分类系统被广泛地用于骨骺骨折的进一步分型。该分型基于5个主要分型，为Salter-Harris类型Ⅰ～Ⅴ（SHⅠ～Ⅴ）。SHⅠ型骨折不累及任何骨化骨，骨折线仅穿过生长板。Ⅱ型骨折是最常见的类型，占儿童桡骨远端骨骺骨折的近3/4。这些骨折的特点是有一条骨折线，该骨折线穿过桡骨远端生长板并累及干骺端。SHⅢ型骨折从生长板延伸到骨骺。Ⅳ型骨折包括这3种，骨折线从骨骺延伸到干骺端，穿过生长板或相反。SHⅤ型骨折

很少见，与早期的骨折类型明显不同。这些骨折通常是由挤压机制或反复压缩引起的，并与显著增加的骨骺早闭相关。

24.1.3 手术指征和禁忌证

非移位骨折

非移位和最小移位骨折通常不需要手术治疗。由于桡骨远端骨折与生长板关系密切，特别是对于儿童的骨折，桡骨远端骨折具有强大的重塑潜力，通常可以通过石膏或夹板固定保守治疗。在SH Ⅰ型和SH Ⅱ型骨折中，那些最小移位或不移位的骨折通常可以保守治疗。特别是，移位小于50%和有限成角的骨折通常在愈合的早期阶段予以固定并密切跟踪。目前的文献描述，矢状面成角角度小于15°和/或缩短1cm的骨折可重塑，不损伤实质性功能。

隆突骨折本质上是稳定的，通常可以非手术治疗。然而，对于什么是真正的隆突骨折还缺乏共识。对于稳定的隆突骨折，建议短臂石膏或夹板固定约3周。对于年龄较大的患者，可夹板固定，患者的症状改善后，拆除夹板。

移位骨折

一般治疗指南指出，在9岁以下的儿童中，任何移位和15°的成角及45°的旋转都可以非手术治疗。然而，一些作者建议20°~25°的屈伸角度成角和10°的桡/尺偏的年轻人群，也可选择非手术治疗。非手术治疗可接受的移位和成角程度随着年龄的增长而减少，因为随着骨骺的成熟和闭合，重塑潜能逐渐降低。对于9岁及以上的儿童，大于20°的背侧成角应通过治疗来改善骨折对位对线。必须注意的是，完全骨折和不稳定的骨折应密切关注，每周进行X线检查，连续3周，以确保保持可接受的骨折对位对线。

外科手术的其他适应证

SH Ⅱ~Ⅳ型骨折通常需要闭合复位以改善骨折对线。在并发其他损伤、开放性骨折、浮肘、疑似神经血管损伤和/或关节内受累的情况下，也可能需要手术治疗。为了更好地评估损伤和制订手术方法，可能需要额外的术前影像学检查，如计算机断层扫描（CT）或磁共振成像（MRI）。其他的手术指征包括完全性骺外骨折，这种骨折本身就不稳定，无法通过闭合的方法获得可接受的复位，以及由于重塑不足而需要矫正畸形。

此外，在评估手术治疗的必要性时，需要考虑社会经济因素，特别是在成角角度、骨折移位和/或旋转不正处于临界点的情况下。因为社会经济因素，患者对密切随访的依从性差，导致不能很好地监控骨折力线的改变。

24.1.4 手术方法

麻醉下闭合复位

麻醉下闭合复位是治疗骨折力线不佳的首先治疗方法。但是，需要注意的是，反复尝试复位会增加骨骺损伤，可能产生肢体生长障碍。因此，我们建议在急诊室尝试复位不应超过2次，然后在手术室尝试闭合复位不超过2次。此外，延迟复位也可能导致骨骺损伤增加，因此骨骺骨折闭合复位应在受伤后2周之内进行。如果在这一时间段后发现骨骺骨折，即使出现畸形愈合，也应让骨折愈合和重建，因为如果需要，可以在以后矫正畸形，而不会损害骺板。

麻醉方法可根据闭合复位的地点（即急诊室与手术室）和医生的选择而有所不同。通常，桡骨远端骨折可以在麻醉下通过血肿或静脉阻滞、腋窝阻滞、自行吸入50/50一氧化二氮混合物，清醒镇静，全麻，或这些方法的一些组合来进行闭合复位。应首先牵引分离骨折端，随后，远端骨折端应向与成角相反的方向移位（即，对于背侧成角骨折进行掌侧移位）。在保持骨折复位的同时，应使用管型夹板或长臂石膏固定肢体。适当的石膏固定，包括三点或骨间的塑形，有适当的指示标志，可以很好地维持骨折的位置。在复位后的2~3周，必须进行X线检查随访，以确保骨折保持可接受的位置。

闭合复位和经皮穿针（CRPP）

在麻醉下复位后，进行经皮穿针固定骨折。手术适用于不稳定骨折、闭合复位失败的骨折，以及不需石膏/夹板固定的骨折（即开放性伤口、不宜环形包扎的漂浮性肘关节损伤，或者需要密切观察的相关血管损伤的情况）。CRPP术在保证骨折稳定性的同时，最大限度地减少了手术时间和创伤。这个过程是利用半无菌技术，直接在一个倒置的大型透视装置上进行的（图24.1）。或者，也可以使用一个手桌或一个迷你C臂机。闭合复位并通过正侧位的透视检查确定获得可接受的骨折对线。通过经皮或通过桡骨茎突上的小纵形切口插入适合患者年龄和大小的克氏针。对于骨骺骨折，钢针放置在桡骨桡茎突上，对于骺外骨折，钢针放置在生长板近端位置，逆向以固定双层皮质方式穿过骨折部位，并进行影像学检查确定骨折位置。如需要加强骨折的稳定性，可以再交义插入克氏针（图24.2）。如克氏针位置良好，应将其弯曲90°，弯曲距离皮肤表面约1cm，然后切断，只留约1cm的克氏针。再次透视检查以确保在该过程中骨折对线不会改变。然后无菌敷料包扎，使用适当塑形的长臂石膏固定。术后1

周内应进行随访，以确保骨折复位得到维持。术后4~6周复查X线片，骨折愈合后，无须麻醉，可在门诊取出克氏针。在治疗后1年的过程中，应进行影像学检查的随访，直到确认骨骼纵向生长或明显出现骺板骨桥。

切开复位内固定（ORIF）

ORIF适用于开放性骨折、闭合复位未获得良好对线的骨折和晚期出现成角的骺外骨折。儿童或青少年骨折的切开复位内固定与成人手术相似，但有一些显著的差异。首先，对于需要切开复位的幼童，可以使用克氏针作为最终固定。其次，对于需要钢板和螺钉固定的患者，如果孩子还在生长发育，必须确保钢板固定在生长板近端的位置（图24.3）。然后，术后长时间放置石膏的患者，可使用不能完全提供骨折刚性稳定的内固定物。例如，可以使用较小尺寸的钢板和螺钉来复位固定骨折，而石膏或夹板可以长时间固定四肢，以使骨折愈合。最后，值得注意的是，桡骨远端骨折本质上是近端骨折，可以用弹性髓内钉治疗。

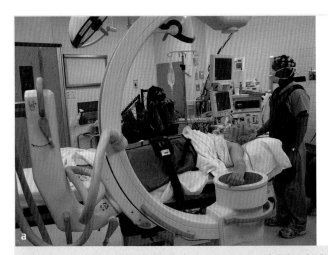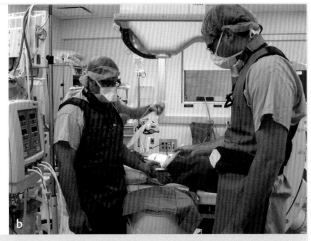

图24.1　a.闭合复位和经皮穿针固定的手术室设置。请注意，标准透视装置是倒置的，当作手术室的手术台。b.半无菌技术用于闭合复位和经皮穿针固定。注意没有过多的窗帘、长外衣等（这些图片由马里兰州巴尔的摩的Joshua M. Abzug, Baltimore, MD提供）

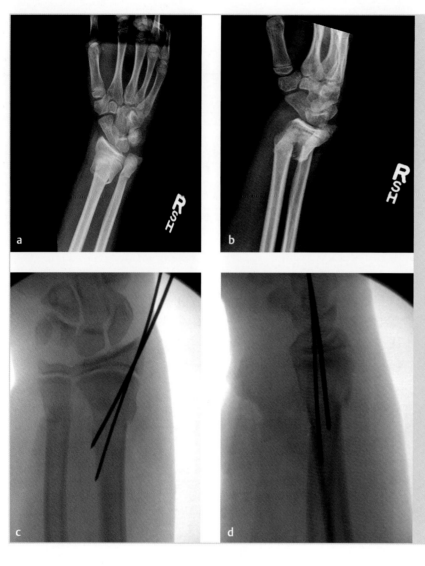

图24.2 一名从马上摔下来的11岁女性桡骨远端有明显移位的骺外骨折。a.术前腕关节后前位片。b.术前腕关节侧位片。c.经皮穿针固定术中术后正侧位片。d.经皮穿针固定术中侧位片（这些图片由马里兰州巴尔的摩的Joshua M. Abzug, Baltimore, MD 提供）

矫正截骨术

矫正截骨术可用于最初选择非手术治疗的患者，这些患者的骨折重建不足，随后导致下尺桡关节（DRUJ）功能丧失或不稳定。根据畸形的不同，截骨术有26种，包括闭合楔形、开放楔形或穹顶形截骨术。尺骨缩短截骨术，单独或结合桡骨远端截骨术，也可用于治疗畸形。对于幼童，可以使用克氏针或斯坦曼针来稳定截骨，对于年龄较大的儿童/青少年，可以使用掌侧或背侧钢板来固定截骨。对于需要肢体延长手术的患者，可以使用外固定器（根据矫正的需要来选择单平面或多平面）或借助三皮质骨移植来实现急性延长。截骨时必须充分冲洗，以尽量减少骨坏死的风险。建议固定至少4周，

术后1周进行首次随访，以确保截骨术和随后的固定维持正确的骨折对线。术后4~6周，可使用热塑性夹板，患者可转诊门诊治疗。

24.1.5 结果

桡骨远端骨折与骨骼发育不全的儿童生长板生长快速，是导致骨折愈合优良率高的主要原因。很少需要专业职业或物理治疗，因为运动功能可通过游戏和日常活动来迅速恢复。绝大多数桡骨远端无移位或少量移位的骨折愈合后无并发症。尽管儿童和青少年中很少出现严重和持久的并发症，但手术干预增加了并发症的风险。

与手术相关的并发症包括持续疼痛、针道感

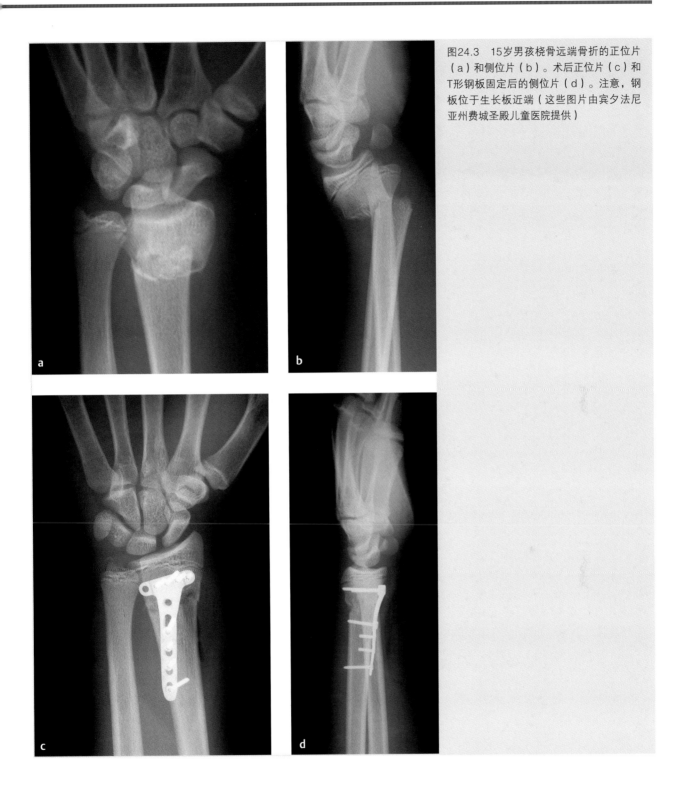

图24.3　15岁男孩桡骨远端骨折的正位片（a）和侧位片（b）。术后正位片（c）和T形钢板固定后的侧位片（d）。注意，钢板位于生长板近端（这些图片由宾夕法尼亚州费城圣殿儿童医院提供）

染、瘢痕、针移位、骨骺损伤和/或肌腱损伤。骨不连极为罕见，但由于手术过程中所造成的创伤，在切开复位内固定病例中也可能出现。桡尺关节炎是另一种潜在的并发症，可能是由机动车辆或交通全地形车辆事故等高能量损伤机制造成的，但极为罕见。

24.1.6　注意事项

· 未能进行密切的随访，来监测骨折是否产生移位，这可能导致畸形愈合和长期功能受限。

· 石膏固定不良引起骨折移位。

· 初次治疗后未能继续随访，来确保没有发生生长停滞，可导致延迟诊断和尺骨撞击综合征。

·未能认识到上肢的伴随损伤可能导致功能损害和不良后果。

24.2 桡骨远端骨折后的生长障碍：简介

尽管报道的桡骨远端骨折后骨骺早闭的发生率较低（1%~7%），但它被认为是这些损伤中最严重的并发症之一，桡骨远端骨骺的骨化开始于8个月龄左右，在14~15岁女性和16~17岁男性出现骨骺闭合。各种因素，包括已知的和未知的，都可能导致骨骺早闭。一个已知的因素是直接损害生长板的增殖层和生发层。其他因素包括延迟复位（超过受伤后14天）、多次复位、手术导致严重的骨骺损伤、受伤时导致骨骺广泛损伤和/或作用在骨骺上的反复性压力，如体操等活动。急性桡骨远端骨折应在骨折愈合后，每隔3个月进行一次影像学检查，以监测是否出现骨骺早闭。定期进行影像学检查，直到出现明确的纵向生长或确认有无骨骺损伤。尺骨变异

的增加与骨骺早闭有关，应进一步研究，利用先进的影像学技术评估桡骨远端的物理特性。CT和/或MRI（图24.4）可准确诊断和定位骺板骨桥，并评估早期骨化区的具体大小和位置。

桡骨远端骨折可出现部分或完全的骨骺早闭，但也可在骨骼发育不成熟的运动员中观察到，这些运动员承受着身体的重复应力、重复动作，如体操中的重复动作。出于这个原因，体操运动员经常使用夹板，防止手腕过度伸展，以减少直接作用于身体的力量。

根据已开始或已经骨化的生长板数量，骨骺早闭可分为完全性或部分性。在部分性骨骺早闭的情况下，术语骺板骨桥常被用来描述由于创伤而导致早期骨化的生长板部分。最常见的部分性骨骺早闭是一种中心性生长停滞，早期骨化的部分位于生长板的中央，而生长板的内侧和外侧试图继续进行新的骨生长。假设骺板骨桥占生长板的比例不到50%，这些类型的骨骺早闭通常采用骺板骨桥切除结合物体填充来治疗。完全性骨骺早闭是指骺板骨桥位于内侧或外侧。这些骨骺早闭可引起腕部明显的畸

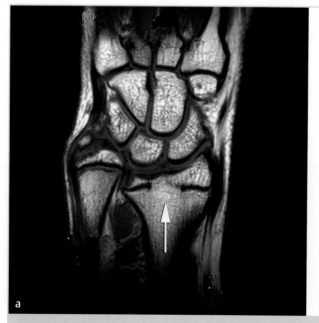
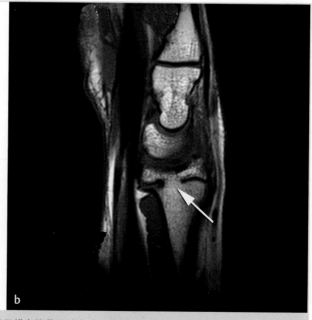

图24.4 腕关节冠状面（a）和矢状面（b）T1加权磁共振图像，显示横穿桡骨远端中央的骨桥（箭头）（这些图片由宾夕法尼亚州费城圣殿儿童医院提供）

形，影响很大。考虑到这些骺板骨桥的位置，如果患者接近骨骼成熟，为防止肢体长度差异，通常会考虑进行骺骨干固定术。对于SH Ⅲ和SH Ⅳ骨折，可以在先前的骨折线上观察到线性骺板早闭。由于与这些骨折相关的骺板骨桥可能非常小，因此骺板骨桥两侧生长板的持续生长可能导致骨桥断裂，从而使桡骨持续生长。或者，横断的骺板骨桥可以沿着骺内骨折线生长。

如果急性骨折后没有进行密切的随访，骺板早闭通常在损伤后数年才出现症状。Waters等的一项研究报告称，从损伤到矫正手术的平均时间为38个月（范围：6~120个月）。

24.2.1　适应证和禁忌证

骺板早闭的治疗取决于许多因素，包括患者年龄、性别、剩余生长潜能和后期生长加速的家族史。对于女性患者，因为已证实大多数患者月经初潮后2年内肢体停止生长，所以月经初潮发生时间在讨论治疗方案时起着重要的作用，在讨论治疗方案时，骺板早闭的位置和大小也是关键的决定因素。

部分性骺板早闭可进行骺板骨桥切除结合植骨治疗。当骺板骨桥位于中心位置且小于生长板的50%时，可以进行此类手术。但是，应当指出，这一方法不如随后列出的其他备选办法可靠。如果桡骨生长板完全骨化，但尺骨生长板仍对尺骨长度起积极作用，最终将发展为尺骨撞击综合征。因此，谨慎的做法是进行一项手术来阻止尺骨的纵向生长或者延长桡骨，从而将尺骨撞击综合征、前臂弯曲、前臂旋转减少和/或进行畸形矫正术的可能性降至最低。外科医生、患者和家属之间应进行讨论，讨论可选择的外科手术及其手术效果。如果尺骨的生长板闭合和桡骨生长板闭合，应适当选择保守治疗。然而，如果肢体生长仍然实际存在，年长儿童和青少年患者最可靠的治疗方法是尺骨骺骨干固定术。需要注意的是，这将导致肢体长度不一致，必须让患者和家长意识到这一点。在幼儿中，桡骨延长可能是最佳的，然而父母必须了解与此手术相关的并发症发生率高，以及在生长期可能需要多次延长。最终，决定选择哪种手术应该是外科医生、患者和

家人共同决策的过程。

24.2.2　外科技术

骺板骨桥切除术

在中心型骺板骨桥形成的情况下，可以进行骺板骨桥切除术，以移除硬化的部分，使骨沿着剩余的功能性部分继续生长。如果能早期识别，理想情况下，这种手术可以尽量减少骺板早闭带来的影响。外科医生将需要移除整个骺板骨桥，以确保生长板没有任何残留。在桡骨远端，这种手术通常是通过桡骨远端背侧纵向切口进行的。暴露生长板后，移除生长板的骨化部分。正常的生长板周围有一蓝色的铰链状结构，应该保持其完整性。在手术过程中，应谨慎使用X线透视，以确保骺板骨桥被完全移除，尽量减少对周围型生长板完整性的破坏。必须用填充材料或"栓子"替换切除的部分，以防止骺板骨桥复发。植入材料的选择因外科医生而异，可包括脂肪植入材料，来源于切除过程中周围的软组织或植入物，如甲基丙烯酸甲酯或硅橡胶。患者必须长期随访，直到骨骼成熟，以确保身体继续生长，没有新的骺板骨桥生长。偶尔，残留的完整的生长板只是"消失"，在正常的未受伤的尺骨前停止生长，这必须进行监测。

骺骨干固定术

骺板固定术包括移除正常的健康生长板，在发生部分或完全的骺板早闭时可用。这种手术通常在年龄较大的儿童和青少年中进行，他们的桡骨和/或尺骨的生长潜力有限。在桡骨完全性骺板早闭的情况下，可以进行双侧骺骨干固定术，以防止产生肢体长度不一致。虽然这些手术的技术可能因外科医生而异，但骺骨干固定术是一种相对有效和可靠的手术，可以通过小切口进行。切开后，钝性剥离达骨骼。随后，在透视引导下将空心钻的导针放入生长板内。然后，将钻头放置在导针上，形成通道，然后移除导针，用钻头去除生长板。在此过程中，应注意确保钻头适当对齐在适当的深度放置（图24.5）。此外，刮匙或毛刺可以放置在通道内，以清除剩余的骺板软骨。随后石膏固定约2周，术后3~6

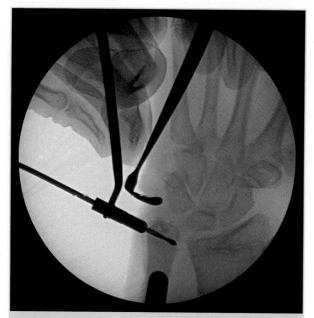

图24.5 术中腕部透视图像，显示使用空心钻进行尺骨骺干固定术（图片由马里兰州巴尔的摩市Joshua M.Abzug提供）

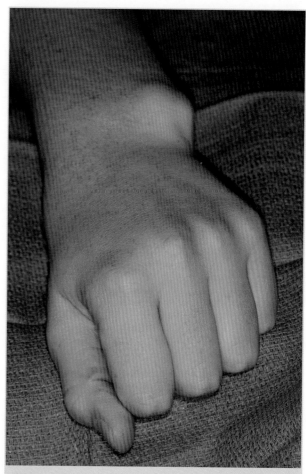

图24.6 桡骨远端骨骺早闭后，手和腕关节的临床照片上可以看到突出的尺骨头（图片由宾夕法尼亚州费城圣殿儿童医院提供）

个月进行X线检查，以监测手术效果并确保骨生长停止。

矫正截骨术

根据骺板早闭的位置、严重程度和诊断时间，可能需要进行矫正截骨术。当生长停止后，确诊骺板早闭，并出现肢体实质性畸形或尺骨明显长于桡骨时，可进行截骨术（图24.6）。通常情况下，这些情况出现在典型骨折随访期以外发生骺板早闭的情况下，直到产生症状或出现其他损伤而进行放射线检查时才观察到。桡骨截骨术适用于部分骺板早闭，部分骺板早闭可导致腕关节成角畸形，引起疼痛，也有可能导致长期并发症，如关节炎和由于桡骨、尺骨和腕骨之间的对合不良而导致的腕关节退行性变。这些方法特别有助于纠正冠状面和矢状面的对合不良。此外，可以矫正畸形，同时快速延长桡骨。三皮质骨移植是桡骨急性延长的理想方法（图24.7）。术后应继续密切随访，直到在放射线检查确定骨愈合。如果患者开始出现尺骨撞击综合征，其特征是尺骨和腕骨之间的过度撞击造成疼痛（图24.8），可进行尺骨缩短截骨术。通过缩短尺骨长度，可以减轻尺骨撞击月状骨或三角骨引起的疼痛。尺骨缩短截骨术可以无须额外手术或治疗，而

成功地恢复下尺桡关节的稳定性和对位，使腕部生物力学正常化。在骨继续生长的患者中，建议行尺骨远端骺板固定术，以防止重复尺骨缩短截骨术。当桡骨和尺骨长度之间的差异小于12～15mm时，尺骨缩短截骨术最有效，因为较大的截骨术技术难度大，增加骨不连等并发症的风险。进行尺骨截骨术时，切口应尽可能远，同时应尽量确保不破坏骨膜，以减少血液供应中断的潜在风险。理想情况下只破坏截骨水平的骨膜。应楔形截除相当于所需缩短量的骨质，并将钢板放置在截骨术部位以压紧骨端。有几种市场上可买到的固定系统，允许在截骨时出现骨折端旋转不良。将钢板放置在尺骨掌侧可以减少固定物对组织的刺激，并降低固定物拆除的可能性（图24.9）。有必要进行密切的随访，来监测截骨术的位置，直到确定骨折愈合。

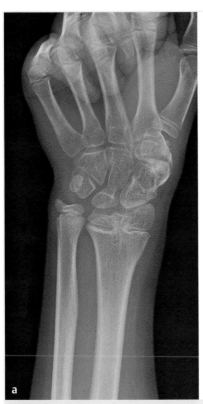
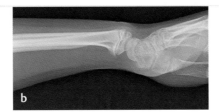
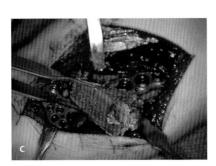
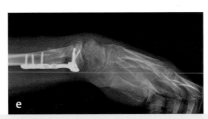
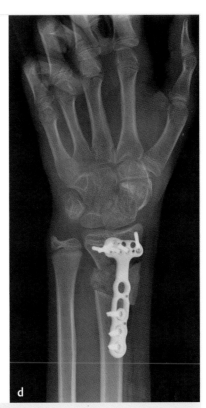

图24.7　术前桡骨远端的正位片（a）和侧位片（b）显示11岁男孩的骨骺早闭。术中透视图像（c）显示自体髂骨移植用于急性桡骨延长。术后正位片（d）和侧位片（e）显示钢板和螺钉结构（这些图片由宾夕法尼亚州费城圣殿儿童医院提供）

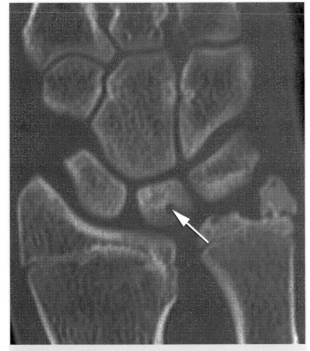

图24.8　腕关节冠状CT扫描显示桡骨远端尺侧半骨骺早闭。注意早期关节炎的变化表现为尺骨骨桥引起的月骨囊性病变（箭头）（图片由马里兰州巴尔的摩市Joshua M.Abzug提供）

牵张成骨术

牵张成骨是急性延长或矫正截骨术的替代方法，尤其是在肢体长度差异大于等于5mm的情况下。这些方法有效地解决了长度差异，而无须使用永久性固定物。圆形外固定架可延长使用时间，以解决长度和角度畸形。然而，这种手术会增加出现并发症和再次返回手术室的风险。并发症可能包括针道感染，皮肤拉伤，皮炎和尺骨半脱位。这种手术的主要优点是可以矫正不能用楔形截骨治疗的成角畸形。此外，随着骨折的愈合情况，随时调整外固定架放置的时间。如果不需要矫正畸形，可以使用单平面外固定架。必须告知父母和孩子，了解孩子需进行长时间治疗以及与此治疗方案相关的潜在并发症。

24.2.3　结果

桡骨远端生长板骨骺早闭的手术目的主要是减轻疼痛，减少桡骨和尺骨生长不均或肢体长度差异引起的长期功能损害。目前对评估桡骨远端骨骺早闭手术的长期随访文献有限，但认为上述手术可成

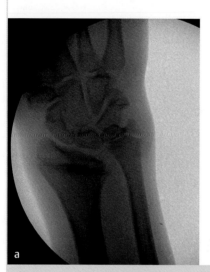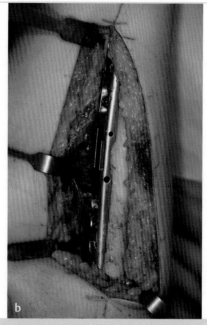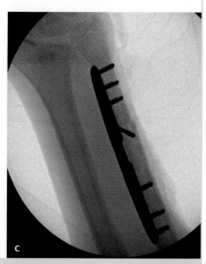

图24.9　a.术前桡骨远端透视图像，显示骨骺早闭和尺骨撞击。b.显示放置在掌侧的尺骨缩短截骨钢板的术中照片。c.术后桡骨和尺骨的透视图像显示尺骨缩短15mm后钢板的放置。注意斜切口和拉力螺钉的位置（这些图片由马里兰州巴尔的摩的约书亚·M.阿卜祖格提供）

功地恢复腕关节的解剖力线，并减少骨骺早闭引起的症状。

24.2.4　注意事项

· 因为早期诊断可进行微创治疗和尽量减少长期的功能受限，所以没有证据表明急性骨折是桡骨远端骨骺早闭的首要相关损害因素。

· 在骨骺发育过程中未能切除整个生长板，可能会导致进一步的、甚至加重的畸形和功能损害。建议术中使用透视检查以减少此类并发症的风险。

· 矫正截骨术中不正确的相似楔形截骨可能导致未预期的情况，而再次手术。完善的术前计划和放射学评估可避免此类情况发生。

24.3　结论

桡骨远端骨折是儿童极为常见的损伤，通常能治愈并恢复损伤前的功能。石膏或夹板固定非手术治疗通常能足以治疗非移位或最小移位的骨折。对于有明显移位或成角的骨折，闭合复位和石膏固定通常能获得良好的结果。对于闭合治疗失败的骨折，以及不能用闭合方法获得满意对位的骨折，需手术治疗。虽然儿童桡骨远端骨折后的骨骺早闭发

提示和技巧

急性桡骨远端骨折评估：

·保证评估整个上肢，以排除伴随性损伤。

·保证获得真实的正侧位影像学片，以便对骨折成角进行充分评估。

·闭合复位或不闭合复位治疗的骨折，应至少随访2～3周，以监测骨折移位。

·可以使用半无菌技术进行闭合复位和经皮穿针固定，从而限制医疗成本、减少浪费。

·在确定桡骨远端纵向生长或骨骺早闭之前，所有骨骺骨折必须随访。

桡骨远端骨骺早闭治疗：

·对于年龄较大的儿童/青少年，早期发现和桡骨尺骨远端骨骺干固定术是骨骺早闭最可靠的治疗方法。

病率较低，但在最初治疗时应适当谨慎，以将其风险降至最低。包括在尝试复位时使用足够的麻醉，避免多次复位，以及避免延迟复位。如果确实发生骨骺早闭，可以进行包括骺板骨桥切除、骨骺生长、楔形截骨术、尺骨缩短截骨术和/或牵张成骨术在内的手术，以防止或纠正肢体长度差异、前臂畸形和/或腕部/前臂功能损害。

参考文献

[1] Landin LA. Fracture patterns in children. Analysis of 8,682 fractures with special reference to incidence, etiology and secular changes in a Swedish urban population 1950–1979. Acta Orthop Scand Suppl 1983;202:1–109.

[2] Cheng JC, Shen WY. Limb fracture pattern in different pediatric age groups: a study of 3,350 children. J Orthop Trauma 1993;7(1):15–22.

[3] Landin LA. Epidemiology of children's fractures. J Pediatr Orthop B 1997;6(2):79–83.

[4] Rodríguez-Merchán EC. Pediatric fractures of the forearm. Clin Orthop Relat Res 2005;(432):65–72.

[5] Skaggs DL, Loro ML, Pitukcheewanont P, Tolo V, Gilsanz V. Increased body weight and decreased radial cross-sectional dimensions in girls with forearm fractures. J Bone Miner Res 2001;16(7):1337–1342.

[6] Khosla S, Melton LJ III, Dekutoski MB, Achenbach SJ, Oberg AL, Riggs BL. Incidence of childhood distal forearm fractures over 30 years: a population-based study. JAMA 2003;290(11):1479–1485.

[7] Bright RW. Operative correction of partial epiphyseal plate closure by osseous-bridge resection and silicone-rubber implant. An experimental study in dogs. J Bone Joint Surg Am 1974;56(4):655–664.

[8] Noonan KJ, Price CT. Forearm and distal radius fractures in children. J Am Acad Orthop Surg 1998;6(3):146–156.

[9] Bae DS, Howard AW. Distal radius fractures: what is the evidence? J Pediatr Orthop 2012;32(Suppl 2):S128–S130.

[10] Dua K, Abzug JM, Sesko Bauer A, Cornwall R, Wyrick TO. Pediatric Distal Radius Fractures. Instr Course Lect 2017;66:447–460.

[11] Lee BS, Esterhai JL Jr, Das M. Fracture of the distal radial epiphysis. Characteristics and surgical treatment of premature, post-traumatic epiphyseal closure. Clin Orthop Relat Res 1984;(185):90–96.

[12] Digby KH. The measurement of diaphysial growth in proximal and distal directions. J Anat Physiol 1916;50(Pt 2):187–188.

[13] Buterbaugh GA, Palmer AK. Fractures and dislocations of the distal radioulnar joint. Hand Clin 1988;4(3):361–375.

[14] Salter R, Harris WR. Injuries involving the epiphyseal plate: AAOS instructional course lecture. J Bone Joint Surg Am 1963;45:587–662.

[15] Egol KA, Koval KJ, Zuckerman JD. Handbook of Fractures. 4th ed. Philadelphia, PA: Lippincott Williams & Wilkins; 2010.

[16] Do TT, Strub WM, Foad SL, Mehlman CT, Crawford AH. Reduction versus remodeling in pediatric distal forearm fractures: a preliminary cost analysis. J Pediatr Orthop B 2003;12(2):109–115.

[17] Roy DR. Completely displaced distal radius fractures with intact ulnas in children. Orthopedics 1989;12(8):1089–1092.

[18] Bae DS. Pediatric distal radius and forearm fractures. J Hand Surg Am 2008;33(10):1911–1923.

[19] Bae DS, Waters PM. Pediatric distal radius fractures and triangular fibrocartilage complex injuries. Hand Clin 2006;22(1):43–53.

[20] Price CT, Choy JY. Current practice of sedation and pain management in the reduction of pediatric forearm fractures: a survey. Orthop Trans 1995;19:42.

[21] Juliano PJ, Mazur JM, Cummings RJ, McCluskey WP. Low-dose lidocaine intravenous regional anesthesia for forearm fractures in children. J Pediatr Orthop 1992;12(5):633–635.

[22] Wedel DJ, Krohn JS, Hall JA. Brachial plexus anesthesia in pediatric patients. Mayo Clin Proc 1991;66(6):583–588.

[23] Varela CD, Lorfing KC, Schmidt TL. Intravenous sedation for the closed reduction of fractures in children. J Bone Joint Surg Am 1995;77(3):340–345.

[24] Evans JK, Buckley SL, Alexander AH, Gilpin AT. Analgesia for the reduction of fractures in children: a comparison of nitrous oxide with intramuscular sedation. J Pediatr Orthop 1995;15(1):73–77.

[25] Hennrikus WL, Shin AY, Klingelberger CE. Self-administered nitrous oxide and a hematoma block for analgesia in the outpatient reduction of fractures in children. J Bone Joint Surg Am 1995;77(3):335–339.

[26] Miller A, Lightdale-Miric N, Eismann E, Carr P, Little KJ. Outcomes of isolated radial osteotomy for volar distal radioulnar joint instability following radial malunion in children. J Hand Surg Am 2018;43(1):81.e1–81.e8.

[27] Lewallen RP, Peterson HA. Nonunion of long bone fractures in children: a review of 30 cases. J Pediatr Orthop 1985;5(2):135–142.

[28] Fernandez FF, Eberhardt O, Langendörfer M, Wirth T. Nonunion of forearm shaft fractures in children after intramedullary nailing. J Pediatr Orthop B 2009;18(6):289–295.

[29] Abzug JM, Zlotolow DA. Pediatric Hand and Wrist Fractures. Curr Orthop Pract 2012;23:327–330.

[30] Valverde JA, Albiñana J, Certucha JA. Early posttraumatic physeal arrest in distal radius after a compression injury. J Pediatr Orthop B 1996;5(1):57–60.

[31] Abzug JM, Little K, Kozin SH. Physeal arrest of the distal radius. J Am Acad Orthop Surg 2014;22(6):381–389.

[32] Young JW, Bright RW, Whitley NO. Computed tomography in the evaluation of partial growth plate arrest in children. Skeletal Radiol 1986;15(7):530–535.

[33] Sailhan F, Chotel F, Guibal AL, et al. Three-dimensional MR imaging in the assessment of physeal growth arrest. Eur Radiol 2004;14(9):1600–1608.

[34] Waters PM, Bae DS, Montgomery KD. Surgical management of posttraumatic distal radial growth arrest in adolescents. J Pediatr Orthop 2002;22(6):717–724.

[35] Langenskiöld A. Partial closure of the epiphyseal plate. Principles of treatment. 1978. Clin Orthop Relat Res 1993;(297):4–6.

[36] Peterson HA, Madhok R, Benson JT, Ilstrup DM, Melton LJ III. Physeal fractures: Part 1. Epidemiology in Olmsted County, Minnesota, 1979–1988. J Pediatr Orthop 1994;14(4):423–430.

[37] Lonjon G, Barthel PY, Ilharreborde B, Journeau P, Lascombes P, Fitoussi F. Bone bridge resection for correction of distal radial deformities after partial growth plate arrest: two cases and surgical technique. J Hand Surg Eur Vol 2012;37(2):170–175.

[38] Page WT, Szabo RM. Distraction osteogenesis for correction of distal radius deformity after physeal arrest. J Hand Surg Am 2009;34(4):617–626.

[39] Gündeş H, Buluç L, Sahin M, Alici T. Deformity correction by Ilizarov distraction osteogenesis after distal radius physeal arrest. Acta Orthop Traumatol Turc 2011;45(6):406–411.

第二十五章　慢性舟状骨损伤的开放性手术

Dirck Ananos，Marc Garcia-Elias

摘要

腕关节在生理负荷下失衡将造成会产生腕关节不稳定。舟月骨（SL）韧带损伤容易导致引起腕关节不稳定，尤其是当所谓的螺旋反旋韧带（HAPL）不能将适当的本体感受信息传递到腕内旋后肌（SL关节的终极稳定器）时。目前，已有多种利用局部肌腱进行HAPL重建的手术方法已被提出。然而，这些移植的肌腱移植物并不含有生物活性的机械感受器。此外，尚不清楚合适的血管化和内血管化环境是否有助于新的受体生长到移植物中，并重新启动关节稳定的过程。本章将介绍常用的SL重建方法，需要注意的是这些在目前仍需被视为处于实验阶段。

关键词：腕骨，ECRL肌腱，FCR肌腱，韧带成形术，错位，螺旋肌腱固定术，三韧带肌腱固定术，腕关节不稳

25.1　介绍

常见的问题是腕关节错位和腕关节不稳定的概念。"稳定"一词有两层含义：一是来源于动词"站"，即能够承受一定的负荷；另一个则完全不同，它来自动词"保持"，意思是"保持不变"。如果我们认为这两种意思是对一个特定情况的互补描述，我们就是在为"静态不稳定性"等误导性表达创造条件。这个问题不仅仅是语义上的。如果所有的畸形都被认为是永久不稳定的，那么所有的畸形都应该进行手术干预，而这显然犯了一个可怕的错误。现实并没有那么戏剧化。大多数腕骨的不稳定性会随时间而恶化。在腕关节塌陷后，大多数的关节囊和相关的周围软组织都经历了一个挛缩的过程，所有的空隙都被纤维化的组织填满，腕关节出现骨关节炎。事实上，大多数失稳的腕关节会变得僵硬，在很多情况下，甚至没有任何症状（图25.1）。当然，区分腕关节稳定的和不稳定相当有必要。

25.1.1　术语

·不稳定是指承重结构不能承受正常的载荷而不发生破坏。当腕关节能够承受生理负荷而不弯曲时，手腕是稳定的。如果它在负载时发生变形，腕关节就会不稳定。如果力的改变导致腕关节塌陷，那么腕关节就不稳定，尽管它们的位置很好。

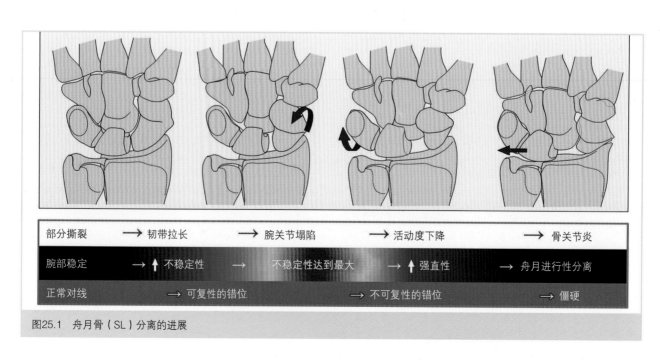

部分撕裂	→ 韧带拉长	→ 腕关节塌陷	→ 活动度下降	→ 骨关节炎
腕部稳定	→ ↑ 不稳定性	→ 不稳定性达到最大	→ ↑ 强直性	→ 舟月进行性分离
正常对线	→ 可复性的错位		→ 不可复性的错位	→ 僵硬

图25.1　舟月骨（SL）分离的进展

·错位是指在三维空间中，承重结构中许多构件之一的位置不正确。当SL间隙扩大或SL角度增大时，腕关节可能会出现明显的错位。然而，重要的是要理解"不稳定"和"错位"不是同义词。不稳定是一个动态术语，不能用静态术语（缝隙毫米或SL角的角度）来衡量。只有腕关节错位可以用这种方法来量化。因此，SL损伤的腕关节可能同时存在错位和不稳定，抑或两者均不存在。

·僵硬是一种临床症状，患者腕关节运动范围出现异常减少。因此，僵硬和不稳定是两种相互排斥的手腕关节功能障碍。关节可能不稳定或僵硬，但二者不会同时存在。

·临床症状通常是患者寻求治疗的原因。在其他关节，症状与病情的严重程度呈正相关。然而，当我们这种情况在评估腕关节功能障碍时此情况不一定成立。即使存在严重的错位，疼痛和不稳定的症状也可能不存在。事实上，尽管无症状的腕关节炎的发生率是未知的，但一定比通常认知的更常见。因此，我们建议将临床症状作为评估和治疗腕关节功能障碍的另一个因素。

25.1.2 舟关节不稳定涉及舟月不稳的韧带

韧带不仅仅是将骨连接在一起的静态联结，它还是由密集的胶原纤维构成的复杂结构，这些纤维含有感觉元件（机械感受器），能够检测到腕骨位置的变化，并将这些信息传递给感觉运动系统，从而实现对神经肌肉关节稳定性的控制。一些韧带走行与根据腕神经束的方向对齐，一些韧带自然对齐以检测一种特定类型的腕内位移，而另一些韧带则对应另一种类型。所谓的螺旋反旋韧带（HAPL）是专门为了防止当远排腕骨内旋时发生的关节塌陷。虽然背侧和掌侧韧带被认为是主要的SL稳定结构，但HAPL在腕部稳定中起着次要而非常重要的作用（图25.2，图25.3）。

25.2 适应证

对于SL脱位的腕关节而言，利用邻近的肌腱来重新复位对位是一个很好的选择：

·脱位必须为完整且不可复位的。

·腕关节错位必须容易复位。

·舟状骨周围软骨必须正常。

·损伤必须为引起不适症状的唯一原因，如疼痛、无力和/或感觉减退。

上述所有因素同时存在于桡月关系正常的腕关节时（无尺侧移位，也无月骨过度旋转），选用上述的桡侧伸腕长伸肌三韧带（3LT-ECRL）肌腱成形术。

当月骨表现出异常的冠状面和/或矢状面错位时，由于存在不稳定的SL错位和桡腕关节紊乱，因此我们将首选ECRL螺旋固定术。

如果没有临床表现，SL间隙增宽不是手术指征。

对于腕关节由辅助稳定结构维持的情况，早期治疗应以恢复SL关节的神经肌肉控制为目的。

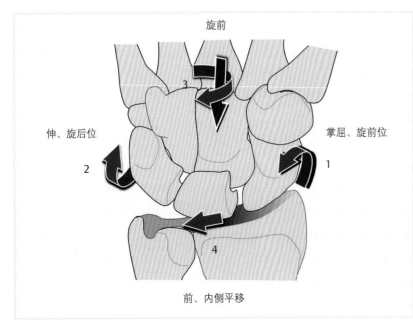

旋前

伸、旋后位

掌屈、旋前位

前、内侧平移

图25.2 在轴向负荷作用下腕骨的运动

25.3 手术方法

这里介绍的技术是在前文描述的HAPL概念的基础上发展起来的。这组韧带由长桡月韧带、月三角掌侧韧带、舟三角韧带（或背侧骨间韧带）、舟月背侧韧带、舟头韧带和桡舟月骨韧带组成，它们的作用是防止远排腕骨过度内翻。当SL韧带和它的

辅助稳定结构受损时，舟状骨弯曲并从所在位置脱出。ECRL螺旋肌腱固定术的目的是通过恢复这组韧带，而不是仅仅处理SL背侧韧带，将舟状骨重新调整至其解剖学位置。以下内容描述了现有的两种手术方式：ECRL-3LT（图25.4）和ECRL螺旋肌腱固定术（图25.5）。

以手腕背侧为切口，同时需在确保避免损伤尺

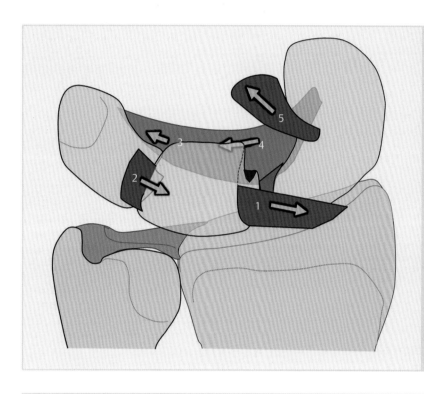

图25.3　螺旋反旋韧带（HAPL）。完整的描述请参阅文章内容
1.长桡月韧带
2.月三角掌侧韧带
3.舟三角背侧韧带
4.舟月背侧韧带
5.舟头韧带

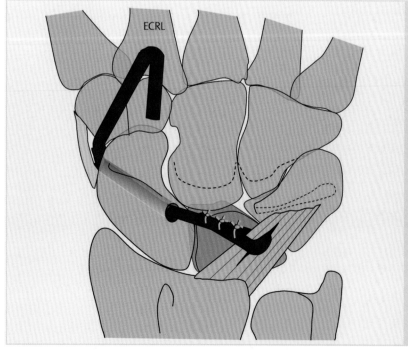

图25.4　桡侧腕长伸肌三韧带肌腱固定术（ECRL-3LT）

神经和桡神经感觉分支安全的同时，选用手腕背侧切口。手术通路从第三腔室通过。伸肌支持带皮瓣从第二腔室升至第五腔室。可根据神经状况决定是否切除骨间后神经（PIN）。如果证实上述神经具有正常结构特征，实施保留PIN近端的囊切开术并对SL的稳定性进行评估和确认。

在这个阶段，确定舟状骨和月骨是否容易复位

很重要。如果不是，任何软组织重建都会失败。这是由食指和中指的牵引力决定的。因此，此操作在磨削近排腕骨时不应过度用力牵拉。

此外，应进行视觉上的仔细探查，以寻找软骨是否受损的迹象。软骨损伤也是手术禁忌证之一。

在前臂桡背侧紧贴拇长展肌（APL）肌腹的斜边做一个2cm的横切口。在肌腱穿引钳的帮助下获取远

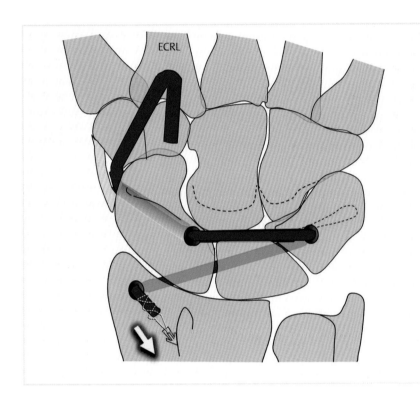

图25.5　桡侧腕长伸肌（ECRL）螺旋腱固定术

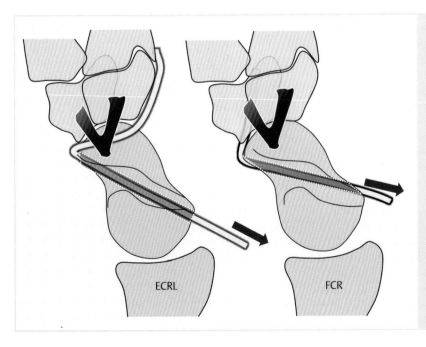

图25.6　桡侧腕长伸肌（ECRL）与桡侧腕屈肌（FCR）的牵引力矢量图

端ECRL肌腱条带（直径3mm）。我们认为ECRL肌腱由于其解剖位置和牵拉向量，能较好地控制舟状骨的屈曲和旋前倾向（图25.6），这是由它的解剖位置和牵拉力量决定的。掌侧腕部肌腱不具有该肌腱的机械优势，从而不能对舟状骨起到同样多的背伸和旋后效果。

得到的肌腱通过由舟大小多角骨间韧带（STT）内部，舟状骨远端桡侧面，和大多角骨的近侧角形成的三角空间绕过远端舟状骨的桡侧从背侧带到掌侧。为了达到这个目的，使用一把钝性蚊式钳从背侧伸至掌侧，用来遮挡掌侧的手腕皮肤。在被遮挡的皮肤上开一个小切口，用肌腱牵引钳将ECRL移植物从背侧转移到掌侧。

然后用克氏针（K-wire）和2.7mm的尺骨联合钻穿过舟状骨，连接舟状骨结节的远侧/桡侧角和舟状骨背侧/尺侧表面（SL韧带最初附着插入的地方）的一个点。使用肌腱牵引钳将ECRL肌腱从掌侧经过该通道到达背侧。

当肌腱穿过通道时，应对牵拉肌腱减少的牵拉应使舟状骨减少外展和旋后。然后，现在用一个挤压螺钉将肌腱固定于舟状骨上。

为了重建SL韧带，在松质骨出血之前，去除月骨表面皮质骨。并在表面置入一个锚钉点，用缝线将ECRL肌腱固定于月骨上。

若桡腕关节稳定（即月骨没有完全移位），手术结束时将肌腱的末端固定于桡三角韧带上，从而间接固定于三角骨上。这个过程的名称为ECRL-3LT。

如果舟状骨仍不稳定，可以通过置入2枚1.2mm的克氏针固定使舟状骨获得进一步的稳定性。一枚跨越SL间隔，另一枚从舟状骨到头状骨，以防止舟状骨旋转。在放置克氏针时必须对ECRL肌腱施加拉力。然而，在大多数情况下，克氏针是不必要的。

另外，如果桡腕关节因月骨尺侧移位而不稳定，则可采用如下所述的完整的ECRL螺旋肌腱固定术继续进行。

手腕现在又翻转了过来，掌侧的手术仍在继续。通过一种延伸的方法打开腕管，并通过触摸定位腕关节。一根克氏针穿过三角骨，避开关节。使用一个2.7mm的管状钻围绕克氏针从掌侧至背侧制造一个通道，肌腱就这样从背侧到掌侧越过三角骨，随后从尺侧沿腕管底向桡侧深至其软组织内容物

（屈肌腱和正中神经）的关节外平面。

如果SL关节的掌侧部分感觉不稳定，可以使用锚钉将肌腱固定在月骨和舟状骨的掌侧表面，重建掌侧SL韧带。或者，移植的肌腱移植物通过骨间缝或缝线锚钉固定在桡骨茎突上。修剪多余的移植物，切口逐层分层缝合。

腕关节用石膏夹板固定2周，然后用可拆卸的矫形器继续固定，直到8~10周时取出克氏针（如果置入克氏针）。物理治疗应强调加强舟状骨支持肌：ECRL、APL和桡侧腕屈肌（FCR），同时尽量减少尺侧腕伸肌活动（舟骨旋前肌）。

25.4 结果、注意事项、技巧

25.4.1 典型病例

ECRL肌腱重建SL韧带是一项较新的技术，具有良好的初步效果。一名43岁的男性患者从自行车上跌落，压到伸出的手臂，造成了低能性创伤。检查显示SL间隙增宽和舟状骨移位试验阳性。腕关节的活动范围受限（从屈曲到背伸：0°~40°），未受影响侧握力为健侧的14%（8kg vs.58kg）。X线和磁共振成像证实了近排腕骨排列不正。受伤6周后至我科就诊，此时我们认为SL韧带不适合直接修复。我们决定采用上述的ECRL螺旋肌腱固定术。

在上述的标准术后康复下，他于术后5个月恢复了消防员的工作。术后17个月DASH评分为14分，完全满意。患侧握力增加到45kg（对侧76%）。

与所有新技术一样，此技术的实施过程中也必须谨慎。我们认为，这项技术是一个在生物力学上有显著改善的韧带重建。使用腕关节背侧肌腱可以更有效地控制舟状骨的屈曲和内旋倾向。这也是对之前的3LT技术的一个改进，可以更准确地重建SL背侧韧带，并且能够控制腕关节的尺侧移位。同时它也让掌侧SL韧带重建成为可能。

这是一种相对较新的技术，只能得到短期的研究结果。我们将继续评估我们的结论，如有可能，将发表长期随访结果。

25.4.2 风险和禁忌证

如上所述，当复位困难，局部关节软骨受损，或者患者没有症状时，不推荐使用肌腱移植的腕骨韧带成形术。软骨损伤时应考虑进行关节抢救。

提示和技巧

· 在获取ECRL肌腱时，避免损伤桡神经浅支。

· 通过囊内入路将ECRL从背侧运至掌侧，可避免桡动脉被包绕。

· 选择腕部桡侧的伸肌（ECRL优于腕短伸肌）将避免STT关节内的移植物嵌顿。

· 外科医生必须意识到这些腕骨钻孔可能导致舟状骨或三角骨缺血坏死。

25.5　结论

所谓的HAPL的充分功能正常是治疗慢性韧带损伤时避免并发症的关键。这种诠释SL腕关节运动障碍的新方法已经演变设计为几种开放或关节镜引导技术。在本章，我们分析了所谓的ECRL-3LT和ECRL螺旋肌腱固定术，并对这些实验外科技术的结果进行了讨论。

本章所介绍的SL韧带重建是我们之前的技术

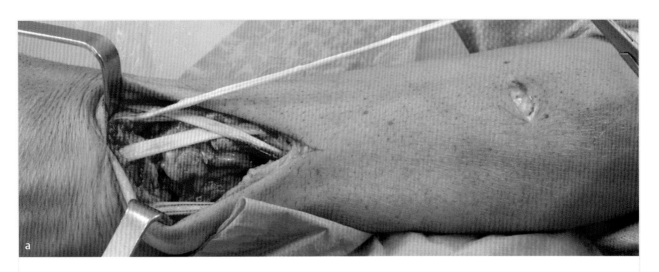

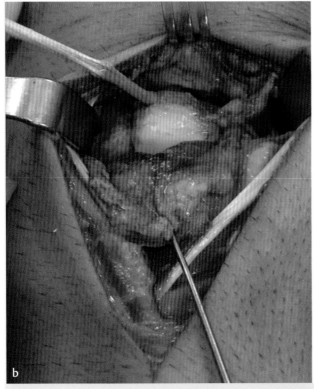

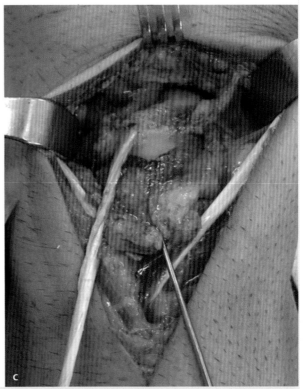

图25.7　a~c.桡侧腕长伸肌（ECRL）牵拉后舟状骨复位（旋后和外展）

（3LT）发展的结果，该技术描述了使用掌侧腕部移植物（FCR）来稳定腕关节的桡侧柱。

远端用来加固桡三角韧带。有了这项新技术，我们不仅可以重建SL背侧韧带，还可以在HAPL复合体中重建辅助稳定结构。

我们现在使用手腕背侧肌腱进行肌腱固定术，因为这提供了具有更好的机械优势来抵消SL韧带损伤后舟状骨的病理性屈曲和内旋（图25.7）。此外，FCR是一种重要的稳定舟状骨的一种重要稳定结构装置，应尽量保留。

再次重申，为了提供患者正确的治疗，应充分理解本章开头所描述的一般概念，以便为患者提供正确的治疗。

参考文献

[1] Garcia-Elias M, Lluch AL. Wrist instabilities, misalignments and dislocations. In: Wolfe S, Pederson W, Hotchkiss R, et al, eds. Green's operative hand surgery. 7th ed. Atlanta (GA): Elsevier Health Science; 2016:418–478.

[2] Hagert E, Garcia-Elias M, Forsgren S, Ljung BO. Immunohistochemical analysis of wrist ligament innervation in relation to their structural composition. J Hand Surg Am 2007;32(1):30–36.

[3] Hagert E. Proprioception of the wrist joint: a review of current concepts and possible implications on the rehabilitation of the wrist. J Hand Ther 2010;23(1):2–17.

[4] Esplugas M, Garcia-Elias M, Lluch A, Llusá Pérez M. Role of muscles in the stabilization of ligament-deficient wrists. J Hand Ther 2016;29(2):166–174.

[5] Garcia-Elias M, Puig de la Bellacasa I, Schouten C. Carpal Ligaments: A Functional Classification. Hand Clin 2017; 33(3):511–520.

[6] Garcia-Elias M, Lluch AL, Stanley JK. Three-ligament tenodesis for the treatment of scapholunate dissociation: indications and surgical technique. J Hand Surg Am 2006;31(1):125–134.

[7] Kakar S, Greene RM, Garcia-Elias M. Carpal Realignment Using a Strip of Extensor Carpi Radialis Longus Tendon. J Hand Surg Am 2017;42(8):667.e1–667.e8.

[8] Chee KG, Chin AY, Chew EM, Garcia-Elias M. Antipronation spiral tenodesis—a surgical technique for the treatment of perilunate instability. J Hand Surg Am 2012;37(12):2611–2618.

[9] Hagert E, Ferreres A, Garcia-Elias M. Nerve-sparing dorsal and volar approaches to the radiocarpal joint. J Hand Surg Am 2010; 35(7):1070–1074.

[10] Holmes M, Taylor S, Miller C, et al. Early outcomes of "The Birmingham Wrist Instability Programme": A pragmatic intervention for stage one scapholunate instability. Hand Ther 2017;22(3): 90–100.

[11] Garcia-Elias M, Ortega Hernandez D. Tendon Reconstruction of the Unstable Scapholunate Dissociation. A Systematic Review. In: Giddins G, Leblebicioğlu G, eds. Evidence Based Data in Hand Surgery and Therapy. Federation of European Societies for Surgery of the Hand Instructional Courses 2017. Ankara, Turkey: Iris Publications; 2017:355–368.

第二十六章 关节镜下舟月骨韧带损伤修复

Max Haerle，Christophe Mathoulin

摘要

舟月骨韧带损伤的治疗和处理一直是外科医生的难题。常规开放手术是可能获得稳定的方法，但以屈曲时严重僵硬为代价。这个阻碍了高水平运动员康复的可能性，自腕关节镜的发展，以及EWAS组织的建立以来，对于腕关节韧带损伤的理解和治疗得到了改变。近年来，我们开展了精确、高效、可重复的技术，使手腕的正常运动保持稳定。本文介绍了关节镜下舟月骨韧带损伤修复术的适应证、手术方法及手术效果。

关键词：舟月骨韧带，腕关节镜，关节囊修复术

26.1 简介

舟月骨韧带复合体由内在、外在韧带组成。舟月骨韧带（SLIL）有3个部分：背侧、掌侧和近端。背侧部分在生物力学上是最重要的。它是由非常厚的横向纤维构成的，起抗旋转作用。韧带的掌侧部分由长的、斜的允许矢状旋转的纤维组成。近端部分韧带由非血管化纤维软骨组成，老年人中常由于退行性变导致穿孔。舟月骨韧带复合体的主要外在韧带是桡舟头韧带、长桡月和短桡月韧带、桡腕背侧韧带和背侧腕骨间韧带。这些韧带损伤会造成舟月不稳定。

稳定的损伤，可以通过腕关节固定于轻微背伸位6周来治疗。

如果治疗不当，单纯的舟月骨韧带损伤，即使存在不稳定，也可能不会在放射学上显示舟月骨分离。另外，在X线片上看不到的舟月骨韧带轻微不稳导致疼痛。通常，只有在舟月内在和外在韧带全部损伤时，舟月骨分离才在X线片上可见。在大多数情况下，舟月骨韧带损伤后不会立即看到放射性异常，但随着时间的推移，由于整个韧带系统逐渐破坏而出现。"动态"时期不稳定性，仅在一定载荷下出现不稳定性（如紧握拳头）可与"静态"不稳定区别开来。发现舟月骨分离往往太晚了，无法修复。这个也解释了为什么发现这个病理诊断的时候，已经太晚了。

骨间韧带本身的概念应该仅限于近端部分、非血管化纤维软骨部分，因此也无法修复。相反，掌侧和背部的韧带完全融入滑膜外掌侧和背侧外韧带系统，因此血运良好。

更具弹性的掌侧和背侧关节外韧带允许远端舟状骨、月骨以及三角骨在矢状面上稍微移动，控制舟状骨-月骨-三角骨的扭转。仅重建背囊韧带复合体似乎足以解决舟月不稳，只要舟月复位满意。

由于腕关节镜的发展，近年来，舟月骨分离的治疗方法已经取得进展，这项20世纪90年代的技术进步就像20世纪70年代的显微外科手术一样。

Salva-Coll，Garcia Elias等在2011年展示了舟状骨远端稳定的重要性，特别是桡侧腕屈肌的作用。Meade等、Short等、Berger等表明，SLIL实际上包括三部分，在SL接头上背侧部分起到主要的稳定作用。Mataliotakis等和Hagert强调神经支配对本体感觉的重要性，允许整个周围肌肉骨腱系统响应和保护舟月骨间隙。他们认为，本体感觉在保护避免舟月骨分离方面具有重要作用，所以，保护骨间前后神经，两者都很重要。

Elsaidi等进行了尸体研究，他们依次切断各种韧带组件（掌侧，骨间，背侧），然后加载手腕。他们发现相对于舟状骨，月骨背倾化，如严重的舟月不稳定，仅当背侧腕骨间韧带被切断时。

我们观察到一些关节镜下的病例，明显的舟月不稳定，其中SLIL（背侧、近端、掌侧）完好无损。只是在探查中我们发现单纯的背侧关节囊撕裂，从舟月骨韧带的背侧附着处，容易从桡腕关节进入腕中关节。

在尸体实验室中，我们用了放射检查和关节镜检查，在逐渐切断关节的稳定韧带结构后，对腕关节负荷和非负荷进行评估。这个实验发现，在所有病例中，舟月关节背侧韧带切除得越多，舟月骨分离越严重。

另外，还进行了尸体研究，以证明存在这种解剖结构（舟月背侧关节囊韧带），在所有标本中均有发现。它由两部分横弓组成，汇集成第三弓，比另外两个大。此囊-韧带结构连接舟月骨韧带的背侧部分关节囊。这形成一个非常坚固的背侧复合体，由舟月骨韧带的背侧部分组成，一个真正的舟月背侧韧带，近端掌骨间背侧，尤指骨结节韧带和掌骨间背侧近端韧带。这3个结构紧密相连，成为舟月稳定性的关键。因此，关节镜下修复旨在重建舟月背侧关节囊韧带。

26.2 适应证

在所有低于Geissler 4级的舟月不稳定性方面，我们推荐使用该技术。它非常适合于新的损伤，因为如果不处理，会造成新的撕裂。急性韧带损伤，关节没有脱位，可以通过固定来获得愈合。

对于更加不稳定的病例，成功率较低，这意味着其他的技术可能更有助于治疗，固定或成为第二选择。

26.3 手术技术

诊断性关节镜检查对舟月病变最有价值。这个通过3—4桡腕入口，可以观察到舟月骨韧带。然

而，舟月骨韧带的背部，在6R入口观察最佳。探测器可以用来评估舟月骨韧带损伤的性质。

对于韧带中央断裂，舟骨韧带止点保留，可以使用Mathoulin舟月骨韧带缝合技术，在关节镜下缝合修复。

可吸收单丝缝合线（3－0或4－0）为穿过一根针头。这根针穿过3—4入口，然后稍微向远处移动，穿过关节囊。针在关节内穿过，然后穿入舟状骨端的韧带止点。针头背向掌侧，由近侧斜向远端，并且进入腕中关节。第二根针和缝合线平行于第一根刺入舟月骨韧带的近月骨止点（图26.1）。镜子回到腕中尺侧入口。在两条缝合线穿过舟状骨止点和月骨止点后，在腕中关节找到刚才的两条缝合线。两条缝合线可以通过腕中桡侧入口抓住（图26.2）。

取下针头并拔出两条缝合线。两条缝合线之间打一个结。通过3—4入口对两条缝合线进行牵引，第一个远端结进入腕中关节。这个结将位于舟状骨和月骨（图26.3）之间，舟月骨韧带掌侧。舟月骨间隙的减小程度为通过调整缝合线的张力，以及释放腕牵引力来获得。如果复位令人满意，则韧带通过最后一个结缝合到背侧关节囊，皮下打结（图26.4）。

如果复位不足，需要克氏针固定以稳定舟月

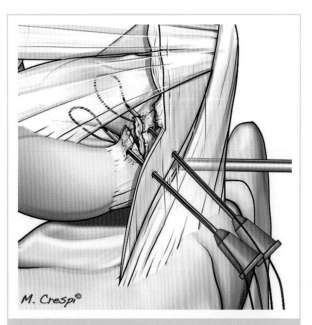

图26.1 关节镜下针头穿过关节囊及背侧部分舟月骨韧带。针头由背侧向掌侧，由近端向远端倾斜，这样它就可以进入腕中关节（Source: Reproduced from Mathoulin C. Wrist Arthroscopy Techniques, 2nd Edition; © 2019 Thieme Publishers.）

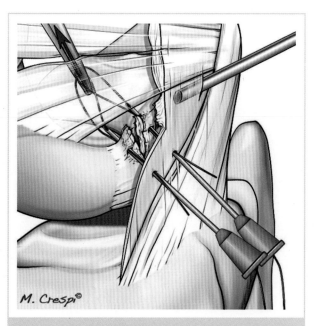

图26.2 抓线器取缝线图。通过MCR入口引入（Source: Reproduced from Mathoulin C. Wrist Arthroscopy Techniques, 2nd Edition; ©2019 Thieme Publishers.）

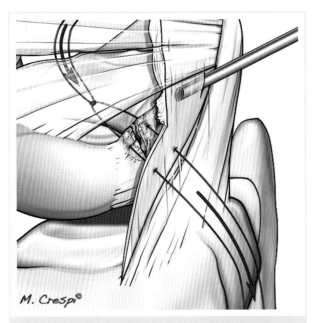

图26.3 近端缝合线牵引图。使结回到关节（Source: Reproduced from Mathoulin C. Wrist Arthroscopy Techniques, 2nd Edition; © 2019 Thieme Publishers.）

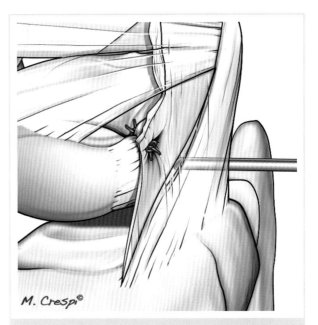

图26.4 SL与背侧缝合图。关节前有一个关节内结，位于舟月骨韧带前侧，和一个关节外皮下，位于背囊背侧（Source: Reproduced from Mathoulin C. Wrist Arthroscopy Techniques, 2nd Edition; © 2019 Thieme Publishers.）

关节来增加关节稳定性。腕关节伸展（45°~60°）位，缝合修复术后用掌侧夹板固定6周，克氏针固定8周。

的确，在许多情况下韧带是从月骨或舟状骨止点撕裂的。因此，Haerle认为，马图林技术的作用更多地在于关节囊的重建修复，而不是舟月骨韧带的修复。在这些病例中，他发展了通过关节镜下紧缩关节囊手术。

舟月的稳定性通常是通过将探针插入腕中关节，通过掌侧、中央和背侧入口进入舟月关节的。那么，根据Geissler分级或欧洲腕关节镜协会（EWAS）的分级对骨间韧带每一部分的不稳定性进行评估。

这项技术最重要的一步是分离桡腕和腕中关节背侧关节囊，与舟月骨韧带邻近部分。在此我们分离韧带和部分关节囊。

3—4入口的皮肤切口稍扩大，在第三至第四间室的伸肌腱被轻轻牵拉一边。之后，在关节镜下（6R入口）第一根针由尺侧至第三、第四间室插入桡腕关节。这个针头稍微缩回，然后在背部通过舟状骨的角，轻微桡偏，进入腕中关节（图26.5，图26.6）。第二根针现在插入桡腕关节，至3—4入口尺侧，稍微缩回并通过月骨背部，偏向桡侧进入腕中关节，横穿尺侧关节囊背侧部分（图26.7）。

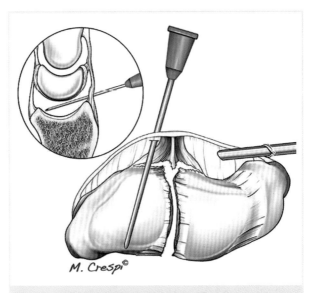

图26.5 针首先在桡腕关节处引入，在Artrhorscope的控制下，光学系统在6R入口（Source: From Haerle M., Del Gaudio T. Arthroscopic dorsal capsulodesis in SL instability. In: Atzei A, Coert JH, Haugstvedt J-R, eds. Arthroscopic Management of Radial-Sided Wrist Pain. Springer; In Press.）

基本上，这是一种和马图林非常相似的技术。不同之处在于，马图林试图修复更多残留的舟月骨韧带，而Haerle尽可能修复舟月背侧的关节囊来重建。

第一根针带有2-0多股涤纶缝合线，第二根针带

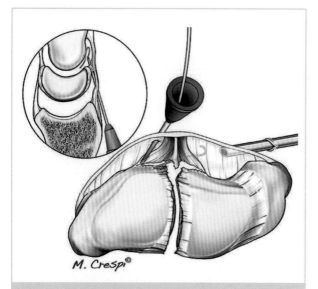

图26.6　第一根针由月骨偏桡侧进入腕中关节。第二根针由舟状骨进入腕中关节（Source: From Haerle M., Del Gaudio T. Arthroscopic dorsal capsulodesis in SL instability. In: Atzei A, Coert JH, Haugstvedt J–R, eds. Arthroscopic Management of Radial–Sided Wrist Pain. Springer; In Press.）

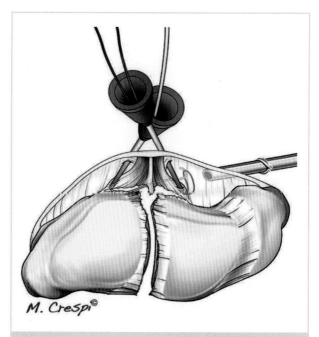

图26.7　针的方向偏斜为了尽可能多地捕获背侧关节囊。然后光学系统移动到MCU入口，取出两条缝线通过MCR。然后应用打结技术（Source: From Haerle M., Del Gaudio T. Arthroscopic dorsal capsulodesis in SL instability. In: Atzei A, Coert JH, Haugstvedt J–R, eds. Arthroscopic Management of Radial–Sided Wrist Pain. Springer; In Press.）

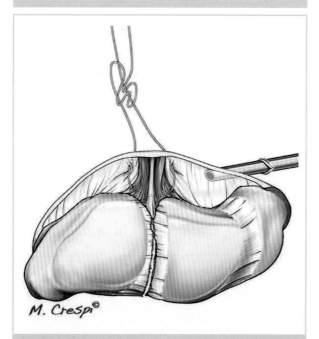

图26.8　线圈拉出2–0缝合线，在去除牵引和轻微背屈下打结缝合（Source: From Haerle M., Del Gaudio T. Arthroscopic dorsal capsulodesis in SL instability. In: Atzei A, Coert JH, Haugstvedt J–R, eds. Arthroscopic Management of Radial–Sided Wrist Pain. Springer; In Press.）

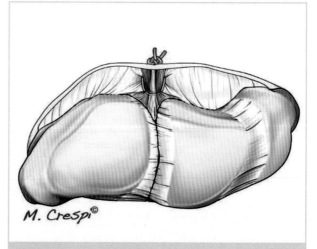

图26.9　通过背侧关节囊紧缩，闭合打结将使舟月骨分离移位得到靠近（Source: From Haerle M., Del Gaudio T. Arthroscopic dorsal capsulodesis in SL instability. In: Atzei A, Coert JH, Haugstvedt J–R, eds. Arthroscopic Management of Radial–Sided Wrist Pain. Springer; In Press.）

有环状缝合线。多股涤纶缝合通过环线拉出缝合线到外部（图26.8）。通过牵拉缝合线，在关节囊背侧，也就是伸肌腱深面关节囊打结缝合（图26.9），

缝合线的紧张度和稳定性通过关节镜来检查。

术后，前臂夹板固定腕关节8周。克氏针固定只在较严重病例中使用。术后3个月内，不进行腕关节

功能锻炼来改善腕关节的弯曲，以保证韧带在无张力情况下的愈合时间。

26.4　结果

在马图林系列中，男性139人，女性82人，平均年龄（38.11±11.33）岁（17～63年）。伤后平均时间（7.13±1.33）个月（范围：3～26个月）和平均随访时间为（39.43±7.05）个月（范围：12～83个月）。平均运动范围在各个方向都有所改善。术前与术后的平均误差为14.03°（平均值的平均误差，SEM为1.27°，$P<0.001$，而术前和术后屈光度的平均差值为11.14°（SEM=1.3°，$P<0.0001$）。目测类比（VAS）的平均差评分为-5.46（范围：±0.19；$P<0.0001$）。术后患侧平均握力为（38.42±10.27）kg（范围：20～60kg）术前平均握力（24.07±10.51）kg（范围：8～40kg；$P<0.0001$）。术后手术侧平均握力为健侧的93.4%。在19%的病例中，背侧节段间不稳定（DISI）未得到纠正，根据术后放射学检查。平均差，在术前和术后SL角度之间为-9.45°（范围：±1.37°；$P<0.0001$）。术后DASH平均为（9.4±6.71）分，术前平均DASH为（47.04±17.23）分（$P<0.0001$）。两者呈负相关，评分总分与畸形的术后纠正，评分的降低与增加SL角度相关（图26.7）。

所有患者平均9周后复工（范围：1～12周）和所有专业运动员在伤后恢复了体育活动水平。215例（95.7%）患者对他们的结果非常满意或满意。有5例患者结果尚可，1例不满意，主要原因是术后腕关节僵硬，舟月骨间隙分离。所有失败病例均为Garcia Elias 5期分离（5/7）。

对Haerle的研究是一项双中心研究，在瑞士圣加仑与奥博迪·罗森博格合作（医学博士，尼科尔·施梅尔泽·施密德）。研究对象包括63名患者，平均随访时间为2年。这个样本包括25个急性期和38个慢性期舟月病变：47例呈动态，13例呈静态SL不稳定。

根据Messina-EWAS分类对患者进行分层。在这里，33名患者（52%）显示舟月骨韧带（SLIL）近端和后部撕裂，分为3b期，随后22例（35%）SLIL完全撕裂，背侧韧带结构的广泛剥离，分为3c期，其余8例，关节镜下经中腕关节至桡腕关节驱动征表现为高度不稳定性；6例分类为4级，2例分类为5级。

术后平均静态评分下降约90%，（从术前2.0到术后0.2），平均术后负重下评分下降约为70%（从术前5.3到术后1.6）。

起初，腕关节屈曲减少。长期来看，平均活动度（ROM）没有降低。与对侧ROM相比发现整体轻微下降了9.5°。

30例患者，术后9例患者持续Watson试验阳性。其中2例患者被分类第5期，接着是4例患者为第4期和第3c期，根据Messina-EWAS分期。我们发现了这些患者中，他们中的大多数在手术中具有高度舟月不稳定性，伴有静态和放射照片上的舟月骨分离。9例患者中3例完全失败，这需要再进一步的手术来挽救。在这些患者中，关节镜治疗可明显减少舟月骨分离。

关于握力，术后无明显变化，与对侧相比，发现·侧损伤。术后平均Mayo腕关节评分为83分，且平均DASH12.7分。

在急、慢性舟月骨韧带损伤中，术前术后的舟月骨间隙变化分别评估。分析显示术后舟月骨间隙明显缩小，在急性和慢性损伤，以及握紧拳头，为0.1～0.3mm。

术前、术后，并对握拳动作下，舟月骨间隙的变化，在动态和静态下，进行了分析。动态不稳定性（$n=47$），术后平均间隙从2.2mm减少到2.0mm，具有统计学意义（$P<0.001$）。在握拳情况下，前后位间隙为2.9～2.6mm（$P<0.001$）。静态不稳定性（$n=13$），然而，在统计学上，后前位拍片的间隙减少率为10%，即为3.6～3.3mm，未达到统计学意义。我们注意到握拳状态下舟月骨间隙从3.9mm显著增加到4.0mm，未达到统计显著性，可能因为这个子群分析中的样本很小。

26.5　陷阱和禁忌证

对于一些损伤比较严重的病例我们很清楚会失败。如果月三角不稳定，单纯修复关节囊和韧带是不够的。严重的损伤，往往存在近排腕骨的分离。在这些病例中，关节囊和韧带修复术往往无效，或者不能愈合。因此，我们目前没有建议对Geissler 4期或月三角不稳定的病例行关节镜手术。固定腕骨的同时也需要其他处理方案。

小贴士和窍门
· 只有在有残留韧带的情况下才能缝合。 · 通过积极打磨来损伤部位新鲜化。 · 在这两种技术中都可以使用关节囊修复术。 · 缝合前手腕轻度背伸位。 · 前6周不要弯曲手腕。 · 在第一周避免通过物理疗法进行拉伸关节。

26.6 结论

这项研究的结果加强了我们的观点，关节镜下稳定舟月关节是可实现的。基本原则是修复受损结构，纠正解剖结构到正确的位置，让我们通过自身修复能力来恢复。

这就是为什么这项技术在关节不稳定早期非常成功的原因。在Geissler 4期的老年人中，这些不稳定性损伤在关节镜下打磨后损伤部位新鲜化。在Geissler4期或更不稳定的情况下失败率会增加。其他技术，如经骨锚钉固定或韧带重建可能适用于更不稳定的情况。

在进行腕关节镜检查时，第二个月我们惊奇地发现背侧韧带愈合很好，但舟月骨韧带的近端完全没有愈合。舟月骨韧带近端的非血管化部分对舟月的不稳定可能不起作用。可能是它的无血供导致很低的愈合能力。

本体感觉的作用可能被低估了，因为它具有稳定舟月间距方面的重要作用。背侧对创伤（即伸展）的肌肉反应对舟月骨韧带的掌侧部分提供了保护性的反作用。因此，保存神经支配区非常重要。因此，关节镜技术与开放手术相比，能更好地减少手术区域的去神经支配。

总之，最近的数据和临床发现使我们认为，近端的、非血管化的部分舟月骨韧带对舟月稳定性没有贡献。修复也不切实际。必须考虑本体感觉的重要性，因此必须保留重要的神经支配。舟状骨旋转性半脱位应该再检查一遍，我们不能忘记外部韧带在保持腕关节稳定方面起着重要作用。背侧的内在和外在韧带系统，特别是DCSS，是舟月稳定性的关键组成部分。舟月复合体的概念，是一个需要更系统分析的实际韧带损伤的程度，现有技术，哪些损伤是可能修复的？

关节镜技术造成的损伤小，能减少肢体的失神经支配。

因此，我们目前采用Mathoulin韧带缝合技术或Haerle技术取决于韧带止点的存在与否。两种技术在所有情况下都显示出稳定的效果，但不包括腕关节更加不稳定性类型。在这里，未来的技术发展和长期研究将显示出更多的证据和替代解决方案。

参考文献

[1] Salvà-Coll G, Garcia-Elias M, Llusá-Pérez M, Rodríguez-Baeza A. The role of the flexor carpi radialis muscle in scapholunate instability. J Hand Surg Am 2011;36(1):31–36.

[2] Meade TD, Schneider LH, Cherry K. Radiographic analysis of selective ligament sectioning at the carpal scaphoid: a cadaver study. J Hand Surg Am 1990;15(6):855–862.

[3] Short WH, Werner FW, Sutton LG. Dynamic biomechanical evaluation of the dorsal intercarpal ligament repair for scapholunate instability. J Hand Surg Am 2009;34(4):652–659.

[4] Berger RA, Imeada T, Berglund L, An KN. Constraint and material properties of the subregions of the scapholunate interosseous ligament. J Hand Surg Am 1999;24(5):953–962.

[5] Mataliotakis G, Doukas M, Kostas I, Lykissas M, Batistatou A, Beris A. Sensory innervation of the subregions of the scapholunate interosseous ligament in relation to their structural composition. J Hand Surg Am 2009;34(8):1413–1421.

[6] Hagert E, Persson JK, Werner M, Ljung BO. Evidence of wrist proprioceptive reflexes elicited after stimulation of the scapholunate interosseous ligament. J Hand Surg Am 2009;34(4):642–651.

[7] Elsaidi GA, Ruch DS, Kuzma GR, Smith BP. Dorsal wrist ligament insertions stabilize the scapholunate interval: cadaver study. Clin Orthop Relat Res 2004;(425):152–157.

[8] Binder AC, Kerfant N, Wahegaonkar AL, Tandara AA, Mathoulin CL. Dorsal wrist capsular tears in association with scapholunate instability: results of an arthroscopic dorsal capsuloplasty. J Wrist Surg 2013;2(2):160–167.

[9] Overstraeten LV, Camus EJ, Wahegaonkar A, et al. Anatomical description of the dorsal capsulo scapholunate septum (DCSS)—anatomical staging of scapholunate instability after DCSS sectioning. J Wrist Surg 2013;2(2):149–154.

[10] Tommasini Carrara de Sambuy M, Burgess TM, Cambon-Binder A, Mathoulin CL. The anatomy of the dorsal capsulo-scapholunate septum: a cadaveric study. J Wrist Surg 2017;6(3):244–247.

[11] Mathoulin CL, Dauphin N, Wahegaonkar AL. Arthroscopic dorsal capsuloligamentous repair in chronic scapholunate ligament tears. Hand Clin 2011;27(4):563–572, xi.

[12] Wahegaonkar AL, Mathoulin CL. Arthroscopic dorsal capsuloligamentous repair in the treatment of chronic scapholunate ligament tears. J Wrist Surg 2013;2(2):141–148.

[13] Messina JC, Van Overstraeten L, Luchetti R, Fairplay T, Mathoulin CL. The EWAS classification of scapholunate tears: an anatomical arthroscopic study. J Wrist Surg 2013;2(2):105–109.

第二十七章 月三角韧带损伤的治疗

Benjamin F. Plucknette，Haroon M. Hussain，Lee Osterman

摘要

月三角（LT）损伤很少见，临床和放射学诊断都具有挑战性。如果最初的保守治疗失败了，有一系列的手术方法。首先，腕关节镜（包括腕中关节）可以确认诊断、识别合并损伤，以及指导治疗。当月三角不稳存在无并发关节退变或无掌侧腕中关节不稳（VISI）时，关节镜下行韧带清理加关节囊皱缩是有效的。当VISI存在需要矫正时需要做韧带修复或重建手术。对于尺骨正变异或零变异组病例中慢性的月三角损伤不伴有关节退变或VISI，尺骨短缩截骨是最适合的治疗方法。最后，如果存在月三角关节炎或者已经固定的VISI畸形，部分腕关节去神经手术可以保存关节活动和握力。然而，对于这项手术缺少长期的研究，而且最后还是需要月三角关节融合和其他挽救性手术。

关键词：月三角不稳，月三角韧带损伤，掌侧腕中关节不稳，月三角修复，月三角重建，月三角融合，尺骨短缩截骨，部分腕关节去神经，腕关节镜

27.1 解剖

尽管本章节着重于月三角韧带损伤的治疗，但也需要关注解剖、诊断、分类，作为损伤的类型来指导治疗。

如同舟月骨间韧带，月三角韧带由三部分亚区域构成，即背侧、膜部和掌侧。掌侧区域是最强韧和月三角间主要的稳定结构。掌侧和背侧亚区域分别融入各自的外在韧带进一步限制月三角的活动（图27.1）。

力学上，通过它与钩骨的接触，三角骨连接近排和远排腕骨活动，尺偏时，尺侧伸腕肌附着于第五掌骨基底作用于钩骨，螺旋式转动使三角骨推向背伸，这有助于舟骨导向水平位置。腕关节桡偏时则相反。

27.2 治疗和分类

月三角韧带损伤有各种不同的分类，作者喜欢简单的概述分类，见表27.1。

任何一个分类都始于完整的病史和体格检查，这可帮助医生怀疑月三角韧带损伤。值得注意的是，月三角韧带损伤临床表现基于损伤的程度。Horii进行了运动学研究，他对正常腕关节先切断月三角韧带随后切断桡腕关节背侧韧带（DRC）/腕中关节背侧韧带（DIC）。在月三角运动增加时出现

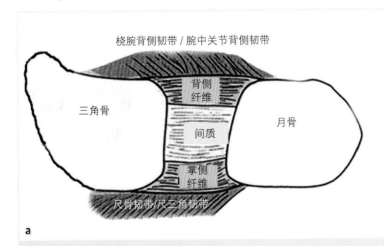
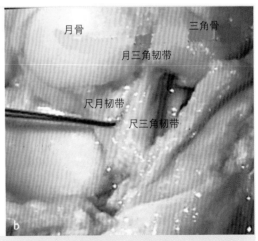

图27.1 a、b.月三角（LT）韧带由背侧和纤维节段以及中央膜部三部分组成。掌侧和背侧纤维结构融入外在韧带主要维持月三角的稳定。掌侧的外在韧带与月三角间韧带的纤维结构汇合。DRC，桡腕关节背侧韧带；DIC，腕中关节背侧韧带；UL，尺月韧带；UT，尺三角韧带；LTIL，月三角韧带

表27.1 月三角韧带损伤分类

创伤性	退行性
急性单纯撕裂 ·膜部 ·完全	尺骨撞击引起的撕裂
急性的月骨周围脱位	
VISI ·慢性>3个月	

缩写：VISI，掌侧腕中关节不稳。

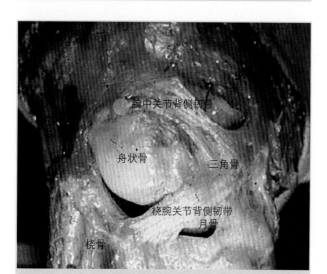

图27.2 三角骨是韧带附着的中心点。引起掌侧腕中关节不稳（VISI），不仅有单纯的月三角（LT）韧带撕裂，同时有DRC/DIC损伤。DRC，桡腕关节背侧韧带；DIC，腕间中关节背侧韧带损伤

特殊的腕中关节掌侧不稳（VISI），仅在额外切断DRC/DIC时（图27.2），腕尺偏时出现咕咚弹跳声。作者认为，在没有DRC/DIC损伤的情况下，伴随LT韧带损伤的韧带运动学的细微变化在临床上或影像学上很难发现，但足以引起滑膜炎、关节力学改变和韧带张力增加。因此，完全性LT损伤但DRC/DIC完好的患者可能没有明显的X线表现，只有微小的查体结果改变，包括一些阴性的特殊检查。

在腕尺侧痛的病史中，了解症状的时间节点是至关重要的，因为它可能直接影响治疗选择。急性损伤患者常描述为伸直手摔倒，或较少的情况下描述为旋转摔伤。一般来说，急性韧带撕裂与已知的外伤史和疼痛史的明确时间线相关，而慢性韧带撕裂往往是由隐匿的或可能由一个小的创伤（相对慢性的急性损伤）诱发的。患者主诉无力伴尺侧手腕疼痛，详细描绘疼痛的确切部位也有助于诊断。描述LT损伤的患者会直接主诉LT背侧关节疼痛，这比主诉三角纤维软骨复合体（TFCC）撕裂、ECU、豆三角关节炎或下尺桡关节病变的患者位于更远端和稍微不同的位置。

检查包括活动度（ROM）测量、握力测试、触诊和特殊测试。Reagan研究了35例LT扭伤患者，发现查体普遍会发现LT关节背侧压痛，手腕ROM受限，握力减弱。Linscheid对LT韧带撕裂时从桡侧向尺侧偏移时的咔嗒声进行了描述。特殊试验可进一步支持诊断，如LT触诊冲击试验（或Reagan冲

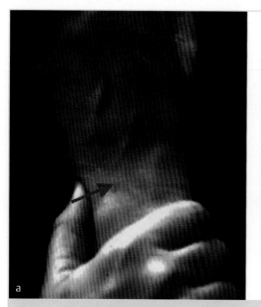
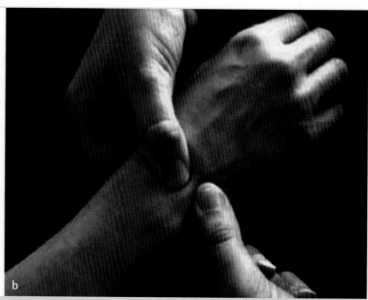

图27.3 检查LT损伤的压力试验。a. LT加压试验。b. LT触诊冲击试验

击）、LT加压试验（图27.3）、尺腕应力试验、中央凹fovea征表现、Derby试验和剪切（或Kleinman）试验。LT触诊冲击试验是用一只手的拇指和食指固定月骨，同时用另一只手挤压三角骨和豌豆骨由背侧向背侧向掌侧移位。引起疼痛、咯吱声和过度松弛表示结果为阳性。据报道，Reagan冲击试验的敏感性为64%，特异性为44%。LT加压试验中把三角骨压向桡侧稳定的月骨时引起的疼痛，代表是异常的。在尺腕应力试验中，当腕关节完全尺偏，随后腕关节旋前旋后时，就会引发疼痛。

中央凹fovea征表现为当通过深触诊尺骨中央凹引起患者再次疼痛。虽然中央凹fovea征不能直接检测到LT韧带撕裂，但它可以识别LT关节的次级稳定物（主要是尺外侧韧带）的损伤。中央凹fovea征与TFCC撕裂更密切相关，但据报道尺外侧韧带损伤的敏感性为74%，特异性为97%。

Derby试验是一种复杂的、由三部分组成的检查方法，它将患者的主观不稳定感觉考虑在内。Rhee等以图像和视频的形式很好地展示了检查。Derby试验的敏感性为77%，特异性为89%。

临床诊断后，通过X线片来评估腕关节对位对线。最少应有腕关节的标准正位、侧位和斜位。还应做握拳位X线检查来评估尺骨变异。在拍握拳位X线片时，重要的是腕关节要在标准位置即腕关节在旋前旋后的中立位（要求拍摄时肩外展90°），因为尺骨变异会随着前臂旋前旋后的不同而改变。包括对侧手腕的摄片对比是有价值的。接下来，对Gilula弧进行关键性评估，以评估腕骨排列一致性。当LT损伤时，X线片可以正常或Gilula弧Ⅰ和弧Ⅱ可能连续性中断并伴有LT重叠（图27.4）。虽然Gilula弧中断在SL韧带损伤中很常见，但在LT损伤中并不常见。在急性损伤时，LT损伤可能只是更大损伤模式的一个组成部分，如月骨周围损伤。为了支持这一观点，Lichtman等认为，一些LT损伤可能是月骨周围损伤型的"顿挫型"。当诊断为月骨周围损伤时，X线片上基于Gilula弧中断的相关LT损伤往往很明显（图27.4）。侧位片检查是否存在VISI？正常的SL角为47°，而VISI诊断为SL角小于30°。正常的LT角度为14°，但这个角度在存在VISI时下降到一个负值。由于VISI仅在次级稳定结构（DRC/DIC和STT韧带）断裂后出现，故它仅在更严重的损伤或伴有韧带变薄的慢性损伤类别中出现。进一步影像学检查是有争议的。Gilula认为，由于退行性穿孔发生率高，在急性损伤的情况下，"撕裂"一词不应用于关节造影记录的LT病变，这可能导致假阳性。

以往，基于关节造影剂渗漏的关节造影显示的韧带撕裂已经不再受推崇，因为前面提到的退行性穿孔的概率，以及在正常人的腕中关节和桡腕关节之间存在13%的相通率。此外，Cantor还证实对侧有症状的LT韧带撕裂的患者有59%的概率发生腕关节无症状LT韧带撕裂。Viegas对100具尸体进行了解剖，发现45岁以下的标本中没有磨损性撕裂，但60岁以上的标本中LT韧带穿孔率为27.6%。本文的结论是，

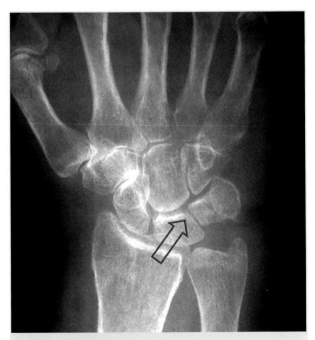

图27.4 急性月三角韧带撕裂伴Gilula弧中断（箭头所示）

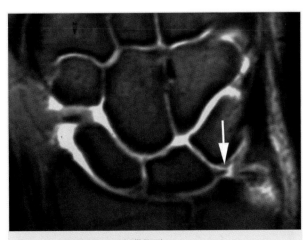

图27.5 磁共振显示LT韧带撕裂

表27.2 关节镜下月三角韧带损伤分期

LT撕裂	X线片	MRI	桡腕关节	腕中关节
部分	正常	关节镜下穿孔	膜部裂伤，无滑膜炎	正常
1级	正常	关节穿孔	完全撕裂，轻度滑膜炎	探针直接穿过，钩骨正常
2级	正常	异常	完全撕裂，滑膜炎	探针进入可扭转，钩骨侵蚀
3级	Gilula弧改变	异常	完全撕裂，滑膜炎	套管可进入，钩骨侵蚀
尺骨撞击伴LT撕裂	+尺骨变异	+TFC+LT韧带撕裂 +/-月骨软骨损伤	TFC裂伤和LT韧带、月骨软骨损伤、滑膜炎	症状同前1级、2级、3级

缩写: abnl, 异常; LT, 月三角; nl, 正常; TFC, 三角三维软骨盆。

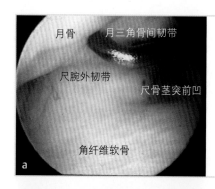
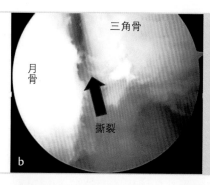

图27.6 a、b.关节镜6R入路视图。（a）月三角（LT）间隙正常。LTIL，月三角韧带；UE，尺腕外韧带；TFC，三角纤维软骨；PSR，尺骨茎突前凹

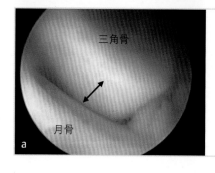
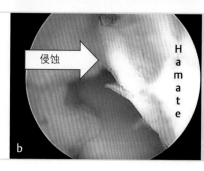

图27.7 a. 2级月三角（LT）韧带撕裂，腕中关节桡侧视图
注意：在LT间隙增宽3mm。间隙允许探针通过并可在内旋转。b. 2级LT韧带撕裂中的钩骨质侵蚀［HALT（月三角性钩骨关节炎）损伤］

在一般人群中，LT韧带的穿孔率是显著的。

尽管新的3.0T磁共振对LT韧带撕裂的诊断敏感性只有25%~75%，但仍认为腕部磁共振对诊断有一定帮助（图27.5）。撕裂的确认需要临床相关性。一些作者继续使用骨扫描，这将证明LT关节摄取增加，但该检查是非特异性的。

腕关节镜仍然是诊断腕关节韧带损伤的金标准，并提供一种对LT损伤分期的方法（表27.2）。鉴于桡腕关节曲度较宽，最好的视野观测LT间隙是从尺侧4—5或6R入路。使用探针评估韧带完整性是很重要的（图27.6a、b）。不像SL断裂后，LT从来没有短期的关节开口。腕中关节镜检查对评估不稳定程度和关节对不稳定的反应至关重要。在腕中关节，人们可以评估LT凹面的一致性和形成台阶落差的程度。不稳定性可以使用探针和套管进行动态评估（图27.7）。通常情况下，它不能让探针通过。1级可以使用标准的关节镜探针，2级探针可以在其中扭转，3级可以插入2.9mm的套管。此外，不稳定性程度与钩骨相邻关节面有关。Palmer描述了HALT（月三角性钩骨关节炎）病变（LT不稳继发钩骨撞击）。钩骨损伤越严重，关节不稳越明显（图27.7b）。这些发现与LT病变的关节镜分期相结合。Hofmeister等发现腕中关节镜检查确认桡腕诊断的概率从21%增加到82%。我们之前已经证实了与LT韧带

撕裂相关的额外损伤的概率（滑膜炎85%，LT软骨软化40%，TFCC撕裂40%，三角骨钩骨软骨软化30%，尺侧外韧带撕裂30%）。治疗是基于患者的疼痛和损伤、剧烈程度和关节镜分期。

27.3 治疗急性 LT 韧带损伤

急性损伤表现为膜部撕裂到月骨周围损伤系列情况。月骨周围损伤超出了本章的范围，本文所讨论的损伤仅限于LT损伤作为主要诊断的情况。我们对所有的单纯LT损伤的首选治疗是非手术治疗。当非手术治疗不能缓解症状时，进行手术治疗。

27.3.1 非手术治疗

患者转到康复科，定制热塑夹板，该夹板的外形可以支撑豌豆骨。此外，正规的康复治疗强调尺侧腕伸肌（ECU）腱的本体感觉和强度。Kobayashi等证明，LT韧带损伤导致腕关节运动改变，使近排腕骨屈曲和旋后。Leon-Lopez等在Kobayashi的工作基础上，通过切开LT韧带，然后测试前臂各个肌肉，以确定肌肉对月三角关节运动的影响。他们证明ECU可以在旋前时产生一个反作用力，且ECU被确定为唯一一对近排腕骨施加旋前作用力的肌肉。非手术治疗至少需要6~12周的疗程。夹板固定可根据需要辅以注射非甾体抗炎药和类固醇皮质激素。Reagan等对7例

急性撕裂患者采用非手术治疗，有6例取得了良好的疗效，但在4例慢性撕裂患者中只有1例取得良好的疗效。

27.3.2 手术治疗

当患者在合理的非手术治疗后仍有症状时，应采取手术治疗。关节镜检查可以确认撕裂严重程度的诊断和分级，以及有无退行性改变。所有这些因素都有助于选择针对LT损伤的最终手术方法。与大多数损伤一样，最终的治疗决定取决于患者的情况、外科医生的偏好以及损伤的严重程度和等级。对于任何特定的治疗范例，只有4级证据，没有明确的金标准。

1级和2级急性损伤通常用清创术及关节囊热缩术。Ruch等证实，单纯行清创术后，平均随访34个月，患者满意度93%，机械症状100%缓解，无退行性改变。Weiss等报道，单纯清创术后9名完全性LT撕裂的患者中有7名症状完全消失或仅出现偶发症状。他们还注意到，LT部分撕裂的患者单用清创术后，尽管他们恢复了繁重的工作，但是没有出现明显症状或仅偶发症状。Lee等对LT部分撕裂患者行清创术和关节囊热缩术，患者疼痛明显改善，整个治疗组结果优良（11个优；3个良）。值得注意的是，关节镜下诊断的相关病变也应与LT病变同时处理。我们以前曾报道过对LT损伤进行清创、关节复位和

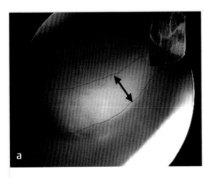

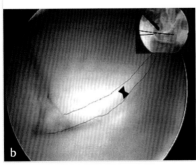

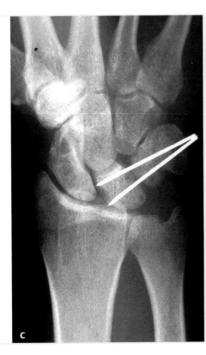

图27.8 a. 2级LT撕裂伴有腕中关节未复位的台阶。b. 2级LT撕裂关节镜下复位。c. LT关节复位和关节囊热缩术后的X线片。这些克氏针被埋在皮下，固定8周

固定的同时，处理相关病变，结果，平均20个月的随访中，80%是优到良的。当出现严重不稳定（通常为3级）时，考虑采用开放性的LT修复手术治疗。对LT韧带进行开放性修复缺乏文献支持，我们认为这是由于急诊很少做出诊断；然而，如果存在足够缝合的LT韧带残留组织，不管是否为慢性损伤，都可以尝试修复。LT韧带损伤用克氏针或螺钉固定8周（图27.8），接着是飞镖投掷康复计划，平均4个月左右完全恢复功能。Reagan报道7例病例，平均随访44个月，6例满意。

27.4 慢性LT韧带损伤的治疗

1级和2级慢性韧带撕裂通过清创和关节囊热缩术得到有效治疗，其方式与急性撕裂相似。当有慢性撕裂伴不稳定或VISI时，有几种治疗选择，包括：LT韧带修复、LT韧带重建、腕关节部分去神经术（PWD）、LT关节融合术和尺骨短缩截骨术（USO）（表27.3）。

Shin等回顾性地比较了57例接受LT修复、LT重建或LT关节融合术的患者的结果。虽然两组患者的DASH没有差异，但他们发现重建组的无症状率明显高于对照组（重建组69%，修复组14%，关节融合术组小于1%）。他们还注意到重建组5年后再次手术率较低（重建组31%，修复组77%，关节融合术组78%）。重建应考虑在可矫正的VISI且未出现关节炎之前进行。作者描述了许多重建方案。Reagan等第一次描述了利用远端的ECU肌腱条穿过三角骨上的钻孔重建韧带。他们报道了用这种方法治疗的一名患者取得了良好结果。Shin等改进这项技术，通过在LT关节掌侧钻一个共同的孔，用钢针引导从尺侧穿过月骨并从桡侧穿过三角骨。这些钢针的通道被扩大到适当的尺寸，以允许ECU肌腱条通过。ECU经桡侧穿过两个骨隧道，然后从尺侧牵引穿过LT表面重建背侧韧带并缝合到ECU自身。Shahane描述了一种仅在三角骨上钻孔的ECU肌腱固定术。ECU的远端肌腱条经桡侧穿过骨隧道，穿过尺桡背侧韧带，并与肌腱自身缝合。他们描述了46名患者平均39个月的随访结果，其中41%优，22%良好，24%一般，13%差。他们中87%的人说，他们如果遇到类似的问题，会选择再做此手术。Omokawa等描述了11名患者使用带克氏针固定的DRC（桡腕关节背侧韧带）关节囊固定

表27.3 慢性不稳定的严重撕裂的治疗选择

- 开放性修复术3级
  - 第五伸肌间隔背侧横向切口
  - 保留韧带
  - 清扫韧带和月骨边缘
  - 经三角骨钻孔
  - 复位月三角
  - 关闭关节囊
  - 克氏针或螺钉固定8周
  - 用Swivel卡扣和绷带固定尚存在争议
- 肌腱移植重建
  - 背侧切口保留韧带
  - 保留远端止点的尺侧腕伸肌肌腱条
  - 相对应的跨骨隧道
  - 克氏针固定8周

或者

  - 肌腱移植
  - 环绕穿过月骨和三角骨
  - 关节囊外侧，牵拉至尺骨外
  - 两个切口，掌侧和背侧
  - 避开豌豆骨和尺神经
  - 克氏针固定8周

术。在31个月的平均随访中，7例表现优良或良好，4例一般或较差。Antti Poika等描述了伸肌支持带的横向断裂。支持带的桡侧断端在复位后用骨锚固定在月背和三角骨上。他们对26名患者进行了平均39个月的随访，88%的患者取得了优良或良好的结果，12%的患者取得了一般的结果，没有不良的结果。

最后，我们采用了Ho提倡的从掌侧和背侧的"盒子"形联合重建术治疗慢性SL不稳。在这种技术中，肌腱移植物通过月骨从背侧到掌侧进行囊外传递。采用掌侧切口，避开豌豆骨和尺神经，通过三角骨从掌侧到背侧进行移植。然后将肌腱移植物在背侧的关节囊外拉紧。初步结果令人振奋。

USO（尺骨短缩截骨术）是作者的首选方案，最近才开始在LT病理学方面进行研究。当有证据表明存在尺骨撞击和尺骨正变异，而不存在VISI时，USO被作为经典的治疗方案。USO疗效的理论机制是收紧了腕尺侧韧带（尺三角和尺月韧带），从而稳定LT关节。Gupta和Osterman进行了一项生物力学研究，显示随着尺骨外部韧带张力的增加，LT运动随之减

弱。基于这些实验数据，即使没有尺骨变异或只有轻微负变异的LT不稳定，作者也会将其作为治疗方案。当最初的治疗无效时，这也是一种治疗选择。Mirza等回顾性分析了53例经关节镜证实为单纯性LT撕裂的患者经USO术后，平均随访12个月。作者将尺骨缩短2.5mm，不考虑尺骨变异（包括原本为尺骨负变异），目的是收紧腕尺侧韧带（图27.9）。

他们注意到83%的患者取得了优秀或良好的治疗效果，并认为USO在握力恢复和并发症发生率方面与腕关节内手术相似。Iwatsuki等对50名接受USO的患者在钢板取出时进行了第二次关节镜检查。在初次关节镜检查时，50%的患者有LT韧带变性。无论LT韧带是否受累，USO后患者的结果均相似。第二次关节镜检查平均随访39个月。作者发现，在先前被诊断为LT退行性变的患者中，Geissler分型在11例中得到改善，在9例中保持不变，在2例中恶化。

当存在严重的LT关节炎或明确有VISI时，考虑进行挽救性措施。许多挽救性手术的选择牺牲了关节活动范围和握力，以达到缓解疼痛的目的。一个早期的、不确定的挽救性手术的选择是PWD（腕关节部分去神经术），可以保持关节活动范围和握力。Hofmeister等描述了他们通过单一背侧切口切除骨间前神经和骨间后神经治疗腕关节不稳定的结果，这是唯一一项关于这种手术方法的研究。在他

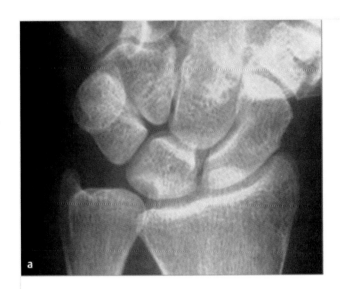

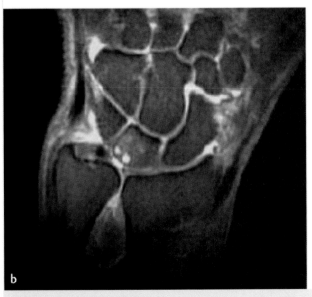

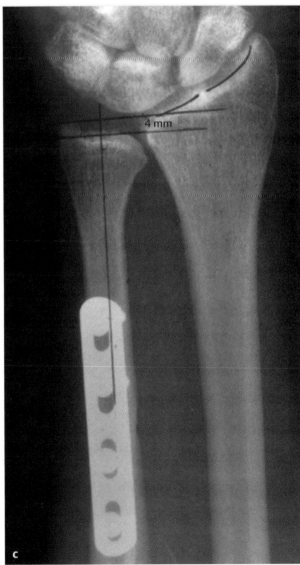

图27.9　a.经关节镜证实的三角纤维盘和LT撕裂的尺骨撞击的X线片。b.同一病例的磁共振成像。c.最终行尺骨短缩截骨术

们的前瞻性研究中，48名患者平均随访28个月，发现疼痛评分和DASH有显著改善。然而，作者强调，16例手腕需要再次手术，而且提供此手术时应主动让患者了解，这可能只是推迟了对进一步手术的需要。

去神经手术具有较低的发病率，并且在必要时不会使最终的手术复杂化。Weinstein等对19例慢性手腕疼痛患者进行了类似的治疗，平均随访时间为2.5年。85%的患者满意，90%的患者表示他们会再次选择相同的手术。作者在随访期间记录了3例手术失败的病例，并发现失败通常发生在手术后1年内。虽然在文献和长期报道结果中缺乏强有力的支持，但这种手术至少在短期内能缓解疼痛而没有牺牲本体感觉的证据。

据报道，月三角关节融合术的不愈合率较高。Larsen等的一项汇总分析表明，目前的文献仅限于小型研究，最大的队列研究报告了26例患者。在研究期间，其不愈合率为0~50%，愈合率为27%。尽管存在骨不连的风险，月三角关节融合术仍然是治疗不稳定的月三角关节／修复伴有相关退行性改变的掌侧嵌入性不稳定的选择。修复掌侧嵌入性不稳没有充分应用软组织重建月三角之间的联系。手术固定方式和术后固定时间直接影响骨愈合率。Nelson等描述采用无头加压螺钉行月三角关节融合结合6周以上固定的患者中，融合率为100%。相比之下，克氏针固定联合少于6周固定时间的患者融合率仅为50%。Guidera等报道了最大的26例患者队列，显示100%愈合。作者使用两根平行的克氏针固定，强调术前精确准备和植骨比固定更重要。许多作者已经注意到融合手术取得成功后患者的功能和满意度很高，同时也高度重视先天性月三角融合的患者通常无症状。

综上所述，月三角关节损伤很难诊断，在体格检查和放射学检查上不易察觉。初期治疗应包括非手术治疗。在进行手术治疗时，应进行腕关节镜检查（包括腕中关节）以明确诊断、鉴别伴随症状并指导治疗。在急性和慢性1、2期损伤中，不伴有关节炎或关节不稳定，韧带清理和关节囊收缩是有效的。对于不伴有关节炎或掌侧嵌入性不稳的3、4期损伤也可以进行类似的治疗，但需要对存在可矫正的掌侧嵌入性不稳进行修复或重建。值得注意的是，韧带重建效果好于修复。在尺骨正性或中性变

异的情况下，对于不伴有关节炎或掌侧嵌入性不稳的慢性月三角关节损伤，尺骨截骨术是最合适的治疗方法。最后，在伴有月三角关节炎或明确掌侧嵌入性不稳的情况下，部分腕关节去神经化可用于维持运动和握力。然而，对于这种手术缺乏长期的研究，最终可能需要进行月三角关节融合术或其他的挽救性手术方案。

参考文献

[1] Horii E, Garcia-Elias M, An KN, et al. A kinematic study of lunotriquetral dissociations. J Hand Surg Am 1991;16(2):355–362.

[2] Reagan DS, Linscheid RL, Dobyns JH. Lunotriquetral sprains. J Hand Surg Am 1984;9(4):502–514.

[3] Slutsky DJ, Trevare J. Scapholunate and lunotriquetral injuries: arthroscopic and open management. Sports Med Arthrosc Rev 2014;22(1):12–21.

[4] Lichtman DM, Noble WH III, Alexander CE. Dynamic triquetrolunate instability: case report. J Hand Surg Am 1984;9(2):185–188.

[5] Rhee PC, Sauvé PS, Lindau T, Shin AY. Examination of the wrist: ulnar-sided wrist pain due to ligamentous injury. J Hand Surg Am 2014;39(9):1859–1862.

[6] LaStayo P, Howell J. Clinical provocative tests used in evaluating wrist pain: a descriptive study. J Hand Ther 1995;8(1):10–17.

[7] Tay SC, Tomita K, Berger RA. The "ulnar fovea sign" for defining ulnar wrist pain: an analysis of sensitivity and specificity. J Hand Surg Am 2007;32(4):438–444.

[8] Christodoulou L, Bainbridge LC. Clinical diagnosis of triquetrolunate ligament injuries. J Hand Surg [Br] 1999;24(5):598–600.

[9] Gilula LA, Weeks PM. Post-traumatic ligamentous instabilities of the wrist. Radiology 1978;129(3):641–651.

[10] Nicoson MC, Moran SL. Diagnosis and treatment of acute lunotriquetral ligament injuries. Hand Clin 2015;31(3):467–476.

[11] Gilula LA, Palmer AK. Is it possible to call a "tear" on arthrograms or magnetic resonance imaging scans? J Hand Surg Am 1993;18(3):547.

[12] Kessler I, Silberman Z. An experimental study of the radiocarpal joint by arthrography. Surg Gynecol Obstet 1961;112:33–40.

[13] Cantor RM, Stern PJ, Wyrick JD, Michaels SE. The relevance of ligament tears or perforations in the diagnosis of wrist pain: an arthrographic study. J Hand Surg Am 1994;19(6):945–953.

[14] Viegas SF, Ballantyne G. Attritional lesions of the wrist joint. J Hand Surg Am 1987;12(6):1025–1029.

[15] Anderson ML, Skinner JA, Felmlee JP, Berger RA, Amrami KK. Diagnostic comparison of 1.5 Tesla and 3.0 Tesla preoperative MRI of the wrist in patients with ulnar-sided wrist pain. J Hand Surg Am 2008;33(7):1153–1159.

[16] Mirza A, Mirza JB, Shin AY, Lorenzana DJ, Lee BK, Izzo B. Isolated lunotriquetral ligament tears treated with ulnar shortening osteotomy. J Hand Surg Am 2013;38(8):1492–1497.

[17] Shin AY, Bishop AT. Treatment options for lunotriquetral dissociation. Tech Hand Up Extrem Surg 1998;2(1):2–17.

[18] Harley BJ, Werner FW, Boles SD, Palmer AK. Arthroscopic

resection of arthrosis of the proximal hamate: a clinical and biomechanical study. J Hand Surg Am 2004;29(4):661–667.

[19] Hofmeister EP, Dao KD, Glowacki KA, Shin AY. The role of midcarpal arthroscopy in the diagnosis of disorders of the wrist. J Hand Surg Am 2001;26(3):407–414.

[20] Osterman AL, Seidman GD. The role of arthroscopy in the treatment of lunatotriquetral ligament injuries. Hand Clin 1995;11(1):41–50.

[21] Kobayashi M, Garcia-Elias M, Nagy L, et al. Axial loading induces rotation of the proximal carpal row bones around unique screw-displacement axes. J Biomech 1997;30(11–12):1165–1167.

[22] León-Lopez MM, Salvà-Coll G, Garcia-Elias M, Lluch-Bergadà A, Llusá-Pérez M. Role of the extensor carpi ulnaris in the stabilization of the lunotriquetral joint. An experimental study. J Hand Ther 2013;26(4):312–317, quiz 317.

[23] Ruch DS, Poehling GG. Arthroscopic management of partial scapholunate and lunotriquetral injuries of the wrist. J Hand Surg Am 1996;21(3):412–417.

[24] Weiss AP, Sachar K, Glowacki KA. Arthroscopic debridement alone for intercarpal ligament tears. J Hand Surg Am 1997;22(2):344–349.

[25] Lee JI, Nha KW, Lee GY, Kim BH, Kim JW, Park JW. Long-term outcomes of arthroscopic debridement and thermal shrinkage for isolated partial intercarpal ligament tears. Orthopedics 2012;35(8):e1204–e1209.

[26] Shin AY, Weinstein LP, Berger RA, Bishop AT. Treatment of isolated injuries of the lunotriquetral ligament. A comparison of arthrodesis, ligament reconstruction and ligament repair. J Bone Joint Surg Br 2001;83(7):1023–1028.

[27] Shahane SA, Trail IA, Takwale VJ, Stilwell JH, Stanley JK. Tenodesis of the extensor carpi ulnaris for chronic, post-traumatic lunotriquetral instability. J Bone Joint Surg Br 2005;87(11):1512–1515.

[28] Omokawa S, Fujitani R, Inada Y. Dorsal radiocarpal ligament capsulodesis for chronic dynamic lunotriquetral instability. J Hand Surg Am 2009;34(2):237–243.

[29] Antti-Poika I, Hyrkäs J, Virkki LM, Ogino D, Konttinen YT. Correction of chronic lunotriquetral instability using extensor retinacular split: a retrospective study of 26 patients. Acta Orthop Belg 2007;73(4):451–457.

[30] Ho PC, Wong CW, Tse W. Arthroscopic-assisted combined volar and dorsal reconstruction with tendon graft for chronic SL instability. J Wrist Surg 2015;4:252–263.

[31] Gupta R, Bingenheimer E, Fornalski S, McGarry MH, Osterman AL, Lee TQ. The effect of ulnar shortening on lunate and triquetrum motion—a cadaveric study. Clin Biomech (Bristol, Avon) 2005;20(8):839–845.

[32] Iwatsuki K, Tatebe M, Yamamoto M, Shinohara T, Nakamura R, Hirata H. Ulnar impaction syndrome: incidence of lunotriquetral ligament degeneration and outcome of ulnar-shortening osteotomy. J Hand Surg Am 2014;39(6):1108–1113.

[33] Hofmeister EP, Moran SL, Shin AY. Anterior and posterior interosseous neurectomy for the treatment of chronic dynamic instability of the wrist. Hand (N Y) 2006;1(2):63–70.

[34] Weinstein LP, Berger RA. Analgesic benefit, functional outcome, and patient satisfaction after partial wrist denervation. J Hand Surg Am 2002;27(5):833–839.

[35] Milone MT, Klifto CS, Catalano LW III. Partial wrist denervation: the evidence behind a small fix for big problems. J Hand Surg Am 2018;43(3):272–277.

[36] Larsen CF, Jacoby RA, McCabe SJ. Nonunion rates of limited carpal arthrodesis: a meta-analysis of the literature. J Hand Surg Am 1997;22(1):66–73.

[37] Guidera PM, Watson HK, Dwyer TA, Orlando G, Zeppieri J, Yasuda M. Lunotriquetral arthrodesis using cancellous bone graft. J Hand Surg Am 2001;26(3):422–427.

[38] Sachar K. Ulnar-sided wrist pain: evaluation and treatment of triangular fibrocartilage complex tears, ulnocarpal impaction syndrome, and lunotriquetral ligament tears. J Hand Surg Am 2012;37(7):1489–1500.

[39] Nelson DL, Manske PR, Pruitt DL, Gilula LA, Martin RA. Lunotriquetral arthrodesis. J Hand Surg Am 1993;18(6):1113–1120.

第二十八章　关节镜治疗月骨周围脱位和经月骨骨折周围脱位

Jae Woo Shim，Jong-Pil Kim，Min Jong Park

摘要

　　月骨周围损伤是高度不稳定的腕关节分离表现，其治疗仍然是具有挑战性和有争议的。成功治疗月骨周围损伤的关键是恢复腕骨的正常排列，保持稳定直到痊愈。关节镜技术作为微创治疗已经出现，其治疗效果与开放手术相似甚至更好，并很少伴有创伤后关节病变。

　　在手法复位失败的情况下，尝试关节镜下复位。在这些病例中，通过用探针将掌侧移位的月骨向背侧牵拉，可以有效地复位。一旦脱位减少，就可在关节镜下进行腕关节骨的复位和经皮固定。对桡腕关节进行评估后，进行腕关节清理以便于近排腕骨关节的复位。克氏针经皮插入舟状骨和三角骨。当解剖复位后，将克氏针穿过腕关节间隙，插入月骨。对于经舟状骨类型的损伤，我们使用穿过骨折线的金属导针和经皮舟状骨内固定的空心无头自压螺钉。

　　关节镜下经皮内固定复位是治疗急性月骨周围损伤的一种可靠的微创手术方法，因为它能对腕关节排列提供正确的复位和稳定的固定，并能在中期获得满意的功能和放射学结果。

　　关键词：腕，关节镜，月骨，舟状骨，脱位，骨折，复位

28.1　引言

　　月骨周围损伤是一种高度不稳定的腕骨间分离损伤，其特征是月骨与周围腕骨完全失去正常关系。月骨周围损伤仅累及月骨周围韧带时，被称为小弧形损伤，而与骨折相关的脱位（月骨周围骨折脱位）被称为大弧形损伤（图28.1）。大弧损伤最常见于涉及舟状骨骨折（经舟状骨月骨周围脱位），约占95%的月骨周围骨折脱位（图28.2）。

　　月骨周围损伤是由高能撞击引起的，如从高处坠落、机动车辆事故或接触性运动所致的损伤。这些损伤的机制包括腕部的强力过伸、尺侧偏位、

腕部腕骨间卧位以及轴向负荷。这个力作用于舟状骨（致舟状骨骨折）或舟月骨韧带（致舟月骨分离）。然后力经舟头关节和头月关节或头状骨，最终传导至月三角韧带或三角骨。基于这些病理机制，Mayfield等描述了一系列由4个不同阶段组成的损伤特征（图28.3）。

　　在损伤的第一阶段，舟月骨韧带和桡舟月骨韧带撕裂。在第二阶段，原力被传至头月关节，此处头状骨脱位；桡舟头韧带、腕骨背间韧带、桡侧副韧带损伤。在第三阶段，能量传到月三角关节，导致月三角韧带撕裂和三角骨脱位。在第四阶段，由于尺骨三角区和背侧桡腕韧带撕裂，月骨发生掌侧脱位，不再留在月骨窝内。

　　成功治疗月骨周围损伤的关键是恢复正常的腕骨间结构并保持稳定直到愈合。虽然通常可以通过闭合复位来大致减少脱位，但不能通过闭合复位来恢复所有损伤结构的解剖排列。近排腕骨完全修复效果良好，可预防骨不连、慢性不稳定、关节炎等后遗症。目前公认的治疗方法是开放性的韧带一期

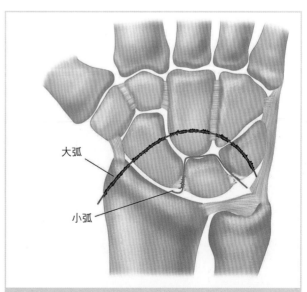

图28.1　大弧和小弧损伤的模式。大弧形损伤包括桡骨茎突、舟状骨、头状骨、钩状骨或三角骨序列骨折，而小弧形损伤累及月骨周围单纯韧带（引自：Reproduced with permission from Park MJ. Hand and Upper Extremity Surgery: The Wrist and Elbow. Seoul: Panmun; 2017. ）

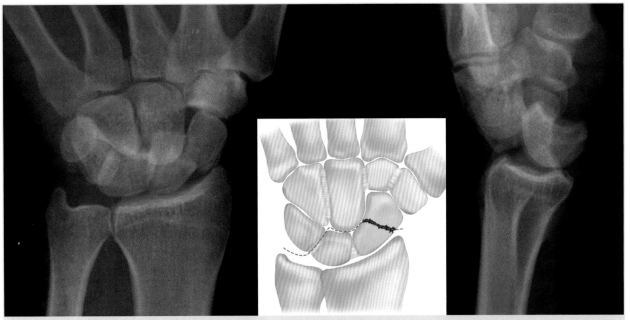

图28.2　月骨周围损伤最常见的形式是经舟状骨月骨周围骨折脱位，这是大弧和小弧的复合损伤（引自：Reproduced with permission from Park MJ. Hand and Upper Extremity Surgery: The Wrist and Elbow. Seoul: Panmun; 2017.）

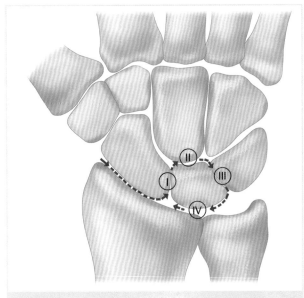

图28.3　Mayfield等描述的月骨周围损伤机制。从月骨桡侧到尺侧的分离过程。它显示随外力角度变化分离的范围（引自：Reproduced with permission from Park MJ. Hand and Upper Extremity Surgery: The Wrist and Elbow. Seoul: Panmun; 2017.）

修复或重建，骨折切开复位内固定。

　　关节镜治疗可使腕骨间关节的解剖复位和重建腕骨间的稳定性。近年来的关节镜技术作为一种微创治疗方法，其治疗效果与开放手术相似甚至更好，并很少伴有创伤后关节病变。

28.2　适应证

　　无法手法复位的急性脱位和不能复位的慢性脱位都需要开放性手术，一旦脱位减少，可在关节镜下行腕骨复位和经皮内固定治疗。月骨周围损伤是骨间韧带和腕骨骨折的复合损伤。每种方法均可采用关节镜下入路，使关节周围损伤的治疗得以顺利进行。月骨周围损伤最常见的形式是经舟状骨月骨周围脱位，因舟月骨韧带完整，是关节镜手术良好的适应证。

　　在正中神经功能存在障碍，以及在不直接修复腕关节韧带是否能实现可靠愈合以保持腕关节的稳定性方面，关节镜技术的可行性都是不确定和有争议的。

28.3　手术技巧

　　在进行关节镜手术之前，先尝试闭合复位。当整体复位不能适应最初的闭合复位时，为了防止进一步的关节面软骨损伤或软组织损伤，不再重复此动作。在手法复位失败的情况下，尝试关节镜下复位。

　　在臂丛神经阻滞或全身麻醉下进行腕关节镜手术。手固定于10～15lb的牵引塔上。前臂包压弹性绷带，通过重力从抬高的输液袋持续盐水灌洗，以尽量减少液体外渗。通过腕背伸肌腱3—4和4—5间室，清除关节内血块和碎片后，仔细探查腕掌侧韧带、舟月骨韧带、月三角韧带以及三角纤维软骨复合体。在对闭合复位失败的患者行关节镜检查时，发现腕掌侧韧带撕裂，并介乎月骨和头状骨之间。在这些病例中，月骨无论是否与舟状骨近极骨折端发生了掌侧脱位，均可通过探针将其向背侧牵拉而有效复位。同时发现桡舟头韧带与相对完整的长、短桡月韧带的广泛损伤较一致，这可以从解剖学上解释为月骨周围损伤的病理基础。

在对桡腕关节进行评估后，将注意力转移到腕中关节，这里是损伤的主要发生点。从腕中关节桡侧和尺侧入口进入。将撕裂的腕掌侧韧带磨损的边缘以及骨或软骨碎片彻底清除或去除，以促进腕骨近排关节的复位。对腕骨近排关节的探查显示，月骨周围脱位时舟月关节和月三角关节明显不稳定，而在经舟状骨月骨周围脱位时月三角关节则完全脱位（图28.4a、b）。

一旦确认损伤模式，克氏针经皮插入舟状骨和三角骨，在透视下将另一根克氏针置于月骨背侧（图28.4c）。在释放纵向牵引力后，在腕中关节直视下，通过将克氏针作为操纵杆来复位舟月和月三角间隙。解剖结构复位后，将克氏针穿过腕骨间隙植入月骨（图28.4d、e）。对于经舟状骨类型的损伤，通过将克氏针插入远端骨折块而不是穿过骨折部位来尝试复位舟骨碎片，并在舟状骨近端背侧放置另一根克氏针。克氏针作为操纵杆进一步解剖复位，同时从腕中关节观察关节面。在获得一个协调的关节面后，舟状骨远端克氏针穿过骨折部位进入近端（图28.4d、e）。

在舟状骨未发生粉碎骨折的患者中尝试采用空心无头自压螺钉（Acutrak；Acumed，Beaverton，OR，美国）经皮内固定。如Slade等所述，在透视下，导针沿舟状骨中轴由背侧向掌侧适当推进后，引入Acutrak螺钉。合并腕间韧带损伤的患者，在关节镜辅助下，将1根1.2mm克氏针固定腕骨间关节。最后，克氏针一头被弯曲切断，埋于皮下（图28.4f、g）。

术后手腕固定于一个短臂拇指石膏。在单纯的韧带损伤中，克氏针10周时被移除。在用克氏针固定的舟状骨骨折患者中，当X线显示骨愈合时，克氏针被移除。开始进行强化理疗。

28.4 结果

28.4.1 临床结果

Kim等报道了20例月骨周围损伤患者的关节镜治疗结果，平均随访31.2个月。5例为月骨周围脱位，12例为经舟状骨月骨周围脱位，3例为经舟状骨三角骨月骨周围移位。平均屈曲度为51°（范围：25°~70°），与对侧腕关节相比，屈曲度为79%。平均背伸53°（范围：30°~70°），为对侧腕部80%。在最后的评估中，手平均握力为对侧握力的78%（范围：62%~94%）。根据梅奥手腕评分（MWS）得出的整体功能结果：3名患者被评为优秀，8名为良，7名为一般，2名为差。

Liu等也报道了关节镜下治疗24例月骨周围脱位的结果。受伤腕关节屈伸运动范围平均为对侧腕关节屈伸运动范围的86%。受伤腕部的握力平均为对侧腕部的83%。根据MWS，13名患者（54%）被评为优秀，6名（25%）被评为良好，4名（17%）被评为良好，1名（4%）被评为差。

Oh等比较了关节镜和开放手术治疗经舟骨月骨周围脱位的结果。本研究纳入20例患者，其中关节镜手术11例，开放手术9例。关节镜组屈伸平均弧度（125.0°）明显大于开放组（105.6°）。关节镜组平均MWS为85.5分，开放组为79.4分。

28.4.2 影像学结果

虽然结果显示数据随着时间有逐渐减少的趋势，但这并不意味着在大多数患者中，稳定性的丧失是基于观察到的参数的微小变化，最终的辐射值在正常范围内。

在Kim等的研究中，随访期间，舟月骨间隙平均增加了0.3mm（范围：0~0.9mm），舟月骨角度平均增加了3°（范围：0~8°），腕关节高度比平均降低了0.02（范围：0~0.04）。在最后一次随访中，15名患者的舟月骨角度正常（正常值：30°~60°），16名患者的腕关节高度比正常（正常值：0.51~0.57）。根据X线片显示，没有患者的腕关节或腕中关节出现关节炎。

在Oh等的对比研究中，关节镜手术组患者的舟月骨平均角度为47.2°，桡月角为1.7°，月三角骨间隙为2.0mm。两组间没有差异。在最后一次随访中，4名患者的X线片显示腕中关节出现了关节炎。

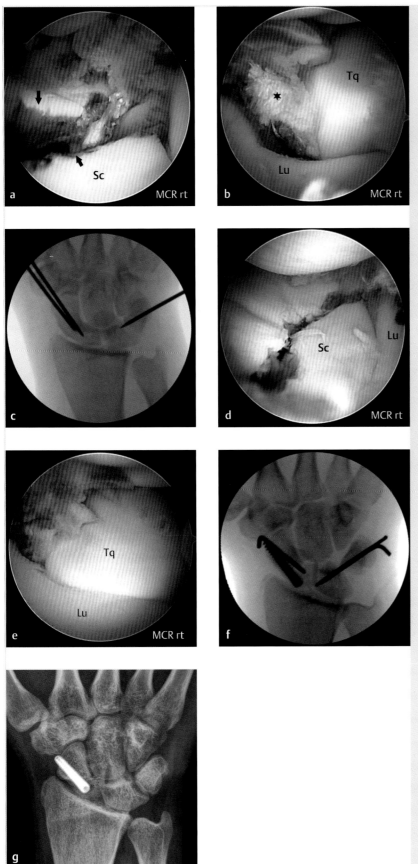

图28.4　一名19岁男性患者右侧腕部发生经舟月骨周围骨折脱位，行关节镜下复位和经皮固定术。腕中关节显示舟状骨骨折（a）（箭头：脱位舟状骨骨折）和月三角关节脱位（b）（星号：月三角韧带撕裂）。克氏针经皮插入远端舟状骨和三角骨（c）。行关节镜下复位和经皮固定术后实现舟状骨（d）和三角骨复位（e）。术后射线照片显示腕关节对齐良好，舟状骨骨折（f）实现解剖学复位。在10个月的随访中，X线照片显示骨折结合，腕关节对位正常，无关节炎（g）症状（Source: Reproduced with permission from Park MJ. Hand and Upper Extremity Surgery: The Wrist and Elbow. Seoul: Panmun; 2017.）

28.5　并发症

在Kim等的研究中，15例经舟状骨月骨损伤病例中有2例出现舟状骨骨折不愈合，1例患者行舟状骨切除术，随后进行了四角融合术。

在Liu等的研究中，24例患者中有1例患者出现舟状骨骨折不愈合。在Oh等的研究中，关节镜手术组没有出现骨折不愈合的情况，但在开放手术组的9名患者中，有1名患者在最后一次随访中出现了骨折不愈合的情况。

28.6　误区和禁忌证

·将螺钉固定在尽可能靠近舟状骨中轴线的位置固然重要，但由于经舟状骨月骨周围损伤通常是粉碎性的，所以外科医生应尝试将螺钉放置在稍微背侧的位置。否则，可能会将骨折压迫成手掌弯曲的角度（即驼背畸形）。

·鉴于腕骨间完整性的恢复已经被证明是术后效果的一个关键因素，因此我们推荐在月三角骨和三角头间隙埋藏克氏针的方法。

28.7　结论

关节镜下复位和经皮固定术是一种可靠的微创手术方法，它能使腕关节的复位得到正确的恢复和稳定的固定，并在中期随访阶段取得满意的疗效和放射学效果。

提示和技巧

·在舟状骨周围损伤中，舟状骨骨折通常为粉碎性骨折，且夹带有手掌囊状韧带，从而难以实现解剖学上的复位。在行舟状骨和腕中关节复位之前应彻底清理夹带的韧带和小的骨折碎片。

·发生在舟状骨附近的骨折十分不稳定，因此我们推荐在远端骨折的背侧再引入1根克氏针以作为操纵杆，将2根克氏针引入远端骨折。在实现准确的关节复位后，远端克氏针通过骨折部位引入近端骨折部位。在舟状骨内植入无头螺钉时，可以将两个远端钉中的一个用作抗旋转螺钉。

·我们将临时克氏针引入三角骨和探针，通过4—5入口进行观察，从而对月三角关节进行复位。根据我们的经验，这样可以更好地对腕间韧带撕裂进行重新定位。

参考文献

[1] Mayfield JK, Johnson RP, Kilcoyne RK. Carpal dislocations: pathomechanics and progressive perilunar instability. J Hand Surg Am 1980;5(3):226–241.

[2] Herzberg G, Comtet JJ, Linscheid RL, Amadio PC, Cooney WP, Stalder J. Perilunate dislocations and fracture-dislocations: a multicenter study. J Hand Surg Am 1993;18(5):768–779.

[3] Park MJ. Hand and Upper Extremity Surgery: The Wrist and Elbow. Seoul: Panmun; 2017.

[4] Herzberg G, Forissier D. Acute dorsal trans-scaphoid perilunate fracture-dislocations: medium-term results. J Hand Surg [Br] 2002;27(6):498–502.

[5] Kozin SH. Perilunate injuries: diagnosis and treatment. J Am Acad Orthop Surg 1998;6(2):114–120.

[6] Muppavarapu RC, Capo JT. Perilunate Dislocations and Fracture Dislocations. Hand Clin 2015;31(3):399–408.

[7] Adkison JW, Chapman MW. Treatment of acute lunate and perilunate dislocations. Clin Orthop Relat Res 1982(164):199–207.

[8] Apergis E, Maris J, Theodoratos G, Pavlakis D, Antoniou N. Perilunate dislocations and fracture-dislocations. Closed and early open reduction compared in 28 cases. Acta Orthop Scand Suppl 1997;275:55–59.

[9] Vitale MA, Seetharaman M, Ruchelsman DE. Perilunate dislocations. J Hand Surg Am 2015;40(2):358–362, quiz 362.

[10] Sawardeker PJ, Kindt KE, Baratz ME. Fracture-dislocations of the carpus: perilunate injury. Orthop Clin North Am 2013;44(1):93–106.

[11] Budoff JE. Treatment of acute lunate and perilunate dislocations. J Hand Surg Am 2008;33(8):1424–1432.

[12] Knoll VD, Allan C, Trumble TE. Trans-scaphoid perilunate fracture dislocations: results of screw fixation of the scaphoid and lunotriquetral repair with a dorsal approach. J Hand Surg Am 2005;30(6):1145–1152.

[13] Park MJ, Ahn JH. Arthroscopically assisted reduction and percutaneous fixation of dorsal perilunate dislocations and fracturedislocations. Arthroscopy 2005;21(9):1153.

[14] Herzberg G, Burnier M, Marc A, Merlini L, Izem Y. The role of arthroscopy for treatment of perilunate injuries. J Wrist Surg 2015;4(2):101–109.

[15] Kim JP, Lee JS, Park MJ. Arthroscopic reduction and percutaneous fixation of perilunate dislocations and fracture-dislocations. Arthroscopy 2012;28(2):196–203.e2.

[16] Jeon IH, Kim HJ, Min WK, Cho HS, Kim PT. Arthroscopically assisted percutaneous fixation for trans-scaphoid perilunate fracture dislocation. J Hand Surg Eur Vol 2010;35(8):664–668.

[17] Liu B, Chen SL, Zhu J, Wang ZX, Shen J. Arthroscopically assisted mini-invasive management of perilunate dislocations. J Wrist Surg 2015;4(2):93–100.

[18] Oh WT, Choi YR, Kang HJ, Koh IH, Lim KH. Comparative Outcome Analysis of Arthroscopic-Assisted Versus Open Reduction and Fixation of Trans-scaphoid Perilunate Fracture Dislocations. Arthroscopy 2017;33(1):92–100.

[19] Weil WM, Slade JF III, Trumble TE. Open and arthroscopic treatment of perilunate injuries. Clin Orthop Relat Res 2006;445(445):120–132.

[20] Inoue G, Imaeda T. Management of trans-scaphoid perilunate dislocations. Herbert screw fixation, ligamentous repair and early wrist mobilization. Arch Orthop Trauma Surg 1997;116(6–7): 338–340.

[21] Slade JF III, Grauer JN, Mahoney JD. Arthroscopic reduction and percutaneous fixation of scaphoid fractures with a novel dorsal technique. Orthop Clin North Am 2001;32(2):247–261.

第二十九章　腕关节疼痛和僵硬

Christoph Pezzei，Stefan Quadlbauer

摘要

手腕疼痛和僵硬是一个具有重大研究意义的医学难题。桡骨远端和腕骨创伤后的活动度（ROM）的丧失及其疼痛是由多种原因引起的。关节外原因主要包括异型骨化和关节形状的改变，关节内原因主要包括骨折畸形愈合、关节面不齐、腕关节损伤和不稳定。治疗手腕僵硬和疼痛的方法取决于患者的需要、年龄、腕部剩余活动度、体力活动水平、功能需求和影像学变化。持续性疼痛是患者不满意的主要原因，所以不能为了追求手腕的灵活性而对骨折复位做出妥协。保守治疗通常包括非类固醇抗风湿药物、类固醇浸润、腕关节夹板和手部治疗。如果保守治疗不能改善ROM或缓解疼痛，那么可以考虑手术治疗，如腕关节去神经支配法、关节镜或开放关节松解术、部分腕关节融合术（PWA）、全腕关节融合术（TWA）或腕关节成形术（WA）。

关键词：桡骨远端骨折，疼痛，僵硬，去神经支配法，腕关节松解术，RSL关节融合术，腕关节成形术，全腕关节融合术

29.1　引言

手腕疼痛和僵硬是一个具有重大研究意义的医学难题。桡骨远端和腕骨创伤后的活动度（ROM）的丧失及其疼痛是由多种原因引起的，主要分为关节内和关节外原因。

关节外原因主要包括异型骨化和关节形状的改变，关节内原因主要包括骨折畸形愈合、关节面不齐、腕关节损伤和不稳定。本章节主要讨论桡骨远端骨折（DRF），腕关节损伤和不稳定性将在本书的其他章节予以讨论。

DRF是最常见的上肢骨折，每年的发病率约为190/100 000。近年来，DRF治疗方法已从克氏针固定或外部固定器转向开放式复位以及手掌角度锁定钢板的内固定治疗。背侧移位的DRF也可以从手掌侧进行稳定，与背侧钢板相比，这降低了指伸肌腱刺激的风险。

在一些文献中，DRF术后并发症的发生率很低，但腕关节僵硬很少被提及。早在1814年，Colles就警告他的同事，DRF术后长时间的腕关节固定可能会导致潜在的损伤。然而，一些研究表明，前2个月的恢复期显著影响最终的治疗效果。

DRF手术治疗后的腕部僵硬和疼痛往往是由于复位丢失、螺钉穿透到桡骨关节或关节内阶梯状的畸形引起的。Knirk和Jupiter的研究表明，桡骨关节的步幅如果大于2mm，则创伤后放射性退行性关节炎的风险较高，并导致疼痛和功能障碍。年轻患者如果DRF愈合后出现桡骨关节的错位，则更容易发生退行性关节炎。

常规的日常活动要求ROM至少伸展30°～50°，屈曲5°、桡骨偏移10°、尺骨偏移15°。治疗手腕僵硬和疼痛的方法取决于患者个人的需要。保守治疗方案包括非类固醇抗风湿药、类固醇浸润、腕部夹板和手部治疗。如果保守干预没有改善ROM或疼痛，那么可以考虑几种手术治疗方案，如腕关节去神经支配法、关节镜或开放关节松解术、部分腕关节融合术（PWA）、全腕关节融合术（TWA）或腕关节成形术（WA）。

29.2　手术技巧

29.2.1　腕关节去神经支配

当保守治疗失败时，腕关节去神经支配是治疗慢性疼痛的一个常规程序。腕关节去神经支配的一个优点是缓解疼痛，没有僵硬的风险。如果神经切断术不成功，仍可选择其他治疗方法。

Albrecht Wilhelm于1966年首次提出了腕关节全神经切除术（TWJD）的概念，TWJD包括5个皮肤切口，以进入手腕的所有10个末端神经分支。完全去神经被认为是缓解疼痛的最有效的方法，同时它还保留了腕部的最大活动度。该技术的缺点是可能会失去皮肤敏感性和保护性的本体感受。文献描述了该程序的许多修改，但迄今为止，尚未建立一种确

定的技术。尽管TWJD非常受欢迎，但依然有较多患者选择进行腕关节部分去神经术（PWD）。

Berger在1998年首次提出了PWJD，采用了完全切除前骨间神经（AIN）和后骨间神经（PIN）的单切口技术。研究表明，行PIN和AIN切除术可能会影响手腕的本体感觉。骨间神经负责把纤维送到手腕背侧的中央部分，是主要的背侧神经。如Van de Pol等所示，前骨间神经主要支配掌囊、骨膜和韧带。

通过尺骨近端桡骨和尺骨之间的一个3~4cm的背侧纵向切口可以找到PIN和AIN。将覆盖在骨间膜上的指总伸肌和固有伸肌剥离后即可分辨出PIN。纵向切开骨间膜后即可找到AIN。然后将每条神经切除2cm，行神经切除术。

Weinstein等和Hofmeister等报道了PWJD的效果。两项研究都发现患者疼痛缓解了50%~80%，DASH评分有所下降。值得注意的是，有85%~90%的患者对手术结果感到满意。然而，在术后28~31个月，手术成功率下降到了68%~85%。

术前诊断性神经阻滞的诊断价值尚不明确。诸多研究者描述和讨论了术前诊断性神经阻滞，但结果仍有争议。诊断性疼痛缓解和术后的疼痛严重程度是否有很强的相关性目前尚无法证明，有两种可能性可以解释文献中不同的结果：麻醉注射未能阻断受影响的神经，或者手术过程中遗漏了骨间肌。

29.2.2 腕关节松解术

有关开放性和关节镜下腕关节松解术的报道比较少。在进行至少6个月的保守治疗后，如果患者仍存在持续的、痛苦的ROM受限，则应采取手术干预。包膜挛缩是ROM受限的主要原因，而桡腕关节复位不正等其他原因则应排除在外。由此引起的腕部僵硬也是无痛性的ROM受限。

对于旋前和旋后均受影响的情况，开放性或关节镜下DRUJ松解术将是首选。Del Pinal等报道了1例行DRUJ松解术的患者，该患者创伤后旋后丧失至少90°。仅掌囊和尺头间的粘连被松解。3年后的随访中，患者的平均旋后角为76°，旋后角的平均改善为80°。Kleinman和Graham在解剖学和临床研究中发现，DRUJ囊切术可以明显改善前臂旋转。

Kamal和Ruch等对11例行开放性掌囊松解术的DRF患者进行平均4.5个月的随访。结果发现患者的手腕伸展、屈曲和DASH评分在术后均有所改善，但

低于最小临床差异。根据视觉模拟评分，关节松解术对疼痛没有影响

关节镜下关节松解术的优点是皮肤切口小，组织瘢痕增生的风险被降低。Verhellen和Bain对两位创伤后腕关节僵硬的患者进行了解剖学研究。他们发现关节囊到正中神经的平均距离为6.9mm，到尺神经的平均距离为6.7mm，到桡动脉的平均距离为5.2mm。两位患者的ROM在伸展和屈曲方面都得到了改善。Luchetti等对22例DRF术后的患者进行了关节镜下的腕关节松解术，并报告了ROM的伸展和屈曲从84°增加到99°。Osterman等回顾了54例关节镜下腕关节和DRUJ松解术，或两者兼有的患者。在平均62个月的随访中，ROM的伸展和屈曲从35°提高到41°，但随着时间的推移，手腕运动的损失达到30%。Hatorri等对11例创伤后腕关节挛缩的患者进行回顾性分析，平均随访13个月。他们发现ROM伸展平均改善了9°，屈曲平均改善了13°。腕部伸展和屈曲的平均弧度从76°显著提高到98°。

桡腕关节松懈术只适用于特定的标准。患者要满足无解剖学错位、腕关节无疼痛、伸展或屈曲时疼痛减轻。相关文献提出一种改进的ROM，但这种改善会随着时间的推移而降低。尽管如此，这种改进的ROM应得以严密的解决。这种非常微小的临床差异对患者来说是可识别的改善吗？

29.2.3 部分腕关节融合术

PWA的原理是将关节中疼痛的关节炎部位进行融合，并将运动轴移到完整的关节部位——这取决于关节面的损伤区域，因为DRF后的畸形愈合或软骨损伤会导致桡腕关节继发性关节炎。月骨面在DRF中是经常和过早地参与关节炎改变的关键区域之一；而腕中关节一般不会受到影响。

桡舟月关节融合术

创伤后桡月关节和桡舟关节发生桡腕骨关节炎的情况可以采用桡舟月（RSL）关节融合术。RSL关节融合术需要一个完整的腕中关节。许多研究报道了RSL关节融合术成功治疗类风湿性关节炎退行性关节病（DJD）的病例，但关于DRF畸形愈合的报道则很少。RSL关节融合术一般采用背侧方法进行，有不同的融合方案。

我们推荐在DRF手术治疗后采用掌侧入路进行

RSL关节融合术，因为多数外科医生都熟悉这种掌侧钢板固定技术，而且在插入硬体后伸指肌腱仍能保留。

Garcia-Elias等在2001年和2005年首次报道了在RSL关节融合术中行DSE术，可以显著缓解疼痛，改善屈曲和桡侧偏移。研究还显示，在RSL关节融合术中行DSE术的愈合率为100%。

掌侧桡舟月外科技术

掌侧RSL切口通过已有的切口进行硬体移除和RSL关节融合术。（图29.1a～c）它向桡侧远端延伸，充分暴露出舟状骨。取出硬体，行囊切开术以检查腕骨和桡腕关节（图29.1d）。完整的掌中边缘经凿子刨平，如图29.1e所示。舟状骨远端1/4部位被切除（图29.1f）。

这将松解舟大小多角骨（STT）关节。最大限度背伸腕关节以更好地显露舟状骨和月骨近端及桡骨远端关节面。我们使用咬骨钳或骨锉去除表面的软骨直到显露松质骨。如果舟月骨韧带完整且稳定，则不需要去除该区域的骨皮质。在舟月关节不稳或

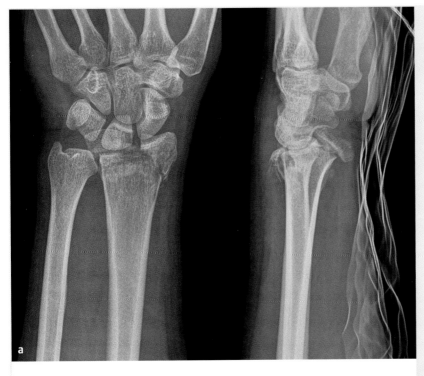

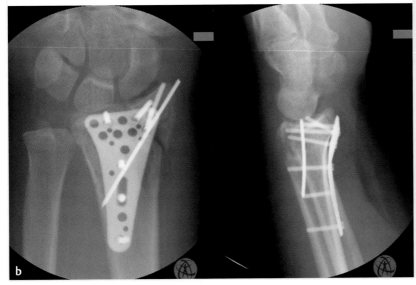

图29.1　a.案例：1例40岁男性患者从7m高度坠落，双臂多处骨折。DRF术前左侧视图。b.角稳定钢板和额外克氏针固定的术后视图

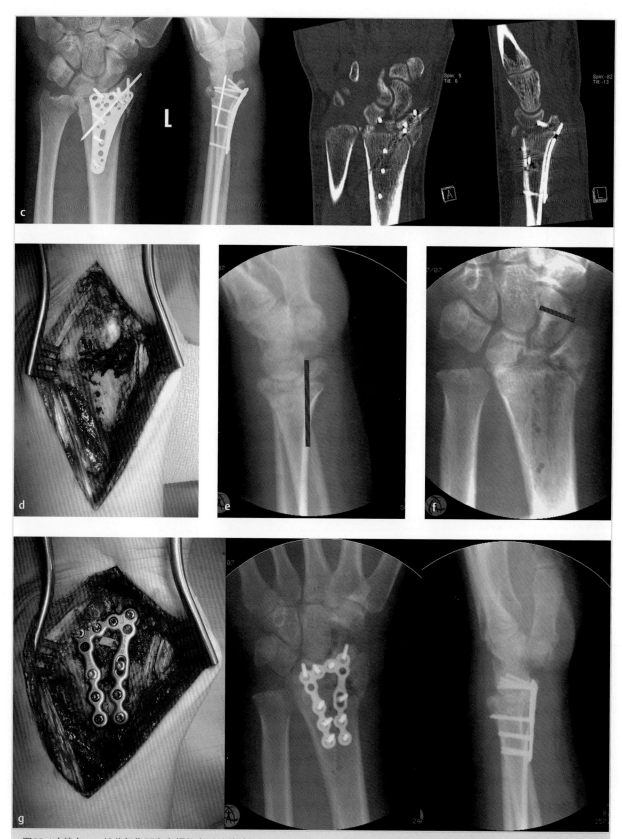

图29.1（续）　c.关节复位不良和螺钉穿透关节破坏了桡腕关节面。d.拆除内固定后显露破坏的桡腕关节。e.用骨刀修整桡骨的掌侧面至完全平整。f.切除舟状骨的远端1/4，以松解舟大小多角骨（STT）关节，改善关节活动范围并缓解疼痛。g.最后用一个直型多轴、2.5锁定框式钢板固定（APTUS Medartis，瑞士）；分别用2枚螺钉固定月骨和舟状骨，在本病例中，1枚皮质螺钉和1枚固定角度螺钉，均经增强影像和术后X线确认

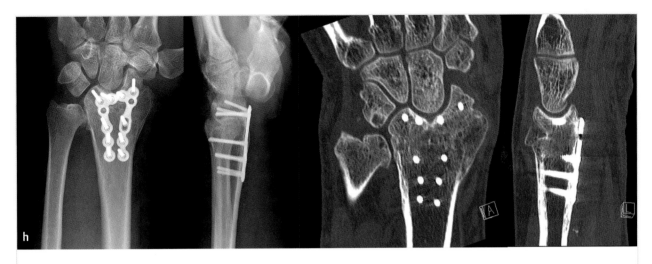

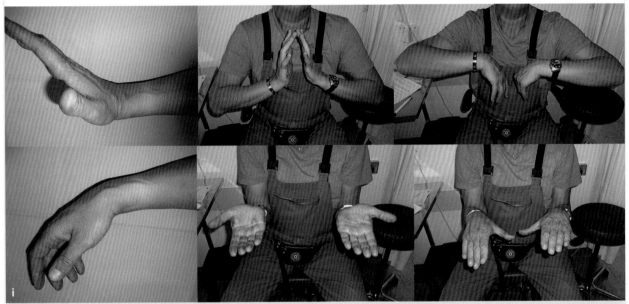

图29.1（续）　h.5年后影像学结果：完全骨性愈合，无腕中关节炎表现，侧位像显示月骨精确复位，固定月骨和舟状骨的螺钉位置理想。i.5年后功能结果：视觉模拟评分（VAS）为0

脱位的情况下，舟状骨和月骨区域必须去皮质并填充松质骨移植。临时置入1根克氏针以维持舟状骨和月骨的正常排列。可用切除的舟状骨及桡骨掌侧缘松质骨植骨，而不需另外取骨。桡腕关节行松质骨植骨。舟状骨和月骨中的克氏针作为操纵杆辅助复位，然后暂时固定腕骨于桡骨上。

最终的固定使用直型多轴、2.5锁定框式钢板（APTUS Medartis，瑞士）（图29.1g）固定。钢板必须精确定位，以免螺钉穿入腕中关节。桡骨干部在钢板的滑动孔处使用皮质骨螺钉固定。然后在透视引导下分别将两枚螺钉置入月骨和舟状骨。

切除舟骨远极后，如舟月骨韧带稳定，加用1枚皮质骨螺钉将舟状骨固定于钢板上可能会有所帮助。万向锁定系统使螺钉可精确地固定在腕骨上。骨干部使用固定角度的稳定螺钉固定。移除克氏针，融合部位填塞松质骨植骨。

术后采用热成形短臂支具固定5周。2周后去除支具，进行腕部及手指主动活动锻炼。桡舟月关节融合大约在术后3个月可获得骨性愈合，之后即可进行日常活动。

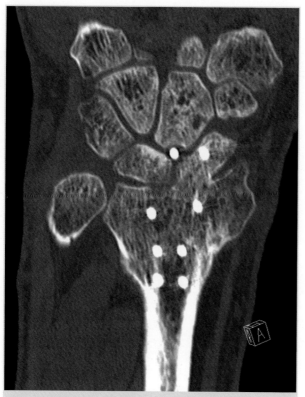

图29.2　螺钉穿入腕中关节，钢板放置太靠远端

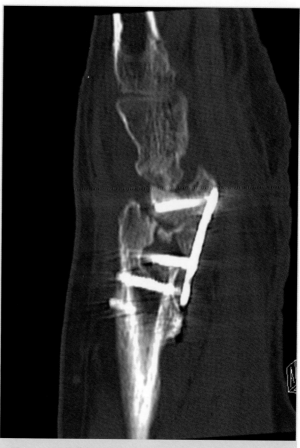

图29.3　月骨背侧（DISI）或掌侧腕中关节不稳（VISI）导致腕中关节短时间内即出现继发性腕关节炎改变

掌侧桡舟月入路结果

2006—2014年，14例桡骨远端骨折畸形愈合伴桡腕关节退行性关节病变的患者接受了掌侧桡舟月关节融合术及舟状骨远端切除手术。最终结果分析包含了11例患者，平均随访时间63个月（30~97个月）。所有患者末次随访时的CT结果显示骨性愈合且无腕中关节退行性改变。平均关节活动范围为背伸53°，屈曲42°，旋后81°，旋前85°，桡偏10°及尺偏25°。术后背伸、屈伸及旋后活动度较术前明显提高。平均握力恢复至健侧的80%。

掌侧桡舟月入路的注意事项

钢板不要放置太靠远端，以防螺钉穿入腕中关节。置入远端螺钉时精确应用增强影像，以防止该并发症非常关键（图29.2）。

月骨背侧或掌侧嵌入不稳会导致腕中关节继发性腕关节炎改变，导致腕关节疼痛，是进行全腕关节融合的征兆（图29.3）。

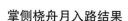

掌侧桡舟月入路的技巧

选用固定角度的平面钢板以免激惹屈肌腱。用骨凿修整桡骨掌侧缘最突起处使之与钢板位置完全匹配。凿除的松质骨可用于植骨（图29.1e）。

将月骨精确地置于中立位对预防腕中关节继发性关节炎非常重要。克氏针作为操纵杆辅助月骨准确对位（图29.1h、i）。

切除舟状骨远极松解STT关节并降低不愈合率。

29.2.4　腕关节成形术

第一例腕关节置换术由Themistocles Gluck在1890年完成。假体由象牙做成并采用球窝式设计。全腕植入物设计由硅胶植入物到掌骨固定物并进一步到现代最大限度保存骨量并减少不稳定的设计。

现代植入物应用了多孔设计以促进骨长入。现代植入物应用结果的研究显示疼痛评分及应用效果改善。据报道，5年成活率高达97%。由于设计在更新，新的模型不断出现，长期效果仍有待观察。

通常由于创伤性或原发性骨关节炎而进行腕关节置换术的患者较类风湿性关节炎患者年轻且活动量大。因此，在对年轻患者行腕关节置换术时应考虑到假体寿命及能否承受更大应力。

全腕关节置换的并发症发生率仍然较高，为10%～21%。但严重并发症如术中骨折为2%及深部感染约1.4%较少见。

对于创伤性或原发性骨关节炎的年轻患者的治疗指征仍然不明确，因为考虑到他们较高的活动需求，没有足够的证据证明关节置换术能使其真正受益。

29.2.5　全腕关节融合术

全腕关节融合包括将腕骨与桡骨融合从而使腕关节活动完全丧失。对于全腕进行性退行性或创伤性关节炎患者，它已被明确是一种可以减轻疼痛的术式。

Mannerfelt和Malmsten在1971年首先进行了全腕关节融合内固定，克氏针自第三掌骨向桡骨远端逆行置入。通过应用一个或多个U形钉防止旋转不稳。该技术被一些作者改进并且在1996年由Hastings等首先应用加压接骨板进行固定。结果显示，与其他技术比较该技术明显具有较高的骨愈合率及较低的并发症发生率。文献报道并发症发生率为29%（19%为严重并发症，10%为轻微并发症）且桡腕不愈合率约4.4%。

在一篇系统性综述中，Cavaliere和Chung比较了全腕关节融合和腕关节置换，发现满意率为100%，尽管全腕关节融合术较腕关节置换术可更好地缓解疼痛，并发症发生率低，且返修率低。有趣的是，14项有关腕关节置换术后关节活动范围的研究中仅3项确定关节活动范围恢复至功能范围。他们得出结论认为只有在全腕关节融合术不能得到更好的结果时才建议行腕关节置换术。

包括植入腕掌关节获得牢固固定的融合物仍存在争议。植入物相关的并发症在文献中广泛报道。腕掌关节的微动导致固定失效，如螺钉松动或断裂。跨关节钢板融合后腕掌关节不愈合导致的疼痛报道发生率高达43%。如今的新型钢板在腕关节融合时不固定掌骨，避免了腕掌关节僵硬。

29.3　结论

病因学及不同阶段的创伤后关节退行性变有不同的治疗选择，但有多个因素决定了最终的方案。包括患者年龄、残留的关节活动度、体力活动水平、功能要求及影像学改变。

对于有足够的残留腕关节活动的患者建议行完全去神经支配，因其再发病率低。且即使效果不满意，仍可行进一步处理。

当骨关节炎局限于桡腕关节，腕中关节未受累时可行局限性腕关节融合，如桡舟月融合。当切除舟状骨远极后，生物力学研究显示关节活动范围增加。临床研究显示关节活动范围仅桡偏明显改善，但STT关节融合有更高的融合率及疼痛缓解。桡骨远端骨折术后创伤性桡腕关节炎经掌侧入路及舟状骨切除显示关节活动范围在背伸、屈伸及旋后均有明显提高。然而，掌侧锁定钢板显示所有患者均愈合。

对于年轻的重体力劳动患者通常建议行全腕关节融合术，尤其当腕关节活动范围明显受限且其他重建方式不适合时。并发症发生率低于腕关节置换术。

仅少数研究报道关节活动范围恢复较腕关节置换好。尤其在年轻患者中，治疗时更需考虑假体的寿命及负重。腕关节置换的新型假体已经出现，但截至目前没有足够的数据可以得出任何有关假体寿命的结论。尽管最近的研究显示结果可期，但长期效果仍有待观察及进一步研究。

参考文献

[1] Bergman J, Bain G. Arthroscopic release of wrist contracture.In: Slutsky DJ, Osterman AL, eds. Fractures and Injuries of the Distal Radius and Carpus. Philadelphia, PA: W.B. Saunders; 2009:501–506.

[2] Bonafede M, Espindle D, Bower AG. The direct and indirect costs of long bone fractures in a working age US population. J Med Econ 2013;16(1):169–178.

[3] Bässgen K, Westphal T, Haar P, Kundt G, Mittlmeier T, Schober HC. Population-based prospective study on the incidence of osteoporosis-associated fractures in a German population of 200,413 inhabitants. J Public Health (Oxf) 2013;35(2):255–261.

[4] Court-Brown CM, Caesar B. Epidemiology of adult fractures: a review. Injury 2006;37(8):691–697.

[5] Quadlbauer S, Pezzei C, Jurkowitsch J, et al. Early rehabilitation

of distal radius fractures stabilized by volar locking plate: a prospective randomized pilot study. J Wrist Surg 2017;6(2):102–112.

[6] Quadlbauer S, Pezzei C, Jurkowitsch J, Keuchel T, Hausner T, Leixnering M. Spontaneous radioscapholunate fusion after septic arthritis of the wrist: a case report. Arch Orthop Trauma Surg 2017;137(4):579–584.

[7] Johnson NA, Cutler L, Dias JJ, Ullah AS, Wildin CJ, Bhowal B. Complications after volar locking plate fixation of distal radius fractures. Injury 2014;45(3):528–533.

[8] Figl M, Weninger P, Liska M, Hofbauer M, Leixnering M. Volar fixed-angle plate osteosynthesis of unstable distal radius fractures: 12 months results. Arch Orthop Trauma Surg 2009; 29(5):661–669.

[9] Yu YR, Makhni MC, Tabrizi S, Rozental TD, Mundanthanam G, Day CS. Complications of low-profile dorsal versus volar locking plates in the distal radius: a comparative study. J Hand Surg Am 2011;36(7):1135–1141.

[10] Colles A. The classic. On the fracture of the carpal extremity of the radius. Abraham Colles, Edinburgh Med. Surg. J., 1814. Clin Orthop Relat Res 1972;83(83):3–5.

[11] MacDermid JC, Roth JH, Richards RS. Pain and disability reported in the year following a distal radius fracture: a cohort study. BMC Musculoskelet Disord 2003;4:24.

[12] Quadlbauer S, Leixnering M, Jurkowitsch J, Hausner T, Pezzei C. Volar radioscapholunate arthrodesis and distal scaphoidectomy after malunited distal radius fractures. J Hand Surg Am 2017;42(9): 754.e1–754.e8.

[13] Brigstocke G, Hearnden A, Holt CA, Whatling G. The functional range of movement of the human wrist. J Hand Surg Eur Vol 2013;38(5):554–556.

[14] Palmer AK, Werner FW, Murphy D, Glisson R. Functional wrist motion: a biomechanical study. J Hand Surg Am 1985;10(1):39–46.

[15] Wilhelm A. Denervation of the wrist. Tech Hand Up Extrem Surg 2001;5(1):14–30.

[16] Berger RA. Partial denervation of the wrist: a new approach. Tech Hand Up Extrem Surg 1998;2(1):25–35.

[17] Burke D, Gandevia SC, Macefield G. Responses to passive movement of receptors in joint, skin and muscle of the human hand. J Physiol 1988;402(1):347–361.

[18] Van de Pol GJ, Koudstaal MJ, Schuurman AH, Bleys RLAW. Innervation of the wrist joint and surgical perspectives of denervation. J Hand Surg Am 2006;31(1):28–34.

[19] Weinstein LP, Berger RA. Analgesic benefit, functional outcome, and patient satisfaction after partial wrist denervation. J Hand Surg Am 2002;27(5):833–839.

[20] Hofmeister EP, Moran SL, Shin AY. Anterior and posterior interosseous neurectomy for the treatment of chronic dynamic instability of the wrist. Hand (N Y) 2006;1(2):63–70.

[21] Del Piñal F, Moraleda E, Rúas JS, Rodriguez-Vega A, Studer A. Effectiveness of an arthroscopic technique to correct supination losses of 90° or more. J Hand Surg Am 2018;43(7):676.e1–676.e6.

[22] Kleinman WB, Graham TJ. The distal radioulnar joint capsule: clinical anatomy and role in posttraumatic limitation of forearm rotation. J Hand Surg Am 1998;23(4):588–599.

[23] Kamal RN, Ruch DS. Volar Capsular Release After Distal Radius Fractures. J Hand Surg Am 2017;42(12):1034.e1–1034.e6.

[24] Verhellen R, Bain GI. Arthroscopic capsular release for contracture of the wrist: a new technique. Arthroscopy 2000;16(1):106–110.

[25] Luchetti R, Atzei A, Fairplay T. Arthroscopic wrist arthrolysis after wrist fracture. Arthroscopy 2007;23(3):255–260.

[26] Osterman AL, Culp RW, Osterman MN. Arthroscopic release of wrist contractures. Plast Reconstr Surg 2010;126.

[27] Hattori T, Tsunoda K, Watanabe K, Nakao E, Hirata H, Nakamura R. Arthroscopic mobilization for contracture of the wrist. Arthroscopy 2006;22(8):850–854.

[28] Sturzenegger M, Büchler U. Radio-scapho-lunate partial wrist arthrodesis following comminuted fractures of the distal radius. Ann Chir Main Memb Super 1991;10(3):207–216.

[29] Inoue G, Tamura Y. Radiolunate and radioscapholunate arthrodesis. Arch Orthop Trauma Surg 1992;111(6):333–335.

[30] Argintar E, Edwards S. Volar radioscapholunate arthrodesis for malunited distal radius fracture with unsalvageable wrist articular degeneration: case report. J Hand Surg Am 2010;35(7):1089–1092.

[31] Garcia-Elías M, Lluch A. Partial excision of scaphoid: is it ever indicated? Hand Clin 2001;17(4):687–695, x.

[32] Garcia-Elias M, Lluch A, Ferreres A, Papini-Zorli I, Rahimtoola ZO. Treatment of radiocarpal degenerative osteoarthritis by radioscapholunate arthrodesis and distal scaphoidectomy. J Hand Surg Am 2005;30(1):8–15.

[33] Ritt MJ, Stuart PR, Naggar L, Beckenbaugh RD. The early history of arthroplasty of the wrist. From amputation to total wrist implant. J Hand Surg [Br] 1994;19(6):778–782.

[34] Halim A, Weiss AC. Total Wrist Arthroplasty. J Hand Surg Am 2017;42(3):198–209.

[35] Mannerfelt L, Malmsten M. Arthrodesis of the wrist in rheumatoid arthritis. A technique without external fixation. Scand J Plast Reconstr Surg 1971;5(2):124–130.

[36] Hastings H II, Weiss AP, Quenzer D, Wiedeman GP, Hanington KR, Strickland JW. Arthrodesis of the wrist for post-traumatic disorders. J Bone Joint Surg Am 1996;78(6):897–902.

[37] Wei DH, Feldon P. Total wrist arthrodesis: indications and clinical outcomes. J Am Acad Orthop Surg 2017;25(1):3–11.

[38] Cavaliere CM, Chung KC. A systematic review of total wrist arthroplasty compared with total wrist arthrodesis for rheumatoid arthritis. Plast Reconstr Surg 2008;122(3):813–825.

[39] Nagy L, Büchler U. AO-wrist arthrodesis: with and without arthrodesis of the third carpometacarpal joint. J Hand Surg Am 2002;27(6):940–947.

[40] Mühldorfer-Fodor M, Ha HP, Hohendorff B, Löw S, Prommersberger KJ, van Schoonhoven J. Results after radioscapholunate arthrodesis with or without resection of the distal scaphoid pole. J Hand Surg Am 2012;37(11):2233–2239.

第三十章 尺侧疼痛及旋转受限

Riccardo Luchetti，Andrea Atzei

摘要

创伤后疼痛导致腕关节旋转活动受限通常继发于腕关节扭伤或骨折。由于关节囊挛缩和/或关节粘连导致的DRUJ持续性僵硬可通过关节镜或切开手术松解。应特别注意两种手术方法的描述。与桡骨远端及尺骨畸形均相关的更加复杂的疾病需要进行截骨矫形；尺骨头撞击时建议行Wafer切除术；尺骨半脱位或全脱位时则需行尺骨复位；小指伸肌腱嵌入DRUJ时需行肌腱转位术；螺钉误穿入DRUJ时应移除螺钉恢复旋转功能。最后，尺骨头和/或乙状切迹软骨病或骨软骨病时需要行挽救性手术。

关键词：腕关节僵硬，旋转受限，旋转僵硬，腕关节镜松解，切开腕关节松解，DRUJ僵硬，DRUJ松解

30.1 简介

桡骨远端骨折（DRF），不论是关节内骨折还是关节外骨折，都容易导致疼痛性旋转受限。尺骨和尺骨茎突等相关骨折也会引起旋转受限。

任何DRF治疗，不论保守还是手术，主要目的均为获得骨折愈合并且最终的功能恢复良好。

然而，治疗需要延长制动，则可能导致关节囊挛缩及关节粘连，导致腕关节僵硬（图30.1和图30.2）。

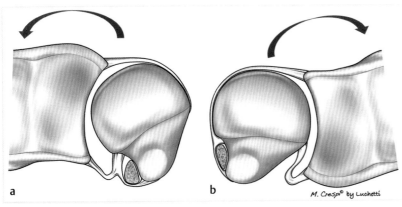

图30.1 DRUJ的正常活动：旋后（a），旋前（b）；注意掌侧和背侧关节囊的状态

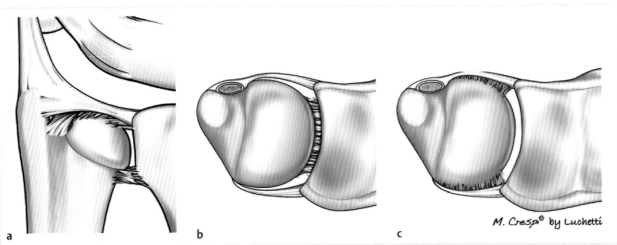

图30.2 DRUJ关节粘连：a.DRUJ冠状位见三角纤维软骨复合体和尺骨头之间及尺骨头和桡骨间粘连；b.DRUJ轴位显示尺骨颈和桡骨间的粘连；c.轴位显示掌、背侧关节囊和尺骨头间的粘连

通常，腕关节僵硬可通过适当的康复锻炼得到改善。然而，在康复锻炼后旋转持续受限的病例则需要手术治疗。

当存在疼痛时，可能由多个原因导致，最常见的是关节损伤，但并非唯一的原因。因此，需要在治疗前进行彻底的检查。

30.2 适应证

不管是保守治疗或手术治疗的桡骨远端骨折都会出现腕关节僵硬，通常需要规范的物理康复计划进行处理。

当康复锻炼无法恢复或改善旋前旋后运动时，建议进行手术关节松解。典型适应证是桡骨远端关节内或关节外骨折，进行长期固定而导致的关节挛缩，但下尺桡关节对合良好。

然而，即使适当的闭合复位和石膏固定后，也会因下尺桡关节掌侧和背侧关节的挛缩导致DRUJ的僵硬（图30.1和图30.2）。

如果有疼痛，建议在手术前对腕部状况进行更准确的评估，以明确是否存在相关的软骨或韧带损伤，尤其是三角纤维软骨复合体（TFCC）。

由于需要不同的康复方案，如果合并有关节或韧带损伤时应分期处理。

如果下尺桡关节僵硬合并有因尺骨头或乙状切迹关节面损伤而导致的DRUJ不匹配，则不适合进行关节松解。而应在关节重建后再进行关节松解。

30.3 影像学诊断

影像学诊断对了解关节僵硬的原因至关重要。合适的影像学诊断包括从简单的平片到磁共振成像（MRI）在内的各种评估。

30.3.1 X线片

损伤后的X线片用于确定原始骨折线及其可能朝向DRUJ以及可能继发损伤。

为了对比以下参数，应与健侧腕关节X线片比较：（1）DRUJ的形状和倾斜角；（2）尺骨变异；（3）尺骨头和乙状切迹创伤后变化；（4）侧位片上尺骨与桡骨的相对位置。

30.3.2 CT 扫描

CT扫描可以获得关于桡骨和尺骨的解剖学轮廓及其相互关系的更多细节。很少需要对侧CT扫描以进行比较。CT扫描可能需要在中立位、最大旋前和旋后位进行，以确定旋转的丢失程度，最大限度显示任何的骨撞击、DRUJ半脱位或脱位。

30.3.3 磁共振成像（MRI）

MRI有助于评估韧带损伤及骨、软骨受累程度。尤其适用于创伤后的持续性疼痛：因为它可能显示髓内水肿或尺骨头、尺骨茎突和其他腕骨的骨和软骨损伤；或者桡骨远端和尺骨头骨折的残留征象。然而，MRI对软骨损伤的精度相对较低；同样，在因关节粘连而导致的关节僵硬时也不能显示任何的关节挛缩。

30.3.4 关节造影、关节内增强 CT 和 MRI

已不再进行关节造影检查，除非与CT扫描和MRI合并使用。该检查对腕部僵硬的价值在于可确认粘连性关节囊炎和关节纤维化，因为仅少量造影剂可注入关节。正常腕关节内可注射2~3mL液体。当关节受到关节纤维化或粘连性关节囊炎的影响时，注射相当困难，并且液体的体积会急剧减少至小于1mL，这些液体也经常分散到周围的软组织中。值得注意的是，与没有关节纤维化或粘连性关节囊炎的患者相比，关节内增强CT和MRI意义较小并且也不能清晰显示相关的骨关节疾病。

30.4 手术选择

手术包括开放和镜下松解，能松解旋转受限的DRUJ关节挛缩和关节内粘连。

30.4.1 开放关节松解

前臂合适的位置非常关键。建议采用前臂垂直位，以便毫无限制地控制前臂的旋转。使用一个简单的牵引架可能有用，如腕或肩关节镜的牵引架。

通过背侧入路显露DRUJ（图30.3）。穿通过背侧第五室到达背侧关节囊。自尺骨头颈部至DRUJ桡尺背侧韧带近端切开关节囊，并予以保护。通过这一入路插入骨膜剥离器松解尺骨颈部的粘连，并继续向尺骨头近端松解，并切除尺骨头和TFCC之间的纤维束带（图30.4）。向背侧松解直至尺侧腕伸肌（ECU）肌腱腱鞘，使尺骨头与关节囊分离（图30.4）。轻柔旋转前臂以拉伸残余粘连并评估松解效果。

必要时可重复进行锐性边缘切除，直至达到完全旋前。如果仍然有旋前限制，则进行第二步。从相同的背侧入路，将骨膜剥离器深入尺骨颈的掌侧（图30.4），将前侧自尺骨头分离。沿尺骨头周围向侧方分离可改善旋后（图30.5a～d）。

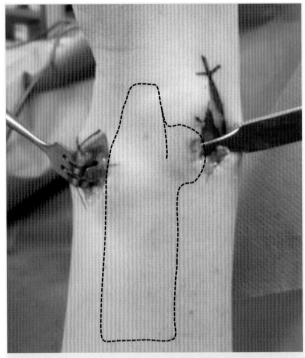

图30.3　开放下尺桡关节（DRUJ）松解术。使用背侧和掌侧切口。骨膜剥离器自背侧向掌侧分离，穿过DRUJ。皮肤上的尺骨标记以说明骨膜剥离器与尺骨头的相互关系

实际上，并不能直视骨膜剥离器的尖端分离组织，而其经常会将关节囊至桡骨剥离，这也达到了与关节囊粘连松解的同样效果。

松解掌侧关节囊可改善旋后，而松解背侧关节囊则改善旋前。

当关节囊松解后仍旧有旋后丢失，则要注意到旋前方肌的缺血性挛缩。然后在尺骨颈平面做一个长约3cm的纵向切口（图30.6）探查到旋前方肌在尺骨的止点，剥离部分肌纤维止点，但要保留尺骨桡侧缘的深层止点。至此，旋后受限会得到进一步改善，而不会诱发DRUJ不稳。

30.4.2　关节镜下松解

标准的腕关节垂直牵引，肘部固定，关节牵引力约3kg。食指和中指指套牵引，以获得生理性的关节力线。镜下干法操作，必要时用生理盐水冲洗清理后的碎屑。

关节镜检查总是经3—4和6R入路从桡腕关节开始。通常，会有桡腕关节囊的挛缩，因此，也需要进行桡腕关节囊松解。

根据TFCC的完整性，关节镜手术可采用如下3种不同方式：

1.当TFCC的中央盘完好无损时，DRUJ关节松解可采用DRUJ关节镜松解（图30.7）。纤维化DRUJ的关节镜操作比大多数情况下要更为困难，因为关节间隙被增生滑膜和粘连组织占据，并且关节内视野也比较差。因此，当关节镜入路建立后，镜下确认在关节内位置合适，可经入路引入骨剥，在非直视下在TFCC和尺骨头之间轻柔分离，以形成镜下操作

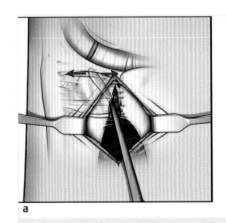
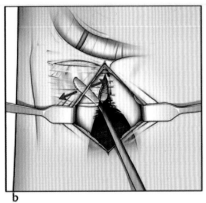
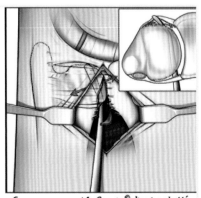

M. Cresp® by Luchetti

图30.4　使用骨膜剥离器的开放粘连切除关节松解术。a.切除在三角纤维软骨复合体（TFCC）与尺骨头间的粘连；b.切除背囊与尺骨头之间的粘连；c.切除尺骨头与掌侧囊之间的掌侧粘连。注意切除的部分背侧关节囊要保存着TFCC的背侧支

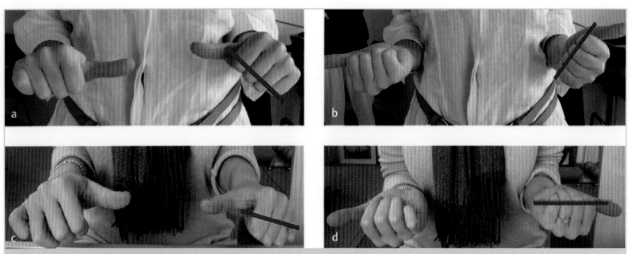

图30.5 桡骨远端骨折，掌侧钢板内固定术后旋后（a）和旋前（b）受限。取出钢板并开放关节松解术后旋前（c）和旋后（d）恢复

空间。再次置入关节镜镜头，检查尺骨头和TFCC近端部分（图30.8a、b）。此外，可能要在尺骨颈平面建立DRUJ近端入路，并插入骨膜剥离器，松解在乙状切迹内所有粘连组织（图30.9b）。另外，也可能需要通过内-外法建立DRUJ掌侧入路，并通过骨膜剥离器松解掌侧关节囊（图30.9a）。然后调整镜头，以分离在尺骨头和尺侧腕伸肌腱腱鞘间的外侧关节囊，并完成整个关节松解。通常，在视野内只能看到骨膜剥离器的尖部，而要求一些其他非直视下的操作（图30.9）。特别是用骨膜剥离器向近端分离以完成彻底松解时，必须注意保护掌侧的尺神经神经血管束（图30.9c）和背侧ECU肌腱。患者术后早期和持久地康复功能训练。

2.作为替代方案，即使在完整的TFCC情况下，也可在桡腕关节内进行DRUJ松解术。在关节盘靠近桡尺掌侧和背侧韧带间开口，经6U或4—5入路置入一个小巧骨膜剥离器，并经开口进入DRUJ。在尺骨头周围活动骨膜剥离器，虽然为非直视下操作，同样可以松解或拉伸掌侧和背侧关节囊以恢复DURJ活动（图30.10a～f）。有时，可以有目的地切除部分中央盘以方便操作。

3.当TFCC的中央盘撕裂时，关节镜操作就要简单很多。有时，可以有目的地切除部分中央盘以方便操作。虽然，DRUJ背侧入路可能有助于TFCC下方和掌背侧关节囊凹的操作，但整个松解过程仍可仅仅以3—4（或很少用6U）为视觉入路完成。经6U和/或6R置入骨膜剥离器可松解掌背侧关节囊和尺骨头间的粘连（图30.11）。

处理合并损伤更为复杂，术式的决定取决于软骨的病变位置和延伸范围。当较轻微的关节内损伤仅局限于尺骨头周围或乙状切迹边缘时，仍可进行DRUJ松解。另外，严重的软骨损伤，应与患者协商，进行二次重建或挽救性治疗（请参阅第30.8章节）。

30.5 结果

观察两组患者，第1组是开放DRUJ松解组，如前所述，他们都进行了DRUJ背侧和掌侧松解。当桡骨远端接骨板需要拆除时，使用同一切口对DRUJ掌侧进行松解，同时在接骨板拆除后松解DRUJ掌侧关节囊。

第2组是关节镜下DRUJ松解组；其中大部分患者合并有桡腕关节和DRUJ僵硬。总体而言，最常见的僵硬情况是旋后合并屈曲活动受限。当单纯的DRUJ僵硬时，旋后受限最常见。导致关节僵硬的原因是石膏固定，如桡骨远端骨折、DURJ脱位或镜下TFCC修复、单纯尺骨头骨折或合并有桡骨远端骨折需石膏固定。

术前总会出现疼痛，但大多是在负重活动时。患者日常生活影响较大，特别是不能完成一些需要前臂充分旋后的操作。

在两组中，都进行了诊断性X线检查，以评估腕关节损伤，而这些损伤最常见的是受到桡骨远端骨折愈合或畸形愈合的影响，而一些仅需要石膏固定的简单腕部扭伤也能导致腕关节损伤，但较为罕见。

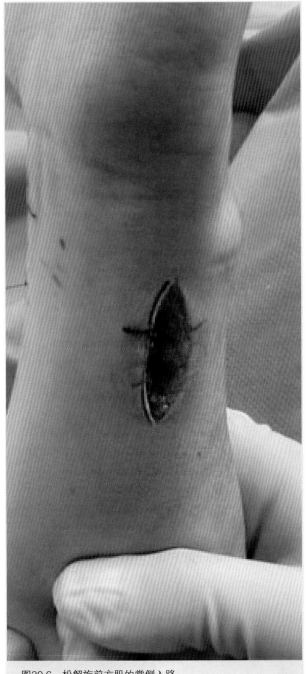

图30.6　松解旋前方肌的掌侧入路

MRI显示多发韧带损伤，尤其TFCC，几乎是永久性损伤。然而，即使MRI显示了TFCC的尺侧小凹止点撕脱，而也出现了明显TFCC尺侧小凹止点分离，由于有DRUJ关节囊挛缩，临床检查也不能检查出DURJ不稳。少数病例需进行CT扫描以评估：（1）尺骨相对于桡骨远端的位置；（2）尺骨茎突骨不连；（3）骨折愈合；（4）桡骨远端畸形愈合。

尺腕关节关节镜检查显示：（1）取决于原始损伤的类型，在尺腕关节中桡骨尺侧缘和月三角韧带或月骨间形成纤维束带；（2）桡骨远端和腕骨关节面软骨损伤，关节面阶梯。后者与术后残留疼痛相关，同时也是疗效最差的原因。在两个病例中切除桡骨远端背侧肥厚的边缘，以改善背伸活动。

第1组中的所有病例均在术后1~3个月进行评估。无并发症记录；1例失败，因术前就有关节炎改变，在术后出现明显的关节退变，后失随访。前臂旋前旋后运动改善范围为112°~145°。少数病例旋后运动自0°改善至80°，仅1例恢复完全旋后。

第2组中的所有病例都获得随访，平均随访32个月（范围2~140个月）。无并发症发生。1例失败因手术指征错误；1例患者死亡。

在所有19名患者中，随访时疼痛明显减轻或完全消失，腕部活动度（ROM）和握力均得到改善。

30.6　禁忌证

DRUJ有明显的关节炎改变，不建议进行关节松解。合并有乙状切迹和尺骨头骨关节炎时关节松解也无价值（图30.12）。累及乙状切迹的桡骨远端骨折畸形愈合需通过截骨矫形治疗。必须先复位尺骨头的背部半脱位，并在进行关节松解之前要有足够的康复锻炼。理论上讲，DRUJ复位和关节松解可同时进行，但关节复位后需固定并很可能导致关节囊挛缩和/或粘连形成，并导致再次关节僵硬。

肌腱嵌入导致了小指的运动能力下降，有时影像学上可表现为DRUJ分离。超声波和磁共振是有帮助的。外科医生可以帮助放射科医生对这一原因做出诊断。在这些情况下，腕关节镜检查不是很有用，并且错误解释的风险很高。

外科手术通过背侧第五伸肌间室入路可见EDM嵌入在DRUJ。将其复位，修复TFCC，最后关闭背侧关节囊。

相关的周围型TFCC撕裂是关节松解的另一个禁忌证。TFCC修复应该在关节松解术后进行，但它术后需制动，可能导致关节僵硬复发。

综上，任何不允许术后即刻活动的相关手术都是关节松解术的相对禁忌证。

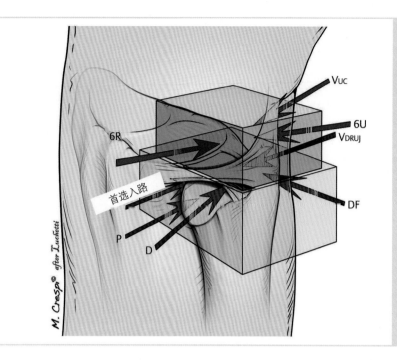

图30.7 关节镜入路的盒子理论，尺腕关节（红色盒子）和下尺桡关节（DRUJ）（蓝色盒子）。尺腕关节入路（红色箭头）和DRUJ入路（蓝色箭头）

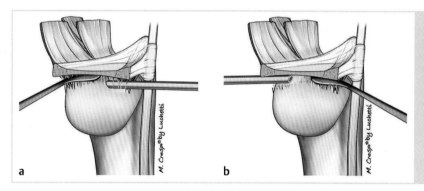

图30.8 下尺桡关节镜下粘连切除术。a.切除尺骨头和三角纤维软骨复合体（TFCC）之间的粘连：镜头在背侧入路内和骨膜剥离器在掌侧入路内。b.镜头在掌侧入路，剥离器在背侧入路；应注意不要损伤TFCC尺侧小凹止点

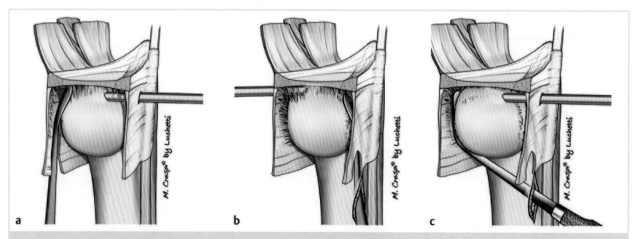

图30.9 切除尺骨周围粘连示意图。a.镜头在DRUJ背侧入路，骨膜剥离器在掌侧入路；切除尺骨头和掌侧关节囊间粘连。b.镜头在DRUJ掌侧入路，骨膜剥离器在背侧入路；切除尺骨头和背侧关节囊间的背侧粘连。c.另一种掌侧粘连切除方法：镜头在DRUJ背侧入路，在掌侧入路内使用更加弯曲的骨膜剥离器

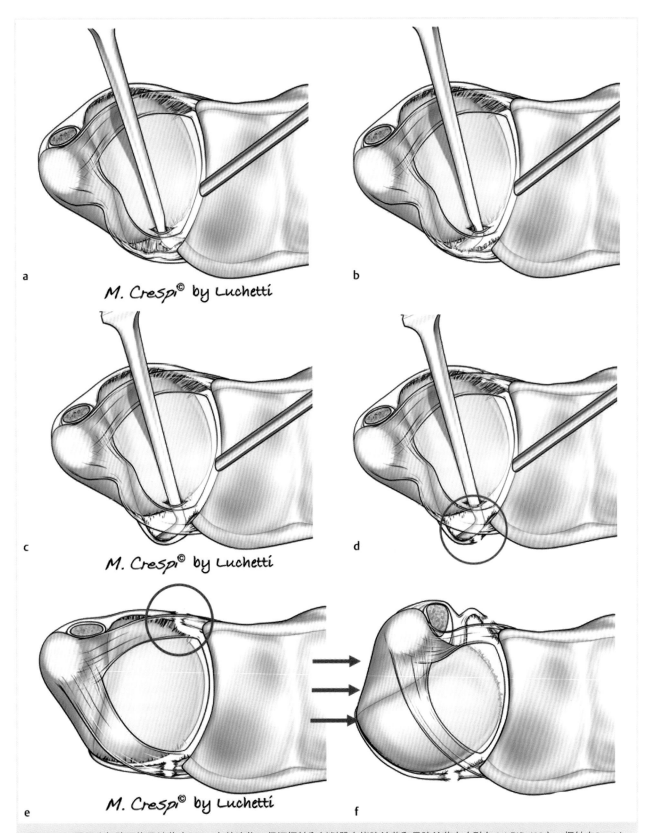

M. Crespi© by Luchetti

图30.10 图示为切除下桡尺关节（DRUJ）粘连物，保证探针和刨削器在桡腕关节和尺腕关节内（引自del Piñal20）。探针在3—4入路，骨膜剥离器在6R入路。骨膜剥离器是通过下尺桡关节掌侧部位、贴近TFCC掌侧支的一个小切口进入关节腔的。用骨膜剥离器轻柔地将粘连物从尺骨头和关节囊之间分离、切除（a、b）。用骨膜剥离器尖端（c）挑起掌侧破裂的关节囊以确定撕裂部位（d），它位于接近桡骨的掌尺侧缘（红色圆圈）。上述方法同样适用于近桡骨尺背侧缘（e、f）（蓝色圆圈）关节囊的粘连松解及切除

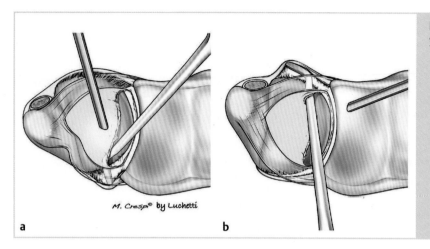

图30.11 上图展示通过TFCC原有的中央穿孔松解背侧（a）及掌侧（b）的粘连

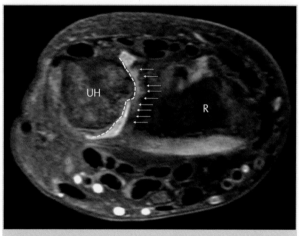

图30.12 磁共振可见创伤所致的尺骨头（白色虚线）及桡骨乙状切迹（白色箭头）畸形，它导致下尺桡关节的疼痛及旋转功能丢失

表 30.1 根据病理机制推荐的治疗技术

病理	首选	备选
不完全性DRUJ僵硬	关节镜下松解术	开放式关节松解术
完全性DRUJ僵硬		
·需要拆除桡骨远端掌侧钢板	开放式关节松解术	
·不需要拆除桡骨远端掌侧钢板	关节镜下松解术	开放式关节松解术
·需要矫正桡骨远端畸形愈合	开放式关节松解术	关节镜下松解术
·尺骨头背侧半脱位	开放式关节松解及复位术	

DRUJ：下尺桡关节。

注：上述建议适用于有腕关节镜经验的专科医生。关节镜技术不熟练的医生，建议考虑开放式手术。

提醒和窍门

为了获得正确的手术适应证和治疗方案，可以参考表30.1和表30.2给出的建议。

30.7 结论

关节镜技术领域的最新进展使得治疗腕关节僵硬（包括DRUJ）的方法比开放技术更微创，通过减少软组织的损伤和关节暴露，提升了关节功能恢复。近来，小切口开放手术技术在此解剖区域的应用也取得了和关节镜技术类似的治疗效果。因此，小切口开放手术技术与关节镜技术之间的差距正在缩小。而且，如果需要拆除桡骨远端掌侧钢板，通过同一个手术切口便可以显露DRUJ的掌侧部分，不需要再做其他切口。关节镜下手术治疗DRUJ僵硬需要术者有相当丰富的手术经验，因为即使在解剖正常的患者中，这个关节的手术操作也比较困难。除了像直径1.9mm关节镜这样极其精细的特殊器械外，使用骨膜剥离匙同样有可能进行DRUJ的关节松解。以直线或弧线的角度，通过合适的操作通道，轻柔地操作，可以分离粘连和纤维束带，从尺骨头部切

表30.2　开放式和关节镜下手术技术：详细步骤

- **开放式DRUJ松解术：首先是背侧入路**

  - 使用小骨膜剥离子松解尺骨颈和桡骨之间的粘连

  - 松解TFCC和尺骨头之间的粘连

  - 松解背侧关节囊，改善旋前功能（保护ECU）

  - 松解掌侧关节囊以恢复足够的DRUJ旋后角度。如果旋后角度仍不够，通过掌侧入路，使用in-out技术治疗

  - 松解掌侧关节囊，注意不要损伤神经血管束

  - 如果有需要，松解旋前方肌

- **关节镜下DRUJ松解术：**

  - 3—4入路置入关节镜，6R入路操作

  - 如果TFCC是完整的，有两种操作方法：第一种方法继续在桡腕关节操作关节镜，穿过TFCC（在靠近TFCC掌侧及背侧分支处钻两个小孔），或者是经DRUJ入路进入关节。第二种方法是关节镜在DRUJ的背侧通道，而操作通道为掌侧通道。首先，松解尺骨头和TFCC之间的粘连。然后，从掌侧使用刨削器松解掌侧关节囊，交换关节镜通道和手术操作通道，关节镜置于掌侧，刨削器置于背侧，使用刨削器松解背侧关节囊。最后，检查关节的旋前、旋后功能

  - 如果TFCC有中央穿孔，通过3—4入路置入关节镜、6R入路置入操作器械，通过TFCC的中央穿孔，将刨削器置入TFCC掌侧束的深面，松解掌侧关节囊。通过位于尺腕韧带之间的通道，可以将刨削器置于TFCC背侧分支的深面，轻柔地通过往复旋转模式（应当将关节镜旋转90°）松解背侧关节囊。最后，检查关节的旋前、旋后功能

注：DRUJ，下尺桡关节；TFCC，三角纤维软骨复合体；ECU，尺侧腕伸肌。

除掌侧和背侧挛缩的关节囊和TFCC，从而有效地改善DRUJ的活动。许多作者已经证明，这一技术可以治疗DRUJ僵硬。Pederzini的研究显示，术中DRUJ活动度的改善在术后同样可以保持。然而，桡腕关节松解的结果却不同，术中关节总活动度在术后早期会出现丢失，这种关节活动度在足够的康复训练之后才能重新恢复。此外，一些学者也报道了他们的经验，但只有少数的人报道了他们在DRUJ松解方面的经验（图30.10a～f）。该系列中有4例同时进行了关键的手术技术干预，如关节镜辅助下的桡骨远端截骨术和尺骨茎突切除术。尽管如此，所有患者都完全恢复了旋后功能。

不幸的是，关节囊挛缩或粘连不是DRUJ僵硬的唯一原因。事实上旋转功能丢失可能跟几种不同的原因相关，比如：（1）骨关节病；（2）明显的DRUJ骨性关节炎；（3）尺骨头或者桡骨远端骨折的畸形愈合；（4）慢性不可逆性的尺骨头背侧脱位，甚至伴有伸指肌腱的嵌顿；（5）桡骨远端掌侧钢板的螺钉位置错误，误入下尺桡关节；（6）尺骨骨折的钢板放置位置错误；（7）关节感染后遗症。正如第30.8章节所描述的那样，上述这些情况都需要相应的特殊治疗（表30.3），而不仅仅是单纯的关节松解术。

表30.3　创伤性DRUJ关节僵硬及其治疗方案

病因	治疗方案
关节囊挛缩	关节松解术
桡骨远端骨折畸形愈合	矫正截骨术
尺骨头骨折畸形愈合	矫正截骨术
软骨损伤（乙状切迹、尺骨头）	关节置换术
关节面塌陷（乙状切迹、尺骨头）	矫正截骨术
脱位和半脱位（尺骨头）	复位
尺骨头和乙状切迹被克氏针损伤	关节镜下松解/关节置换术
肌腱嵌入（小指伸肌腱）	复位肌腱
关节感染	清创术

30.8　疼痛性 DRUJ 僵硬的类型

30.8.1　继发于桡骨远端骨折畸形愈合的下尺桡关节脱位、背侧半脱位和尺骨正变异

尺骨头的掌侧脱位决定了关节旋转功能的受限（图30.13a～j）。由尺骨正变异所致的关节旋转功能

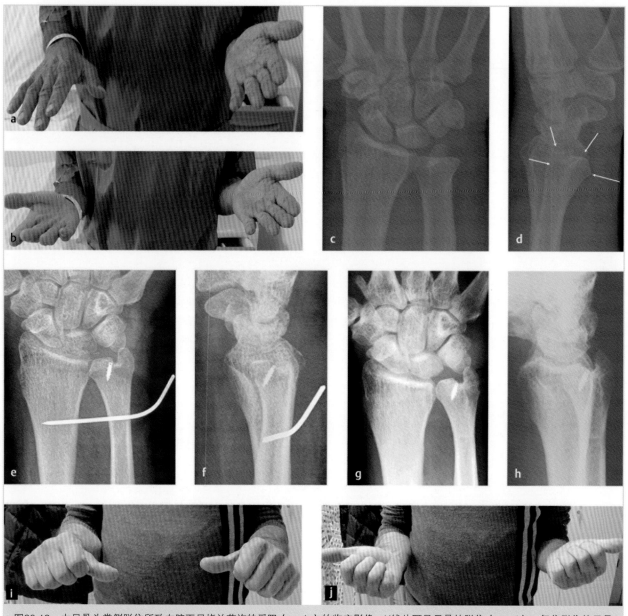

图30.13　由尺骨头掌侧脱位所致左腕下尺桡关节旋转受限（a、b）的临床影像。X线片可见尺骨的脱位（c、d），复位脱位的尺骨头，使用铆钉重建三角纤维软骨复合体止点，并使用克氏针临时固定下尺桡关节（e、f），随访结果显示，拔除克氏针后尺骨头仍维持在正确的位置（g、h），最终的随访结果显示关节旋转活动恢复良好（i、j）

丢失，可能是继发于桡骨短缩畸形愈合。尺骨头不能维持在它的解剖位置，通常会出现背侧脱位。与此相关的TFCC损伤可能会出现，而且所有这些病变都必须及时治疗（图30.14a～j）。

有时影像学检查可显示尺骨头撞击腕骨（月骨和三角骨）。一般来说，对于这种情况，最合适的手术方案是桡骨远端矫正截骨术。然而，如果尺骨正变异在3mm左右，另一种可供选择的治疗方法是开放式或者关节镜下Wafer截骨术。也许需要同时进行

下尺桡关节松解，因为这样可以术后早期功能锻炼（图30.15）。尺骨正变异超过3mm是尺骨短缩截骨术的指征。

由于内侧骨块移位所致的桡骨远端关节内骨折的畸形愈合，应当尤其注意矫正桡骨乙状切迹和月骨窝的畸形（图30.16a～j）。矫正截骨术的术前计划必须非常精确：关节镜可以为关节内截骨提供很大的帮助，因为它可以提供更准确的关节内信息，同时还可以保护局部的韧带结构。如果矫正截骨后可

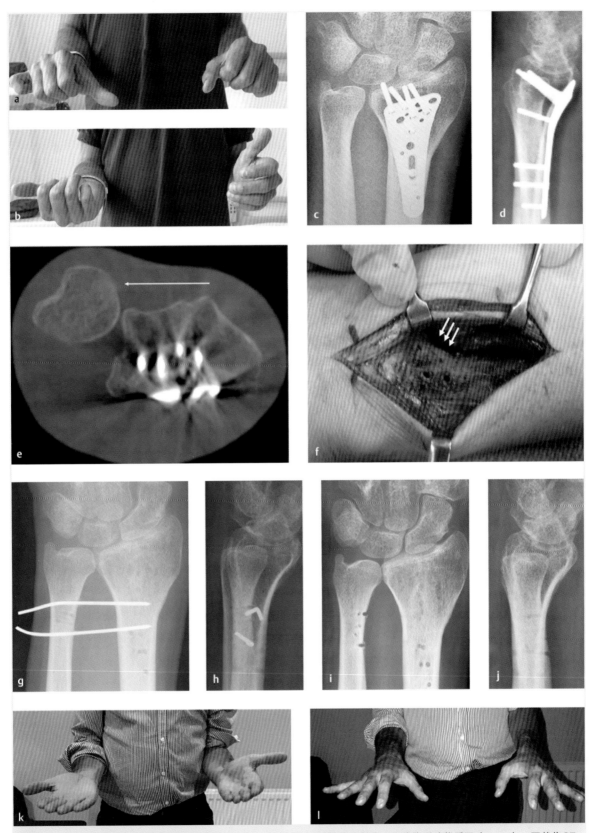

图30.14　桡骨远端骨折使用掌侧钢板内固定（c、d）术后3个月的临床影像，左腕旋后功能受限（a、b）。冠状位CT扫描可见尺骨头（e）向背侧半脱位（白色箭头）。拆除掌侧钢板并松解下尺桡关节掌侧粘连、切除挛缩关节囊（白色箭头）时的术中照片（f）。复位脱位的尺骨后使用两根克氏针临时固定下尺桡关节的X线片（g、h），拆除克氏针后下尺桡关节对位得以保持（i、j）。最终临床随访结果可见旋转功能恢复（k、l）

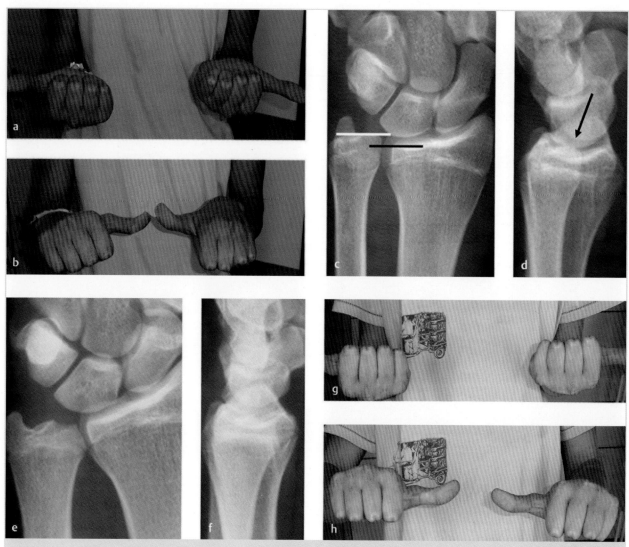

图30.15　由于尺骨正变异所致的左腕尺骨撞击综合征。临床腕关节活动度（a、b）：注意左腕旋前功能受限。（c、d）尺骨正变异的X线片（注意前后位片的黑线和白线以及侧位片的黑线）。Wafer截骨术后的尺骨头X线片（e、f）。随访时可见旋前及旋后功能完全恢复（g、h）

以获得坚强的内固定，可以缩短术后制动时间并在早期开展康复锻炼。

即使在这种情况下，仍可能发生相关的韧带损伤。韧带损伤可以同时治疗或者二期再次治疗。治疗需要一个制动时间，而这与关节松解术的术后方案相悖。

30.8.2　螺钉误入下尺桡关节所致的旋转功能受限

由于使用掌侧钢板固定桡骨远端骨折的推广，这种情况正在逐渐增加。

大多数桡骨远端和内侧置入位置有误的螺钉是进入下尺桡关节（图30.17a），而手术医生在术中影像并未发现螺钉的位置有误。术中简单地被动旋转活动有助于听见尺骨头和螺钉接触所产生的弹响。

必须行CT扫描（图30.17b），拆除螺钉可以重获完全的关节旋转活动度，消除关节疼痛。

30.8.3　小指伸肌腱的嵌入

下尺桡关节活动的明显受限或者关节绞索也可能是由于小指伸肌腱嵌入下尺桡关节内所致（图30.18），但这种病例比较罕见。出现这种现象的原因是桡骨远端骨折伴发尺骨头的背侧脱位，它们共同将肌腱卡在下尺桡关节内。

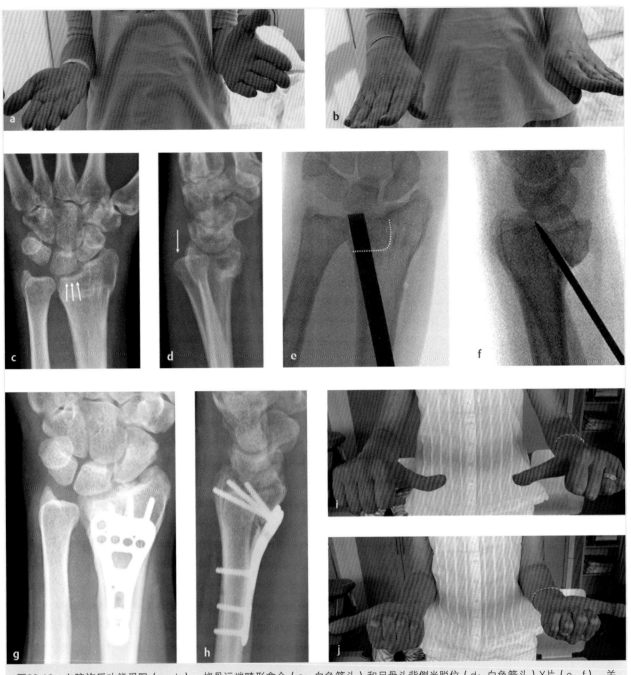

图30.16　左腕旋后功能受限（a、b），桡骨远端畸形愈合（c；白色箭头）和尺骨头背侧半脱位（d；白色箭头）X片（e、f），关节内矫正截骨术（虚线）和掌侧钢板的X线片（g），以及尺骨头复位（h），随访时临床结果，旋后功能完全恢复（i、j）

30.8.4　尺骨畸形愈合

尺骨骨折可以是头部、颈部和骨干骨折，也可以是复合骨折。

所有这些都可能是导致旋前、旋后受限和尺骨疼痛加剧的原因。不幸的是，如前所述，即使正确的治疗也可能导致DRUJ的僵硬，显然，如果最初的治疗导致骨骼结构正常，僵硬则可以通过康复或DRUJ松解术来解决。

如果尺骨畸形愈合，导致DRUJ的活动度明显降低，则应针对骨结构异常进行矫正截骨术治疗（图30.19a～h）。

更困难的是诊断由骨干骨折引起的尺骨畸形愈合。需要进行旋后位、旋前位和中立位的对比X线检

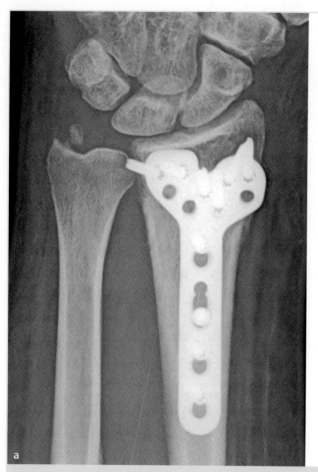

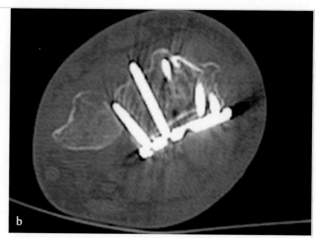

图30.17　a.桡骨远端骨折掌侧钢板内侧螺钉进入下尺桡关节的X线影像。b.CT扫描轴位图像显示内侧螺钉进入DRUJ

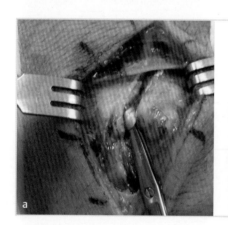

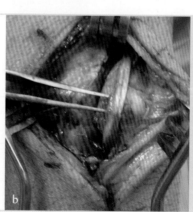

图30.18　小指伸肌腱进入桡尺远端关节的术中图片(a、b)，这是一种典型的旋转功能受限的原因

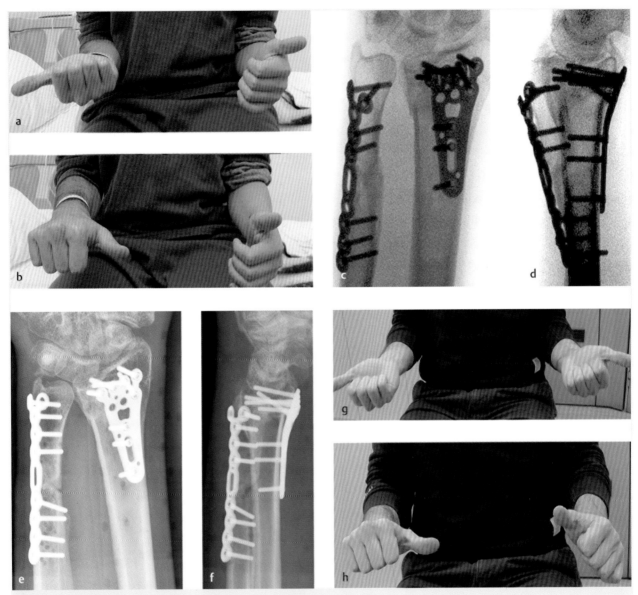

图30.19 左腕旋后完全受限（a、b）由于双钢板治疗桡骨远端和尺骨骨折（c、d）。注意尚未矫正复位固定的尺骨。X片（e、f）显示了尺骨位置矫正和新钢板的固定，尺骨得到复位。旋后旋前功能恢复的临床效果（g、h）

查和对比CT扫描。特殊的治疗方法是尺骨的矫正截骨术（矫形+钢板固定）。

尺骨远端畸形愈合更容易诊断，但矫正截骨术仍然是首选治疗方法。

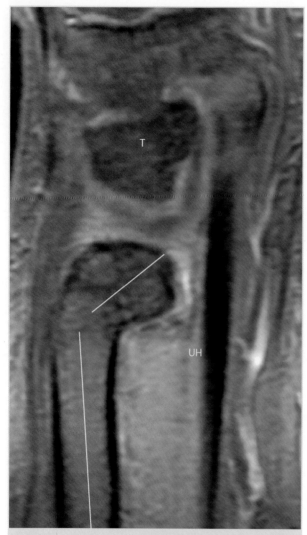

图30.20　尺骨头屈曲畸形的磁共振成像。T，三角骨；UH，尺骨头

当尺骨头受累时情况更加严重（图30.20）。僵硬有时无法矫正，并且可能由于关节损坏而无法解决问题。

参考文献

[1] Altissimi M, Rinonapoli E. Le rigidità del polso e della mano. Inquadramento clinico, valutazione diagnostica e indicazioni terapeutiche. Giornale Italiano di Ortopedia e Traumatologia, LXXX Congresso 1995;21:187–192 (suppl).

[2] Pederzini L, Luchetti R, Montagna G, Alfarano M, Soragni O. Trattamento artroscopico delle rigidità di polso. Rivista "il Ginocchio". 1991;XI-XII:1–13.

[3] Hanson EC, Wood VE, Thiel AE, Maloney MD, Sauser DD. Adhesive capsulitis of the wrist. Diagnosis and treatment. Clin Orthop Relat Res 1988(234):51–55.

[4] Kleinman WB, Graham TJ. The distal radioulnar joint capsule: clinical anatomy and role in posttraumatic limitation of forearm rotation. J Hand Surg Am 1998;23(4):588–599.

[5] Osterman AL, Culp RW, Bednar JM. The arthroscopic release of wrist contractures. Scientific Paper Session A1. Presented at the American Society of Hand Surgery Annual Meeting, Boston, MA, 2000.

[6] Verhellen R, Bain GI. Arthroscopic capsular release for contracture of the wrist: a new technique. Arthroscopy 2000;16(1):106–110.

[7] Luchetti R. The role of arthroscopy in post-traumatic stiffness. In: del Piñal F et al, eds. Arthroscopic Management of Distal Radius Fractures. Berlin, Springer. 2010:151–173.

[8] Kleinman WB. DRUJ contracture release. Tech Hand Up Extrem Surg 1999;3(1):13–22.

[9] Luchetti R, Atzei A, Fairplay T. Arthroscopic wrist arthrolysis after wrist fracture. Arthroscopy 2007;23(3):255–260.

[10] Maloney MD, Sauser DD, Hanson EC, Wood VE, Thiel AE. Adhesive capsulitis of the wrist: arthrographic diagnosis. Radiology 1988;167(1):187–190.

[11] af Ekenstam FW. Capsulotomy of the distal radio ulnar joint. Scand J Plast Reconstr Surg Hand Surg 1988;22(2):169–171.

[12] Garcia-Elias M. Management of lost pronosupination. In: Slutsky DJ, ed. Principles and Practice of Wrist Surgery. Philadelphia, PA: WB Saunders; 2010:507–514.

[13] Bain GI, Verhellen R, Pederzini L. Procedure artroscopiche capsulari del polso. In: Pederzini L, ed. Artroscopia di polso. Milan: Springer-Verlag Italia; 1999:123–128.

[14] Luchetti R, Atzei A, Mustapha B. Arthroscopic wrist arthrolysis. Atlas Hand Clin 2001;6:371–387.

[15] Luchetti R, Atzei A. Artrolisi artroscopica nelle rigidità posttraumatiche. In: Luchetti R, Atzei A, eds. Artroscopia di polso. Fidenza: Mattioli 1885 Editore, 2001:67–71.

[16] Atzei A, Luchetti R, Sgarbossa A, Carità E, Llusà M. [Set-up, portals and normal exploration in wrist arthroscopy] Chir Main 2006;25(Suppl 1):S131–S144.

[17] del Piñal F, García-Bernal FJ, Pisani D, Regalado J, Ayala H, Studer A. Dry arthroscopy of the wrist: surgical technique. J Hand Surg Am 2007;32(1):119–123.

[18] Luchetti R, Bain G, Morse L, McGuire D. Arthroscopic arthrolysis. In: Randelli et al, eds. Arthroscopy. Berlin, Heidelberg: Springer-Verlag; 2016:935–951.

[19] McGuire DT, Luchetti R, Atzei A, Bain GI. Arthroscopic arthrolysis. In: Geissler WB, ed. Wrist and Elbow Arthroscopy. New York: Springer Science Business Media. 2015:165–175.

[20] Del Piñal F, Moraleda E, Rúas JS, Rodriguez-Vega A, Studer A. Effectiveness of an arthroscopic technique to correct supination losses of 90° or more. J Hand Surg Am 2018;43(7):676.e1–676.e6.

[21] Luchetti R. Arthroscopic ulnar head resection and Sauvé-Kapandji. In: del Piñal F, et al, eds. Arthroscopic Management of Ulnar Pain. Berlin, Springer; 2012:315–334.

第三十一章　慢性下尺桡关节不稳

Michael C. K. Mak，Pak-Cheong Ho

摘要

慢性下桡尺关节不稳定是由其稳定结构的破坏引起的，其中三角纤维软骨复合体（TFCC）起着关键作用，本章的目的是通过关节镜辅助入路，介绍一种微创重建TFCC解剖结构的方法。在考虑TFCC重建之前，必须确定并纠正任何导致骨骼畸形愈合的因素。目前的解剖学重建概念是由Adams首先提出的，目的是恢复掌侧和背侧桡尺韧带以及它们的桡侧和中心凹连接，使其具有均匀的张力。提出了一种关节镜辅助重建的方法，并对其技术进行了说明。避免了开放的关节囊切开术，减少了瘢痕形成，通过关节镜可视化可以准确定位中央凹。在我们中心17年的随访时间里，连续28例患者的随访结果是有改善的，并显示出在保持活动范围方面的潜在优势。

关键词： TFCC重建，TFCC撕裂，DRUJ不稳定，腕关节镜，关节镜技术

31.1　介绍

下尺桡关节解剖及其稳定结构

下桡尺关节（DRUJ）横跨在前臂和腕关节之间。作为前臂的远端关节，其相关结构也是腕关节的重要组成部分。它的稳定性是由其骨性构型和软组织稳定结构赋予的，其中有静态和动态两种成分。骨关节由一个平均曲率半径为8mm的半圆柱形尺骨座和一个半径为15mm的浅凹乙状切迹组成（图31.1）。这些曲率的对位圆弧的中心不相交，因此DRUJ的内在一致性不是同心的，这也限制了关节接触面积。DRUJ旋转导致桡骨相对于固定尺骨的联合滚动和滑动运动，旋后使桡骨掌侧边缘更接近尺骨，旋前靠近桡骨背侧边缘。没有单一的等距旋转点，而是位于尺骨头部中心附近的旋转中心线。这种结构占了掌背方向稳定性的20%。因此，DRUJ的稳定性在很大程度上依赖于软组织，包括关节囊、韧带和肌腱等稳定成分。DRUJ关节囊、三角纤维软骨复合体（TFCC）和骨间膜（IOM）提供静态稳定性、旋前方肌和尺侧腕伸肌（ECU）提供动态稳定性。TFCC被发现是最重要的稳定结构，掌侧桡尺韧带提供了几乎50%的约束，以防止尺骨头相对于桡骨所在位置的背侧半脱位。单独去除TFCC会导致DRUJ脱位，即使在DRUJ关节囊和旋前方肌完整的情况下也是如此。如果TFCC损伤，IOM尤其是其远端斜束（DOB）起着重要的稳定作用。然而，在存在完整TFCC的情况下，切开远端IOM对稳定性的影响很小。鉴于其在稳定中的关键作用，恢复正常的TFCC完整性在DRUJ不稳的外科治疗中是最重要的。

TFCC是韧带、纤维和纤维软骨成分的混合物，其功能是稳定DRUJ，并在允许平稳运动的同时承受尺腕关节的力量。它由关节盘、半月板同系物、桡尺掌侧和背侧韧带、ECU腱鞘、尺头、尺月和尺三角韧带组成。其中，掌侧和桡尺背侧韧带是最重要的稳定结构。现在已经知道，当前臂旋转时，这两条韧带的不同部分具有不同的稳定作用。中央凹止点由桡尺韧带的深层纤维提供，尺骨茎突远端较多的止点由浅层纤维提供。桡尺韧带的背侧和掌侧浅层纤维在旋前时变紧并提供稳定，而掌侧和背侧深层韧带在旋后时稳定。中央凹止点被认为是更重要的，起到蹦床状结构的锚钉的作用。

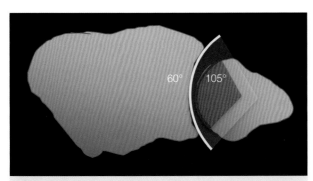

图31.1　浅凹乙状切迹的平均曲率半径为15mm，尺骨头的平均曲率半径为8mm。这两个曲率的中心不相交

31.2 适应证

作为桡骨远端骨折的后遗症，慢性DRUJ不稳定可导致持续疼痛、握力或旋转能力减弱或急性损伤处理后的关节弹响。研究表明，关节镜检查发现43%～78%的桡骨远端骨折的患者伴有TFCC损伤，而10%～19%的桡骨远端骨折伴有DRUJ不稳定。体格检查时，可能有尺骨头的突起，并有钢琴琴键征阳性，表明明显的不稳定。局部压痛是确定特定病变部位的重要标志。必须覆盖的部位包括TFCC背侧、中心凹区域、尺骨头、三角骨、尺侧腕屈肌（FCU）和ECU肌腱之间的软点、DRUJ背囊、月骨、三角骨、月三角韧带和掌侧TFCC。在中立位、旋后和旋前状态下进行DRUJ推移试验，在正常腕关节存在最多5mm的DRUJ背向平移。任何旋前位的达到最大平移的都应被视为不正常。此外，在完全旋前位时，尺骨头相对于桡骨的背侧推力引起的疼痛和不稳定提示掌侧桡尺韧带深层撕裂；而在完全旋后位时，尺骨头向掌侧推移的阳性征象表明背侧桡尺韧带深层撕裂。尺腕韧带应力测试是在前臂处于中立位且手腕处于桡偏的情况下进行的，其中尺骨头如同在DRUJ推移试验一样进行。平移异常增加表明尺腕韧带撕裂。抗阻的旋后和旋前可能会有疼痛，这可以通过对尺骨头背侧的掌侧推力来缓解。除X线平片外，CT对骨骼畸形愈合，特别是乙状切迹结构的分析可能是有用的。腕关节磁共振对诊断TFCC撕裂和其他韧带损伤是有用的，结合腕关节牵引，可以准确地发现98%的TFCC撕裂。

31.2.1 骨骼畸形矫正术

由骨折畸形愈合引起的创伤后DRUJ不稳定，导致骨骼排列不齐或软组织稳定结构失效或两者兼有（图31.2）。

影响DRUJ的骨畸形愈合包括乙状切迹和尺骨头部的关节内畸形愈合和不协调、移位的尺骨茎突窄基底骨折、桡骨缩短、背侧倾斜和冠状面移位。尽管一些研究报道尺骨茎突骨折与TFCC撕裂呈正相关，但最近的一项荟萃分析发现，尺骨茎突骨折与随后的DRUJ不稳定或症状之间没有相关性。因此，尺骨茎突骨不连本身可能不是DRUJ不稳定的罪魁祸首；然而，桡骨远端畸形愈合是更重要的因素。尽管桡尺韧带完整，但关节内畸形导致乙状切迹变平仍可导致不稳定，为此，可进行乙状切迹截骨术以增加其凹度。3个水平面的骨骼排列不齐，超过一定程度，会导致DRUJ不稳定。生物力学研究显示，背侧倾斜超过10°可导致DRUJ分离、IOM改变和旋前旋后活动受限。尺骨茎突骨折时，桡骨远端2mm的径向平移与由于DOB失去张力而导致的背侧DRUJ移位增加有关。最后，我们发现桡骨远端的缩短与DRUJ半脱位和由于TFCC的伸展功能不全而导致的旋前受限有关。因此，如果要进行畸形矫正，三维重建是必要的。

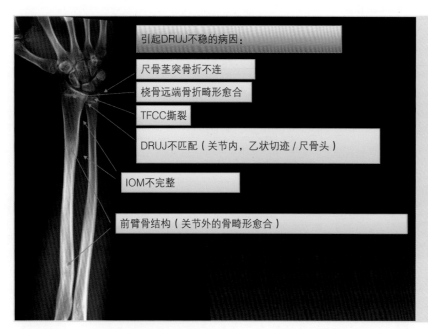

引起DRUJ不稳的病因：

尺骨茎突骨折不连

桡骨远端骨折畸形愈合

TFCC撕裂

DRUJ不匹配（关节内，乙状切迹／尺骨头）

IOM不完整

前臂骨结构（关节外的骨畸形愈合）

图31.2 下尺桡关节（DRUJ）不稳定的原因

31.2.2　TFCC重建

如果没有明显的骨畸形愈合，或者截骨矫形后恢复稳定，恢复功能性的TFCC是恢复稳定性的关键。关节镜检查是评估TFCC的金标准，可提供有关损伤程度，可修复性和软骨状况的信息。肌腱移植物重建TFCC是指不可修复的TFCC伴有症状性DRUJ不稳定，这可能发生在被忽视的慢性损伤，严重撕裂，或保守治疗或手术修复后愈合不佳时。在这些情况下，剩余的TFCC物质可能过于稀薄和易碎，不利于愈合。随着目前对TFCC功能解剖学的了解，由Adams首先描述的掌侧和背侧桡尺韧带的解剖学重建现在被广泛采用。该方法旨在通过使用具有均匀张力的肌腱移植物来恢复正常的DRUJ运动学，该肌腱移植物通过乙状切迹的边缘并穿过尺骨小凹处（图31.3，图31.6a）。基于这种解剖重建方法，自2000年以来，我们已经开发并使用了关节镜辅助技术。在这种微创技术中，不需要开放的关节囊切开和剥离，最大限度地减少软组织瘢痕、纤维化和僵硬，并允许更早的康复。在关节镜辅助下，清楚定位中央凹，使得移植物可以准确地放置在等轴测点上。禁忌证包括明显的症状性DRUJ关节炎和由于IOM不足导致的前臂不稳。诊断性关节镜检查可以在最终重建之前或同时进行，以确定TFCC的可修复性。

31.3　外科技术

设备和仪器如下：

患者仰卧，手腕纵向牵引10～15lb。手臂上缠上止血带。使用的工具包括：

- ·1.9mm或2.7mm关节镜。
- ·电动全半径刨削（2.0mm/2.9mm）和射频探头。
- ·动力仪器，包括套管钻机。
- ·关节镜下2mm抓持器和吸盘。
- ·荧光镜像增强器。

第一步：腕关节镜及三角纤维软骨复合体中心切开准备

标准3—4和4—5工作入路的桡腕关节评估是为了寻找任何相关的软骨或韧带损伤。TFCC的完整性通过对掌侧和背侧周缘的探测、蹦床试验和挂钩试验来评估。当中央凹脱离无法修复时，应进行TFCC重建。由于直接进入中央凹附着点是移植物通过的关键，因此需要在TFCC中央钻孔。如果TFCC的中央部分完好无损，则使用关节镜刨削或射频消融创建中心穿孔。任何预先存在的中央穿孔都会扩大到5～6mm（图31.4），露出尺骨头部，边缘平滑以确保移植物容易通过。

第二步：移植肌腱的采集

在掌长肌腱（PL）与尺侧腕屈肌（FCU）的桡侧缘之间的近端腕横纹处做2cm纵向切口（图31.5b）。用肌腱采集器采集全长PL。

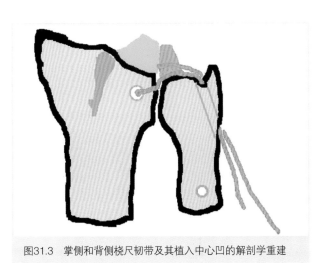

图31.3　掌侧和背侧桡尺韧带及其植入中心凹的解剖学重建

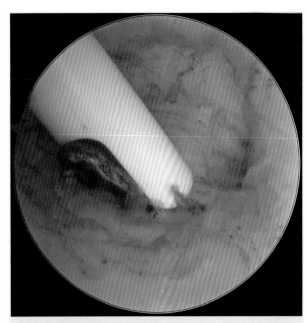

图31.4　射频消融扩大三角纤维软骨复合体（TFCC）中央穿孔

将屈肌腱和正中神经拉向桡侧，将尺侧腕屈肌、尺神经和尺动脉拉向尺侧以暴露桡骨远端。旋前方肌的远端边界标志着桡骨骨隧道的大致水平。

第三步：桡骨肌腱移植骨隧道的准备

从4—5入路向近端做一个2cm的纵向切口（图31.5a）。在第四伸肌室的伸肌支持带做一个窗口。将伸肌腱拉向桡侧暴露桡骨乙状切迹。在桡骨远端背侧、乙状切迹桡侧、月窝关节面近端5mm、乙状窝关节面桡侧5mm插入1根1.1mm的导针，其掌侧倾斜10°~15°，与月骨窝表面平行（图31.6b）。掌侧的肌腱和神经血管结构由助手轻轻牵拉，导针向前推进，直接看到尖端（图31.7）。在透视确定导针位置后，将隧道扩大到2.2~2.5mm，这取决于使用空心钻头的移植肌腱的直径。在钻头入口处使用套管保护软组织结构。

第四步：尺骨骨隧道准备

在距尺骨茎突尖端的近端1cm处做一条3cm的切口（图31.5c），在尺骨茎突尖端近端1.5~2cm处以锐角插入1根1.1mm的导针，指向尺骨隐窝（图31.6c），矢状面上与尺骨平行。可以将拇指放在尺骨茎突上作为测量位置的参考。在关节镜直视下，必要确保导针从隐窝中穿出，它现在是插入的等轴点（图31.8）。根据移植肌腱的直径，空心钻头以一种渐进的方式通过导针建立骨隧道，最大可达2.9mm或3.2mm。用血管钳夹住导针尖端并通过4—5入路，以避免医源性关节软骨损伤。

第五步：通过尺骨骨隧道将移植肌腱的掌侧端穿过关节，牵扯至外部

用一个2mm规格的关节镜抓钳从背侧向掌侧插入桡骨骨隧道，夹住移植肌腱，将其从掌侧拉到背侧（图31.6d）。在4—5入路，用2.7mm的关节镜套管针在尺月韧带和桡月短韧带之间的间隔处钝性分离出掌侧关节囊窗口（图31.9）。通过该窗口，在4—5入路引入2mm关节镜抓钳，将移植肌腱的掌侧端拉入关节（图31.6e，图31.10）。然后在隐窝中引出的抓钳将肌腱移植物从尺骨隧道拉向外侧（图31.6f）。

第六步：移植肌腱背侧端通过4—5入路进入关节，并穿过尺骨骨隧道至外侧

移植肌腱的背侧末端用缝合线编织。然后用血管钳或抓钳抓住并通过4—5入路推入关节至伸肌腱深层。然后以与掌侧端相同的方式将肌腱穿过尺骨骨隧道，用穿过尺骨骨隧道的抓钳将肌腱末端向外牵拉（图31.6g，图31.11）。

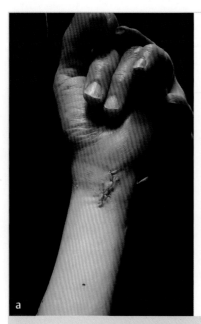
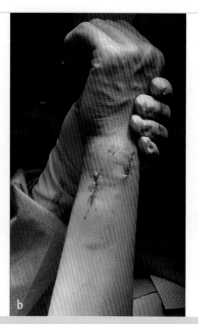
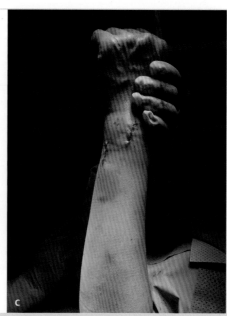
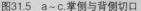

图31.5　a~c.掌侧与背侧切口

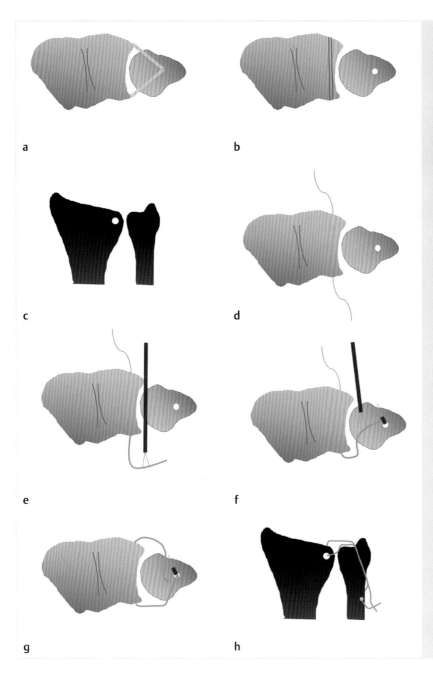

图31.6 a.掌背侧桡尺侧韧带的解剖及其在尺骨隐窝的止点。b.桡骨远端关节面的尺侧建立骨隧道。c.关节镜下，在尺骨茎突近端1.5~2cm处向尺骨隐窝建立第2个骨隧道。d.用抓钳将移植肌腱(蓝色)从掌侧到背侧穿过骨隧道。e.在4—5入路引入抓钳，穿过桡月短韧带和尺月韧带之间的关节囊窗口至外侧。f.移植肌腱的掌侧端被拉回关节中，并通过第二个抓钳穿过尺骨隧道到达外部。g.移植肌腱的背侧端通过4—5入路进入关节，并穿过尺骨骨隧道。第三个横行骨隧道在尺骨斜行骨隧道近端1cm处。将移植肌腱一端穿过这个骨隧道与另一端打结。h.第三个骨隧道横向贯穿位于尺骨斜行骨隧道出口的近端1cm处，移植肌腱的一束穿过该骨隧道后与另一束打结固定

第七步：尺骨颈周围拉紧打结

肌腱移植过程要顺畅，整个过程张力均匀。通过手动拉紧移植肌腱，并活动DRUJ来检查稳定效果。用2.5mm钻头在尺骨远端斜行骨隧道近端约1cm处建立另一条横行骨隧道，将移植肌腱的一端穿过，然后与另一端打结（图31.6h，图31.12），在前臂中立位时张力最大。肌腱结用Ethibond缝合。然后逐层关闭切口。

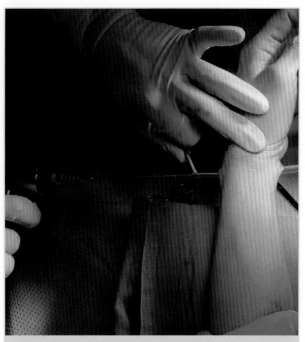

图31.7　直视下，在掌背侧建立桡骨骨隧道，同时保护肌腱和神经血管结构

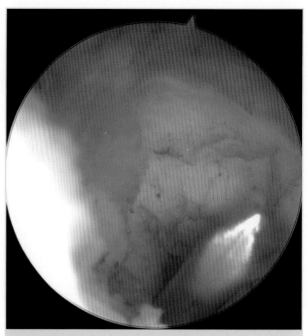

图31.8　关节镜下确保隐窝导针正确放置

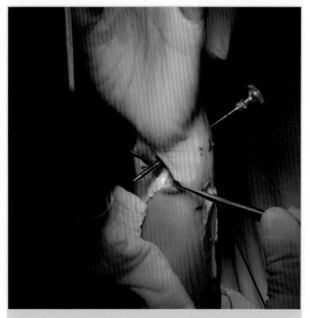

图31.9　使用从4—5入口引入的2.7mm的套管针，在尺月韧带和桡月短韧带之间的间隙处钝性地形成一个掌侧关节囊窗口

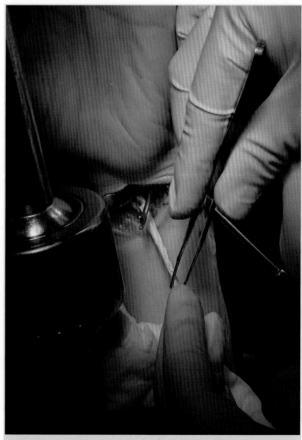

图31.10　从4—5入口引入2mm规格的关节镜抓钳将移植肌腱的掌侧端拉入关节

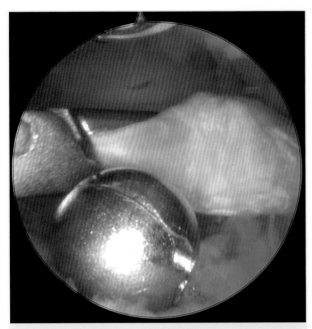

图31.11　使用血管钳将移植肌腱的两端分别穿过尺骨上端骨隧道

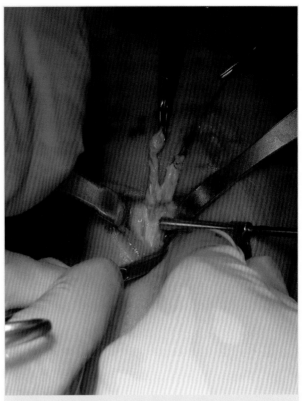

图31.12　在尺骨远端的斜行骨隧道的近端1cm处用2.5mm钻头钻一个横行骨隧道。将移植肌腱的一端穿过，然后与另一端打结

31.4　康复

使用长臂石膏中立位固定前臂3周。之后3周进行肘关节铰链固定，在允许肘关节伸屈活动的同时，限制前臂旋转活动。或者使用前臂夹板也可达到类似效果。取下石膏后，在指导下进行中度范围的前臂主被动旋转锻炼，以及夹板外的腕关节自由屈伸锻炼。术后第7周开始无范围限制的活动锻炼和强化锻炼，白天不需要制动。腕关节夹板在休息时佩戴3周以上，然后仅在夜间再佩戴3周。

31.5　结果和并发症

2000—2016年，我们中心共有28名患者进行了腕关节镜辅助TFCC重建术（表31.1）。其中男性15例，女性13例，平均年龄35岁（17~58岁）。平均随访时间为62个月（范围：3~138个月）。所有患者都有导致持续性腕关节尺侧疼痛和无力的外伤史。排除先前有骨畸形或畸形愈合、DRUJ关节炎和尺骨撞击综合征的病例。有16名患者存在患侧腕关节手术史（关节镜下清创术5例，开放手术1例，关节镜下TFCC修复术9例，尺骨骨折内固定及关节囊修复术1例），2名患者有多关节痛风性关节炎病史，2

名分别患有类风湿性关节炎和系统性红斑狼疮，均处于静止期。13名患者是在工作中受伤的。

术后，在末次随访时，平均握力从术前较健侧的58.6%增加到71.6%（表31.2），平均旋前范围从术前较健侧的84.6%提高到91.2%，屈伸范围从77.1%提高83.71%（图31.13）。平均梅奥腕关节评分从术前的58分到末次评估的79分，增加了36%。19例患者的评分为优或良。平均视觉模拟评分从术前的（5.9±1.5）分降至术后的（3±2.5）分。5名患者无法重返工作岗位，其中4名患者的原因与手腕无关，分别是背痛、致残性痛风性关节炎、抑郁症和卒中偏瘫。影像学评估显示随访时DRUJ没有变宽、半脱位或关节炎。1名患者的尺骨远端出现骨侵蚀现象，可能与肌腱结的摩擦有关。骨隧道没有逐渐扩大。

术中未发生骨折或肌腱损伤。有1例克氏针断裂，将其从关节处取出。移植肌腱导致尺神经卡压1例，导致短暂性尺神经麻痹。行移植肌腱修复及尺神经松解后，神经完全恢复。另外2名患者在手术中因神经回缩而出现一过性尺神经失用。两人都在几

表31.1 患者人口统计学

姓名	性别	年龄（岁）	患侧D：优势侧	发病时间（个月）	手术史	镜下表现	结果	并发症
1.SWW	女	47	左	11	关节镜下TFCC修复术	背侧大面积撕裂	未返工	无
2.LYK	女	23	左 (D)	22	关节镜下清扫术	TFCC桡侧撕裂	RTW	无
3.YOF	男	42	左	17	关节镜下TFCC修复术	TFCC掌侧中央撕裂	RTW	无
4.YPK	男	34	左 (D)	9	尺骨茎突内固定+软组织重建	尺骨茎突骨不连	RTW	无
5.LPC	男	28	右 (D)	21	关节镜下TFCC修复术	中央大面积撕裂	RTW	无
6.TKW	男	49	右 (D)	24	关节镜下清扫术	大面积撕裂伴有尿酸结晶	未返工	无
7.SPK	男	23	左	12	无	大量尺骨隐窝撕裂	RTW	无
8.YYM	男	17	右	13	无	背侧大面积撕裂	RTW	无
9.WFM	女	45	左	10	无	大面积中央撕裂和绒毛状滑膜炎	RTW	无
10.TLT	女	20	右 (D)	8	无	大量尺骨隐窝撕裂	RTW	无
11.WKY	女	22	右 (D)	28	关节镜下清扫术	大量尺骨隐窝撕裂	RTW	无
12.FMY	女	41	左	23	开放性TFCC修复术	中央大面积撕裂	RTW	无
13.CWC	男	28	右 (D)	18	关节镜下TFCC修复术	大量尺骨隐窝撕裂	未返工	肌张力障碍
14.TYL	女	45	左	4	无	桡侧撕裂	RTW	18个月后移植肌腱撕裂
15.WLK	女	36	左	14	无	背侧大面积撕裂	RTW	14个月后移植肌腱撕裂
16.TLT	男	20	右 (D)	132	无	尺骨隐窝完全撕裂、TFCC背侧滑膜炎和瘢痕形成	RTW	无
17.WKY	女	22	右 (D)	28	关节镜下滑膜清扫术	尺骨隐窝完全撕裂	RTW	无
18.FMY	女	41	左	23	关节镜下尺骨隐窝修复术	尺骨隐窝完全撕裂	RTW	8个月后移植肌腱撕裂
19.FCF	女	52	右 (D)	20	诊断性关节镜检查	中央至背侧大面积撕裂	RTW	无
20.LHY	男	20	右 (D)	60	无	中央及全隐窝撕裂	RTW	无
21.NCP	男	32	右 (D)	61	腕中关节不稳行镜下三角钩韧带热收缩及镜下TFCC修复术	中央至背侧大面积撕裂	RTW	2周后行尺神经松解术
22.LSH	男	19	右	7	关节镜下尺骨隐窝修复术	隐窝完全撕裂	RTW	4周后移植肌腱松动（外部至骨隧道）
23.WYW	男	58	右 (D)	38	关节镜下TFCC中央撕裂修复及尺骨截骨术	TFCC松弛、中央撕裂愈合	RTW	无
24.WPH	女	48	左	19	关节镜下TFCC中央撕裂修复术	大面积中央撕裂般背侧纤维化	未返工	12个月后移植肌腱撕裂
25.CCP	男	48	左	30	关节镜下尺骨隐窝修复术	隐窝完全撕裂	未返工	无

表31.1 患者人口统计学（续表）

姓名	性别	年龄（岁）	患侧D：优势侧	发病时间（个月）	手术史	镜下表现	结果	并发症
26.LKW	男	31	右（D）	27	关节镜下尺骨隐窝修复术	隐窝完全撕裂	RTW	无
27.CHM	女	36	左	156	无	隐窝完全撕裂	家庭主妇	无
28.YC	男	51	右（D）	21	诊断性关节镜检查	隐窝完全撕裂及中央大面积撕裂	RTW	无

注：RTW：返工；SNAC：舟骨骨不连进行性塌陷；TFCC：三角纤维软骨复合体。

数据来源：Reprinted from Mak MCK, Ho PC. Arthroscopic-Assisted Triangular Fibrocartilage Complex Reconstruction. Hand Clin 2017;33(4):625-637, Copyright 2017, with permission from Elsevier.

表31.2 结果汇总　　　　　　　　　　　　　　　　　　　　　　　　　　　　　　单位：分

	术前		末次随访	
	平均值和SD	范围	平均值和SD	范围
旋前	67.9 ± 22	6～94	76.3 ± 9.7	55～90
旋后	74.5 ± 25.8	0～95	81.5 ± 17.8	40～115
旋前（%）	82.8 ± 26.4	10～124	92.3 ± 12	68.7～114.3
旋后（%）	85.1 ± 27.1	0～105	95.1 ± 34.6	40～242.8
旋前+旋后（%）	84.7 ± 21.8	10～114	91.1 ± 16	52.7～126
伸腕+屈腕（%）	77.1 ± 25.4	7～126.3	83.7 ± 28	42～131.6
桡偏+尺偏（%）	71.4 ± 25.2	18～132.5	83.5 ± 21.9	50～119
握力（%）	58.6 ± 29.1	6.6～114	71.6 ± 26.2	16.7～106
梅奥腕关节评分	57.6 ± 15	15～90	79.3 ± 13.1	25～100
VAS	5.9 ± 1.5	2～9	3 ± 2.5	0～7

注：SD：标准差；VAS：视觉模拟评分。

数据来源：Reprinted from Mak MCK, Ho PC. Arthroscopic-Assisted Triangular Fibrocartilage Complex Reconstruction. Hand Clin 2017;33(4):625-637, Copyright 2017, with permission from Elsevier.

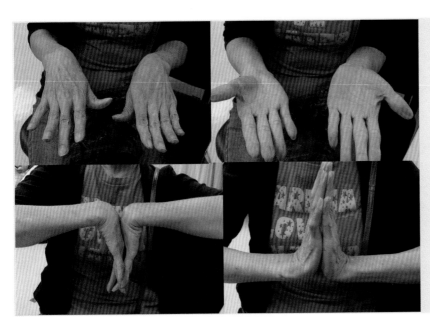

图31.13 1名患者术后活动度

周内完全康复。3例患者诉因瘢痕过敏和移植物结刺激引起不适。尺神经背侧支未见感觉异常。

移植肌腱断裂4例，分别出现在术后10个月、12个月、14个月及18个月。其中2例是因术后腕关节外伤造成的，另外2例无明显外伤史。这4例患者均在关节镜下对撕裂的移植肌腱进行了清创。2例行移植肌腱修复。其中1名患者症状缓解，另外1名患者症状无明显改善。1例患者在术后4周出现尺骨骨隧道外移植肌腱松动，行移植肌腱修复。术后恢复良好，并成为一名职业手球运动员。

Adams和Berger在2002年报道了他们的开放性TFCC重建的结果。14例患者中12例疼痛缓解，2例复发。术后握力达到健侧的85%，旋前、旋后范围分别为术前的90%和87%。我们采用微创技术的结果至少与已建立的开放重建技术相当，并在恢复活动范围方面具有潜在的优势。在我们的系列中，与术前相比，旋前和旋后范围较术前分别增加了12%和9%。这可能归因于该技术创伤较小，不需要切开DRUJ背侧关节囊。因此，在我们的康复方案中，活动开始较早，从第4周开始。而Adams系列中，需要固定6周。广泛的关节囊切开也可能导致纤维化并减少活动范围。

31.6 结论

慢性DRUJ不稳伴不可修复的TFCC撕裂是自体肌腱移植修复TFCC的指征。Adams和Berger描述的重建DRUJ最主要的稳定结构——掌背侧尺桡韧带以及尺骨隐窝解剖附着点，来恢复DURJ运动学。基于这种重建设计，关节镜辅助技术是一种创伤较小的选择，存在几个优点。关节镜检查可以清晰地显示TFCC撕裂，以便准确评估其可修复性。不再需要在DRUJ和桡腕关节处进行关节囊切开，便可将移植肌腱放置在关节内。可以在直接和放大的视图下在等轴隐窝止点处精确地建造尺骨骨隧道。我们的结果表明，关节镜下TFCC解剖重建是一种替代原有开放性手术的安全有效的方法，其结果和并发症发生率相当，而且通过保留软组织和关节囊完整性进行早期康复可获得更好的活动范围。

要点及小技巧

· 对残留的TFCC的中央部分进行清创，可以使隐窝附着点清晰可见。

· 沿其路线的平滑滑动移植肌腱确保张力始终均匀。

· 骨隧道是通过管状钻头以逐步的方式钻成的，同时背掌侧的神经血管结构和肌腱须仔细保护。

· 为了避免骨隧道爆裂，骨隧道应在离尺骨边缘和桡骨远端边缘至少5mm的地方。

· 移植肌腱在前臂中立位时打结拉紧。

参考文献

[1] af Ekenstam F, Hagert CG. Anatomical studies on the geometry and stability of the distal radio ulnar joint. Scand J Plast Reconstr Surg 1985;19(1):17–25.

[2] King GJ, McMurtry RY, Rubenstein JD, Gertzbein SD. Kinematics of the distal radioulnar joint. J Hand Surg Am 1986;11(6):798–804.

[3] Stuart PR, Berger RA, Linscheid RL, An KN. The dorsopalmar stability of the distal radioulnar joint. J Hand Surg Am 2000;25(4):689–699.

[4] Palmer AK, Werner FW. The triangular fibrocartilage complex of the wrist—anatomy and function. J Hand Surg Am 1981;6(2):153–162.

[5] Moritomo H. The distal oblique bundle of the distal interosseous membrane of the forearm. J Wrist Surg 2013;2(1):93–94.

[6] Ward LD, Ambrose CG, Masson MV, Levaro F. The role of the distal radioulnar ligaments, interosseous membrane, and joint capsule in distal radioulnar joint stability. J Hand Surg Am 2000;25(2):341–351.

[7] Ishii S, Palmer AK, Werner FW, Short WH, Fortino MD. An anatomic study of the ligamentous structure of the triangular fibrocartilage complex. J Hand Surg Am 1998;23(6):977–985.

[8] Schuind F, An KN, Berglund L, et al. The distal radioulnar ligaments: a biomechanical study. J Hand Surg Am 1991;16(6):1106–1114.

[9] Xu J, Tang JB. In vivo changes in lengths of the ligaments stabilizing the distal radioulnar joint. J Hand Surg Am 2009;34(1):40–45.

[10] Haugstvedt JR, Berger RA, Nakamura T, Neale P, Berglund L, An KN. Relative contributions of the ulnar attachments of the triangular fibrocartilage complex to the dynamic stability of the distal radioulnar joint. J Hand Surg Am 2006;31(3):445–451.

[11] Nakamura T, Yabe Y. Histological anatomy of the triangular fibrocartilage complex of the human wrist. Ann Anat 2000;182(6):567–572.

[12] Lindau T, Arner M, Hagberg L. Intraarticular lesions in distal fractures of the radius in young adults. A descriptive arthroscopic study in 50 patients. J Hand Surg [Br] 1997;22(5):638–643.

[13] Geissler WB, Freeland AE, Savoie FH, McIntyre LW, Whipple TL. Intracarpal soft-tissue lesions associated with an intra-articular fracture of the distal end of the radius. J Bone Joint Surg Am 1996;78(3):357–365.

[14] Geissler WB, Fernandez DL, Lamey DM. Distal radioulnar joint injuries associated with fractures of the distal radius. Clin Orthop Relat Res 1996;(327):135–146.

[15] Kazemian GH, Bakhshi H, Lilley M, et al. DRUJ instability after distal radius fracture: a comparison between cases with and without ulnar styloid fracture. Int J Surg 2011;9(8):648–651.

[16] Morrissy RT, Nalebuff EA. Dislocation of the distal radioulnar joint: anatomy and clues to prompt diagnosis. Clin Orthop Relat Res 1979;(144):154–158.

[17] Tay SC, Tomita K, Berger RA. The "ulnar fovea sign" for defining ulnar wrist pain: an analysis of sensitivity and specificity. J Hand Surg Am 2007;32(4):438–444.

[18] Lee RK, Griffith JF, Ng AW, Nung RC, Yeung DK. Wrist Traction During MR Arthrography Improves Detection of Triangular Fibrocartilage Complex and Intrinsic Ligament Tears and Visibility of Articular Cartilage. AJR Am J Roentgenol 2016;206(1):155–161.

[19] Geissler WB. Arthroscopically assisted reduction of intra-articular fractures of the distal radius. Hand Clin 1995;11(1):19–29.

[20] Mulders MAM, Fuhri Snethlage LJ, de Muinck Keizer RO, Goslings JC, Schep NWL. Functional outcomes of distal radius fractures with and without ulnar styloid fractures: a meta-analysis. J Hand Surg Eur Vol 2018;43(2):150–157.

[21] Thomas J, Large R, Tham SK. Sigmoid notch osteotomy for posttraumatic dorsal dislocation of the distal radioulnar joint: A case report. J Hand Surg Am 2006;31(10):1601–1604.

[22] Kihara H, Palmer AK, Werner FW, Short WH, Fortino MD. The effect of dorsally angulated distal radius fractures on distal radioulnar joint congruency and forearm rotation. J Hand Surg Am 1996;21(1):40–47.

[23] Dy CJ, Jang E, Taylor SA, Meyers KN, Wolfe SW. The impact of coronal alignment on distal radioulnar joint stability following distal radius fracture. J Hand Surg Am 2014;39(7):1264–1272.

[24] Omori S, Moritomo H, Murase T, et al. Changes in length of the radioulnar ligament and distal oblique bundle after Colles' fracture. J Plast Surg Hand Surg 2013;47(5):409–414.

[25] Adams BD, Berger RA. An anatomic reconstruction of the distal radioulnar ligaments for posttraumatic distal radioulnar joint instability. J Hand Surg Am 2002;27(2):243–251.

[26] Shih JT, Lee HM. Functional results post-triangular fibrocartilage complex reconstruction with extensor carpi ulnaris with or without ulnar shortening in chronic distal radioulnar joint instability. Hand Surg 2005;10(2–3):169–176.

[27] Teoh LC, Yam AK. Anatomic reconstruction of the distal radioulnar ligaments: long-term results. J Hand Surg [Br] 2005;30(2):185–193.

[28] Tse WL, Lau SW, Wong WY, et al. Arthroscopic reconstruction of triangular fibrocartilage complex (TFCC) with tendon graft for chronic DRUJ instability. Injury 2013;44(3):386–390.

[29] Mak MCK, Ho PC. Arthroscopic-Assisted Triangular Fibrocartilage Complex Reconstruction. Hand Clin 2017;33(4):625–637.

索 引